医療薬学

【第6版】

京都大学名誉教授　　神戸大学名誉教授・　　京都薬科大学学長
　　　　　　　　　姫路獨協大学名誉教授
堀　了平　　　奥村勝彦　　　乾　賢一

監　修

東京　廣川書店　発行

――――――― 執筆者一覧（五十音順）―――――――

石塚 良子	京都大学医学部附属病院薬剤部
乾 賢一	京都薬科大学学長
奥村 勝彦	神戸大学名誉教授・姫路獨協大学名誉教授
尾崎 淳子	京都大学医学部附属病院薬剤部
桂 敏也	立命館大学薬学部教授
木下 淳	姫路獨協大学薬学部講師
駒田 富佐夫	姫路獨協大学薬学部教授
髙山 明	京都薬科大学教授
谷川原 祐介	慶應義塾大学医学部教授
寺田 智祐	滋賀医科大学医学部附属病院教授・薬剤部長
中尾 誠	金城学院大学薬学部教授
西口 工司	京都薬科大学教授
橋口 正行	慶應義塾大学薬学部准教授
望月 眞弓	慶應義塾大学薬学部教授
本橋 秀之	京都薬科大学講師
安原 眞人	東京医科歯科大学医学部附属病院教授・薬剤部長
矢野 育子	京都大学大学院薬学研究科准教授
矢野 義孝	京都薬科大学教授
若杉 博子	立命館大学薬学部

医療薬学 [第6版]

監修　堀　了平
　　　奥村　勝彦
　　　乾　賢一

平成 2 年 3 月 26 日　初版発行Ⓒ
平成 6 年 10 月 15 日　第 2 版発行
平成 11 年 4 月 26 日　第 3 版発行
平成 17 年 8 月 25 日　第 4 版発行
平成 21 年 3 月 10 日　第 5 版発行
平成 26 年 3 月 30 日　第 6 版発行

発行所　株式会社　廣川書店

〒113-0033　東京都文京区本郷3丁目27番14号
電話　03(3815)3651　FAX　03(3815)3650

第6版発行に際して

　医療における薬物療法の重要性は，万人が認めるところとなっているが，薬物療法の合理性追求は，医薬分業と並んで我が国の立ち遅れが目立っていた．その原因の一つとして，医師教育と比べ，薬剤師教育の相対的不備があげられる．そこで，医療の場における薬剤師の在り方，必要な知識，技能を支える学問領域の体系化に向けて「医療薬学」の初版を上梓したのは，薬剤師の病棟活動が入院調剤技術基本料として制度化された翌々年の平成2年であった．

　平成4年の医療法改正を背景に，薬学教育や薬剤師国家試験の出題内容などにも医療薬学領域が重視されるようになったため，平成6年には第2版を発行した．その後，インフォームド・コンセントをキーワードとした，患者中心で納得の医療の提供が求められるようになり，こうした社会的背景に応えるべく平成11年に第3版を発行した．

　その後も，医療環境の激変は止まることなく，医薬分業の進展，医療技術の高度化・多様化への対応，医療安全対策など，資質の高い薬剤師の養成を望む声が高まってきた．そして平成16年に薬学教育6年制がついに法制化され，平成18年の実施に向け各方面で検討が行われるなど，我が国の薬学教育は歴史的な変革を迎えた．新しい時代の薬剤師が必要とする知識・技能・態度を示すため，平成17年に第4版を発行した．

　平成18年に入学した6年制薬学教育の第1期生が高学年となり，臨床系科目の充実とともに，長期実務実習実施に向けて実務実習事前学習や薬学共用試験などの準備が進められた．そこで，薬学教育モデル・コアカリキュラムおよび実務実習モデル・コアカリキュラムを参考に内容を一新するとともに，リスクマネジメント，薬物相互作用を新しく章立てをするなど，6年制薬学教育の基本的教科書として活用されるべく，平成21年に第5版を発行した．

　安全・安心の医療を求める声が高まる一方で，医療の高度化や複雑化に伴う業務の増大により，医療現場の疲弊や医師不足が指摘されるなど，医療のあり方が根本的に問われてきた．これを受けて厚生労働省ではチーム医療を推進する政策を進めてきた．平成22年4月の医政局長通知「医療スタッフの協働・連携によるチーム医療の推進について」は画期的な内容であり，現行制度のもとにおいて薬剤師を積極的に活用することが可能な業務を具体的に例示した．さらに，平成24年の診療報酬改定では，新たに「病棟薬剤業務実施加算」100点が導入された．また，同年に6年制薬学教育の第1期生が社会に出て，薬学・薬剤師は新たな局面を迎えた．このような変化に対応するために「医療薬学」第6版の改訂に着手した．

　本書では，前版の発行から5年が経過していることから，すべての章について改訂を行った．とりわけ，法律の改正や新しい制度，新規医薬品への対応，薬剤師の新しい業務展開など，最新の薬剤業務を反映したものになるように努力した．

医療薬学は薬剤師業務の科学的基盤となる学問分野として，今後さらに充実・発展し続けるであろう．版を重ねるごとに，本書がその道標として，また基本的な教科書として広く活用されれば，著者らにとってこの上ない幸せである．

　最後に本書の改訂にご尽力いただいた廣川書店会長廣川節男氏，常務取締役廣川典子氏ならびに編集にご協力いただいた編集部の各位に深謝する．

平成26年2月

監修者

目　　次

第 1 章　総　　論 ……………………………………………………………………… 1
　1.1　医療薬学とは ………………………………………………………………… 1
　1.2　歴史的背景 …………………………………………………………………… 2
　1.3　薬物療法の科学性と医療薬学 ……………………………………………… 3
　1.4　医療薬学の展開 ……………………………………………………………… 4

第 2 章　医療と薬剤師 ………………………………………………………………… 7
　2.1　薬剤師の使命と倫理 ………………………………………………………… 7
　　2.1.1　薬剤師の使命 …………………………………………………………… 7
　　2.1.2　インフォームド・コンセント ………………………………………… 9
　　2.1.3　ヘルシンキ宣言 ………………………………………………………… 9
　　2.1.4　守秘義務 ………………………………………………………………… 13
　2.2　薬剤師を取り巻く法律と制度 ……………………………………………… 13
　　2.2.1　薬剤師法 ………………………………………………………………… 14
　　2.2.2　薬事法 …………………………………………………………………… 15
　　2.2.3　医療法 …………………………………………………………………… 15
　2.3　医薬分業 ……………………………………………………………………… 18
　2.4　チーム医療 …………………………………………………………………… 20
　　2.4.1　クリニカルパス ………………………………………………………… 23
　　2.4.2　在宅医療 ………………………………………………………………… 23
　　2.4.3　薬薬連携 ………………………………………………………………… 24
　2.5　医薬品の適正使用 …………………………………………………………… 25
　2.6　確認問題 ……………………………………………………………………… 27

第 3 章　医薬品の有効性と安全性 …………………………………………………… 29
　3.1　医薬品の開発 ………………………………………………………………… 29
　　3.1.1　医薬品とは ……………………………………………………………… 30
　　3.1.2　医薬品開発の手順 ……………………………………………………… 30
　　3.1.3　医薬品開発における国際協調 ………………………………………… 32
　3.2　臨床試験 ……………………………………………………………………… 34

    3.2.1 臨床試験の分類 ……………………………………………………………34
    3.2.2 臨床試験の倫理性 …………………………………………………………37
    3.2.3 GCP ………………………………………………………………………37
 3.3 市販後調査 ……………………………………………………………………42
    3.3.1 市販直後調査 ………………………………………………………………43
    3.3.2 再審査と再評価 ……………………………………………………………43
    3.3.3 副作用・感染症報告と安全性定期報告 …………………………………44
 3.4 ジェネリック医薬品の役割 …………………………………………………45
 3.5 確認問題 ………………………………………………………………………47

第4章 処方せんと調剤 …………………………………………………………49
 4.1 処方せんの基礎 ………………………………………………………………49
    4.1.1 処方せんの形式と記載事項 ………………………………………………49
    4.1.2 処方せんの記載要領 ………………………………………………………52
 4.2 調剤の実際 ……………………………………………………………………56
    4.2.1 調剤の流れ …………………………………………………………………56
 4.3 疑義照会 ………………………………………………………………………64
    4.3.1 疑義照会の方法 ……………………………………………………………65
    4.3.2 疑義照会の状況 ……………………………………………………………66
 4.4 計数調剤 ………………………………………………………………………67
    4.4.1 計数調剤とは ………………………………………………………………67
    4.4.2 粉砕，分割投与について …………………………………………………68
    4.4.3 錠剤，カプセル剤の特徴 …………………………………………………68
    4.4.4 一回量包装調剤（一包化調剤） …………………………………………69
 4.5 計量調剤 ………………………………………………………………………71
    4.5.1 散　剤 ………………………………………………………………………71
    4.5.2 内用液剤 ……………………………………………………………………75
 4.6 確認問題 ………………………………………………………………………78

第5章 医薬品の管理と供給 ………………………………………………………81
 5.1 医薬品の管理と供給の意義と必要性 ………………………………………81
 5.2 医薬品の管理と供給の実際 …………………………………………………82
    5.2.1 購入管理 ……………………………………………………………………83
    5.2.2 在庫管理 ……………………………………………………………………85
    5.2.3 供給管理 ……………………………………………………………………88

5.2.4　品質管理 …………………………………………………………………………93
5.3　毒薬・劇薬の管理と取扱い ……………………………………………………………102
5.4　麻薬・向精神薬・覚せい剤の管理と取扱い …………………………………………104
　　5.4.1　麻　薬 ……………………………………………………………………………104
　　5.4.2　向精神薬 …………………………………………………………………………111
　　5.4.3　覚せい剤・覚せい剤原料 ………………………………………………………113
5.5　血液製剤の管理と取扱い ………………………………………………………………114
　　5.5.1　生物由来製品と特定生物由来製品 ……………………………………………115
　　5.5.2　血漿分画製剤 ……………………………………………………………………118
　　5.5.3　輸血用血液製剤 …………………………………………………………………119
5.6　生物製剤の管理と取扱い ………………………………………………………………121
　　5.6.1　代表的な生物製剤の種類と適応 ………………………………………………121
　　5.6.2　管理と取扱い ……………………………………………………………………122
5.7　放射性医薬品の管理と取扱い …………………………………………………………127
　　5.7.1　放射性医薬品の種類と用途 ……………………………………………………127
　　5.7.2　放射性医薬品の管理と取扱い …………………………………………………129
5.8　確認問題 …………………………………………………………………………………130

第6章　院内製剤と注射剤の混合調製 …………………………………………………135
6.1　院内製剤 …………………………………………………………………………………135
　　6.1.1　院内製剤の必要性 ………………………………………………………………135
　　6.1.2　医薬品の製造 ……………………………………………………………………136
　　6.1.3　院内製剤の法的規制 ……………………………………………………………136
　　6.1.4　院内製剤加算 ……………………………………………………………………138
　　6.1.5　院内製剤と製造物責任法（PL法）……………………………………………140
　　6.1.6　院内製剤の使用までの流れ ……………………………………………………140
　　6.1.7　院内製剤の品質管理 ……………………………………………………………141
　　6.1.8　無菌性を必要とする製剤の調製 ………………………………………………142
6.2　薬局製剤 …………………………………………………………………………………145
　　6.2.1　薬局製剤の品質管理 ……………………………………………………………146
6.3　無菌混合調製 ……………………………………………………………………………147
　　6.3.1　注射剤とは ………………………………………………………………………147
　　6.3.2　配合変化 …………………………………………………………………………149
　　6.3.3　注射剤の混合調製における注意事項 …………………………………………152
　　6.3.4　抗悪性腫瘍剤の調製 ……………………………………………………………156

6.4　電解質と輸液 ……………………………………………………………………………… 160
6.4.1　輸液の基本 …………………………………………………………………………… 160
6.4.2　輸液の浸透圧 ………………………………………………………………………… 162
6.4.3　生体内の酸-塩基平衡 ……………………………………………………………… 163
6.4.4　酸-塩基平衡異常の見分け方 ……………………………………………………… 164
6.4.5　電解質輸液 …………………………………………………………………………… 166
6.4.6　輸液の投与量 ………………………………………………………………………… 167
6.5　栄養療法 ………………………………………………………………………………… 168
6.5.1　経腸栄養剤 …………………………………………………………………………… 168
6.5.2　経静脈栄養法 ………………………………………………………………………… 170
6.5.3　中心静脈栄養法（TPN）の基本組成 ……………………………………………… 171
6.6　消毒薬 …………………………………………………………………………………… 177
6.6.1　消毒薬の特徴 ………………………………………………………………………… 178
6.6.2　使用濃度 ……………………………………………………………………………… 179
6.7　確認問題 ………………………………………………………………………………… 180

第7章　リスクマネージメント ……………………………………………………………… 185
7.1　メディケーションエラー ……………………………………………………………… 185
7.1.1　医療の安全対策 ……………………………………………………………………… 185
7.1.2　病棟におけるメディケーションエラー …………………………………………… 186
7.1.3　薬剤師によるメディケーションエラー …………………………………………… 187
7.1.4　メディケーションエラーの誘因 …………………………………………………… 189
7.1.5　ハイリスク医薬品 …………………………………………………………………… 191
7.1.6　医療事故の防止 ……………………………………………………………………… 192
7.1.7　調剤過誤の防止 ……………………………………………………………………… 193
7.1.8　事故が発生した時の対応 …………………………………………………………… 194
7.2　院内感染 ………………………………………………………………………………… 194
7.2.1　院内感染対策組織 …………………………………………………………………… 195
7.2.2　院内感染対策 ………………………………………………………………………… 195
7.2.3　サーベイランスとアウトブレイクの察知 ………………………………………… 197
7.2.4　院内感染の回避における薬剤師の役割 …………………………………………… 198
7.3　副作用の初期症状とグレード ………………………………………………………… 198
7.4　確認問題 ………………………………………………………………………………… 203

第8章　医薬品情報 ... 205

8.1　医薬品情報の収集 ... 205
8.1.1　医薬品情報の種類と特徴 ... 205
8.1.2　医薬品情報の収集 ... 216

8.2　医薬品情報の解析・評価 ... 223
8.2.1　医療統計学の基礎 ... 224
8.2.2　薬剤疫学 ... 229
8.2.3　各種医薬品情報の評価 ... 235

8.3　医薬品情報の再構築・編集 ... 239
8.3.1　メタアナリシス ... 240

8.4　医薬品情報の提供とその評価 ... 246
8.4.1　情報提供 ... 246
8.4.2　EBMの実践 ... 249

8.5　確認問題 ... 251

第9章　服薬指導 ... 253

9.1　服薬指導の意義 ... 253

9.2　服薬指導に必要な技能と態度 ... 255
9.2.1　患者の基本的権利 ... 255
9.2.2　自己決定の権利 ... 257
9.2.3　インフォームド・コンセント ... 258
9.2.4　守秘義務 ... 258
9.2.5　患者接遇に際して，配慮すべき注意点 ... 259

9.3　患者情報の収集 ... 260
9.3.1　服薬指導に必要な患者情報 ... 260
9.3.2　臨床検査値の解釈とその理解 ... 269

9.4　服薬指導の実際 ... 274
9.4.1　服薬指導において伝えるべき情報 ... 274
9.4.2　代表的な医薬品の服薬指導 ... 279
9.4.3　患者背景への配慮 ... 293
9.4.4　代表的な症例についての服薬指導 ... 298

9.5　服薬指導記録の記載方法 ... 308
9.5.1　問題志向型システム（problem oriented system：POS） ... 308
9.5.2　SOAP方式 ... 308

9.6　確認問題 ... 310

第10章　薬物療法と処方 ……………………………………………………………313

10.1　循環器疾患の薬物療法と処方 ……………………………………………314
　10.1.1　心不全 …………………………………………………………………314
　10.1.2　狭心症 …………………………………………………………………323

10.2　腎臓疾患の薬物療法と処方 ………………………………………………329
　10.2.1　ネフローゼ症候群 ……………………………………………………329

10.3　消化器疾患の薬物療法と処方 ……………………………………………337
　10.3.1　胃潰瘍 …………………………………………………………………337
　10.3.2　潰瘍性大腸炎 …………………………………………………………342

10.4　代謝系疾患の薬物療法と処方 ……………………………………………347
　10.4.1　糖尿病 …………………………………………………………………347
　10.4.2　脂質異常症（高脂血症）………………………………………………355

10.5　臓器移植時の薬物療法と処方 ……………………………………………360
　10.5.1　生体肝移植 ……………………………………………………………360
　10.5.2　腎移植 …………………………………………………………………370

10.6　悪性腫瘍の薬物療法と処方 ………………………………………………372
　10.6.1　慢性骨髄性白血病 ……………………………………………………373
　10.6.2　胃がん …………………………………………………………………378
　10.6.3　大腸がん ………………………………………………………………385

10.7　確認問題 ……………………………………………………………………391

第11章　薬物相互作用 ……………………………………………………………395

11.1　薬剤学的相互作用 …………………………………………………………396
　11.1.1　配合不可（配合禁忌）…………………………………………………396
　11.1.2　配合不適 ………………………………………………………………397
　11.1.3　配合注意 ………………………………………………………………397

11.2　薬物動態学的相互作用 ……………………………………………………397
　11.2.1　消化管吸収過程における薬物相互作用 ……………………………398
　11.2.2　分布過程における薬物相互作用 ……………………………………400
　11.2.3　代謝過程における薬物相互作用 ……………………………………401
　11.2.4　排泄過程における薬物相互作用 ……………………………………404

11.3　薬力学的相互作用 …………………………………………………………406
11.4　薬物と飲食物との相互作用 ………………………………………………408
11.5　臨床における薬物相互作用の注意点 ……………………………………409
11.6　確認問題 ……………………………………………………………………410

第12章　薬物血中濃度モニタリング（TDM） ……………………………………… 413
12.1　概　論 ……………………………………………………………………… 413
12.1.1　薬物血中濃度の意義 …………………………………………………… 414
12.1.2　TDMが必要とされる背景 …………………………………………… 415
12.1.3　薬物血中濃度測定法 …………………………………………………… 417
12.1.4　薬物血中濃度の解釈 …………………………………………………… 418
12.2　基礎理論 …………………………………………………………………… 420
12.2.1　投与設計に必要な薬物速度論の基礎 ………………………………… 420
12.2.2　ポピュレーション・ファーマコキネティクス ……………………… 429
12.3　疾患時における薬物体内動態 …………………………………………… 433
12.3.1　腎疾患時の薬物療法 …………………………………………………… 434
12.3.2　肝疾患時の薬物療法 …………………………………………………… 440
12.3.3　心不全時の薬物療法 …………………………………………………… 443
12.3.4　高齢者の薬物療法 ……………………………………………………… 444
12.3.5　妊娠・授乳時の薬物療法 ……………………………………………… 444
12.3.6　小児・新生児の薬物療法 ……………………………………………… 445
12.3.7　遺伝的要因 ……………………………………………………………… 446
12.4　TDM対象薬物の投与計画の実際 ………………………………………… 447
12.4.1　ノモグラムに基づいた初回投与計画 ………………………………… 448
12.4.2　ベイジアン法によるパラメータ推定 ………………………………… 449
12.4.3　ベイジアン法による投与設計の実際―バンコマイシン …………… 450
12.4.4　初回負荷を考慮した投与設計―テイコプラニン …………………… 452
12.4.5　アミノ配糖体の1日1回投与について―アルベカシン …………… 453
12.4.6　非線形消失がある場合の投与設計―フェニトイン ………………… 454
12.4.7　その他の簡便な投与計画法 …………………………………………… 457
12.4.8　おわりに ………………………………………………………………… 459
12.5　確認問題 …………………………………………………………………… 460

索　引 …………………………………………………………………………………… 461

第1章 総論

1.1 医療薬学とは

　医療は，疾病の診断，治療，予防から成り立っているが，それぞれについて診断薬，治療薬，予防薬があるように，薬学は主として物質（薬）側から幅広く医療を支えるものである．医療はその目的達成のために，あらゆる科学が応用される分野であり，境界領域の最たるものであるが，学問的には大きく生体側からの医学と，物質側からの薬学の二分野があげられる．

　一方，医療現場の構成メンバーについて見れば，医師，薬剤師，看護師，その他多彩なコ・メディカルの医療チームより成り立っているが，その中にあって，医師，薬剤師は，医師法，薬剤師法の第1条に記載されているごとく，その職務目的は全く同文，「公衆衛生の向上及び増進に寄与し，もって国民の健康な生活を確保するものとする」，である．ただ立場が医師は生体側から，薬剤師は物質側から，車の両輪のようにその職能を遂行するわけで，1992年（平成4年），第二次改正の医療法に明記されたように，まさに薬剤師は医療の担い手として期待されるところである．

　また，薬学と薬剤師の関係について考えてみると，医学と医師の関係とやや異なるものがある．医学を学んだものの大部分は医師として貢献しており，医学教育の方向も，明確に医師の養成を目標としている．一方，薬学を学んだものは，大きく2つの分野に分けられる．医薬品の創製・生産を通じて医療に貢献するグループと，もう1つは薬剤師として直接医療に貢献するグループである．どちらも薬を専門とする点には相違ない．ただ，我が国の急速な近代化の中で，製薬産業を支えてきた有機化学が花形として発展してきた経緯があるため，薬学は薬の創製・生産に貢献するグループを支える学問というイメージが強かった．これに対し，薬剤師として医療に貢献

するグループを支える薬学を区別して呼ぶとすれば，それは医療薬学といえよう．

1.2 歴史的背景

　我が国における医療薬学を考えるにあたって，見逃すことのできないのは，米国におけるクリニカルファーマシーの流れである．1960年代，米国において病院薬剤師が物質指向の従来の業務から，薬物療法に積極的に参加し，患者指向の業務へと大きく展開していった．その原動力には薬学教育の改革があげられる．5年制の薬学部教育に対し，6年制のいわゆる Pharm. D. コースがカリフォルニア大学，ケンタッキー大学等に新設された．疾病を理解するための基礎医学や，clinical pharmacokinetics の課目を充実させると共に，5年次ないし6年次に病院における臨床実地研修が大きな改革点である．薬剤師の新分野への進出を可能としたこれらの流れは，世界の病院薬剤師に大きなインパクトを与えた．

　このクリニカルファーマシーの訳語としては，臨床薬学が適当であろう．サテライトファーマシー（病棟薬局）を拠点とし，医師，看護師と共に医療チームの一員として患者の治療，指導にあたる新しい職能である．これに対し，上記病棟活動も含めて，広く調剤，製剤，医薬品の評価・管理，DI 活動，薬物体内動態解析とそれらの研究を総括したもの，すなわち最初に述べた，薬剤師として広く医療に貢献するグループを支える学問領域を医療薬学と呼ぶのが，歴史的な流れからも理解しやすい．米国ではその後，患者の QOL（quality of life）を重視するファーマシューティカルケアが注目され，さらに共同薬物治療管理（collaborative drug therapy management：CDTM）がチーム医療の進展に寄与するものと期待されている．

　我が国の医療指向，患者指向の流れは，米国のように一挙に Pharm. D. の資格を持って，臨床に飛び込むのでなく，調剤，製剤，DI 活動に基盤をおいて徐々に患者指向の分野を広げていく形をとってきた．まず1976年（昭和51年）より，全国国立大学病院薬剤部に専任の教官職が順次認められようになり，1997年（平成9年）には，42の全国立大学に教授兼薬剤部長が誕生し，病院薬剤師の質的向上に大きく貢献してきた．また，1980年（昭和55年）3月より，薬物血中濃度の測定に診療報酬が適用されるところとなり，薬物血中濃度モニタリング（TDM）を通じて薬物療法への積極的参加の道を開いてきた．更に1988年（昭和63年）4月より，入院調剤技術基本料として，入院患者に服薬指導，薬歴管理等を行う場合，保険点数100点（月1回）が新たに認められた．その後，薬剤管理指導料に名称変更され，また保険点数も増加を続け，2000年（平成12年）には1週間350点になるという画期的な措置がとられた．なお，2008年（平成20年）以降は対象患者に応じて3段階の保険点数に改定されている．さらに2012年（平成24年）には病棟薬剤業務を1週間に20時間以上行った場合，病棟薬剤業務実施加算が新たに設定され，病棟業務が大きく進展した．医療への貢献度に応じて，薬剤師の職能がより正しく

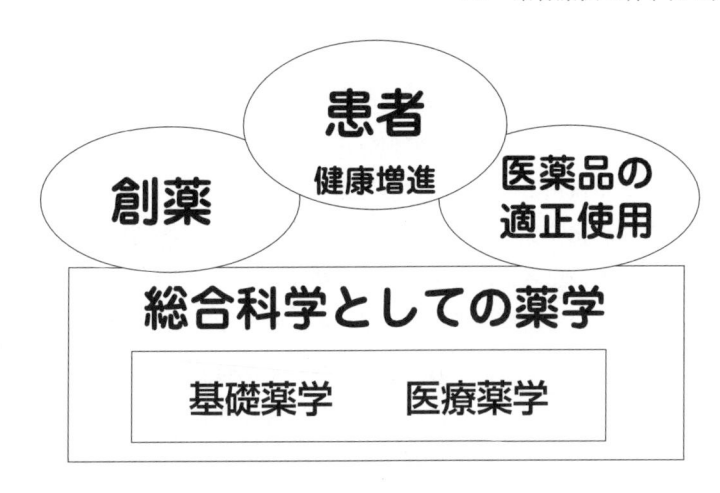

図1.1　21世紀における薬学の新しい展開

評価されてくると共に，1997年（平成9年）には薬剤師法改正により，25条の2において，調剤した薬剤の情報提供が義務づけられ，医療への法的責任も大きく加わることとなった．2012年（平成24年）には全国の医薬分業率は66.1％になり，これらの医療環境の変化に応え得る知識，能力が薬剤師に求められ，それを支える医療薬学の強化・充実を望む声が急速に高まっている．

　このような社会背景のもと，2004年（平成16年）には薬学教育6年制という歴史的な改革がついに実現した．2006年（平成18年）4月より新しい薬学教育が実施される運びとなり，2012年（平成24年）には6年制薬学教育を受けた薬剤師が誕生した．図1.1に21世紀における薬学の新しい展開を示す．基礎薬学と医療薬学を基盤とし，それらを統合した総合科学としての薬学が重要であり，創薬と医薬品の適正使用は薬学の使命である．物（薬）から人へという点が今回の薬学教育の改革でも強調されている．また，日本の薬学は医療薬学の領域が欧米諸国に比べて弱いため，これを充実する必要がある．

1.3　薬物療法の科学性と医療薬学

　医療薬学に求められるものは，端的にいえば薬物療法の科学性であろう．医療は診断，治療，予防から成ることはすでに述べたが，現在，医薬品が最も多く，かつ，多様に使われているのは，治療，すなわち薬物療法である．薬物療法は，いわゆる用法，用量によって，有効にもなれば，副作用が現れることにもなる．個々の患者に適正な薬物療法を行う必要性が，ソリブジン事件等の薬害を通じて益々高まってきたが，その合理性を追求し，科学的根拠を提供するのが医療薬学

である.

　製薬産業の高度成長に伴い，薬剤師の業務は計量調剤から計数調剤に転換し，用量も錠剤やカプセル剤の個数が処方されることが多く，薬物療法の規格化，平均化が助長された．しかし，患者意識の変化や薬物療法の複雑化と共に，老若男女一律の薬物療法でなく，身体機能情報や遺伝子情報などを加味した個別化による安全性，有効性の確保が一層望まれるところとなった．薬を専門とする薬剤師が，個々の患者に最も適した薬物療法について，科学的根拠に基づいて助言し，協力することが，より高度の薬物療法を実現していく．従来薬剤師は疑義照会を中心とした処方の点検者であったが，今後は処方の提案者としての役割も期待されている．

　このような目的のためには，調剤学，医薬品情報学，臨床薬物動態学，薬剤疫学，薬剤経済学に加えて病態生理学，病態生化学，臨床薬理学等の医学の一部が必要である．医療薬学はこれらを基盤として，臨床の諸問題を取り扱う．薬剤師としての具体的な医療活動は，今後とも流動的に発展し，その基盤となる学問もまた流動的に展開すると考えられるが，現在，薬剤師に求められているのは，以下の各章に述べられている内容が主たるものといえる．

1.4　医療薬学の展開

　医学では，"臨床に発し，臨床に帰る"という言葉がしばしば口にされる．最初に述べたように，医師に対する医学と同じ関係が，薬剤師に対する医療薬学である．医学も医療薬学も同じ目標を目指す車の両輪であり，その学問の展開もまた，相通ずるところがある．医療薬学の分野でも，"臨床に発し，臨床に帰る"という大原則に変わりはないと考える．内容によっては，臨床から基礎への方向性の強いものと，基礎から臨床への方向性の強いものがあるであろうが，大局的には臨床の問題を基礎から解明し，これをまた，臨床にフィードバックしつつ，次第に学問を

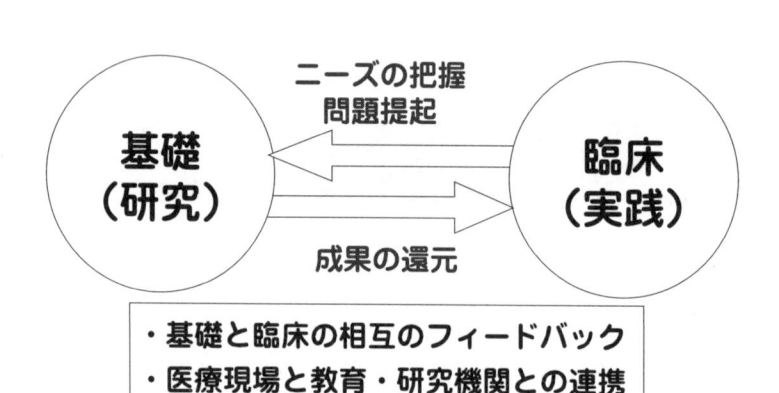

図1.2　サイエンスとしての医療薬学

高めていく展開形式が医療の中では大事なことと考える．

　米国においてクリニカルファーマシー，ファーマシューティカルケア，さらに共同薬物治療管理（CDTM）と患者中心の医療薬学業務を発展させてきた病院薬剤師は，医薬品に関する情報の専門家であり，臨床薬物速度論の手法を用いて患者のデータを解析し，投与設計のできる薬の専門家である．薬剤師の新しい活動の場を開拓してきた功績は大きく，突破口を開いた開拓者といえる．しかし問題は，今後の学としての展開である．臨床から基礎へ（from bedside to bench），基礎から臨床へ（from bench to bedside）と展開しつつ，内科学等のような臨床の学問と同じように，医療薬学も学としての体系を作り上げていかねばならない（図1.2）．多くの薬系大学では，臨床現場（附属の臨床施設）を持たないため，臨床現場と大学の強力な連携，相互のフィードバックのためには，実務家教員や学位を取得した薬剤師，指導薬剤師，専門薬剤師等の活躍が期待される．

　「臨床医学とはサイエンス（科学）とアート（技術）とヒューマニティ（人間性）の統合である」とは，19世紀末の医学者ウィリアム・オスラー卿の有名な言葉であるが，医療薬学もまたしかりである．これらをバランス良く統合することによって，患者中心の医療に貢献することができるであろう．単なる二次情報や技術の受け売りに甘んずることなく，常に探究心を携えて，医師とは別の立場から，医薬品の適正使用に貢献していくことが，薬剤師の新しい職能の展開と医療薬学の発展に結びつくものと確信する．医学は永遠に進歩，発展してやまないだろうし，薬学もまた，永遠に進歩，発展せねばならない．

第2章 医療と薬剤師

　薬学は医学と並んで人間の健康に奉仕する学問であり，医学は主として人間の側から，薬学は医薬品の側からこの目的に迫るものである．したがって，薬学・薬剤師の課題は，常に臨床に発し臨床に帰るものでなければならない．また，医療の中心は患者で，医師，薬剤師や看護師など医療従事者は患者との信頼関係を築きながら互いに連携し，患者の健康増進に寄与することになる（医療法第1条の2）．すなわち，薬剤師はチーム医療の一員として医薬品を取り扱い，医薬品に関する知識や薬学の技術を活用して調剤を中心とした薬剤業務を行い医療に貢献する（薬剤師法第1条）．その際，薬剤師には医療人としての使命感，倫理観を携えることが要求される．さらに，薬剤師は医療と医療体系を知り，その中での薬剤師の役割を理解することにより，薬剤師としての任務を遂行することができる．

2.1 薬剤師の使命と倫理

2.1.1 薬剤師の使命

　1997年（平成9年）に，日本薬剤師会は薬剤師倫理規定を制定した（表2.1）．前文と10条（任務，良心と自律，法令等の遵守，生涯研鑽，最善尽力義務，医薬品の安全性等の確保，地域医療への貢献，職能間の協調，秘密の保持，品質・信用等の維持）からなり，薬剤師の守るべき心構え（薬の倫理）を簡潔にまとめたものである．この倫理規定を基準に行動することが薬剤師の使命といえ，薬剤師は常に敬虔な心で医薬品を取り扱うべきであろう．

　「薬の倫理」に加え，医療人として守るべき「生命倫理（Bioethics）」もある．生命倫理とは，

表2.1　薬剤師倫理規定（日本薬剤師会）

前文

　薬剤師は，国民の信託により，憲法及び法令に基づき，医療の担い手の一員として，人権の中で最も基本的な生命・健康の保持増進に寄与する責務を担っている．この責務の根底には生命への畏敬に発する倫理が存在するが，さらに，調剤をはじめ，医薬品の創製から供給，適正な使用に至るまで，確固たる薬の倫理が求められる．

　薬剤師が人々の信頼に応え，医療の向上及び公共の福祉の増進に貢献し，薬剤師職能を全うするため，ここに薬剤師倫理規定を制定する．

第1条　任務

　薬剤師は，個人の尊厳の保持と生命の尊重を旨とし，調剤をはじめ，医薬品の供給，その他薬事衛生をつかさどることによって公衆衛生の向上及び増進に寄与し，もって人々の健康な生活の確保に努める．

第2条　良心と自律

　薬剤師は，常に自らを律し，良心と愛情をもって職能の発揮に努める．

第3条　法令等の遵守

　薬剤師は，薬剤師法，薬事法，医療法，健康保険法，その他関連法規に精通し，これら法令等を遵守する．

第4条　生涯研鑽

　薬剤師は，生涯にわたり高い知識と技能の水準を維持するよう積極的に研鑽するとともに，先人の業績を顕彰し，後進の育成に努める．

第5条　最善尽力義務

　薬剤師は，医療の担い手として，常に同僚及び他の医療関係者と協力し，医療及び保健，福祉の向上に努め，患者の利益のため職能の最善を尽くす．

第6条　医薬品の安全性等の確保

　薬剤師は，常に医薬品の品質，有効性及び安全性の確保に努める．また，医薬品が適正に使用されるよう，調剤及び医薬品の供給に当たり患者等に十分な説明を行う．

第7条　地域医療への貢献

　薬剤師は，地域医療向上のための施策について，常に率先してその推進に努める．

第8条　職能間の協調

　薬剤師は，広範にわたる薬剤師職能間の相互協調に努めるとともに，他の関係職能をもつ人々と協力して社会に貢献する．

第9条　秘密の保持

　薬剤師は，職務上知り得た患者等の秘密を，正当な理由なく漏らさない．

第10条　品位・信用等の維持

　薬剤師は，その職務遂行にあたって，品位と信用を損なう行為，信義にもとる行為及び医薬品の誤用を招き濫用を助長する行為をしない．

ヒトの生命を原点としてそこからすべての思考を組み立てていき，同時にヒトの心を理解することである．薬剤師がチーム医療の一員として避けては通れない具体的な例として，がん患者への告知，在宅医療・介護，ターミナルケア（終末期医療）・ホスピス活動，尊厳死・安楽死，脳死・心臓死，臓器移植，生殖医療，遺伝子組換え治療などがある．薬剤師はこれらの課題に対して確固たる倫理とそれを実践する能力が必要とされる．

2.1.2 インフォームド・コンセント

　以前の医療の場では，主治医が医療における多くの決定を自らの責任で行い，患者は医師を信頼してそれに従うという，父親と子供のような関係（パターナリズム）が一般的であった．しかし，医療の中心はいうまでもなく患者であり，治療方針などの決定の際には，患者の自己決定権が尊重されるべきである．昨今の患者意識の高揚とも呼応して，新しい時代の医療を推進するキーワードとして，インフォームド・コンセント（informed consent：IC）がある（医療法第1条の4第2項，2.2.3参照）．インフォームド・コンセントは，(1)医療従事者側からの十分な情報の提供と，(2)患者側の理解，納得，同意あるいは選択から成る．日本語では「十分な説明と理解に基づく同意」などの訳語が示されているが，いずれもインフォームド・コンセントという幅広い考え方を表すには不十分であるため，インフォームド・コンセントという原語のままの用語が定着しつつある．

　インフォームド・コンセントの具体的な内容として，病名や症状，治療に必要な検査の目的と内容，治療のリスクや起こりうる副作用，治療法や処置の成功率，考えられる別の治療法や処置，治療を受けなかった場合に予想される結果などがあげられ，医療従事者はこれらをわかりやすい言葉で患者に説明する．こうした説明を患者が十分に理解し，納得し，同意して初めてインフォームド・コンセントは成り立つ．セカンドオピニオン（second opinion）という言葉もしばしば使われるが，これは治療や検査が必要な時，別の医師に意見を聞いたり確認したりすることで，インフォームド・コンセントでの患者の自己決定を支える手段にほかならない．薬物治療においては患者が薬剤師にセカンド・オピニオンを求めることも今後増加してくるであろう．

　さらに薬剤師は，患者が医師と相談し医師の指示を守りながら，患者自身に適した薬物療法を選択できるようにするため患者を手助けする必要がある．そのため，「お薬説明書」のような資料を用いながら，患者が薬物療法に対する理解を深めることができるようにわかりやすく説明することが求められる（薬剤師法第25条の2，2.2.1参照）．また，実際に薬物療法を提供していく中で問題点や有害な事象が生じた場合には，医師と相談しながら薬剤師として最善を尽くすとともに，真摯な態度で患者に対し可能な限り十分な説明を速やかに行うことが重要である．

2.1.3 ヘルシンキ宣言

　1964年ヘルシンキで行われた世界医師会（World Medical Association：WMA）総会は「人体実験は医学の進歩のために必要であるが，その実験にあたっては実験の目的，方法，予想される利益，可能性のある危険やそれに伴う苦痛などについて被験者に十分に説明し，被験者の自由な意志による同意を得る必要がある」という内容をもつ，いわゆるヘルシンキ宣言を世に示した．その後も世界医師会は，ヒトを対象とする医学研究に関わる医師，その他の関係者に対する指針を

表 2.2 ヘルシンキ宣言

人間を対象とする医学研究の倫理的原則

1964 年 6 月　フィンランド，ヘルシンキの第 18 回 WMA 総会で採択
1975 年 10 月　日本，東京の第 29 回 WMA 総会で修正
1983 年 10 月　イタリア，ベニスの第 35 回 WMA 総会で修正
1989 年 9 月　香港の第 41 回 WMA 総会で修正
1996 年 10 月　南アフリカ共和国，サマーセットウエストの第 48 回 WMA 総会で修正
2000 年 10 月　スコットランド，エジンバラの第 52 回 WMA 総会で修正
2002 年 10 月　第 53 回 WMA ワシントン総会で修正（第 29 項目明確化のための注釈が追加）
2004 年 10 月　第 55 回 WMA 東京総会で修正（第 30 項目明確化のための注釈が追加）
2008 年 10 月　第 59 回 WMA ソウル総会で修正

A．序文
1. 世界医師会（WMA）は，個人を特定できるヒト由来の試料およびデータの研究を含む，人間を対象とする医学研究の倫理的原則として，ヘルシンキ宣言を発展させてきた．
   本宣言は，総合的に解釈されることを意図したものであり，各項目は他のすべての関連項目を考慮に入れず適応されるべきではない．
2. 本宣言は，主として医師に対して表明されたものであるが，WMA は人間を対象とする医学研究に関与する医師以外の人々に対しても，これらの原則の採用を推奨する．
3. 医学研究の対象となる人々を含め，患者の健康を向上させ，守ることは，医師の責務である．医師の知識と良心は，この責務達成のために捧げられる．
4. WMA ジュネーブ宣言は，「私の患者の健康を私の第一の関心事とする」ことを医師に義務づけ，また医の国際倫理綱領は，「医師は医療の提供に際して，患者の最善の利益のために行動すべきである」と宣言している．
5. 医学の進歩は，最終的に人間を対象とする研究を要するものである．医学研究に十分参加できていない人々には，研究参加への適切なアクセスの機会が提供されるべきである．
6. 人間を対象とする医学研究においては，個々の研究被験者の福祉が他のすべての利益よりも優先されなければならない．
7. 人間を対象とする医学研究の第一の目的は，疾病の原因，発症，および影響を理解し，予防，診断ならびに治療行為（手法，手順，処置）を改善することである．現在最善の治療行為であっても，安全性，有効性，効率，利用しやすさ，および質に関する研究を通じて，継続的に評価されなければならない．
8. 医学の実践および医学研究においては，ほとんどの治療行為にリスクと負担が伴う．
9. 医学研究は，すべての人間に対する尊敬を深め，その健康と権利を擁護するための倫理基準に従わなければならない．研究対象の中には，特に脆弱で特別な保護を必要とする集団もある．これには，同意の諾否を自ら行うことができない人々や強制や不適切な影響にさらされやすい人々が含まれる．
10. 医師は，適用される国際的規範および基準はもとより，人間を対象とする研究に関する自国の倫理，法律および規制上の規範ならびに基準を考慮するべきである．いかなる自国あるいは国際的な倫理，法律，または規制上の要請も，この宣言が示す研究被験者に対する保護を弱めたり，撤廃するべきではない．

B．すべての医学研究のための諸原則
11. 研究被験者の生命，健康，尊厳，完全無欠性，自己決定権，プライバシーおよび個人情報の秘密を守ることは，医学研究に参加する医師の責務である．
12. 人間を対象とする医学研究は，科学的文献の十分な知識，関連性のある他の情報源および十分な実験，ならびに適切な場合には動物実験に基づき，一般的に受け入れられた科学的原則に従わなければならない．研究に使用される動物の福祉は尊重されなければならない．
13. 環境に悪影響を及ぼすおそれのある医学研究を実施する際には，適切な注意が必要である．
14. 人間を対象とする各研究の計画と作業内容は，研究計画書の中に明示されていなければならない．

表 2.2 つづき

研究計画書は，関連する倫理的配慮に関する言明を含み，また本宣言の原則にどのように対応しているかを示すべきである．計画書は，資金提供，スポンサー，研究組織との関わり，その他起こり得る利益相反，被験者に対する報奨ならびに研究に参加した結果として損害を受けた被験者の治療および／または補償の条項に関する情報を含むべきである．この計画書には，その研究の中で有益であると同定された治療行為に対する研究被験者の研究後のアクセス，または他の適切な治療あるいは利益に対するアクセスに関する取り決めが記載されるべきである．

15. 研究計画書は，検討，意見，指導および承認を得るため，研究開始前に研究倫理委員会に提出されなければならない．この委員会は，研究者，スポンサーおよびその他のあらゆる不適切な影響から独立したものでなければならない．当該委員会は，適用される国際的規範および基準はもとより，研究が実施される国々の法律と規制を考慮しなければならないが，それらによってこの宣言が示す研究被験者に対する保護を弱めたり，撤廃することは許されない．この委員会は，進行中の研究を監視する権利を有するべきである．研究者は委員会に対して，監視情報，とくに重篤な有害事象に関する情報を提供しなければならない．委員会の審議と承認を得ずに計画書を変更することはできない．

16. 人間を対象とする医学研究を行うのは，適正な科学的訓練と資格を有する個人でなければならない．患者あるいは健康なボランティアに関する研究は，能力があり適切な資格を有する医師もしくは他の医療専門職による監督を要する．被験者の保護責任は常に医師あるいは他の医療専門職にあり，被験者が同意を与えた場合でも，決してその被験者にはない．

17. 不利な立場または脆弱な人々あるいは地域社会を対象とする医学研究は，研究がその集団または地域の健康上の必要性と優先事項に応えるものであり，かつその集団または地域が研究結果から利益を得る可能性がある場合に限り正当化される．

18. 人間を対象とするすべての医学研究では，研究に関わる個人と地域に対する予想しうるリスクと負担を，彼らおよびその調査条件によって影響を受ける他の人々または地域に対する予見可能な利益と比較する慎重な評価が，事前に行われなければならない．

19. すべての臨床試験は，最初の被験者を募集する前に，一般的にアクセス可能なデータベースに登録されなければならない．

20. 医師は，内在するリスクが十分に評価され，かつそのリスクを適切に管理できることを確信できない限り，人間を対象とする研究に関与することはできない．医師は潜在的な利益よりもリスクが高いと判断される場合，または有効かつ利益のある結果の決定的証拠が得られた場合は，直ちに研究を中止しなければならない．

21. 人間を対象とする医学研究は，その目的の重要性が研究に内在する被験者のリスクと負担に勝る場合にのみ行うことができる．

22. 判断能力のある個人による，医学研究への被験者としての参加は，自発的なものでなければならない．家族または地域社会のリーダーに打診することが適切な場合もあるが，判断能力のある個人を，本人の自由な承諾なしに，研究へ登録してはならない．

23. 研究被験者のプライバシーおよび個人情報の秘密を守るため，ならびに被験者の肉体的，精神的および社会的完全無欠性に対する研究の影響を最小限にとどめるために，あらゆる予防策を講じなければならない．

24. 判断能力のある人間を対象とする医学研究において，それぞれの被験者候補は，目的，方法，資金源，起こりうる利益相反，研究者の関連組織との関わり，研究によって期待される利益と起こりうるリスク，ならびに研究に伴いうる不快な状態，その他研究に関するすべての側面について，十分に説明されなければならない．被験者候補は，いつでも不利益を受けることなしに，研究参加を拒否するか，または参加の同意を撤回する権利のあることを知らされなければならない．被験者候補ごとにどのような情報を必要としているかとその情報の伝達方法についても特別な配慮が必要である．被験者候補がその情報を理解したことを確認したうえで，医師または他の適切な有資格者は，被験者候補の自由意思によるインフォームド・コンセントを，望ましくは文書で求めなければならない．同意が書面で表明されない場合，その文書によらない同意は，正式な文書に記録され，証人によって証明されるべきである．

25. 個人を特定しうるヒト由来の試料またはデータを使用する医学研究に関しては，医師は収集，分析，保存および／または再利用に対する同意を通常求めなければならない．このような研究には，

表 2.2 つづき

同意を得ることが不可能であるか非現実的である場合，または研究の有効性に脅威を与える場合があり得る．このような状況下の研究は，研究倫理委員会の審議と承認を得た後にのみ行うことができる．

26. 研究参加へのインフォームド・コンセントを求める場合，医師は，被験者候補が医師に依存した関係にあるか否か，または強制の下に同意するおそれがあるか否かについて，特別に注意すべきである．このような状況下では，インフォームド・コンセントは，そのような関係とは完全に独立した，適切な有資格者によって求められるべきである．

27. 制限能力者が被験者候補となる場合，医師は，法律上の権限を有する代理人からのインフォームド・コンセントを求めなければならない．これらの人々が研究に含まれるのは，その研究が被験者候補に代表される集団の健康増進を試みるためのものであり，判断能力のある人々では代替して行うことができず，かつ最小限のリスクと最小限の負担しか伴わない場合に限られ，被験者候補の利益になる可能性のない研究対象に含まれてはならない．

28. 制限能力者とみなされる被験者候補が，研究参加についての決定に賛意を表することができる場合には，医師は，法律上の権限を有する代理人からの同意のほか，さらに本人の賛意を求めなければならない．被験者候補の不同意は尊重されるべきである．

29. 例えば，意識不明の患者のように，肉体的，精神的に同意を与えることができない被験者を対象とした研究は，インフォームド・コンセントを与えることを妨げる肉体的・精神的状態が，その対象集団の必要な特徴である場合に限って行うことができる．このような状況では，医師は法律上の権限を有する代理人からのインフォームド・コンセントを求めるべきである．そのような代理人が存在せず，かつ研究を延期することができない場合には，インフォームド・コンセントを与えることができない状態にある被験者を対象とする特別な理由を研究計画書の中で述べ，かつ研究倫理委員会で承認されることを条件として，この研究はインフォームド・コンセントなしに開始することができる．研究に引き続き参加することに対する同意を，できるだけ早く被験者または法律上の代理人から取得するべきである．

30. 著者，編集者および発行者はすべて，研究結果の公刊に倫理的責務を負っている．著者は人間を対象とする研究の結果を一般的に公表する義務を有し，報告書の完全性と正確性に説明責任を負う．彼らは，倫理的報告に関する容認されたガイドラインを遵守すべきである．消極的結果および結論に達しない結果も積極的結果と同様に，公刊または他の方法で一般に公表されるべきである．刊行物の中には，資金源，組織との関わりおよび利益相反が明示される必要がある．この宣言の原則に反する研究報告は，公刊のために受理されるべきではない．

C．治療と結びついた医学研究のための追加原則

31. 医師が医学研究を治療と結びつけることができるのは，その研究が予防，診断または治療上の価値があり得るとして正当化できる範囲内にあり，かつ被験者となる患者の健康に有害な影響が及ばないことを確信する十分な理由を医師がもつ場合に限られる．

32. 新しい治療行為の利益，リスク，負担および有効性は，現在最善と証明されている治療行為と比較考慮されなければならない．ただし，以下の場合にはプラセボの使用または無治療が認められる．
* 現在証明された治療行為が存在しない研究の場合，または，
* やむを得ない，科学的に健全な方法論的理由により，プラセボ使用が，その治療行為の有効性あるいは安全性を決定するために必要であり，かつプラセボ治療または無治療となる患者に重篤または回復できない損害のリスクが生じないと考えられる場合．この手法の乱用を避けるために十分な配慮が必要である．

33. 研究終了後，その研究に参加した患者は，研究結果を知る権利と，例えば，研究の中で有益であると同定された治療行為へのアクセス，または他の適切な治療あるいは利益へのアクセスなどの，研究結果から得られる利益を共有する権利を有する．

34. 医師は，治療のどの部分が研究に関連しているかを患者に十分に説明しなければならない．患者の研究参加に対する拒否または研究からの撤退の決定は，決して患者・医師関係の妨げとなってはならない．

35. ある患者の治療において，証明された治療行為が存在しないか，またはそれらが有効でなかった

表 2.2 つづき

> 場合，患者または法律上の資格を有する代理人からのインフォームド・コンセントがあり，専門家の助言を求めた後であれば，医師は，まだ証明されていない治療行為を実施することができる．ただし，それは医師がその治療行為で生命を救う，健康を回復する，または苦痛を緩和する望みがあると判断した場合に限られる．可能であれば，その治療行為は，安全性と有効性を評価するために計画された研究の対象とされるべきである．すべての例において，新しい情報は記録され，適切な場合には，一般に公開されるべきである．

示す倫理的原則として，ヘルシンキ宣言を発展させている．すなわち，ヘルシンキ宣言「ヒトを対象とする医学研究の倫理的原則」は臨床試験を行う場合の国際的倫理規範といえ，「医薬品の臨床試験の実施の基準（Good Clinical Practice：GCP）」はこの理念に沿って倫理性を確保している．また，臨床試験のみならず医療を提供する際に，医療従事者はこのヘルシンキ宣言に沿った倫理性を考慮する必要がある．ヘルシンキ宣言の全文（日本医師会訳）を表 2.2 に示す．

2.1.4　守秘義務

患者のカルテなどから得た情報，あるいは患者から服薬指導などを行うことによって直接知り得た情報は，患者のプライバシーそのものであるため取扱いには留意する必要がある．薬剤師は，職務上知り得た患者等の秘密を，正当な理由がない限り漏らしてはいけない．これを守秘義務（confidentiality）といい，医療従事者に必須の事項である．薬剤師については刑法第 134 条で定められている．同様に処方せんなど患者データの保管・取扱いについても，注意するべきであることはいうまでもない．

> 刑法第 134 条（秘密漏示）
> 　医師，薬剤師，医薬品販売業者，助産師，弁護士，弁護人，公証人又はこれらの職にあった者が，正当な理由がないのに，その業務上取り扱ったことについて知り得た人の秘密を漏らしたときは，6 月以下の懲役又は 10 万円以下の罰金に処する．

2.2　薬剤師を取り巻く法律と制度

1992 年（平成 4 年）の第 2 次医療法の改正において薬剤師が医療の担い手と明記されたことや，1996 年（平成 8 年）の薬剤師法の改正において調剤薬の情報提供義務が加わったことは，いずれも薬剤師にとって画期的な法改正であった．政府の医薬分業政策の後押しもあって，2003 年には，全国の医薬分業率は 50 ％を超えた．また，こうした医薬分業の進展や医療技術の高度化・多様化に対応した資質の高い薬剤師を養成するため，薬学教育 6 年制を規定する学校教育法や薬剤師法の一部改正（2006 年施行）が行われた．

2.2.1 薬剤師法

わが国では薬剤師法第1条により薬剤師の任務や業務を定義している．薬剤師の任務は，医師法第1条による医師の任務と比較してみるとその重要性がより明らかとなる．すなわち，薬剤師と医師は業務内容（下線部）が異なるのみで，任務としては全く同じである．薬剤師は，医療提供体制の中で医薬品の適正使用に責任をもつ薬の専門家として位置づけられている．

> 薬剤師法　第1条（薬剤師の任務）
> 　薬剤師は，調剤，医薬品の供給その他の薬事衛生をつかさどることによって，公衆衛生の向上及び増進に寄与し，もって国民の健康な生活を確保するものとする．

> 医師法　第1条（医師の任務）
> 　医師は，医療及び保健指導をつかさどることによって，公衆衛生の向上及び増進に寄与し，もって国民の健康な生活を確保するものとする．

薬剤師法におけるその他の調剤に関する主な条文を以下に抜粋する．なお調剤とは，医師，歯科医師の処方せんにより（医師法第22条，歯科医師法第21条），特定の患者の特定の疾患に対する薬剤を，特定の使用法に適合するように調製し，患者に交付する業務をいう．薬剤師は，調剤に関する独占的な権利（第19条）と引き替えに薬に関して大きな義務と責任を有していることを重く受け止める必要がある．また第24条は，処方監査とそれに基づく疑義照会の法的根拠で，薬剤師として最も重要な業務の1つである．医師（処方）と薬剤師（調剤）の独立性は，医療過誤を防ぐ砦となっている．また，1996年（平成8年）の改正で第25条の2として調剤した薬剤の情報提供が規定され，服薬説明などの法的裏付けとなっていることは意義深い．

> 第19条（調剤）
> 　薬剤師でない者は，販売又は授与の目的で調剤してはならない．ただし，医師若しくは歯科医師が次に掲げる場合において自己の処方せんにより自ら調剤するとき，又は獣医師が自己の処方せんにより自ら調剤するときは，この限りでない．

> 第24条（処方せん中の疑義）
> 　薬剤師は，処方せん中に疑わしい点があるときは，その処方せんを交付した医師，歯科医師又は獣医師に問い合わせて，その疑わしい点を確かめた後でなければ，これによって調剤してはならない．

> 第25条の2（情報の提供）
> 　薬剤師は，販売又は授与の目的で調剤したときは，患者又は現にその看護に当たっている者に対し，調剤した薬剤の適正な使用のために必要な情報を提供しなければならない．

> 第 27 条（処方せんの保存）
> 　薬局開設者は，当該薬局で調剤済みとなった処方せんを，調剤済みとなった日から 3 年間，保存しなければならない．

2.2.2　薬事法

　薬事法の目的は第 1 条に定義されているように，医薬品のみならず医薬部外品，化粧品および医療機器の規制を行うものである．また，第 2 条により「医薬品」は以下のように定義されている．

> 第 1 条（目的）
> 　この法律は，医薬品，医薬部外品，化粧品及び医療機器の品質，有効性及び安全性の確保のために必要な規制を行うとともに，指定薬物の規制に関する措置を講ずるほか，医療上特にその必要性が高い医薬品及び医療機器の研究開発の促進のために必要な措置を講ずることにより，保健衛生の向上を図ることを目的とする．

> 第 2 条（定義）
> 　この法律で「医薬品」とは，次に掲げる物をいう．
> 1. 日本薬局方に収められている物
> 2. 人又は動物の疾病の診断，治療又は予防に使用されることが目的とされている物であって，機械器具，歯科材料，医療用品及び衛生用品（以下「機械器具等」という．）でないもの（医薬部外品を除く．）
> 3. 人又は動物の身体の構造又は機能に影響を及ぼすことが目的とされている物であって，機械器具等でないもの（医薬部外品及び化粧品を除く．）

　日本薬局方は薬事法第 41 条で規定されている通り，医療上重要と認められている医薬品の性状および品質規格を定めた公定書であり，その時代の代表的医薬品および基礎的製剤が収載されている．日本薬局方は第 8 改正（1971 年，昭和 46 年）より 5 年ごとに改訂されることになっている．

2.2.3　医療法

　医療法は，従来，医療施設の開設，管理，施設基準について規定した法律であったが，その後の改正によって，現在では医療基本法としての機能をもつ．第 1 条の 2 では，薬剤師は医療の担い手であり，調剤を実施する薬局は医療提供施設と明記されている．また，第 1 条の 4 によって医療の担い手にはインフォームド・コンセントに関する義務が課せられている．

第1条（目的）
　この法律は，医療を受ける者による医療に関する適切な選択を支援するために必要な事項，医療の安全を確保するために必要な事項，病院，診療所及び助産所の開設及び管理に関し必要な事項並びにこれらの施設の整備並びに医療提供施設相互間の機能の分担及び業務の連携を推進するために必要な事項を定めること等により，医療を受ける者の利益の保護及び良質かつ適切な医療を効率的に提供する体制の確保を図り，もって国民の健康の保持に寄与することを目的とする．

第1条の2（医療の基本理念）
　医療は，生命の尊重と個人の尊厳の保持を旨とし，医師，歯科医師，薬剤師，看護師その他の医療の担い手と医療を受ける者との信頼関係に基づき，及び医療を受ける者の心身の状況に応じて行われるとともに，その内容は，単に治療のみならず，疾病の予防のための措置及びリハビリテーションを含む良質かつ適切なものでなければならない．
2.　医療は，国民自らの健康の保持増進のための努力を基礎として，医療を受ける者の意向を十分に尊重し，病院，診療所，介護老人保健施設，調剤を実施する薬局その他の医療を提供する施設（以下「医療提供施設」という．），医療を受ける者の居宅等において，医療提供施設の機能（以下「医療機能」という．）に応じ効率的に，かつ，福祉サービスその他の関連するサービスとの有機的な連携を図りつつ提供されなければならない．

第1条の4（医療関係者の責務）
　医師，歯科医師，薬剤師，看護師その他の医療の担い手は，第1条の2に規定する理念に基づき，医療を受ける者に対し，良質かつ適切な医療を行うよう努めなければならない．
2.　医師，歯科医師，薬剤師，看護師その他の医療の担い手は，医療を提供するに当たり，適切な説明を行い，医療を受ける者の理解を得るよう努めなければならない．
3.　医療提供施設において診療に従事する医師及び歯科医師は，医療提供施設相互間の機能の分担及び業務の連携に資するため，必要に応じ，医療を受ける者を他の医療提供施設に紹介し，その診療に必要な限度において医療を受ける者の診療又は調剤に関する情報を他の医療提供施設において診療又は調剤に従事する医師若しくは歯科医師又は薬剤師に提供し，及びその他必要な措置を講ずるよう努めなければならない．
4.　病院又は診療所の管理者は，当該病院又は診療所を退院する患者が引き続き療養を必要とする場合には，保健医療サービス又は福祉サービスを提供する者との連携を図り，当該患者が適切な環境の下で療養を継続することができるよう配慮しなければならない．
5.　医療提供施設の開設者及び管理者は，医療技術の普及及び医療の効率的な提供に資するため，当該医療提供施設の建物又は設備を，当該医療提供施設に勤務しない医師，歯科医師，薬剤師，看護師その他の医療の担い手の診療，研究又は研修のために利用させるよう配慮しなければならない．

　少子高齢化の進展，経済基調の変化，医療技術の進歩，国民意識の変化など最近の医療を取り巻く環境の変化に対応し，限られた医療資源を有効に活用するため，医療法は医療施設を次のように体系化し，地域の医療計画の整備を目標としている．

1 施設の定義

医師が医業を行う場所には，病院と診療所があり，ベッド数が 20 床以上の場合に病院，19 床以下の場合を診療所という（医療法第 7 条）．

2 病床の種別

病院の病床には，以下の 5 つの種別があり，種別を変更する場合には都道府県知事の許可が必要である．また，診療所の種別は，一般病床および療養病床である．

① 精神病床：精神疾患を有する者を入院させるもの．
② 感染症病床：1 類（エボラ出血熱など），2 類（急性灰白髄炎，結核，ジフテリアなど）および新感染症の患者を入院させるもの．
③ 結核病床：結核患者を入院させるもの．
④ 療養病床：①〜③以外で，主として長期にわたり療養を必要とする患者を入院させるもの．
⑤ 一般病床：①〜④以外のもの．

3 地域医療支援病院と特定機能病院

地域医療支援病院とは，地域医療における第一線を担うかかりつけ医への支援を通じて地域医療の充実を図る病院として，都道府県知事が承認したものをいう．承認要件として以下がある（医療法第 4 条）．

① 他の病院または診療所から紹介された患者に対して医療を提供する体制が整備されていること．
② 当該病院の建物，設備，器械または器具を，当該病院に勤務しない医師，歯科医師，薬剤師，看護師その他の医療従事者の診療，研究または研修のために利用させるための体制が整備されていること．
③ 救急医療を提供する能力を有すること．
④ 地域の医療従事者の資質の向上を図るための研修を行わせる能力を有すること．
⑤ 病床数 200 床以上．

特定機能病院は，一般の病院などから紹介された高度医療を必要とする患者に対応する病院として厚生労働省が承認する（医療法第 4 条の 2）．高度医療を提供するための人員，設備を備え，同時に高度な医療技術の開発・評価および高度の医療に関する研修を行わせる能力を有する．病床数 400 以上，診療科 10 以上を有するなどが要件となり，大学病院（本院），国立がんセンター，国立循環器病センターなどが承認されている．

日本では，国民全員が何らかの医療保険に加入するという国民皆保険制度が整備されており，また，2000年（平成12年）からは介護保険法が実施された．さらに，「健康日本21」を目指し，2003年（平成15年）より健康増進法が施行されている．

2.3 医薬分業

医薬分業とは，医師と薬剤師の分業体制のことで，医師と薬剤師の専門的な機能が独立していることをいう．しかし一般には，患者を診察した医師・歯科医師が処方せんを患者に交付し，保険薬局薬剤師が患者から処方せんを受け取って調剤し，調剤した薬剤を患者に交付する医療システムを指し，その際に用いられる処方せんを院外処方せんという．医薬分業は13世紀のヨーロッパにその発祥をみるが，現在，日本を除く世界の先進諸国において定着している制度である．日本では，1974年の診療報酬改定時に処方せん料の大幅な引き上げが行われ，政府の医薬分業推進の方針が明らかになった．その後，1993年には「薬局業務運営ガイドライン」が策定されるなど，薬局は医薬品供給業から医療提供施設への脱皮を促された．その結果，1992年度には14.0％であった医薬分業率は年々増加し，2003年度には50％を超えた．分業率の上昇に伴い薬局薬剤師は増加しているが，病院・診療所薬剤師は1996年以降横ばい傾向となっている（図2.1）．

患者にとって医薬分業のメリットは，薬歴に基づき重複投与や相互作用のチェック，個々の患

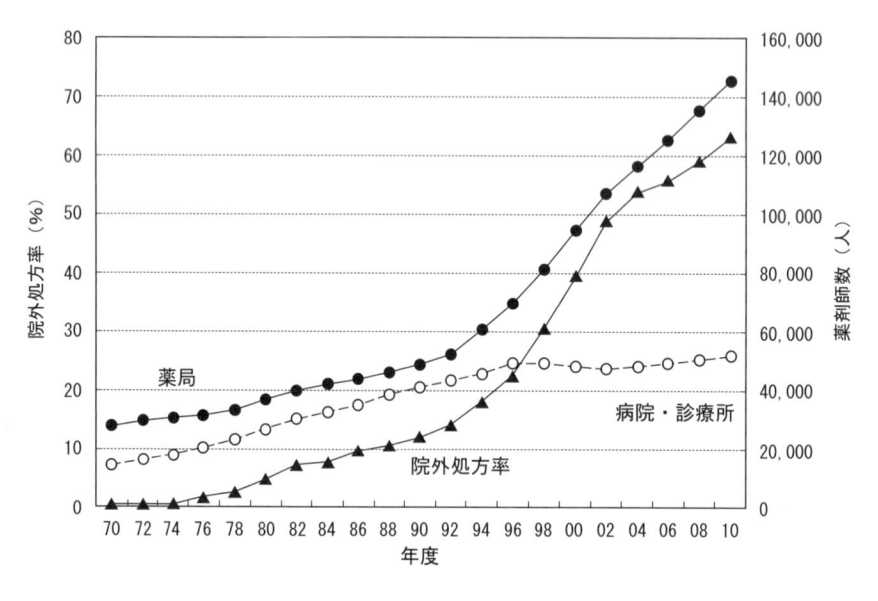

図2.1 院外処方率と薬剤師数の推移

者に応じた服薬指導を薬剤師が行うことから,医薬品の適正使用と安全性が確保されることである.このメリットを最大限に発揮するためには,いわゆる門前薬局ではなく,地域密着型の「かかりつけ薬局」が複数の病院・診療所の処方せんを応需し,一般用医薬品(OTC薬)を含めた薬歴管理,服薬相談を行う面分業が望ましい.一方,医療機関にとっての医薬分業のメリットは,医薬品購入・保管・管理に関わる業務量の軽減と,不良在庫の減少等が期待できることである.また,病院に勤務する薬剤師は外来業務が軽減することから,入院患者へのサービス(病棟業務,注射剤の混注業務など)を充実させることができる.これはチーム医療の推進と病院経営の改善にも関連することから医療機関にとっても望ましい形態であるといえる.

全処方せんに対する疑義照会率は約3%で,そのうち約70%が処方変更されている(日本薬剤師会「平成22年度薬剤服用歴の活用,疑義照会実態調査報告書」平成23年3月より).また,処方変更された処方せんのうち臨床的意義のある処方変更が多くを占め,臨床的意義が低いと評価されたものについても,その大部分は患者の生活の質(quality of life:QOL)の改善に関わっていることが明らかになっている.すなわち,保険薬局薬剤師は疑義照会を通じて患者の薬物治療の有効性と安全性の向上に寄与しているといえる.日本製薬工業協会による調査結果(首都圏および京阪神圏に居住する満20歳以上の男女2,000人を対象,回収率70.3%)によれば,9割の人は処方薬を信頼しており,8割の人は処方薬についての説明を医師や薬剤師から受けている.しかしながら,図2.2に示すように,患者が知りたい情報と医療従事者が伝えている情報には乖離があることから,患者のニーズに合った服薬指導の提供が望まれる.

図2.3には国民が期待する薬剤師の役割を示す.すなわち,国民は薬に関する情報のみならず

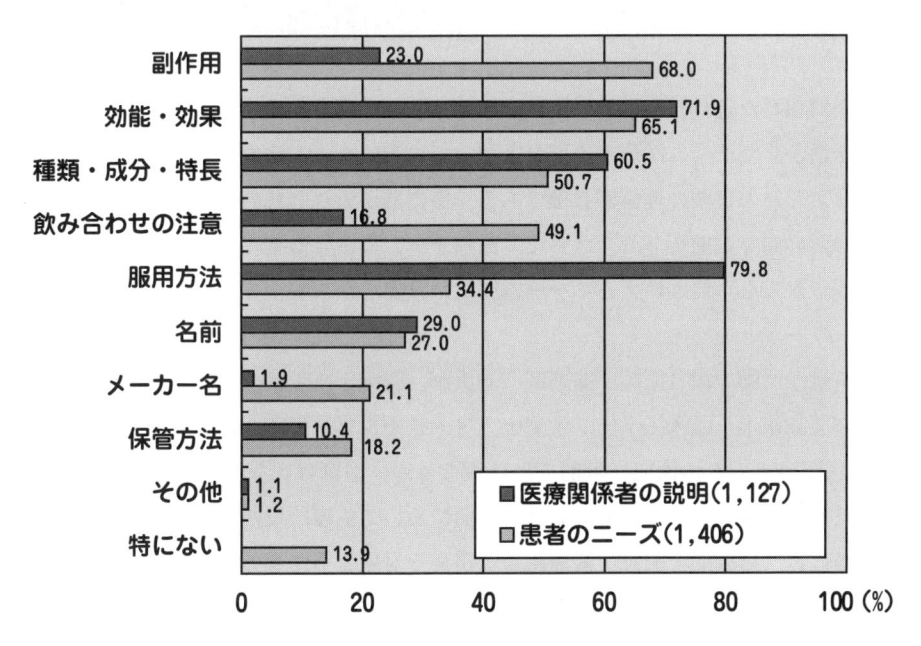

図2.2 医療関係者の説明内容と患者のニーズの比較

(日本製薬工業協会2002年調査)

```
・医薬品を間違いなく患者に届ける
・服用法，使用法をわかりやすく説明する
・相互作用のチェック（併用薬，健康食品など）
・副作用のチェックと早期発見
・医薬品等に関する患者の疑問に答える
　（診察を受けるべきかどうかの判断も含む）
・患者に代わって医師に質問する
```

　　　　　　　　　⇩

　　　　町の科学者として信頼できる

図 2.3　国民が期待する薬剤師の役割
(日経 BP 社　北澤京子氏講演を一部改変（2004）)

　医療全般について幅広い知識を備えた町の科学者としての役割を薬剤師に求めているといえる．保険薬局は地域社会に対して開かれた場である必要があり，プライマリケアや慢性疾患への関与とともに，学校薬剤師活動や，在宅訪問薬剤管理指導，高齢者のケアサービス指導など，地域社会とつながりをもつことが重要である．

2.4　チーム医療

　高度化・専門化した近代医療においては，医師単独で医療を提供することには限界があるため，組織の機能を活かしたチーム医療が不可欠となっている．チーム医療では，医療従事者間の信頼関係の確立とお互いの役割の理解が必須である．専門職がそれぞれの立場で意見を交換することにより医療の質の向上が期待され，さらに，医療チームにおける相互チェック機能はリスクマネジメントの観点からも重要といえる．チーム医療は，安心かつ安全な医療，良質な医療を提供するためのキーワードといえる．

　医療チームは，医師・歯科医師，薬剤師，看護師，臨床・衛生検査技師，診療放射線・X線技師，理学・作業療法士，臨床工学士，栄養士，ソーシャルワーカー，コーディネーター等からなる（図 2.4）．医療チームの構成は目的ごとに異なるが，医師は医療チームを統率し，薬剤師は医薬品の適正使用において，また看護師は看護面において主導的役割を発揮する必要がある．

　医療チームには，糖尿病・喘息・高血圧など疾病を対象としたものと，診療科を超えた病院内での横断的なチームとがある．後者の例としては，感染制御チーム（infection control team：ICT），栄養サポートチーム（nutrition support team：NST），緩和医療チーム，褥瘡チームなどがある．例えば，感染制御チームでは院内の感染症の発生状況を監視し，メチシリン耐性黄色ブ

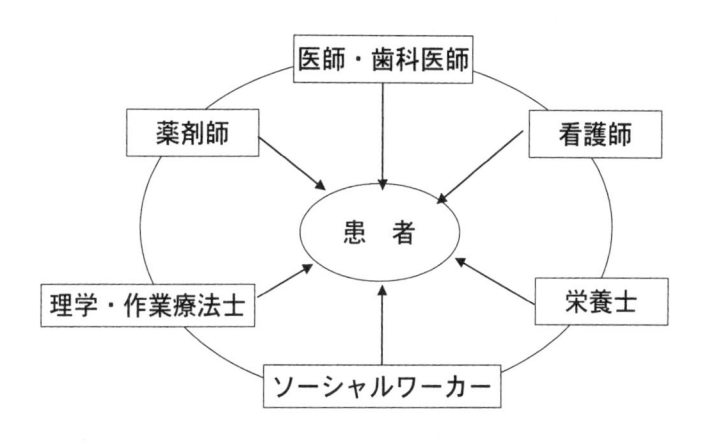

図 2.4 チーム医療

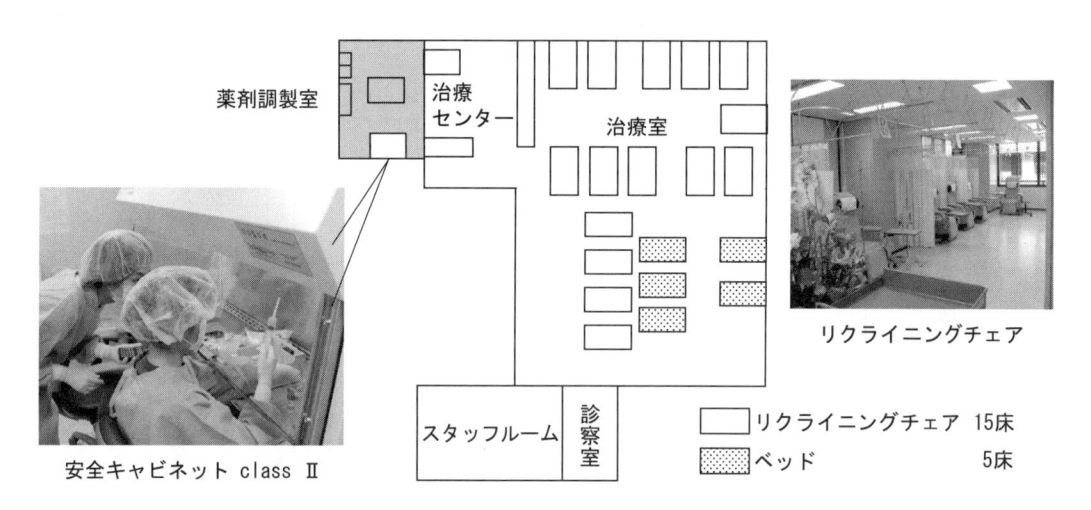

図 2.5 外来化学療法施設の例

ドウ球菌（methicillin-resistant *Staphylococcus aureus*：MRSA）などによる院内感染の拡大を防止している．その中で薬剤師は，抗生物質の血中濃度や体内動態などを基に適正な投与計画を立て，消毒薬や抗生物質の使用基準を作成し，それらの使用状況を調査する．

また，最近では患者の QOL 向上の観点から，化学療法が外来で行われることも増加している．外来化学療法の一元管理を図り，より安全かつ良好な環境で化学療法を行うことを目的に，外来化学療法部が大学病院など基幹病院を中心に設立されている．外来化学療法部では，医師，薬剤師，看護師，ヘルパー等が，チームを組んで患者の治療にあたっている（図 2.5）．薬剤師は抗がん剤等の無菌調製を行うとともに，医師・看護師等への情報提供，患者への抗がん剤の説明や副作用モニター，自己管理ノートを用いた服薬説明等を行っている．

22 第2章 医療と薬剤師

表 2.4 光線力学療法におけるクリニカルパスの一例

京大耳鼻咽喉科 PDT(Photo Dynamic Therapy)Clinical Pathway（光線力学療法 クリニカルパス）

号室　　　　　様　　　主治医　　　　　　　　　　　　　　　　　　　　　　　　　　　　　　クール目

	入院 H 年 月 日( )	PDT 当日 月 日( )	PDT後1・2日目 月 日( )〜 月 日( )	PDT後〜退院まで 月 日( )〜 月 日( )	備考
1.治療, 処置, 投薬	□ 入院中の薬確認 □ アレルギー有無確認 □ PDT手術停止確認 □ 薬剤師より持参薬の確認と指導	□ 持参薬続行 □ PDT前白血球点滴後メリスマニュアルに従い 抗菌薬確認：ミリンダ×2, ベンオーム、 □ Vラン選択(月曜) □ 薬剤師よりレスタミン作成 静注指導後(PDT15分前)点滴されし終末端輸血 □ PDT施行 → 後, オーセを貼る(2日間)	□ 持参薬続行 オーセは医師の指示があれば不要	□ 持参薬続行	
2.検査	□ PDT前の採血確認 血液検査(感染症、凝固の心電図 糖尿病の場合：血糖測定4回 身長, 体重を用紙に記入 □ ヒスタミン使用量の計算 □ 眼底検査, 細隙灯検査 □ GLD, 照射範囲画像	PDT後, 眼科診察はない			
3.呼吸, 循環, 体温	□ 入院時バイタルサイン確認 血圧, 体温, 脈拍	バイタルサイン確認（血圧、体温、脈拍） □ PDT前 □ PDT後 胃腸痛, 嘔気, 頭痛, 皮膚症状	バイタルサイン確認, 皮膚症状 □ 日数中1回	バイタルサイン確認, 皮膚症状 □ 日数中1回	
4.食事	食事, 飲水可	食事, 飲水可	食事, 飲水可	食事, 飲水可	
5.行動	□ 自由	□ PDT前, 自由 □ PDT後, 基本的には病室内 トイレ, 下膳, 入浴棟のみ移動歩行可	□ 基本的には病室内 トイレ, 下膳, 入浴棟のみ移動歩行可	□ 基本的には病室内 トイレ, 下膳, 入浴棟のみ移動歩行可	
6.治療	□ 自由	□ 自由, PDT前午前中入浴	□ 自由, PDT前午前中入浴	□ 自由, PDT前午前中入浴	
	□ PDT 手術記入のカルパスに沿って看護師よりパンフ ーン, 光線過敏症の注意, 入院中の外出 □ 主治医の説明 入院診療計画書, PDT 説明, 同意書確認 □ リストバンド装用 □ 薬剤師から説明 □ テレビは治療師・使用係なく見てもよい	□ PDT治療日 □ PDT治療後・瞼睛睛時間確認 □ PDT治療後 □ 主治医、看護師から再度入院中注意事項につき確認 治療後 48 時間は日光の強い光を浴びない(5 日間まではできるだけ 強い光を避ける)。カーテを閉めておく	□ 入院中制度の変更確認 □ 退院請書(退院後の生活) □ 次回の受診日予約(美容) □ PDT 手帳記入 □ 薬剤師から退院指導 □ PDT2 日目の患者は連絡後, 長袖の服, 帽 子などを着用して退院する		
サイン	Ns　　　　　　　　　　　　　　　薬剤師	Ns　　　　　　　　　　　　　　　薬剤師	Ns　　　　　　　　　　　　　　　薬剤師	Ns　　　　　　　　　　　　　　　薬剤師	

2.4.1 クリニカルパス

現在の医療はEBM（Evidence-Based Medicine）が標準となりつつある．EBMとは「患者を対象とした質の高い臨床研究で有効性や安全性が科学的に証明された医療を提供する」ことであり，様々なEBMに基づいた疾患別診療ガイドラインが作成されている．また最近では，特定の疾患や処置ごとの手順書であるクリニカルパス（clinical path）を作成している病院もある．クリニカルパスは，煩雑な生産工程を管理するクリティカルパス（critical path）に由来する．

クリニカルパスにはスタッフ用と患者用がある．患者にとってのメリットは自分が受ける医療の内容を理解しやすいことがあげられる．また，医療機関にとってのメリットは，必要なオーダーがもれなく行われ，不必要なオーダーがなくなるため，医療の質の向上とコスト削減が可能となることである．また，個々の医療従事者にとっては，業務の効率化とチーム医療における責任分担の明確化が可能となり，チーム医療の推進が期待できる．

表2.4は，光線力学療法（photodynamic therapy：PDT）におけるクリニカルパスを示す．縦軸にはケアカテゴリー（検査，処置，指導など）を，横軸には入院から退院までの各入院日を示した表の形になっている．病棟担当薬剤師は，持参薬の確認，PDTに用いる薬剤の調製，患者への服薬指導・副作用モニター，退院時指導を分担している．従来，クリニカルパスは看護を中心に作成されてきたが，薬剤師も積極的にクリニカルパスの作成に関与することで，薬剤師職能に対する理解の向上と病棟業務などの効率化に繋がる．

2.4.2 在宅医療

わが国は少子・高齢化の長寿社会へと進んでおり，慢性疾患の増加など疾病構造の変化やQOL向上への期待など患者意識の変化によって，在宅医療・介護の推進が社会的に大きな課題となっている．在宅医療とは，患者が入院せずに自宅で医療をうけることで，1995年度の厚生白書によれば，在宅医療は①患者等が自ら医療技術を用いる在宅医療，②高齢者等の看護や介護が中心の在宅医療，③ターミナルケアのための在宅末期医療，に分類できる．

法的には，1992年（平成4年）の医療法の改正で患者の居宅も医療の場であると定義されている（第1条の2第2項）．また，1994年（平成6年）の診療報酬改定では，在宅医療に関する薬剤師の技術料が新設された（在宅患者訪問薬剤管理指導料）．保険薬局薬剤師は，かかりつけ医や訪問看護師と相互に連携し，チームの一員として在宅療養患者の薬物治療の適正化とQOLの向上に取り組む必要がある．その際，薬剤師には医薬品一般に関する薬学的管理とともに，褥瘡，消毒，栄養管理，医療用廃棄物に関する知識や管理・指導が期待されている．

また，介護とは自らの力で日常生活を営めない人に支援や手助けをすることを意味するが，高齢者等においては，継続的な在宅医療を提供するためには，介護や福祉と切り離すことはできな

い．こうした介護が中心の在宅医療では，医療関係者のみならず，ホームヘルパーなどの福祉関係者や保健師等の保健関係者，そして家族など介護者も含めた連携が必要である．

2.4.3 薬薬連携

　医薬品適正使用の推進および調剤事故の未然防止を図るため，地域における患者中心の医薬分業体制整備の一環として，患者情報の共有化など処方せんを発行している病院の薬剤師と処方せんを受け入れる保険薬局薬剤師が連携することを薬薬連携という．図2.6にはその概念図を示す．すなわち，患者の入院時には病院薬剤師が薬歴，副作用歴など患者情報を管理しているが，退院後には，かかりつけ薬局が患者情報を管理することになるため，病院薬剤師と保険薬局薬剤師が患者情報を共有することが重要である．その際「お薬手帳」を活用した患者情報の一元管理が有効である．お薬手帳には薬歴，受診記録，アレルギー歴などの患者情報が記されているため，受診時，調剤時，OTC薬購入時に医師や薬剤師に提示し，医薬品の適正使用，安全管理に役立てることができる．そのためには，お薬手帳の重要性と，医師・薬剤師への提示の必要性をまず患者自身に理解してもらうための啓蒙活動が大切であるといえる．その他，病院内の薬剤師による院外処方せん監査や，病院薬剤師と保険薬局薬剤師の合同研修会の開催，調剤事故等への対応など薬剤師としての知識・技能・態度の均一化への取り組みも重要である．

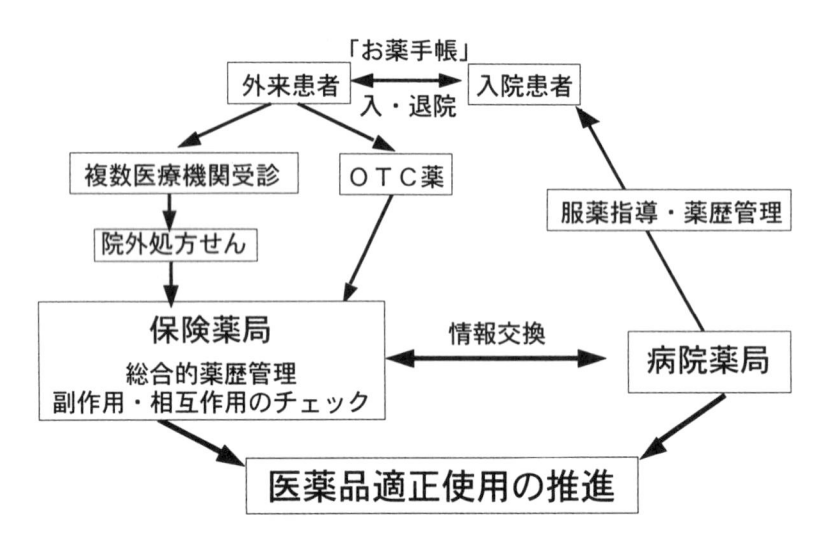

図 2.6 病院薬局と保険薬局の連携（薬薬連携）

2.5 医薬品の適正使用

　1993年（平成5年）6月の「21世紀の医薬品のあり方に関する懇談会」最終報告によれば，「医薬品の適正使用とは，まず，的確な診断に基づき患者の状態にかなった最適の薬剤，剤形と適切な用法・用量が決定され，これに基づき調剤されること，次いで，患者に薬剤についての説明が十分理解され，正確に使用された後，その効果や副作用が評価され，処方にフィードバックされるという一連のサイクル」と定義されている（図2.7）．言い換えると，医薬品の適正使用とは医薬品使用における有効性と安全性，経済性を確保する方策といえる．正確な調剤はもとより，医師に対する医薬品に関する適切な情報収集・評価・提供と処方監査（薬剤師法第24条），患者に対する情報提供や服薬指導（薬剤師法第25条の2），薬歴管理，医薬品使用後のコンプライアンス（服薬遵守）のチェック，副作用の防止など，薬剤師の果たすべき役割は極めて大きい．以前の薬剤交付が一方向性で，薬剤師と患者との関わりが少なかったこととは対照的である．

　病棟担当薬剤師による医師への薬学的介入（情報提供）の内容と受入れ率の関係を調査した（図2.8）．全体の受入れ率は73.8％であり，特に情報提供の根拠が薬物血中濃度，臨床検査値，薬歴に基づく場合，受入れ率は91.9％と高かった．さらに，薬剤師の介入は，処方決定後から処方決定前に行われるようになっており，医師からの質問に答える受動的情報提供から，積極的情報提供に移り変わりつつあることが示された．また，患者への医薬品情報提供として，慎重な使用が求められる医薬品の使用方法や，副作用の初期症状等を患者にわかりやすく説明する必要がある．有害事象を回避あるいは重篤化を防ぐ上で，患者への情報提供とともに，使用後の副作

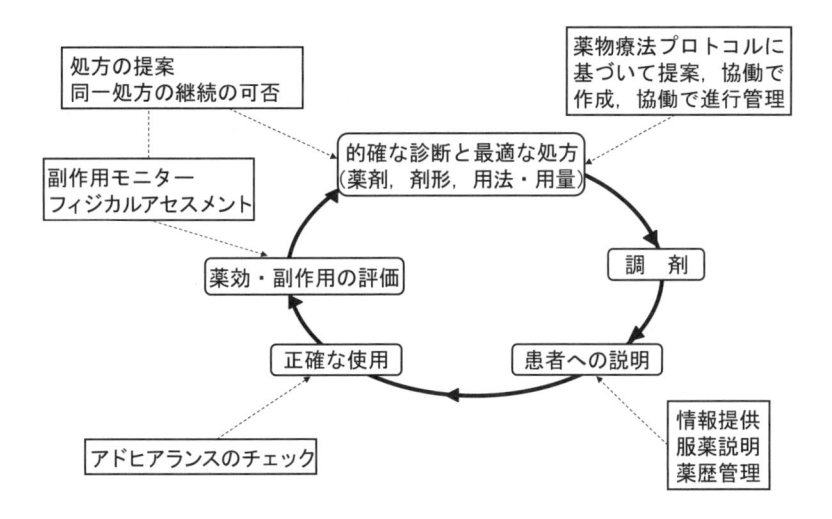

図2.7　医薬品の適正使用と薬剤師の関わり

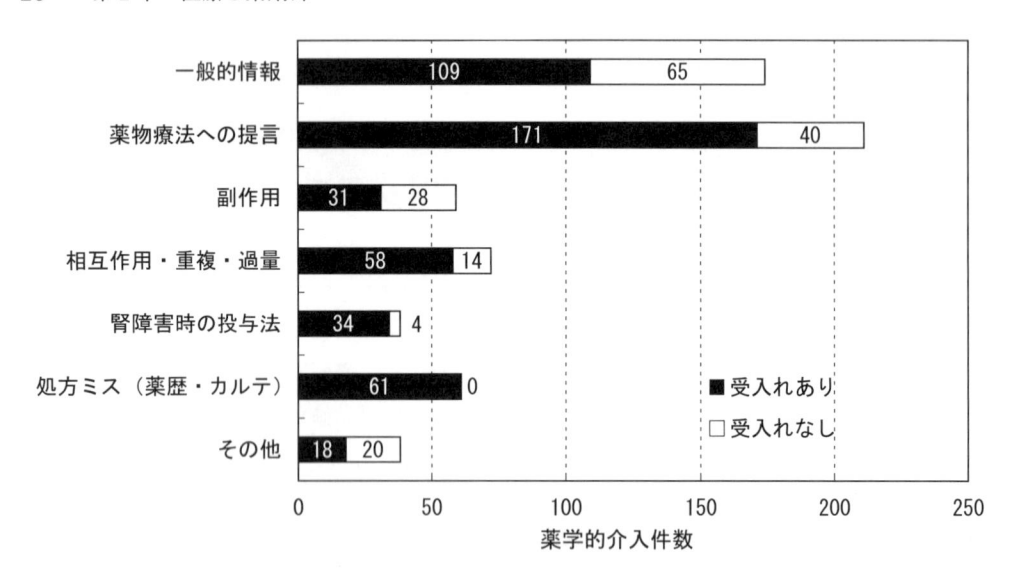

図2.8 薬学的介入の内容と受入れ率の関係

2002年3～5月，薬剤管理指導件数：2,902件，薬学的介入件数：653件
(若杉博子ら (2003) 医療薬学，**29**：415-420)

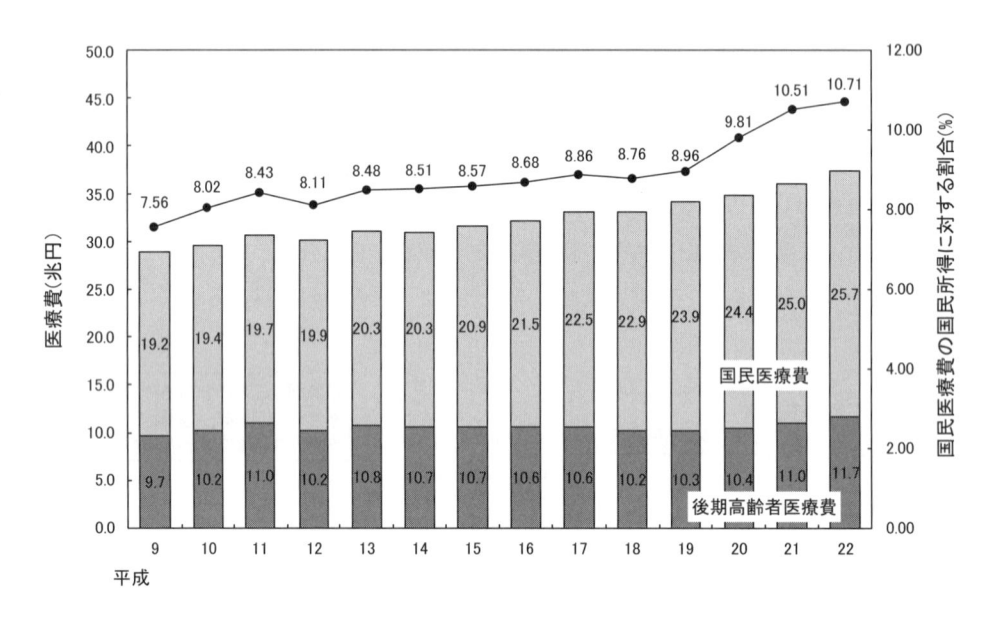

図2.9 国民医療費と国民所得に対する割合（総務省統計局より）

棒グラフは国民医療費を，折れ線グラフは国民医療費の国民所得に対する割合を示す．
平成20年3月に老人保健制度が廃止となり，平成20年4月から新たに後期高齢者医療制度が創設された．

用モニターが重要である．日本病院薬剤師会では，薬剤師が薬物療法に直接関与し，薬学的患者ケアを実践して患者の不利益（副作用，相互作用，治療効果不十分など）を回避あるいは軽減し

た事例を"プレアボイド"と称して報告を収集しており，年間数千件の報告が集積されている．

国民医療費は，平成11年以降，30兆円を超えており，国民所得に対する割合も増加傾向にある（図2.9）．高齢化の進展による医療費の大幅な増加が見込まれることから，生活習慣病の予防や医薬品適正使用による医療費抑制への貢献が薬剤師にも求められる．

2.6 確認問題

問1 薬剤師法第1条において，□□□□□にあてはまる業務は，1〜5のうちどれか．
「薬剤師は，調剤，□□□□□その他の薬事衛生をつかさどることによって，公衆衛生の向上及び増進に寄与し，もって国民の健康な生活を確保するものとする．」
1. 医薬品の管理
2. 医薬品の供給
3. 医薬品の情報
4. 医療
5. 保健指導

問2 医療に関わる次の記述について，正誤を解答しなさい．
1. インフォームド・コンセントは，パターナリズムの概念に基づく用語である．
2. GCPは，ヘルシンキ宣言の理念に沿って科学性を確保すべきである．
3. 医療の内容は，単に治療のみならず，疾病の予防のための措置やリハビリテーションを含む．
4. 医療チームは専門の医療従事者から構成されるため，責任分担を明確にし，お互いの業務には関わるべきではない．
5. クリニカルパスはコストの削減を目指したもので，医療の質の向上とは対極をなす．

問3 薬剤業務に関わる次の記述について，正誤を解答しなさい．
1. 「薬剤師は，生涯にわたり高い知識と技能の水準を維持するよう積極的に研鑽するとともに，先人の業績を顕彰し，後進の育成に努める．」ことが，薬剤師法で規定されている．
2. 全国の医薬分業率は，2003年度には70％を超えた．
3. 処方せん中の医薬品投与量が通常の用量を超えていたので，患者に確認の上，調剤した．
4. 日本薬局方酸素は，医薬品である．

5. 在宅患者訪問薬剤管理指導料は，医師が患家を訪問して，薬学的管理及び指導を行った場合にも算定できる．

〈解答と解説〉

問1 [解答] 2
[解説] 医師法第1条では，「医師は，医療及び保健指導をつかさどることによって，（以下，薬剤師法と同文）」となっている．

問2 [解答] [解説]
1．誤：パターナリズムとは，患者が医師を信頼して医師の決定に従うという父親と子供のような関係をいい，インフォームド・コンセントの概念とは対極をなすものである．
2．誤：ヘルシンキ宣言は，ヒトを対象とする医学研究の倫理的原則である．
3．正：医療法第1条の2
4．誤：医療チームにおいて責任分担を明確にすることは必要であるが，それぞれの立場における相互チェックは，リスクマネジメントの観点から重要である．
5．誤：クリニカルパスは，標準手順書で，必要な項目がもれなく記載してあるため，医療の質の向上とコストの削減が可能となる．

問3 [解答] [解説]
1．誤：薬剤師法ではなく，薬剤師倫理規定（日本薬剤師会）の規定である．
2．誤：2003年度以降，全国の医薬分業率は50％を超えている．
3．誤：処方した医師に問合せが必要である．
4．正：日本薬局方に収められている物は，薬事法第2条の規定によって，医薬品である．
5．誤：医師の指示に基づき，薬剤師が行った場合に算定できる．

第3章 医薬品の有効性と安全性

　医薬品の有効かつ安全な使用のためには，開発段階における品質，有効性，安全性に関する知見だけではなく，市販後の医療現場で得られた情報を収集・評価し，新たな情報をフィードバックする必要がある．近年の医薬品開発研究の進歩発展によって，すぐれた医薬品が数多く開発されている一方，薬理活性の強い医薬品，相互作用のために使用方法に注意が必要な医薬品が増加しており，有効性・安全性についての関心が高まっている．1993年（平成5年）に発生したソリブジンとフルオロウラシル系抗悪性腫瘍薬との併用による副作用事件は，医薬品相互作用の恐ろしさを広く知らしめると共に，わが国における医薬品開発から承認審査・市販後調査に至る体制について多くの問題点を提起した．このことを契機として，医薬品による健康被害を防止し安全性を一層向上させることを目的に薬事法等の改正が行われ，ICH（日米EU医薬品規制調和国際会議）による国際協調の流れにも対応した臨床試験（治験）の改革，市販後調査の強化へとつながっている．本章では，このような最近の改革を踏まえながら，医薬品開発の現状と薬剤師の役割について解説する．

3.1 医薬品の開発

　人間は生きている限り，病気やケガと闘っていくことが必要であり，医薬品は日々の暮らしの中でなくてはならない存在である．古代より経験上有効と考えられた草根木皮の類が使用されてきたが，20世紀に入りペニシリンに代表される画期的な新薬が多数開発された．近年の医薬品研究開発の進歩発達は，平均寿命の延長をはじめとして，治療法の乏しい領域の疾病に苦しむ人々にも多くの恩恵をもたらしている．

3.1.1 医薬品とは

医薬品とは，生体の生理機能に影響を与える物質で，臨床的有用性が評価されたのちに疾病の診断・治療または予防の目的で使用されるものである．薬事法で定義される医薬品は，以下の通りである．

(1) 日本薬局方に収められている物．
(2) 人または動物の疾病の診断，治療または予防に使用されることが目的とされているものであって，機械器具，歯科材料，医療用品及び衛生用品でないもの（医薬部外品を除く）．
(3) 人または動物の身体の構造または機能に影響を及ぼすことが目的とされている物であって，機械器具等でないもの（医薬部外品及び化粧品を除く）．

医薬品の薬理作用は，常に都合よく発揮されるとは限らず，患者の状態や使用時の条件等によっては好ましくない作用が現れる場合もある．医薬品は両刃の剣ともいうべきものであり，患者に有効・安全に用いられて初めて本来の使命を果たすことができる．このような医薬品の適正使用という観点から，薬剤師は重要な役割を担っているといえよう．

3.1.2 医薬品開発の手順

医薬品の研究開発は，新有効成分医薬品の創製のほか，既存の販売されている医薬品に新投与経路，新効能，新剤形，新用量などを追加することを目的として行われる．新有効成分医薬品の場合は，市場調査などによって，今どのような薬剤が必要とされているか等の情報を収集・分析し，開発すべき薬のコンセプトが決定されると，次のような手順で新薬開発が進められる（図3.1）．

1 基礎研究（物質創製，理化学的構造決定，スクリーニング）

多数の新規化学物質をつくり，それぞれの性質や構造を調べる．スクリーニングテストと呼ばれる簡単な実験でふるい分け，開発の目的となる新薬候補物質を絞り込んでいく．

2 非臨床試験

ヒトでの臨床試験を行う前に，品質試験や動物実験などによって，新薬候補物質の有効性・安全性を確認することを目的とする．薬物そのものの品質・安定性に関する試験，主に動物を用いた薬理・毒性・薬物動態に関する試験などが行われる．

3 臨床試験（治験）

非臨床試験の結果選択された新薬を医療機関においてヒトに実際に投与し，安全性・有効性を

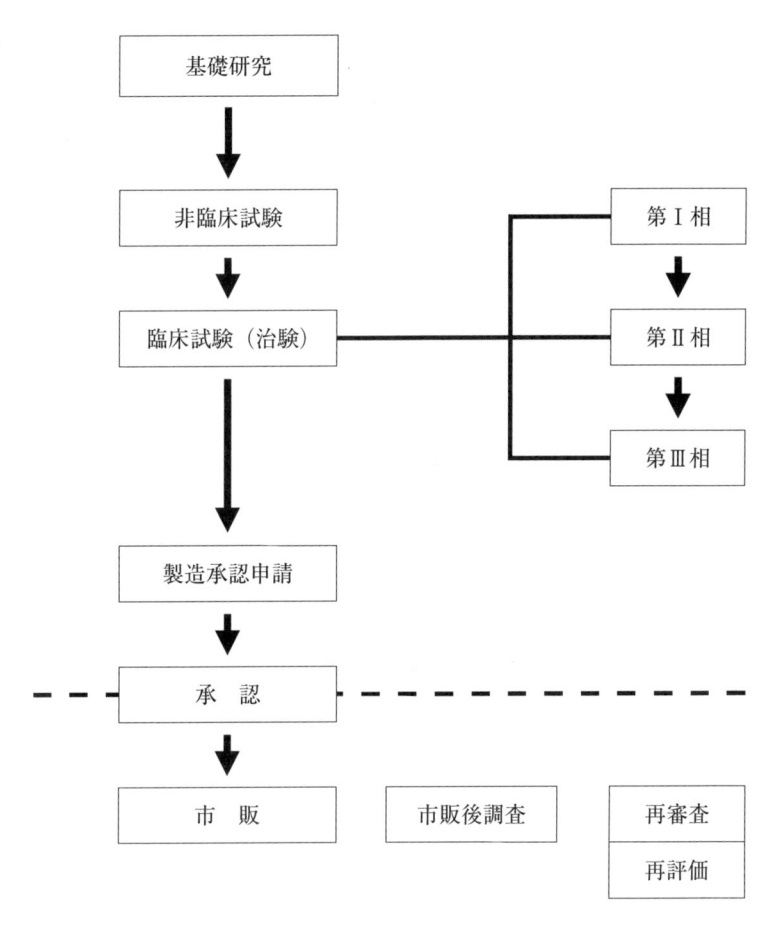

図 3.1 医薬品開発の流れ

調査することを目的としている．通常，臨床試験は第Ⅰ相，第Ⅱ相，第Ⅲ相の各段階に分けて逐次的に客観的・科学的評価を行いながら実施される．臨床試験を行うにあたっては，その内容を治験の計画届として事前に厚生労働大臣に届け出ること，ヘルシンキ宣言に基づく倫理的原則およびGCPを遵守することが義務付けられている．

4 申請・承認・発売

臨床試験の結果を受けて提出された申請資料を厚生労働省が審査し，承認の可否を決定する．具体的には，新医薬品の製造承認審査の場合，医薬品医療機器総合機構（PMDA：Pharmaceutical and Medical Devices Agency）によるチーム審査・信頼性調査，および外部専門家を含めた審査専門協議を経て審査結果が出される．この結果を薬事・食品衛生審議会が調査審議し，その答申を参考に厚生労働省が承認の最終判断を行う．承認された新薬は製造・発売され，医療機関において使用される．

十分な科学的根拠のある適応外薬については，臨床試験の全部または一部を新たに実施するこ

となく医薬品の承認申請（いわゆる公知申請）を行うことが可能である．国が行う検討会議で公知申請に該当するとの報告書がまとめられた場合，製薬企業による公知申請の前に，薬事・食品衛生審議会の事前審査が行われている．

5 市販後調査

新薬として認められ市販された後も，市販直後の 6 カ月間を対象とした市販直後調査や通常 8 年間の再審査をはじめとする調査が義務づけられており，一般臨床の場で集められた副作用や有効性などの情報を厚生労働省に報告する．

3.1.3 医薬品開発における国際協調

ICH（日米 EU 医薬品規制調和国際会議：International Conference on Harmonisation of Technical Requirements for Registration of Pharmaceuticals for Human Use）は，医薬品規制について合理的なハーモナイゼーションを行い，優れた新薬がより早く世界の患者に提供されることを目指して，規制当局から日本の厚生労働省，米国食品医薬品庁，欧州委員会，医薬品産業界から日本製薬工業協会，米国研究製薬工業協会，欧州製薬団体連合会の 6 者を正式メンバーとして 1990 年（平成 2 年）に発足した．

ICH では 4 つの領域，Q（Quality：品質），S（Safety：安全性），E（Efficacy：有効性），M（Multidisciplinary：複合領域）についての日米 EU 共通ガイドラインの作成が進められており，各領域別のトピック（表 3.1）についてほぼ完了し，50 以上のガイドラインが作成されている．

医薬品の臨床開発では，1990 年代終わりから 2000 年代初めにかけて，E5 ガイドラインに基づくブリッジング試験が数多く実施された．ブリッジング試験とは，海外で臨床開発が先行している場合に，その臨床試験データを日本人に外挿可能にする目的で行われる試験のことである．つまり，海外で既に実施されている試験と同じ試験デザイン（用量反応試験が多い）のブリッジング試験を実施し，それほどデータに違いが見られなければ，その他多くの海外臨床試験成績を承認申請に利用できるため，国内での臨床開発を簡素化し迅速な承認申請が可能になる．

しかし，ブリッジング開発戦略は，日本の臨床開発が海外から遅れて進行している場合に可能となる方法であり，近年問題となっているドラッグ・ラグ（drug lag）の解消策にはなり得ない．ドラッグ・ラグとは，海外で標準的に使用されている薬が日本で未承認である状態，あるいは海外で既に承認されている新薬が日本で承認されるまでの時間差をいい，その原因として，(1) 日本での開発の開始（治験の着手）が遅い，(2) 日本では臨床開発（治験）に時間がかかる，(3) 日本の承認審査期間が長いことがあげられる．2007 年に行われた調査では約 4 年のドラッグ・ラグがあると報告されているが（図 3.2），最近では短縮の傾向にある．

ドラッグ・ラグを解消するためには，日本での臨床開発時期を海外に同調させる必要があり，その有効な手段と考えられるのが国際共同治験である．国際共同治験は一つの治験に複数の国や

地域の医療機関が参加して同時並行的に実施する試験であり，新薬の世界規模での開発及び承認を目指して企画される．この国際共同治験に早期の開発段階から参加することにより，日本での医薬品開発が促進され，新薬上市時期が早まると期待されている．厚生労働省より「国際共同治験に関する基本的考え方について」（2007年9月28日付）が通知され，現在は国際共同治験の

表3.1　ICH トピック

品　質（Quality）
Q 1：安定性試験法
Q 2：分析法バリデーション
Q 3：不純物に関するガイドライン
Q 5：バイオ医薬品の品質
Q 6：医薬品の規格及び試験方法
Q 7：原薬 GMP
Q 8：製剤開発
Q 9：品質リスク・マネジメント
Q10：医薬品品質システム
安　全　性（Safety）
S 1：がん原性試験
S 2：遺伝毒性試験
S 3：薬物動態試験とトキシコキネティクス
S 4：単回および反復投与毒性試験
S 5：医薬品の生殖毒性試験法
S 6：バイオ医薬品の安全性試験
S 7：安全性薬理試験のガイドライン
S 8：免疫毒性試験
S 9：抗がん剤の非臨床安全性試験
有　効　性（Efficacy）
E 1：長期投与医薬品の安全性評価（症例数と投与期間）
E 2：臨床安全性データの取扱い
E 3：治験の総括報告書の構成と内容
E 4：新医薬品の承認に必要な用量反応関係の検討方法
E 5：外国臨床データ受入れの際に考慮すべき人種・民族的要因
E 6：GCP
E 7：高齢者に使用する医薬品の臨床評価
E 8：臨床試験の一般指針
E 9：臨床試験の統計的原則
E10：臨床試験における対照群選定
E11：小児の臨床試験
E12：降圧薬の臨床評価
E15：ゲノム薬理学における用語集
E16：医薬品の開発におけるバイオマーカー
境　界　領　域（Multidisciplinary）
M 1：ICH 国際医薬用語集（MedDRA）
M 2：緊急安全性情報等の電子媒体による伝達
M 3：非臨床試験の実施時期
M 4：コモン・テクニカル・ドキュメント
M 8：電子化申請様式

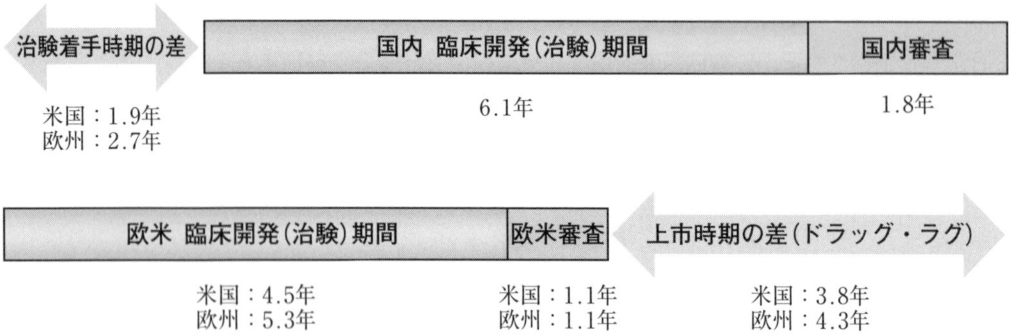

図3.2 ドラッグ・ラグ及びその構成要素

治験着手時期の差
- 米国：1.9年
- 欧州：2.7年

国内 臨床開発（治験）期間：6.1年

国内審査：1.8年

欧米 臨床開発（治験）期間
- 米国：4.5年
- 欧州：5.3年

欧米審査
- 米国：1.1年
- 欧州：1.1年

上市時期の差（ドラッグ・ラグ）
- 米国：3.8年
- 欧州：4.3年

- 2000年〜2006年に日本で承認された新規有効成分含有医薬品で，かつ欧米で先行上市された104品目のうち，アンケート調査で全ての項目のデータが得られた54品目における中央値を示した．
- アンケート回答に基づくデータの中央値で示しているため，各項目の数値の合計は図の上段（日本）と下段（欧米）で必ずしも一致しない．

（石橋啓太，リサーチペーパー・シリーズ No.40（2008年6月），p.8，医薬産業政策研究所，一部改変）

件数が着実に増加している状況にある．

3.2 臨床試験

臨床試験の目的は，新治療法ないし新薬の疾患（症候）に対する治療的または予防的効果や，さらに使用に際しての危険性や副作用をヒトについて検討し，最終的には治療効果と副作用の相対的評価等に基づいて臨床における有用性を評価することにある．実験動物とヒトとの間には種差があること，ヒトには心理的・社会的要因が存在すること等から新薬の承認の際にはヒトでの試験が必須となる．承認申請のためのデータ収集を目的として行う臨床試験を「治験」という．

3.2.1 臨床試験の分類

臨床試験は逐次的に行われるため，第Ⅰ相試験，第Ⅱ相試験（前期，後期），第Ⅲ相試験，第Ⅳ相試験のように開発の相（Phase）で分類されることが多いが，ICHの合意をうけて通知された「臨床試験の一般指針」（1998年4月21日付）では，開発の相という概念が臨床試験の分類の基礎にはふさわしくないとして，目的別分類を使用する重要性が述べられている（表3.2）．開発期間を通じて，新たなデータが得られた結果，通常であれば前の相で行われるべき試験を追加する必要性が生じることがあり，試験の種類と開発の相とは必ずしも一致しない．図3.3は，試験の種類と開発の相という2つの分類の関係を示したものである．第Ⅰ相が臨床薬理試験，第

表 3.2 目的による臨床試験の分類

試験の種類	試験の目的	試験の例
臨床薬理試験	・忍容性評価 ・薬物動態，薬力学的検討 ・薬物代謝と薬物相互作用の探索 ・薬理活性の推測	・忍容性試験 ・単回および反復投与の薬物動態，薬力学試験 ・薬物相互作用試験
探索的試験	・目標効能に対する探索的使用 ・次の試験のための用法用量の推測 ・検証的試験のデザイン，エンドポイント，方法論の根拠を得ること	・比較的短期間の，明確に定義された限られた患者集団を対象にした代用もしくは薬理学的エンドポイントまたは臨床上の指標を用いた初期の試験 ・用量反応探索試験
検証的試験	・有効性の証明／確認 ・安全性プロフィールの確立 ・承認取得を支持するリスク・ベネフィット関係評価のための十分な根拠を得ること ・用量反応関係の確立	・有効性確立のための適切でよく管理された比較試験 ・無作為化並行用量反応試験 ・安全性試験 ・死亡率・罹病率をエンドポイントにする試験 ・大規模臨床試験 ・比較試験
治療的使用	・一般的な患者または特殊な患者集団および（または）環境におけるリスク・ベネフィットの関係についての理解をより確実にすること ・より出現頻度の低い副作用の検出 ・用法用量をより確実にすること	・有効性比較試験 ・死亡率・罹病率をエンドポイントにする試験 ・付加的なエンドポイントの試験 ・大規模臨床試験 ・医療経済学的試験

(臨床試験の一般指針，平成 10 年 4 月 21 日付：医薬審第 380 号)

Ⅱ相が探索的試験，第Ⅲ相が検証的試験，第Ⅳ相が治療的使用にほぼ相当するが，必ずしも同義ではないことがわかる．

1　第Ⅰ相（最も代表的な試験：臨床薬理試験）

　第Ⅰ相は治験薬を初めてヒトに投与することから開始される．通常，この相における試験は健常成人男子志願者で実施され，主に安全性と薬物動態（吸収，分布，代謝，排泄）を明らかにすることを目的とする（ただし，抗悪性腫瘍剤のように毒性が高い場合は患者が対象となる）．これらの試験には，単回および反復投与が含まれ，全く薬理作用が期待できないような少量から用量が漸増され，使用された用量における自他覚所見，理学的検査，臨床検査値の変動などを検査・観察項目とし安全用量を推定する．用量と血中濃度の関係から線形性・非線形性の検討を行うほか，食物摂取の薬物動態に及ぼす影響も検討する．反復投与試験では，反復投与時の安全性への影響のほか，薬物の蓄積性が検討される．

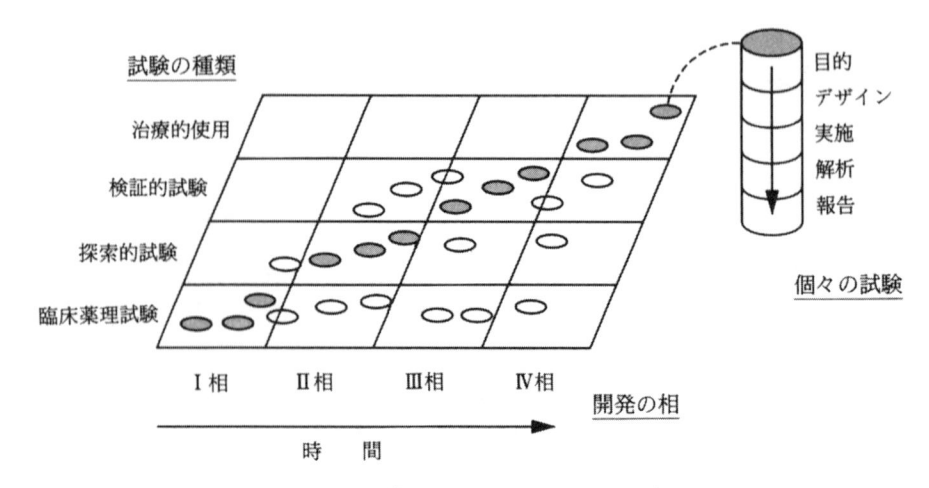

図3.3 開発の相と試験の種類との関係
(臨床試験の一般指針,平成10年4月21日付:医薬審第380号,一部改変)

2　第Ⅱ相（最も代表的な試験：探索的試験）

　第Ⅱ相は，患者における治療効果の探索を主要な目的とする試験群である．通常，この段階における試験は，比較的狭い基準に従って選択された患者を対象として注意深く行われる．探索的試験は，効能を期待する対象疾患の患者に対して，評価項目（エンドポイント）を定めて有効性と安全性に関する情報を収集し，治験薬の用法・用量を設定することを目的とする．薬効評価が適切に行われるためには，薬効群別臨床評価に関するガイドライン等を参考に，信頼性・客観性をもつ評価項目を定めることが重要である．

　第Ⅱ相での用量は，第Ⅰ相で安全性が確認された用法・用量から開始し，安全性・有効性を検討しながら段階的に増量していく方法が用いられる．用量設定試験では，初期の探索的試験の結果に基づき，3～4用量を用いて安全性と有効性の確認を行うが，対照群としてプラセボ群を設定した二重盲検試験が行われることもある．対照薬にプラセボを用いることの是非については議論のあるところであるが，薬効には様々な要因が関与するため，真の薬効を評価するにはプラセボ投与群との差を求めることが必要となる．これらの試験より，有効性と安全性の両面から用量反応関係を推測し，第Ⅲ相の対象患者，投与方法，投与期間，評価項目を設定する．

3　第Ⅲ相（最も代表的な試験：検証的試験）

　第Ⅲ相は，治療上の利益を証明または確認することを主要な目的とする試験である．通常，この相で実施される試験は，意図した適応症に対する治療薬の有効性・安全性に関する証拠を検証

することを目的とし，承認のための適切な根拠となるデータを得るために行われる．既存の類薬（またはプラセボ）を対照薬として用いる比較試験では，治験薬の有効性を科学的に評価するために，(1)対照群を設けた比較試験（個体内の自然変動によるバイアス〔偏り〕をなくす），(2)治験薬と対照薬との無作為割り付け（個体間の病態等によるバイアスをなくす），(3)二重盲検法の採用（評価の主観性に基づくバイアスをなくす）が行われる．長期投与が予想される治験薬については，長期投与試験が第Ⅱ相から第Ⅲ相にかけて実施され，主に安全性の評価を行う．

4 第Ⅳ相（多様な試験：治療的使用）

第Ⅳ相での試験は，医薬品の承認後に始まる（ルーチンの市販後調査を除く）．それ以前に医薬品の安全性，有効性が示され，用量が設定されてはいるが，治療的使用での試験はさらにそれ以上の知見を得るために行われ，その医薬品の最適な使用法を明らかにする上で重要である．

3.2.2 臨床試験の倫理性

臨床試験は未承認の「薬」を使用するため，十分な倫理的な配慮のもとに科学的に適正な方法で行われなければならない．つまり，患者の立場からは，期待される利益に比べて危険にさらされる可能性を最小限にするような方法で行われることが必要である．ヒトを対象とした臨床試験では，人体実験と呼ばれるような非人道的試験が行われた過去の反省を踏まえ，被験者の人権と安全を保障するためにヘルシンキ宣言が採択されている．ヘルシンキ宣言は1964年の世界医師会総会で採択された「ヒトを対象とする医学研究の倫理的原則」であり，その後適宜改訂されている（2.1.3参照）．その骨子を臨床試験（治験）にあてはめると，以下のようになる．

① 倫理的な配慮のもとに科学的に適正な臨床試験（治験）実施計画書を作成し，それを遵守すること．
② 臨床試験（治験）担当者（医師等）から独立した第三者の委員会（治験審査委員会）で臨床試験（治験）実施計画書および被験者への同意説明文書が適正であることの承認を得ること．
③ 臨床試験（治験）実施にあたり被験者から適正な同意（文書同意）を得ること．

3.2.3 GCP

「医薬品の臨床試験の実施の基準」（Good Clinical Practice：GCP）は，薬事法に基づく医薬品の製造販売承認申請の際に提出すべき資料の収集のために行われる臨床試験（治験）が，倫理的な配慮のもとに科学的に適正に実施されるように，治験に係わる依頼者（製薬企業），医療機関，医師，治験コーディネーター（CRC）などの関係者が遵守すべきルールを定めたものである．わが国では，1989年（平成元年）10月，厚生省薬務局長通知（旧GCPと呼ばれる）がガイドラ

インとして導入された．その後，医薬品開発における国際協調を目指した ICH-GCP が最終合意に達したことや，ソリブジンの相互作用による副作用問題を契機に設置された「医薬品安全性確保対策検討会」の提言を受けて GCP の改正が検討され，1997年（平成9年）3月27日，「医薬品の臨床試験の実施の基準に関する省令」（省令 GCP と呼ばれる）が公布された．

GCP の目指すものは，治験の倫理性・科学性・信頼性の確保であり，主な内容は以下の通りである．

a）治験審査委員会（Institutional Review Board：IRB）

医学・歯学・薬学等の専門家およびそれ以外の者によって構成され，医療機関の長，治験責任医師および治験依頼者（製薬企業）から独立した委員会で，医療機関と利害関係を有していない外部委員や IRB の設置者と関係を有していない者の参加が義務づけられている．治験実施計画書の妥当性や同意説明文書等の資料を倫理性，科学性の面から審査し，被験者の人権や安全を確保することを責務としている．

b）治験実施医療機関

治験を実施し得る医療機関の要件や医療機関の長の責務などが定められている．十分な医療設備，専門の医師などを有することや，治験事務局の設置，治験実施の手続き（標準業務手順書，

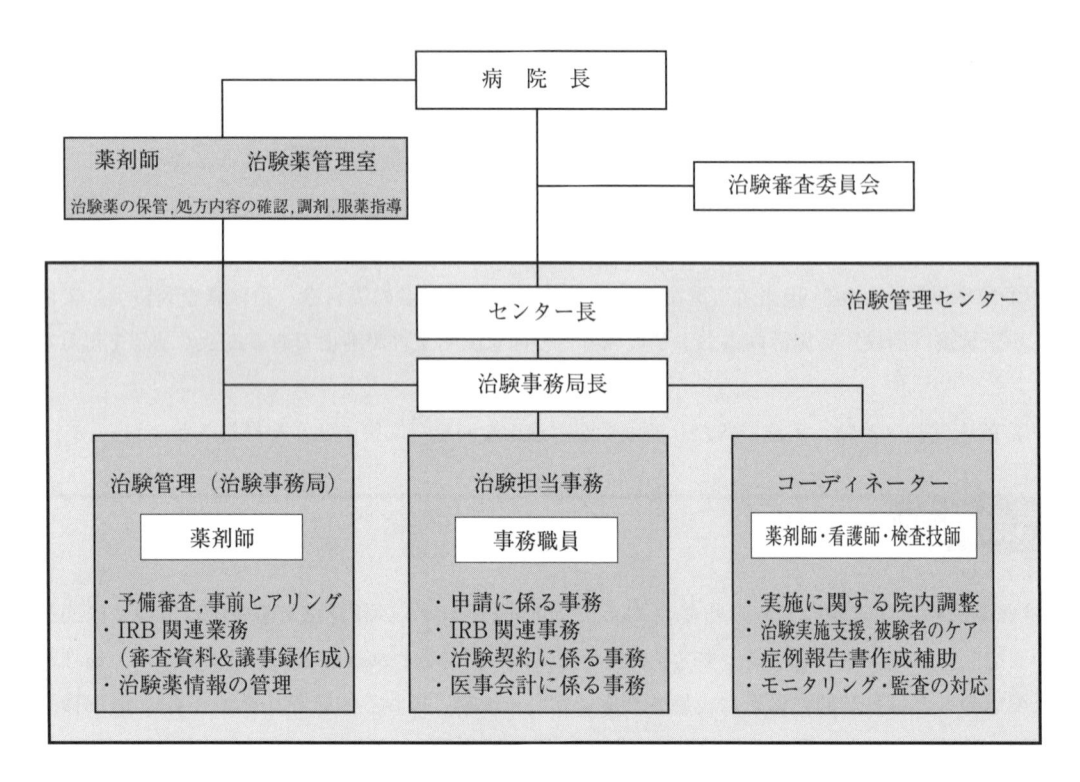

図 3.4　医療機関の治験実施体制の例

Standard Operating Procedure：SOP）の明確化，治験薬の管理の方法や各種記録の保存などが義務づけられている．

　治験に係る業務は多様であり，薬剤師，看護師，臨床検査技師，事務職員などが専門分野を活かして治験に関与することにより円滑な実施が可能となる．中でも薬剤師は治験事務局（IRB 事務局を含む）業務，治験コーディネーター業務，治験薬管理業務に携わり，治験実施における重要な役割を担っている．図 3.4 に治験実施体制の例を示す．

c）治験責任医師

　治験責任医師の要件（必要とされる技術，経験，知識）が定められている．被験者の選定，被験者への同意説明文書の作成，治験実施計画書の合意およびその遵守，治験分担医師・治験協力者の指導・監督，症例報告書等への記載および報告，治験中の有害事象の報告などが義務づけられている．

d）CRC（Clinical Research Coordinator）

　臨床試験の専門的立場から治験責任医師をサポートする治験協力者をいい，治験コーディネーターや臨床研究コーディネーターとも呼ばれる．被験者のケア，治験担当医師の支援，治験依頼者との対応を行い，全体をコーディネートすることによって治験を適切かつ円滑に進める役割を担う（表 3.3）．CRC としての専門の資格はないが，薬剤師，看護師，臨床検査技師などの資格を持つ人が携わることが多い．また CRC に対する認定制度は，日本臨床薬理学会，日本 SMO

表 3.3　CRC の主な業務

開始前	実施中	終了後
1）IRB への申請前 　・治験実施計画書等の下読み 　・説明文書の作成補助 　・治験依頼者とのヒアリングに参加 2）治験開始前の準備 　・院内実施手順の構築（各部署との調整） 　・各種マネジメントツールの作成 　・院内説明会	1）被験者エントリー前 　候補患者のスクリーニング 2）個々の患者の治験参加に対して 　・治験説明の補助 　・適格性の確認，被験者登録 　・治験来院ごとの診察室でのサポート 　・有害事象の有無の確認 　・投薬・検査等のスケジュール管理 　・検査結果等の治験データ収集 　・症例報告書の作成補助 3）院内治験関連スタッフへの連絡調整 4）治験依頼者によるカルテ等直接閲覧の対応 5）治験相談窓口としての対応 6）治験に関連した記録・文書の作成 7）治験の進捗状況の管理	1）治験終了報告書の作成補助 2）治験に係る文書・資料の整理 3）治験に係る文書・資料の保存 4）規制当局による GCP 適合性調査等への対応

表3.4 GCPで規定された被験者に説明すべき項目

(1) 治験が研究を伴うこと
(2) 治験の目的
(3) 治験責任医師又は治験分担医師の氏名，職名及び連絡先
(4) 治験の方法（治験の試験的側面，被験者の選択基準，及び無作為割付が行われる場合は各処置に割り付けられる確率を含む．）
(5) 予期される臨床上の利益及び危険性又は不便（被験者にとって予期される利益がない場合には，被験者にその旨を知らせること．）
(6) 患者を被験者にする場合には，当該患者に対する他の治療方法の有無及びその治療方法に関して予測される重要な利益及び危険性
(7) 被験者の治験への参加予定期間
(8) 治験への参加は被験者の自由意思によるものであり，被験者又はその代諾者は，被験者の治験への参加を随時拒否又は撤回することができること．また，拒否・撤回によって被験者が不利な扱いを受けたり，治験に参加しない場合に受けるべき利益を失うことはないこと．
(9) モニター，監査担当者，治験審査委員会等及び規制当局が医療に係る原資料を閲覧できること．その際，被験者の秘密は保全されること．また，同意文書に被験者又はその代諾者が記名捺印又は署名することによって閲覧を認めたことになること．
(10) 治験の結果が公表される場合であっても，被験者の秘密は保全されること．
(11) 被験者が治験及び被験者の権利に関してさらに情報の入手を希望する場合又は治験に関連する健康被害が生じた場合に照会すべき又は連絡をとるべき実施医療機関の相談窓口
(12) 治験に関連する健康被害が発生した場合に被験者が受けることのできる補償及び治療
(13) 治験に参加する予定の被験者数
(14) 治験への参加の継続について被験者又はその代諾者の意思に影響を与える可能性のある情報が得られた場合には速やかに被験者又はその代諾者に伝えること．
(15) 治験への参加を中止させる場合の条件又は理由
(16) 被験者が費用負担をする必要がある場合にはその内容
(17) 被験者に金銭等が支払われる場合にはその内容（支払額算定の取決め等）
(18) 当該治験の適否等について調査審議を行う治験審査委員会の種類，各治験審査委員会において調査審議を行う事項その他当該治験に係る治験審査委員会に関する事項
(19) 被験者が守るべき事項

協会などが実施している．

e) 被験者の選定とインフォームド・コンセント

同意取得に際して被験者に説明すべき事項として，治験の研究的または試験的側面，治験の目的，治験の方法，予期される臨床上の利益および危険性・不便，治験に参加しなかった場合の代替療法，治験参加の拒否と同意撤回の権利，カルテ等の閲覧，プライバシー保護等が規定されている（表3.4）．被験者に文書を手渡しての説明と，自由意思に基づいた同意を文書で得ることが義務づけられている．

f) 治験依頼者

治験の立案，運営・管理および資金等に責任を負う個人，会社，機関または団体をいい，通常は製薬企業を指す．GCPでは，治験責任医師および医療機関の選定，治験実施計画書の作成，治験薬概要書の作成，治験計画の届け出，治験の依頼，被験者に対する補償，安全性情報の提供，

総括報告書の作成，モニタリング・監査の実施，記録の保存等が義務づけられている．

g）CRO（Contract Research Organization）

治験依頼者からの委託を受けて，治験の依頼及び管理に係る業務の一部を代行・支援する個人または組織をいい，開発業務受託機関とも呼ばれる．CROが受託する業務の範囲は，モニタリング，データマネージメント，統計解析，治験実施計画の作成，治験薬の管理・交付，施設選定などの治験の実務に関わる業務から，承認申請書・資料概要・添付資料の作成及び申請に係わる業務，市販後調査の実施に係わる業務など，多岐にわたっている．

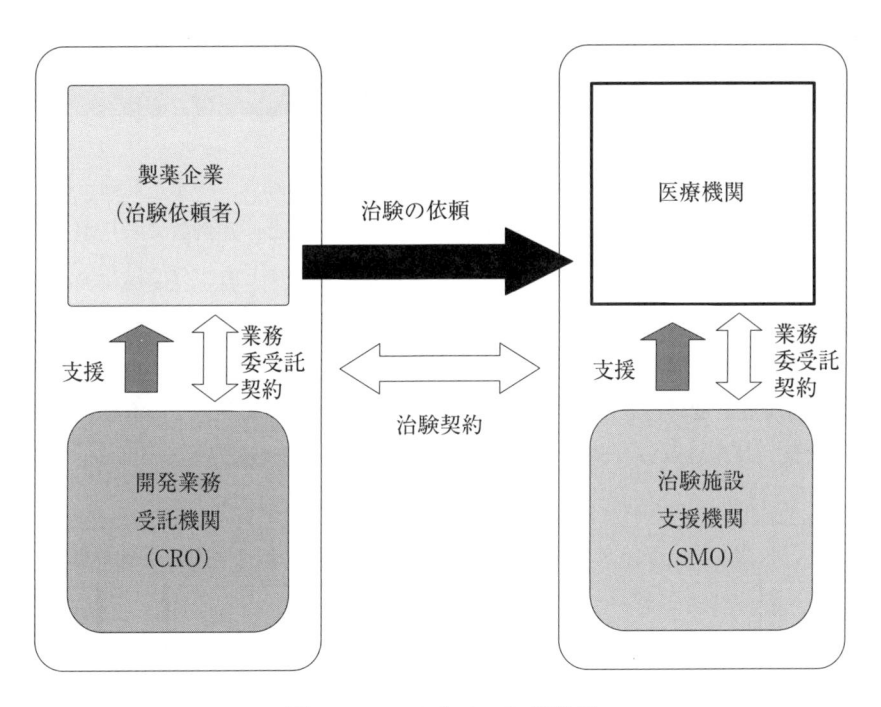

図 3.5　CRO と SMO の関係

h）SMO（Site Management Organization）

治験実施医療機関からの委託を受けて，治験の実施に係る業務の一部を代行・支援する個人または組織をいい，医療機関の治験実施体制の支援（治験標準業務手順書の作成，治験審査委員会に関する業務，治験事務局の設置・運営など）や CRC の派遣などを行っている．治験施設支援機関とも呼ばれる（図 3.5）．

i）治験の契約

治験依頼者と医療機関の間で文書により行う．CRO や SMO が関与する場合は，三者あるいは四者間で契約を行う．

省令GCPは1998年（平成10年）4月に完全実施となったが，医療機関の側からみると，その円滑な運用のためには，施設全体で治験に取り組む体制の確立が必要である．適正な治験を実施するためには，治験実施計画書のチェックや治験薬の一元管理などを通し，薬剤師も治験チームの一員として貢献することが期待されている．なお，2002年（平成14年）の薬事法改正により，これまでGCPの適用範囲に入っていなかった医療機関・医師が主体となって行う「医師主導治験」ができるようになった．その後も円滑な治験の実施のために，数回のGCP改正が行われている．

3.3 市販後調査

通常の臨床試験（治験）においては，合併症のある患者や高齢者，小児，妊婦・授乳婦等の特殊な患者群は対象とされにくいこと，多剤併用は行われないこと，症例数に限りがあること等の理由により，開発段階で収集される副作用等の安全性情報は必ずしも十分ではない．したがって，それまでと比べて大幅に使用範囲が拡大する市販後では，重篤な副作用が起こる可能性があり，安全性への対策が重要となることはいうまでもない．承認された医薬品は，市販後も継続的に市販直後調査，再審査制度・再評価制度，副作用・感染症報告等により，その有効性・安全性に関する情報が収集・評価される（図3.6）．市販後調査（Post-Marketing Surveillance：PMS）とは，

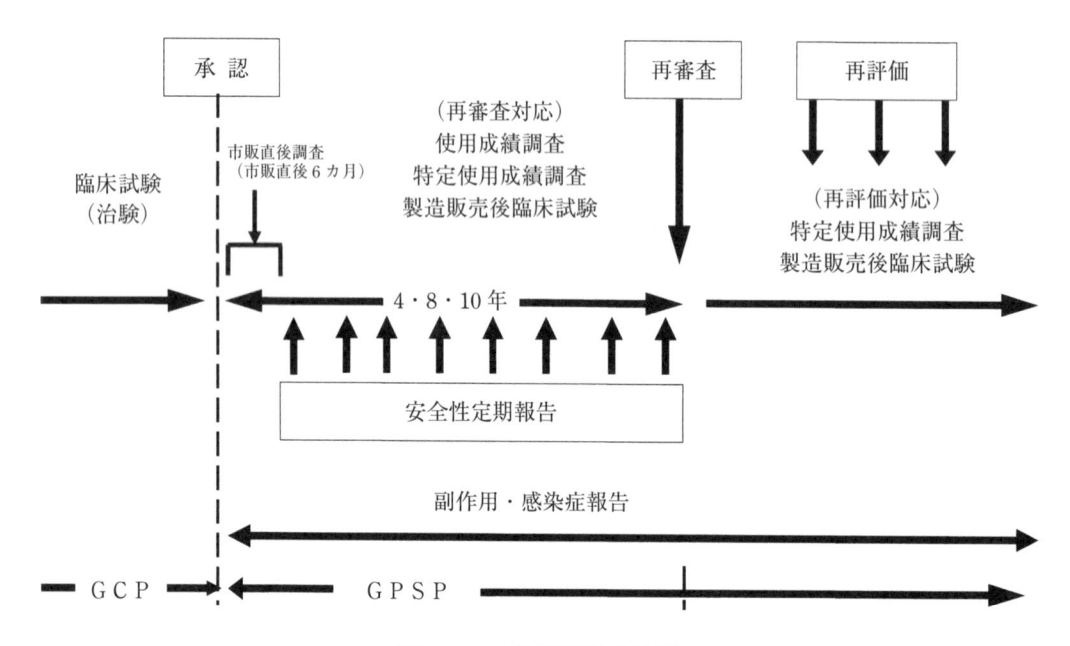

図3.6 市販後調査の体制
（日本製薬工業協会作成：「新GPMSP―医療用医薬品市販後調査ご協力のお願い―」を改変）

このような調査を実施し，より適正な使用となるように情報をフィードバックする一連のシステムである．実際の治療を通して得られた情報をもとに，医師，薬剤師，研究者，患者，製薬企業らが，それぞれの立場で，薬をより使いやすく安全で有効なものへと育てていくことを育薬という．

2013年（平成25年）4月1日以降に製造販売承認申請を行う新医薬品とバイオ後続品から，医薬品リスク管理計画（Risk Management Plan：RMP）の策定が求められることになった．RMPは，基本的に3つの要素（「安全性検討事項」「医薬品安全性監視計画」「リスク最小化計画」）から構成され，個々の医薬品について安全上の検討課題を特定し，使用成績調査，市販直後調査等による調査・情報収集や，医療関係者への追加の情報提供などの医薬品のリスクを低減させるための取組みを医薬品ごとに文書化したものである．

3.3.1 市販直後調査

副作用被害が社会的に大きな話題となったソリブジン事件などをふまえ，特に重篤な副作用被害が集中しやすい市販直後の医薬品について重点的に安全性情報を収集しようとする制度である．2001年（平成13年）10月からスタートした．新医薬品の市販直後の半年間について適用される．

3.3.2 再審査と再評価

再審査は，PMSの結果をもとに新医薬品の承認内容を再度審査するものであり，調査期間は原則8年（オーファンドラッグ：10年，効能・用法等の追加：4～6年，新有効成分含有医薬品：8年）である．発売後一定の期間は後述する安全性定期報告も義務づけられている．再審査が終了したものについても，5年ごとの定期的な再評価と臨時の再評価によって，今日の医学・薬学の学問水準から，安全性に加えて有効性についても見直しが行われる．例えば，1998年（平成10年）5月に，再評価結果に基づき4成分の脳循環代謝改善薬が薬価基準から削除された．

再審査・再評価のための申請資料となる情報を収集するために，「医薬品の市販後調査の実施に関する基準」（Good Post-marketing Surveillance Practice：GPMSP）に則って，使用成績調査・特別調査および市販後臨床試験が実施されていた．2005年（平成17年）4月施行の改正薬事法ではGPMSPは廃止され，再審査・再評価資料の収集・作成のための調査・試験に係る部分は「製造販売後の調査及び試験の実施の基準」（Good Post-marketing Study Practice：GPSP）として規定され，従来の特別調査，市販後臨床試験はそれぞれ特定使用成績調査，製造販売後臨床試験と名称変更になった（表3.5）．なお，市販直後調査は「製造販売後安全管理基準」（Good Vigilance Practice：GVP）に基づいて実施される．

表 3.5 市販後における調査の種類

市販直後調査		
市販直後に発生する重篤な副作用を早期に発見するために行う調査 市販直後の 6 カ月間を調査		
市販後		
使用成績調査 (再審査のために実施)	特定使用成績調査 (再審査, 再評価のために実施)	製造販売後臨床試験* (再審査, 再評価のために実施)
日常の診療において, 医薬品を使用した際の副作用発現状況などを把握するために行う調査	1. 特別な背景をもった対象群（小児, 高齢者, 妊産婦, 肝・腎障害等を有する患者）における有効性, 安全性の確認を行うための調査 2. 医薬品の長期使用における有効性や安全性の確認を行うための調査	使用成績調査等から得られた推定等を検討するため, あるいは有効性, 安全性を確認するために検査回数が通常の範囲を超えるなど, 日常の診療においては得られない医薬品情報を収集するために行う試験

(*GCP にも準じて行う必要がある)

(日本製薬工業協会作成:「新 GPMSP —医療用医薬品市販後調査ご協力のお願い—」を改変)

3.3.3 副作用・感染症報告と安全性定期報告

　わが国では, 1961 年（昭和 36 年）に明らかになったサリドマイドと奇形の問題が教訓となって, 副作用を組織的に収集できる体制作りが進められてきた. 具体的には, 1967 年（昭和 42 年）に医療機関が直接厚生省に副作用症例を自発報告する「医薬品副作用モニター制度」, および製薬企業に対し報告を求めた「企業報告制度」が開始された. しかし, その後わが国では医療機関からの報告件数が少ないこともあり, 1997 年（平成 9 年）より厚生省は「医薬品副作用モニター制度」の抜本的な見直しを行い,「医薬品・医療用具等安全性情報報告制度」を開始した. これは, すべての医療機関・薬局を対象とし, 医薬品や医療用具の使用によって発生する健康被害情報（副作用, 感染症, 不具合）を因果関係が不明確なものも含めて収集しようとするものである. 血液製剤による HIV 感染問題を背景として感染症も報告の対象となっている. 本制度は 2003 年（平成 15 年）施行の改正薬事法において, 薬剤師も含めた医療関係者が国へ直接報告することが義務化され, 2005 年（平成 17 年）には「医薬品・医療機器等安全性情報報告制度」に名称変更されている.

　1997 年（平成 9 年）に新設された「安全性定期報告制度」は, 再審査期間中の新医薬品について, 承認後 2 年間は半年ごと, それ以降は年一度, 海外の定期的な安全性情報（Periodic Safety Update Report：PSUR）および国内の詳細解析情報を厚生労働省に報告することを義務づけるものである. PSUR に関しては, ICH の場で電子媒体を利用した情報交換の準備が進められており, 国際的な安全性情報のすみやかな収集が期待できる.

3.4 ジェネリック医薬品の役割

近年，人口の高齢化が急速に進み国民医療費は増加の一途をたどっている．医療費の中で薬剤費は20数％を占め，コスト削減の面からジェネリック医薬品が見直されている．ジェネリック医薬品とは，新薬（先発医薬品）の独占的販売期間が終了した後で発売される薬で，先発医薬品と同じ有効成分をもち，効能・効果，用法・用量，投与経路，含量が同一である医薬品と定義される．後発医薬品とも呼ばれ，価格が安い特徴がある．

先発医薬品のみが独占的に販売され使用されるのは，再審査期間および特許期間である．先発医薬品の再審査期間が終了し，一般に20～25年の特許（通常は物質特許）期間が過ぎたものに対して，ジェネリック医薬品の製造承認申請が可能となる．ジェネリック医薬品の製造承認申請時に必要な資料は，表3.6に示すように，規格及び試験法，加速試験，生物学的同等性試験の3つであり，通常，3～5年の開発期間で申請され，開発費は少なくなる．これは，製剤の特性が先発医薬品と同等であれば有効性と安全性も同等と見なせるとして，新薬と同様の申請資料は必要ないとされているからである．なお，生物学的同等性試験は，健康成人（20人程度）を対象に，同一被験者に先発医薬品とジェネリック医薬品をクロスオーバー法で投与して得られた血中薬物濃度の推移を比較して行われ，最高血中濃度（C_{max}）および血中濃度－時間曲線下面積（AUC）の対数値の平均値の差の90％信頼区間が$\log(0.80)$～$\log(1.25)$の範囲にあれば，生物学的に同等であると判定される．

ジェネリック医薬品は先発医薬品が蓄えてきた医薬情報を社会的財産として受け継いで活用しているわけであるが，生物学的同等性試験などで先発医薬品との間に有効性に統計学的な差がないことが示せても，ジェネリック医薬品自体の安全性に関するデータは存在せず，添加物，不純物や剤形などにより副作用のでかたが異なる可能性があるため注意を要する．また先発医薬品に効能追加があった場合，先発医薬品にある特定の効能・効果が，特許や再審査期間の関係でジェネリック医薬品にはないことがある．

ジェネリック医薬品は品質や供給面での不安が指摘されることがある．厚生労働省は，1997年2月から，ジェネリック医薬品の品質を維持する目的で，医療用医薬品の品質の再評価を実施し，現在も行っている．その情報は「医療用医薬品品質情報集」（日本版オレンジブック）にまとめられ公表されている．供給面では，製薬会社にとって利益率が低いため，製造販売を急に中止する可能性があること，販売体制の不備などが問題視されることがある．さらに開発費や臨床試験の規模が異なるため，ジェネリック医薬品の添付文書の情報量が先発医薬品と比べて少ないことは否めない．

一方，ジェネリック医薬品の利点は，先発医薬品と同一成分の医療用医薬品を安価で提供でき

表 3.6 製造承認申請時に必要な資料一覧

	医療用医薬品製造承認等の申請の際に必要な提出資料		新薬	ジェネリック医薬品
イ	起源又は発見の経緯及び外国における使用状況などに関する資料	1 起源又は発見の経緯	○	×
		2 外国における使用状況	○	×
		3 特性及び他の医薬品との比較検討等	○	×
ロ	製造方法並びに規格及び試験方法等に関する資料	1 構造決定及び物理的化学的性質等	○	×
		2 製造方法	○	△
		3 規格及び試験方法	○	○
ハ	安定性に関する資料	1 長期保存試験	○	×
		2 苛酷試験	○	×
		3 加速試験	○	×
ニ	薬理作用に関する資料	1 効力を裏付ける試験	○	×
		2 副次的薬理・安全性薬理	○	×
		3 その他の薬理	△	×
ホ	吸収, 分布, 代謝, 排泄に関する資料	1 吸収	○	×
		2 分布	○	×
		3 代謝	○	×
		4 排泄	○	×
		5 生物学的同等性	×	○
		6 その他の薬物動態	△	×
ヘ	急性毒性, 亜急性毒性, 慢性毒性, 催奇形性その他の毒性に関する資料	1 単回投与毒性	○	×
		2 反復投与毒性	○	×
		3 遺伝毒性	○	×
		4 がん原性	△	×
		5 生殖発生毒性	○	×
		6 局所刺激性	△	×
		7 その他の毒性	△	×
ト	臨床試験の成績に関する資料	臨床試験成績	○	×

(○:要添付, △:場合によって添付を要する, ×:添付不要)
(医薬品の承認申請について, 平成17年3月31日付:薬食発第0331015号, 一部改変)

ることである．ジェネリック医薬品の薬価は概ね先発医薬品の2～8割であり，薬剤購入費の削減，患者負担の軽減，医療費の抑制に繋がる．また診断群分類（DPC）包括評価による定額支払い制度を導入している病院では病院経営へも寄与することになる．ところが，わが国のジェネリック医薬品の市場シェアは約20％（2009年）であり，欧米諸国の40～70％に比べて低い状況にある．

　厚生労働省は，国民医療費の伸びを抑制するためにジェネリック医薬品の普及を進めている．2012年4月の診療報酬改定では，個々の医薬品についてジェネリック医薬品への変更の可否を明示できるように処方せん様式が変更されたほか，商品名に代えて一般的名称と剤形及び含量を

付加した記載（いわゆる一般名処方）を行うと医療機関が一般名処方加算を算定できるようになっている．先発医薬品からジェネリック医薬品への変更が可能な処方せん，または一般名処方せんを受け取った保険薬局の薬剤師は，患者に対してジェネリック医薬品に関する説明を適切に行うとともに，ジェネリック医薬品を調剤するように努めることとされている．厚生労働省はこれらの制度改革により，ジェネリック医薬品の数量シェアを30％にまで高めるという目標を掲げている．

3.5 確認問題

問1 「臨床試験」と「治験」の関係について述べなさい．

問2 次の用語とその略語に関する対応について，誤っているのはどれか．
　A. 治験審査委員会　———————— Institutional Review Board ———— IRB
　B. 治験コーディネーター　———————— Clinical Report Coordinator ———— CRC
　C. 医薬品の臨床試験の実施の基準　———— Good Clinical Practice ———— GCP

問3 臨床試験（治験）に関する次の記述について，正しいのはどれか．
　a. 申請前の臨床試験には第Ⅰ相から第Ⅳ相までの試験がある．
　b. 治験においては，被験者の人権，安全，福祉が科学的，社会的利益に優先する．
　c. 治験薬の効果と副作用を口頭で説明し，被験者の同意を得た場合には治験を行い得る．
　d. 治験審査委員会（IRB）は医学及び薬学の専門家のみによって構成され，治験実施計画書（プロトコル）に基づき治験の妥当性を審議する．

〈解答と解説〉

問1 [解答] 臨床試験のうち，製造承認申請のためのデータ収集を目的として行われるものを治験と呼ぶ．従って，治験は臨床試験の一部（治験⊂臨床試験）である．

問2 [解答] B.
[解説] CRCの正式名称はClinical Research Coordinatorが正しい．

問3 [解答] b.
[解説] a. 申請前の臨床試験は第Ⅰ相から第Ⅲ相までである．→誤
　　　 c. 文書による同意が必要である．→誤

d. IRBには医学及び薬学の専門家以外の人が構成員として必要である．→誤

# 第4章 処方せんと調剤

　調剤とは，狭義には医師，歯科医師から発行された処方せんに基づき，医薬品を調合することを指す．しかし，患者へのインフォームド・コンセントが一般的となった現在では，患者への服薬指導，薬歴の管理，患者が後発医薬品を選択するための情報提供，調剤した医薬品による副作用モニター等を含め広義の調剤と呼ばれる．堀岡正義著「調剤学総論 第8版，南山堂」によれば「調剤とは，医師，歯科医師らの処方により，医薬品を使用して特定の患者の特定の疾病に対する薬剤を，特定の使用法に適合するように調製し，患者に交付する業務をいい，薬剤師の職能により患者に投与する薬剤の品質，有効性及び安全性を確保することをいう．」とある．調剤は薬剤調製中心の第Ⅰ世代，そして医薬品情報を活用し服薬指導を重視する第Ⅱ世代から，患者に投与される薬剤を総合的に管理し，医師の処方設計をアドバイスする第Ⅲ世代の調剤に移行してきたといえる（図4.1）．処方設計（薬剤の投与計画）にあたっては，薬剤特性，患者の臨床的因子等の情報を考慮する必要があるため，薬剤師は薬学的知識を活用して処方支援を行うことが重要である．調剤は処方せん監査（処方せん点検），薬剤調製，服薬指導に大きく分類できるが，本章では処方せん監査と薬剤調製に関する事項を中心に述べる．服薬指導の詳細については，第9章を参照されたい．

4.1　処方せんの基礎

4.1.1　処方せんの形式と記載事項

　「処方」は，医師，歯科医師等が特定の患者の特定の疾患の検査および治療に際して，薬剤の

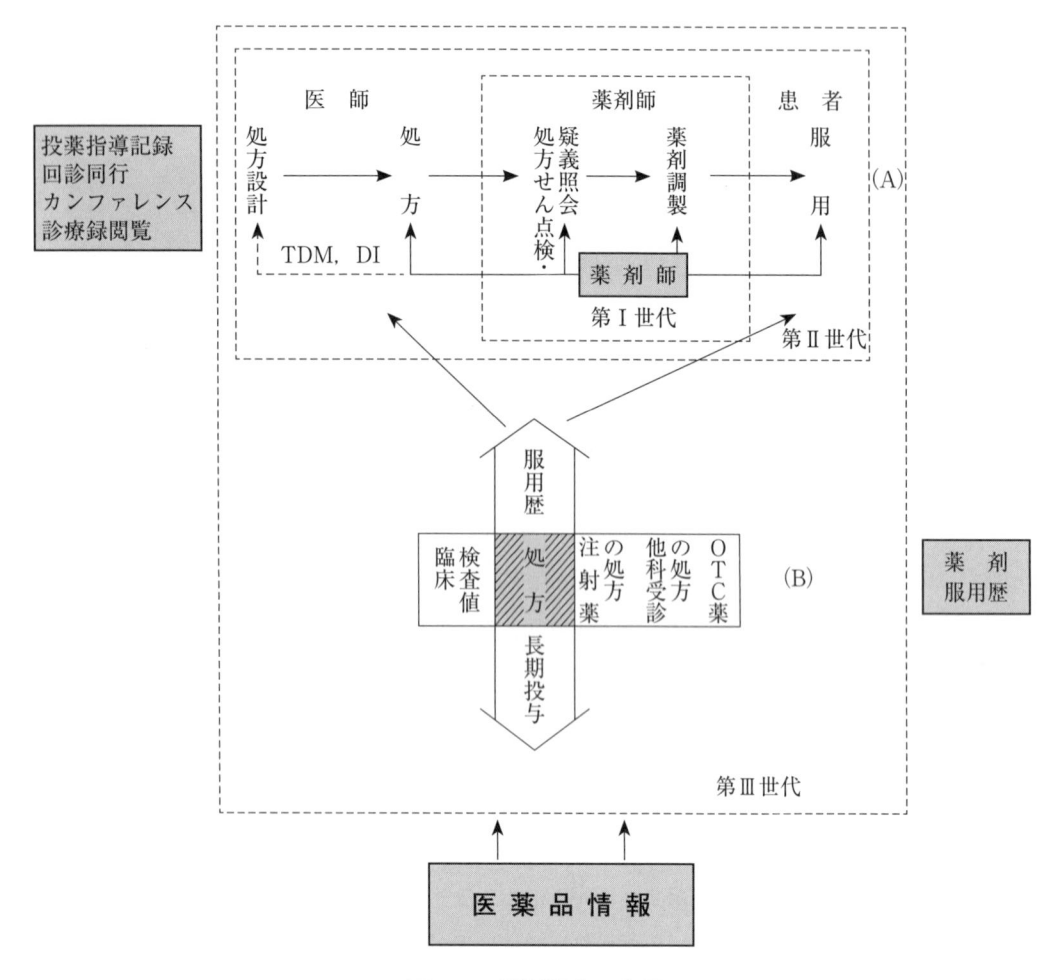

図 4.1 調剤概念の変遷

(堀岡正義著：調剤学総論 第 8 版, p.31, 図 2-1, 南山堂)

使用が必要であると判断した場合に，薬剤を調製する方法や用法等を指示したもので，その処方内容を記載した指示書を「処方せん」という．表 4.1 には，医師法における処方せんの交付義務（第 22 条）を示す．処方せんは「院内用」と「院外用」に大別される．院内処方せんは病院又は診療所で診療中の患者に対し，その病院又は診療所の薬局で薬剤師が調剤を行う場合に発行される処方せんで，院外処方せん（保険処方せん）は，病院や診療所外の保険薬局において調剤されることを目的に発行する処方せんである．

表 4.2 に処方せんの記載事項を示す．麻薬を含まない一般処方せんでは，(1)患者の氏名・年齢，(2)薬名・分量・用法，(3)用量，(4)発行年月日，(5)使用期間，(6)医師の氏名・押印または署名，(7)病院（診療所）の所在地，名称が必要である（表 4.3）．院外処方せんにおいては，さらに，(8)保険者番号，(9)被保険者証の記号・番号が必要である．なお，処方せんの有効期限は，原則発行日を含めて 4 日以内である（長期の旅行等特殊の事情があると認められる場合は，この限り

表 4.1 処方せんの交付義務（医師法第 22 条）

　医師は，患者に対し治療上薬剤を調剤して投与する必要があると認めた場合には，患者又は現にその看護に当たっている者に対して処方せんを交付しなければならない．ただし，患者又は現にその看護に当っている者が処方せんの交付を必要としない旨を申し出た場合及び次の各号の一に該当する場合においては，この限りでない．
　一　暗示的効果を期待する場合において，処方せんを交付することがその目的の達成を妨げるおそれがある場合
　二　処方せんを交付することが診療又は疾病の予後について患者に不安を与え，その疾病の治療を困難にするおそれがある場合
　三　病状の短時間ごとの変化に即応して薬剤を投与する場合
　四　診断又は治療方法の決定していない場合
　五　治療上必要な応急の措置として薬剤を投与する場合
　六　安静を要する患者以外に薬剤の交付を受けることができる者がいない場合
　七　覚せい剤を投与する場合
　八　薬剤師が乗り組んでいない船舶内において薬剤を投与する場合

表 4.2 処方せんの記載事項

記載事項 \ 区分	院内処方せん 一般	院内処方せん 麻薬	院外処方せん（保険処方せん）一般	院外処方せん（保険処方せん）麻薬
保険者番号			○	○
被保険者証の記号・番号			○	○
患者の氏名・年齢	○	○	○	○
患者の住所		○[1]	○	○
薬名・分量・用法・用量（投与日数）	○	○	○	○
処方せん発行年月日	○	○	○	○
処方せんの使用期間	○[1]	○[1]	○	○
麻薬施用者の免許証番号		○		○
医師記名・押印または署名	○[2]	○	○	○
病院(診療所)所在地・名称	○[1]	○[1]	○	○

[1] 省略可な事項　[2] 押印は省略可能
（医師法施行規則第 21 条，歯科医師法施行規則第 20 条，保険医療機関及び保険医療養担規則第 23 条，麻薬及び向精神薬取締法第 27 条，同施行規則第 9 条の 3）

でない）．

　一般の医薬品に比してより厳格な管理が必要な麻薬においては，処方可能な医師，歯科医師は，都道府県知事が発行する麻薬施用者の免許を有する者に限られる．麻薬処方せんでは上記に加えて，(10) 麻薬施用者の免許番号と院外処方せんの場合には，さらに (11) 患者の住所が必要である（表 4.3）．

　図 4.2 は，2012 年 4 月の診療報酬の改定に伴う保険処方せんの様式を示す．

表 4.3　処方せんの記載に関する法律

医師法施行規則第 21 条
　医師は，患者に交付する処方せんに，患者の氏名，年齢，薬名，分量，用法，用量，発行の年月日，使用期間及び病院若しくは診療所の名称及び所在地又は医師の住所を記載し，記名押印又は署名しなければならない．

保険医療機関及び保険医療養担当規則第 23 条
　保険医は，処方せんを交付する場合には，様式第 2 号又はこれに準ずる様式の処方せんに必要な事項を記載しなければならない．
　2　保険医は，その交付した処方せんに関し，保険薬剤師から疑義の照会があった場合には，これに適切に対応しなければならない．

麻薬及び向精神薬取締法第 27 条
　6　麻薬施用者は，麻薬を記載した処方せんを交付するときは，その処方せんに，患者の氏名（患畜にあっては，その種類並びにその所有者又は管理者の氏名又は名称），麻薬の品名，分量，用法用量，自己の氏名，免許証の番号その他厚生労働省令で定める事項を記載して，記名押印又は署名をしなければならない．

麻薬及び向精神薬取締法施行規則第 9 条の 3
　法第 27 条第 6 項に規定する厚生労働省令で定める事項は，次のとおりとする．ただし，麻薬診療施設の調剤所において当該麻薬診療施設で診療に従事する麻薬施用者が交付した麻薬処方せんにより薬剤師が調剤する場合にあっては，第一号，第二号及び第四号に掲げる事項を記載することを要しない．
　　一　患者の住所（患畜にあっては，その所有者又は管理者の住所（法人にあっては，主たる事務所所在地））
　　二　処方せんの使用期間
　　三　発行の年月日
　　四　麻薬業務所の名称及び所在地

4.1.2　処方せんの記載要領

1　薬　名

　処方せんに記載される薬名としては，従来は一般名（原薬名），商品名（販売名）のいずれでもよいとされてきた．しかし，処方意図を薬剤師に正しく伝えるために，「内服薬処方せんの記載方法の在り方に関する報告書」（平成 22 年 1 月，厚生労働省）によれば，将来的には薬名として，薬価基準に記載されている製剤名を記載することを基本とすべきであることとされている．なお，薬価基準に収載されていない医薬品については，販売名または原薬名に剤形（散剤，錠剤，軟膏等），規格（含量，容量）を付記した名称とされている．

　日本では従来，商品名で記載されることが一般的で，医師の許可がない限り成分が同じであっても異なる商品名の医薬品に変更することはできなかった．しかし，2002 年の診療報酬改定における後発医薬品（ジェネリック医薬品）調剤加算等によって一般名処方とする病院が増えてきた．一般名処方された場合には，薬剤師の判断と患者の同意によって市販されているいずれの商

図 4.2 保険処方せん（保険医療機関及び保険医療養担当規則様式第二号）の様式

処方せん（院外）

この処方せんは、どの保険薬局でも有効です。

公費負担者番号		保険者番号	1 2 3 4 5 6 7 8
公費負担医療の受給者番号		被保険者証・被保険者手帳の記号・番号	キョウ・123

診療番号	00000047	保険医療機関の所在地及び名称	京都市左京区聖護院川原町54 京都大学医学部附属病院
カナ	キョウダイ タロウ		
氏名	京大 太郎　殿	電話番号	(075)751-3111（代表） (075)751-3580（薬剤部） (075)751-3052（医務課）
生年月日	昭和11年11月11日　年齢：76歳 10カ月　性別：男		
区分	被保険者（保険種別：）	診療科	初期診療・救急科 南病棟B1F医療情報管理掛

都道府県番号	26	点数表番号	1	医療機関コード	9 9 0 0 0 4 2	保険医氏名	近衛 花子　㊞

交付年月日	平成25年09月05日	処方せんの使用期間	平成25年09月08日　まで

変更不可	個々の処方薬について、後発医薬品（ジェネリック医薬品）への変更に差し支えがあると判断した場合には、「変更不可」欄に「レ」又は「×」を記載し、「保険医署名」欄に署名又は記名・押印すること。

処
方

RP01　ティーエスワン配合顆粒T25【25】　　　　　　　　　　　　　　　　　4包
　　　分2（朝, 夕）食後　　　　　　　　　　　　　　　　　　12月09日から【 2日分】
　　　　---- 1頁目 全1頁 以下余白 ----

備考	保険医署名	「変更不可」欄に「レ」又は「×」を記載した場合は、署名又は記名・押印すること。	
			要薬剤情報提供

調剤済年月日	平成　年　月　日	公費負担者番号	
保険薬局の所在地及び名称 保険薬剤師氏名	㊞	公費負担医療の受給者番号	

検査項目	WBC	Hb	Plt	PT-INR	AST	ALT	T-Bil	血清Cr	eGFR	CK	CRP	K+	HbA1c
検査日	7/23	8/9	8/9	8/9	8/9	8/9	8/9	8/9	8/9	8/9	8/9	8/9	8/9
結果値	4.9	8.9		1.54	13	12	0.4	0.7	50.2	26	23.2	4.7	4.9

＜患者さんへ＞
この処方せんは、外来会計窓口へお出し下さい。受付担当者印の無いものは、処方せんとして無効です。
＜保険薬局の方へ＞
処方内容については、各診療科にお尋ね下さい。（電話番号は上記）
照会後に変更となった処方せんは、当院薬剤部へFAXして下さい（075-751-3205）。

受付担当者印

図4.3　処方せんの記載例

表 4.4　医薬品名について

(A) 先発品：商品名（ブランド名）＋ 剤形 ＋ 規格
　　例）シプロキサン錠 100 mg
　　　　シプロキサン錠 200 mg
　　　　シプロキサン注 200 mg
　　　　シプロキサン注 300 mg

(B) 後発品：一般名 ＋ 剤形 ＋ 規格 ＋ 社名
　　例）シプロフロキサシン点滴静注液 200 mg「ケミファ」
　　　　シプロフロキサシン点滴静注液 200 mg「タイヨー」

表 4.5　処方せんに記載する分量の表示単位

錠剤，カプセル剤：錠あるいは Cap
　　　　　　　　　（成分量として μg や mg を記載することもある）
散剤：g, mg
液剤，シロップ剤：mL, drop（滴），mg
軟膏剤：g
注射剤：mg, バイアル, アンプル, バッグ　　等

品を用いても調剤できる．さらに，2012 年に変更となった処方せん様式では，後発医薬品への変更不可の欄にチェックおよび保険医の署名がない限り，商品名処方の場合にも薬剤師の判断と患者の同意によって，後発医薬品への変更（代替調剤）が可能となっている．また，医療事故防止対策として，後発医薬品については，【一般名＋剤形＋規格＋社名】とする方針が出されている（表 4.4）．

2　分　量

　分量とは処方された薬剤の投与量を意味し，日本では内服薬は従来 1 日分の服用量を，頓服薬は 1 回分の服用量が記載されることになっていた．しかしながら，医師，医療機関の間で記載されていないことに起因する処方せんの記載ミス，記載漏れ，指示受け間違い等が散見されるため，内服薬についても 1 回量を記載することを基本とすべきであるとされている（平成 22 年厚生労働省）．

　外用薬では投与全量が記載されるほか，成形された外用製剤（貼付剤，坐剤等）では 1 回の施用数と 1 日の施用回数を記載した 1 日当たりの投与量で表される．また，注射薬処方せんでは 1 回量が記載されることが多いが，患者が自己注射することが認められている注射薬（インスリン製剤等）では，通常総量が記載される．分量および用法・用量は，各医薬品の添付文書に記載されている承認された範囲で記載される．

　分量の表示単位を表 4.5 に示す．希釈された内服薬（倍散，ドライシロップ剤，液剤，シロップ剤等）の分量については，従来は「g」あるいは「mL」単位の場合は製剤量を，「mg あるいは μg」記載は原薬量のように，院内規定等で運用されてきたが医療事故の原因となるため，分量

は製剤量を記載することを基本とし，例外的に，分量を原薬量で記載した場合は，必ず【原薬量】と記載すべきとされている（平成 22 年厚生労働省）．

例）エリスロシンドライシロップ 10 %　　1 g

または 100mg【原薬量】

3　用法・用量

　内服薬では 1 日当たりの服用回数と食前，食後，食間（食後 2 時間）等の服用のタイミング，服用日数や，その他注意事項をいう．頓服薬では，疼痛時や不眠時などの服用タイミングとその他注意事項（8 時間以上あけて使用等）および投与回数を指す．外用薬で 1 日量を特定できない場合は，使用回数（1 日 3 回など），使用時点（朝昼夕など），使用部位（腕など），その他注意事項をいう．

　一般的には，用量は 1 回量あるいは 1 日量を指し，添付文書における用法および用量の項目には，1 回量あるいは 1 日量が記載されており，処方せん上の用法・用量の定義と異なるので注意が必要である．

　保険医療機関及び保険医療養担当規則の 2002 年改正に伴い，投与日数の制限は原則廃止され予見される必要期間に従ったものであるとされている．ただし，麻薬，向精神薬等の厚生労働大臣が定める内服薬および外用薬については 1 回 14 日分，30 日分または 90 日分を限度とすることとなっている．薬価基準収載日の翌月の 1 日から 1 年を経過していない新薬についても 1 回 14 日分が限度となる．また，厚生労働大臣の定める注射薬に限り（インスリン製剤，ヒト成長ホルモン剤，インターフェロン製剤等在宅で必要とされる医薬品），1 回当たり 14 日分，30 日分または 90 日分を限度に保険処方せんを用いて投与可能である．

　また，添付文書に特別な投与日数の規定がある医薬品や，休薬期間の規定のある医薬品については，薬剤師として適切なチェックが必要である．

4.2　調剤の実際

4.2.1　調剤の流れ

　調剤は，図 4.4 の手順で行う．

1　処方せん受付

　処方せんへの記載事項（表 4.2）に欠落や不備がないかを点検する．

```
(1) 処方せん受付
   ↓
(2) 処方せん監査, 薬歴との照合
   ↓
(3) 薬袋作成, 薬剤情報提供文書作成
   ↓
(4) 薬剤調製
   ↓
(5) 薬剤監査
   ↓
(6) 薬剤交付, 服薬指導
   ↓
(7) 調剤後に行う業務
```

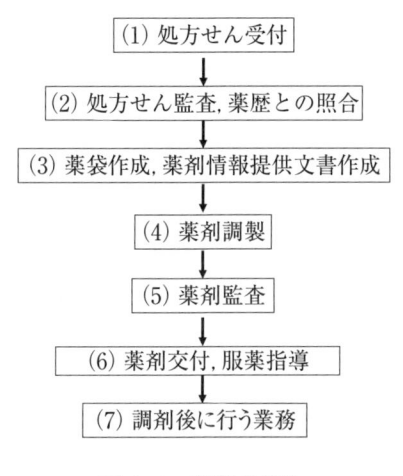

図 4.4　調剤の流れ

2　処方せん監査, 薬歴との照合

処方意図の理解と調剤調製の完全性を確保するための薬学的考察を行う.

a) 薬名, 分量, 用法, 用量の点検

薬名の確認：誤記または入力ミスの可能性について点検する.

　その際, 薬用量, 用法, 併用薬, 診療科等から判断する.

分量の確認：薬用量の適否について点検する.

　通常とかけ離れた薬用量, 小児・高齢者, 腎疾患時の薬用量として適当か判断する.

　小児薬用量では, 添付文書に体重当たりで設定されている場合があるが, 年長児では計算上, 成人用量を超えることがあるので, その場合には疑義照会が必要である. また, 小児薬用量についての情報がない場合は, 表 4.6 に示すような換算法が用いられることがある. これらのうち, 体表面積による方法が比較的有用であるとされており, von Harnack の表による値とほぼ一致する.

表 4.6　小児薬用量の主な換算法

1) Crawford 式
　　小児薬用量 = 小児体表面積 (m^2)/1.73 × 成人量
2) Augsberger-II 式（1 歳以上に適応）
　　小児薬用量 =（年齢 × 4 + 20）/100 × 成人量
3) Young 式
　　小児薬用量 = 年齢/(12 + 年齢) × 成人量
4) von Harnack の表

年・月齢	3月	6月	1歳	3歳	7.5歳	12歳	成人
小児薬用量比	1/6	1/5	1/4	1/3	1/2	2/3	1

高齢者は，青・壮年者に比べて薬剤の副作用の発現が多い．減量の目安はないが，薬剤の種類と量に注意が必要である．腎排泄型薬剤では，腎機能に応じた用法・用量の変更が必要である．

用法・用量の確認：1日の分服回数，服用タイミング，投与期間が適当か点検する．

多くの薬剤は食後に服用されるが，食事によって吸収動態や薬理作用が影響を受ける薬剤では，服用するタイミングが決まっている．表4.7に服用タイミングが薬効に影響する主な薬剤を示す．

表4.7 服用タイミングが薬効に影響する主な薬剤

服用方法	一般名	理由
起床時	アレンドロン酸ナトリウム，リセドロン酸ナトリウム	食物および飲料水中のCa, Mg等とキレートを形成し，吸収が低下するため．
食前	エパルレスタット	アルドース還元酵素阻害薬であり，血中グルコース濃度が上昇する前に服用する必要があるため．
食前	クロモグリク酸ナトリウム	食物抗原侵入前にアレルギー発現阻止作用を発揮させるため．
食直前	ナテグリニド，ミチグリニドカルシウム	速やかなインスリン分泌作用を有するため食後の過血糖を改善しつつ，かつ低血糖を起こさないため．
食直前	アカルボース，ボグリボース	α-グルコシダーゼを阻害し，食物由来の糖質の消化・吸収を遅延させるため．
食直前	セベラマー塩酸塩	消化管内で食物由来のリンと結合することによって効果を発揮するため．
食直後	ブロモクリプチンメシル酸塩	吐き気，嘔吐の防止のため．
食直後	イトラコナゾール	脂溶性が高いためカプセル剤では空腹時投与で吸収率が低下する．内用液では添加物のため空腹時投与のほうが吸収率が高く，空腹時投与とする．
食直後	イコサペント酸エチル	成分が油であるため空腹時では吸収されにくいため．
食直後	沈降炭酸カルシウム	食後服用が遅れると食物由来のリンと結合できず，また，胃酸がないと炭酸カルシウムがイオン化できず作用が減弱する．
食後	インドメタシンファルネシル	食事中の油脂成分に溶けて吸収され，空腹時ではほとんど吸収されないため．
食後	メナテトレノン	食事中の油脂成分に溶けて吸収され，空腹時投与では吸収率が低下するため．
食間（食後2時間）	エチドロン酸二ナトリウム	食物中のCa, Mg等とキレートを形成し，吸収が低下するため．
食間（食後2時間）	球形吸着炭	食事の影響を受けないが，併用薬がある場合は他剤を吸着し薬効を減弱させるので，他剤との服用時間をずらす必要があるため．
食間（食後2時間）	ボリコナゾール	食事の影響により吸収率が低下するため．
食間（食後2時間）	ホリナートカルシウム	空腹時に比べて食後投与時のAUCは61％上昇するため．
食間（食後2時間）	エンテカビル水和物	食事の影響により吸収率が低下するため．
食間（関節リウマチ）食前（ウィルソン病）	ペニシラミン	食物中のタンパク質・金属と結合し吸収が低下するため（関節リウマチ），かつ高用量の場合は胃腸障害を回避・軽減するため（ウィルソン病）．

（知って得する薬の情報 No.78，京大病院薬剤部発行を改変）

また，抗がん剤等では有害反応の発現を予防するために，数日間投与を続けた後に，数日間投与を休む（休薬）期間を設けなければならない薬剤もあるため注意が必要である．

例）ティーエスワン カプセルの用法・用量

　通常，成人には初回投与量（1回量）を体表面積に合わせて次の基準量とし，朝食後および夕食後の1日2回，28日間連日経口投与し，その後14日間休薬する．これを1クールとして投与を繰り返す．

[体表面積]	[初回基準量（テガフール相当量）]
1.25 m^2 未満	40 mg/回
1.25 m^2 以上〜1.5 m^2 未満	50 mg/回
1.5 m^2 以上	60 mg/回

b）処方全般の考察と処方内容の点検

警告，禁忌の確認：添付文書に警告や禁忌の記載のある医薬品については，処方された患者が該当していないか確認する必要がある．

相互作用の確認：同一処方せん内はもちろんのこと，同時に服用している他の診療科や他院から出されている処方との相互作用に関する点検が必要である．そのためには，単一の処方せんからの情報には限界があるため，薬歴や「おくすり手帳」との照合が必要である．

重複処方の確認（複数受診時の注意）：同一成分はもちろんのこと，同一薬効の医薬品が重複して，他の診療科や他院から処方されていないかを点検する必要がある．ここでも薬歴との照合が必要である．

3　薬袋等の作成，薬剤情報提供文書作成

薬袋やラベルの作成については，薬剤師法第25条および薬剤師法施行規則第14条に規定されている（表4.8）．内用薬には黒や青字で印刷された袋，外用薬には赤字で印刷された袋を用い，薬剤サイズ，薬剤の数量，日数を考慮して大きさの適当な袋を選択する（図4.5）．トローチ剤は保険上外用薬に分類されるが，実質的な使用上の安全性を考慮し内用薬袋に入れるほうがよい．

その他，医薬品が患者の疾病に対し安全かつ有効に使われ本来の治療効果を発揮するために，薬袋やラベルに用法，注意事項，保管方法等をわかりやすく記載する必要がある．

使用時の注意事項：
・飲み込んだりかみ砕いたりしないで舌の下で溶かして下さい．例）舌下錠
・飲み込んだりかみ砕いたりしないで口の中で徐々に溶かして下さい．例）トローチ剤

保管上の注意：
・冷暗所に保存して，よく振ってからお飲み下さい．例）内用水剤
・湿気を避け冷たい所に保存して下さい．例）ドライシロップ剤

また，「服用に際し特別な注意を要する時」や「服用方法が特に複雑な時」は，薬袋に記載す

表 4.8　薬剤情報に関する薬剤師法の規定

（調剤された薬剤の表示）
第 25 条　薬剤師は，販売又は授与の目的で調剤した薬剤の容器又は被包に，処方せんに記載された患者の氏名，用法，用量その他厚生労働省令で定める事項を記載しなければならない．

（参考：厚生労働省令）
第 14 条　法第 25 条の規定により調剤された薬剤の容器又は被包に記載しなければならない事項は，患者の氏名，用法及び用量のほか，次のとおりとする．
　一　調剤年月日
　二　調剤した薬剤師の氏名
　三　調剤した薬局又は病院若しくは診療所若しくは飼育動物診療施設の名称及び所在地

（情報の提供）
第 25 条の 2　薬剤師は，販売又は授与の目的で調剤したときは，患者又は現にその看護に当たっている者に対し，調剤した薬剤の適正な使用のために必要な情報を提供しなければならない．

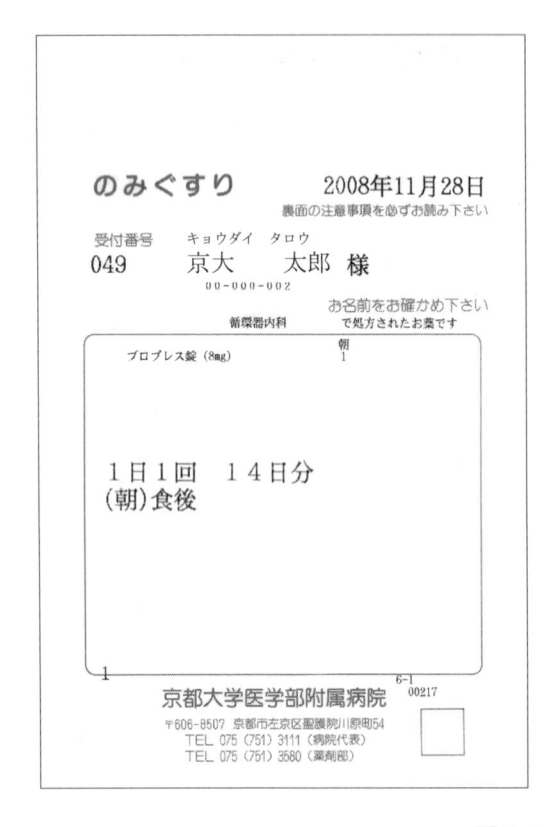

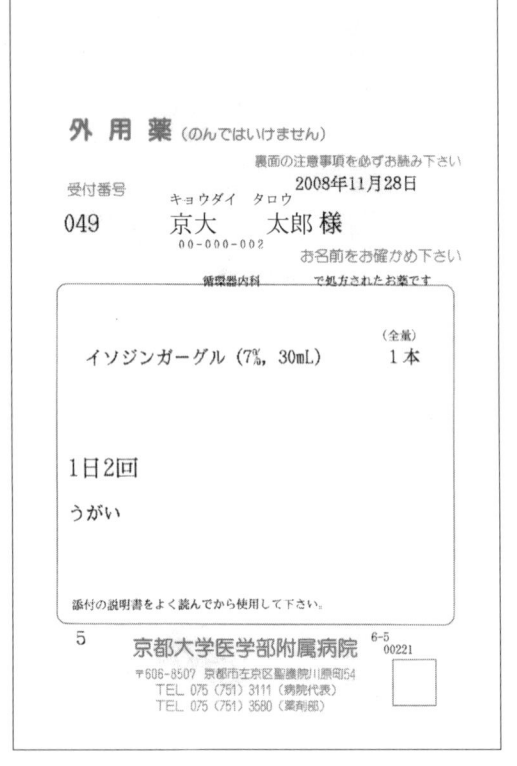

図 4.5　薬袋

るほかに患者用説明書を薬剤と一緒に交付する必要がある．図 4.6 に患者用説明書の例を挙げる．さらに，薬剤師法第 25 条の 2 によって，医薬品情報提供が薬剤師の義務規定になったことから（表 4.8），薬剤情報提供文書（おくすり説明書）が発行されることが一般的である（図 4.7）．

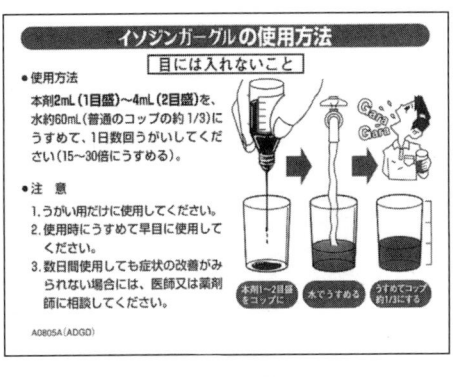

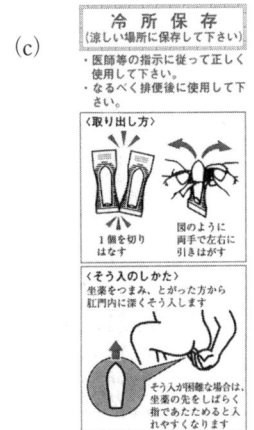

図 4.6　患者用説明書
(a) 経口糖尿病用剤説明書, (b) うがい剤の使用方法, (c) 坐剤の使用方法

4　薬剤調製

　薬剤調製は，正確かつ迅速に，しかも統一性をもって行う必要があるため，処方せんの流れや剤形別の調剤順序，剤形の選択基準，賦形剤の選択と量，服用指示の方法，配合に注意を要する場合の対処等，調剤工程ならびに調剤方法に関して，薬局ごとに調剤内規（調剤に関する申し合わせ）が設けられている．

　調剤には，調剤工程をすべて一人の薬剤師が行う一貫調剤と，複数の薬剤師が役割を決めて行う分担調剤があるが，分担調剤では担当した薬剤師一人一人が調剤印を押印し，調剤部分を明確にしておく必要がある．

5　薬剤監査

　原則として，調剤した薬剤師とは別の薬剤師が行うのが望ましいが，薬剤師数の少ない診療所や薬局では，また夜間や休日等の人員の少ない勤務体制下では，調剤者自身が自己監査する場合

おくすり説明書

2008年11月28日
1／2
049

患者ID：00000002
キョウダイ　タロウ
京大　太郎　様

診療科：循環器内科

おくすり	のみ方・使い方	薬の作用

1. ブロプレス錠（8mg）

1回1錠

朝	昼	夕	眠前
1	－	－	－

分1（朝）食後
一包化

血管を収縮させる物質の働きを抑えて、血圧を下げます。慢性心不全を改善します。心臓や腎臓などを保護する作用があります。

【副作用】　顔・口唇・のど・舌がはれる、皮膚や白目が黄色い、意識がなくなる、尿が出にくい、心臓がドキドキする、発熱、のどが痛い、筋肉痛、せき、発疹、かゆみ、じん麻疹等の症状が現れたら医師・薬剤師に相談して下さい。
【注意事項】　降圧作用に基づくめまい、ふらつきが起こることがありますので、自動車の運転、危険を伴う機械の操作や高所での作業には注意して下さい。

2. カルデナリン錠1mg（1mg）

1回1錠

朝	昼	夕	眠前
1	－	1	－

分2（朝,夕）食後
一包化

血圧を調整する神経に働いて、血管を広げて、血圧を下げます。

【副作用】　めまい等が現れることがあります。意識がなくなる、脈が乱れる、胸が痛い、発熱、体がだるい、鼻や歯ぐきからの出血、赤いはん点、皮膚や白目が黄色い、発疹、かゆみ等が現れたら、医師・薬剤師に相談して下さい。
【注意事項】　自動車の運転、危険を伴う機械の操作や高所での作業には注意して下さい。

3. メバロチン錠*（10mg）

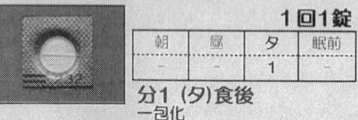

1回1錠

朝	昼	夕	眠前
－	－	1	－

分1（夕）食後
一包化

血液中のコレステロールや中性脂肪の量を下げる薬です。

【副作用】　力が抜けた感じ、筋肉痛、手足のしびれ・痛み、足のだるさ、ふらつき、発熱、赤や紫のはん点、発疹、じん麻疹、かゆみ、のどが痛い、体がだるい等の症状が現れたら、医師・薬剤師に相談して下さい。

4. マイスリー錠(10mg)

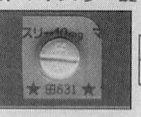

1回1錠

朝	昼	夕	眠前
－	－	－	1

分1　眠前
一包化

寝つきをよくする薬です。

【副作用】　眠け、注意力の低下等の症状が現れることがあります。気持ちが高ぶる、途中で目覚めた時の記憶がなくなる、息がしにくい、皮膚や白目が黄色い、発熱、発疹、かゆみ等が現れたら、医師・薬剤師に相談してください。
【注意事項】　就寝直前に服用して下さい。自動車の運転、危険を伴う機械の操作や高所での作業には注意して下さい。お酒やアルコールの入った飲み物を同時に飲まないで下さい。

何か異常を感じた場合は、すぐに医師または薬剤師までご連絡下さい。

京都大学医学部附属病院薬剤部
TEL:075(751)3580

わからない事や困っている事がありましたら、いつでもご相談下さい。

図4.7　おくすり説明書

もあり最大限の注意が必要である．思い込みや勘違いを防止する目的で，調剤後すぐには行わず時間をおいて行うことも意義がある．

調剤監査は次のような手順で行う．

(1) 処方せん記載事項と薬袋の確認：患者氏名，薬名，用法，用量，注意事項の記載不備などをチェックする．
(2) 処方内容の確認：相互作用，禁忌の有無．処方薬の組み合わせ，年齢と薬用量の関係，投与経路などをチェックする．
(3) 調剤薬の確認

　錠剤，カプセル剤：取り間違いがないか，薬名，規格，数量をチェックする．包装や錠剤の破損がないかについても確認する．

　散剤：散剤の形状，倍散の換算，賦形剤の量，総重量，分包数，分包誤差，異物の混入などを確認する．

　水剤の確認：外観（色，液の状態，におい），投薬びんの大きさ，総量，1回量の表示，混合状態，異物の混入の有無等を確認する．

　外用剤：薬名，規格，総量などを確認する．

　注射剤：薬名，単位数，数量などを確認する．

(4) 各薬剤の説明書，薬剤情報提供文書，必要な器具（計量カップ，スポイトなど）の添付を確認する．

6　薬剤交付，服薬指導

薬剤交付において最も重要なことは，薬を間違えて渡さないことである．必ず口頭で患者氏名を確認した後，薬袋に表記された名前と照合してから渡す．その際に服薬指導を行うが，薬袋から薬剤を取り出して患者に薬剤自体を示しながら説明すると，患者にわかりやすく薬剤の再監査ができる．薬剤交付時には患者への情報提供と同時に患者からの情報収集の場でもあるので，患者からの訴えは真摯に受け止め，副作用の早期発見に努めるとともに，医師の意図と患者の理解に相違がないかに注意を払う必要がある．患者対応における心得を表4.9に示す．

表4.9　患者対応の心得

1. 患者には懇切丁寧に対応し，常に言動に注意する
2. 患者にわかりやすい表現で説明する
3. 患者の質問，訴えには熱心に耳を傾け，患者が満足するよう説明する
4. 医師の診療の妨げになるような言動を慎む
5. 患者にすべてを伝えることは避け，無用な心理的負担をかけない
6. 清潔な身だしなみを心がける
7. 豊富な薬学的知識を身につけるよう日々努力する
8. 個人情報は外部に漏らさない

表 4.10　調剤済み処方せん等の保存

(処方せんの保存)
薬剤師法第 27 条
　薬局開設者は，当該薬局で調剤済みとなつた処方せんを，調剤済みとなった日から 3 年間，保存しなければならない．

医療法施行規則第 21 条の 5
　二　診療に関する諸記録は，過去二年間の病院日誌，各科診療日誌，処方せん，手術記録，看護記録，検査所見記録，エックス線写真，紹介状，退院した患者に係る入院期間中の診療経過の要約及び入院診療計画書とする．

(生物由来製品に関する記録及び保存)
薬事法第 68 条の 9
　3　特定医療関係者は，その担当した特定生物由来製品の使用の対象者の氏名，住所その他の厚生労働省令で定める事項を記録するものとする．
　4　薬局の管理者又は病院，診療所若しくは飼育動物診療施設の管理者は，前項の記録を適切に保存するとともに，特定生物由来製品につき第 14 条の規定による承認を受けた者，選任製造販売業者又は第 6 項の委託を受けた者（以下この条において「特定生物由来製品の承認取得者等」という．）からの要請に基づいて，当該特定生物由来製品の使用による保健衛生上の危害の発生又は拡大を防止するための措置を講ずるために必要と認められる場合であって，当該特定生物由来製品の使用の対象者の利益になるときに限り，前項の記録を当該特定生物由来製品の承認取得者等に提供するものとする．

薬事法施行規則第 241 条
　2　薬局の管理者又は病院，診療所若しくは動物診療施設の管理者は，法第 68 条の 9 第 3 項及び第 4 項に規定する特定生物由来製品に関する記録を，その使用した日から起算して少なくとも二十年間，これを保存しなければならない．

7　調剤後に行う業務

　調剤済みの処方せんは，一定期間保存することが義務づけられている（表 4.10）．すなわち，薬局開設者は調剤済みとなった日から 3 年間（薬剤師法第 27 条），また，病院や診療所では 2 年間（医療法施行規則第 21 条の 5 項）の保存が必要である．なお，特定生物由来製品に関する記録は，不測の感染症発生に備える目的から 20 年間の保管が義務づけられている（薬事法第 68 条の 9，同施行規則第 241 条）．保存期間を経過した処方せんは，患者に対する守秘義務から，一括焼却するなどの処置を講じることが望ましい．

4.3　疑義照会

　処方せんは，医師が特定人の特定の疾患に対し投薬の必要性を判断し，最適の処方を記したものであり，薬剤師は処方せんに基づき調剤しなければならない（薬剤師法第 23 条，表 4.11）．

表 4.11 疑義照会に関する法律

（処方せんによる調剤）
薬剤師法第 23 条
　薬剤師は，医師，歯科医師又は獣医師の処方せんによらなければ，販売又は授与の目的で調剤してはならない．
　2　薬剤師は，処方せんに記載された医薬品につき，その処方せんを交付した医師，歯科医師又は獣医師の同意を得た場合を除くほか，これを変更して調剤してはならない．

（処方せん中の疑義）
薬剤師法第 24 条
　薬剤師は，処方せん中に疑わしい点があるときは，その処方せんを交付した医師，歯科医師又は獣医師に問い合わせて，その疑わしい点を確かめた後でなければ，これによって調剤してはならない．

（処方せんの記入事項）
薬剤師法施行規則第 15 条
　二　法第 23 条第 2 項の規定により医師，歯科医師又は獣医師の同意を得て処方せんに記載された医薬品を変更して調剤した場合には，その変更の内容
　三　法第 24 条の規定により医師，歯科医師又は獣医師に疑わしい点を確かめた場合には，その回答の内容

薬剤師は処方監査を行い，その内容に不備な点や誤り，不明な点がないかを確認する必要がある．薬剤師は処方した医師の同意を得なければ処方せんの変更または修正は行えないため（薬剤師法第 23 条第 2 項），処方せん中に疑義がある場合は，処方した医師に問い合わせて確かめた上でなければ調剤してはならない（薬剤師法第 24 条）．これを「疑義照会」と呼び，薬剤師の重要な任務である．このことは，医薬分業の根本ともいえ，医師の処方ミスを薬剤師がチェックすることで，医療事故を未然に防ぐことができるといえる．

4.3.1　疑義照会の方法

　患者は複数の病院や診療所，あるいは複数の診療科を受診していることが多いため，同効薬の重複や相互作用を防ぐためには，現在服用中の薬剤（一般用医薬品を含めて）に関する情報が必要である．しかしながら，患者個人や患者家族からの情報収集だけでは不十分であるため，薬歴を一元管理できる「おくすり手帳」，あるいは「かかりつけ薬局」における薬歴の管理が有用である．また，必要に応じて患者の臨床検査値などの参照も必要となる．

　発生源入力の処方オーダリングシステムの導入によって，法律上の記載事項の欠落や，規格・剤形の記入漏れ，判読不明の医薬品名の記載などは解消された．また，相互作用や過量投与については，処方オーダリングシステムに支援機能を搭載することによって防止することが可能であるが，その半面，医薬品名の選択間違いという新たな間違いが起こりやすいので注意が必要である．

　以下に疑義照会における注意点を記載する．
(1) 原則として，処方医に直接照会する．

(2) 質問内容を明確にし，短時間で的確に行うようにする．
(3) 処方変更が望ましいと判断される場合は，その薬学的理由と代替案を用意しておく．
(4) 疑義が解消されない場合には，他の薬剤師にも相談してみる．
(5) 疑義が解消されないため，調剤することが適当でないと判断せざるを得ない場合もあり得る．
(6) 照会後は，照会した薬剤師名と照会内容，回答者名を記録しておく（薬剤師法第 23 条第 2 項および薬剤師法施行規則第 15 条，表 4.11）．
(7) 疑義照会に時間を要する場合は，患者にその旨伝え，場合によっては，後で調剤薬を持参するなどの配慮を行う．
(8) 必要時には，処方変更内容を患者に説明し理解を得る．

4.3.2 疑義照会の状況

　平成 22 年度の全国調査によれば，保険処方せん（院外処方せん）に対する疑義照会率は約 3 ％で，そのうち疑義照会によって処方内容等が変更された割合は約 70 ％であったことが報告されている．大学病院における院内処方せんに対する疑義照会では，調剤処方（内服および外用）に対する照会率は 2.4 ％，注射処方に対する照会率は 1.0 ％であり，そのうち，80 ％以上が処方変更に至ったことが報告されている（平成 23 年度京都大学医学部附属病院アニュアルレポートより）．また調剤時の疑義照会内容は，用法，用量，適応などの一般的情報が 69 ％を占め，続いて，処方ミス（15 ％），相互作用・重複・過量（10 ％）と続く（図 4.8）．一方，個々の患者の背景を把握した病棟担当薬剤師が行う薬剤管理指導業務における疑義照会（薬学的介入）では，

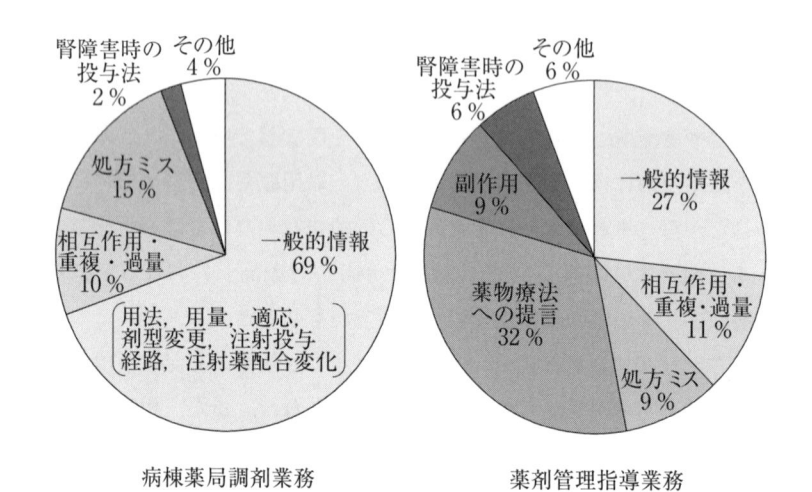

図 4.8　調剤と薬剤管理指導業務における薬学的介入（疑義照会）の比較
病棟薬局調剤業務：調査対象期間 2007 年 6 ～ 8 月，n ＝ 640 件
薬剤管理指導業務：調査対象期間 2002 年 3 ～ 5 月，n ＝ 653 件
（新迫恵子ら（2009）医療薬学，**35**：558-563）

薬物療法への提言（32％）や副作用に関する提言（9％），腎障害時の投与法（9％）等，多岐にわたっており，個別化された薬物療法に関わる事項が増加することが示されている（図4.8）．すなわち，薬剤師は狭義の調剤における疑義照会に留まらず，薬剤管理指導をはじめ医薬品情報，薬品管理，製剤，薬物血中濃度モニタリング等の薬剤業務全般を通して薬学的介入を行うことで，様々な角度から医薬品の適正使用を推進し，リスク回避に努めているといえる．

4.4 計数調剤

4.4.1 計数調剤とは

　近年の製剤技術の向上によって，内服用医薬品については錠剤やカプセル剤としての製品化が一般化している．これらの医薬品を調剤する場合は必要量を計算して取り揃えを行う計数調剤となる．なお，チューブに充填された軟膏や坐剤などの外用剤や注射剤についても，処方せんに基づき患者ごとに1日量あるいは1回投与分の取り揃えを行っていることから計数調剤といえる．

　計数調剤は，散剤や液剤の調剤と比較して簡単に行うことができるが，PTP包装の多様化（10

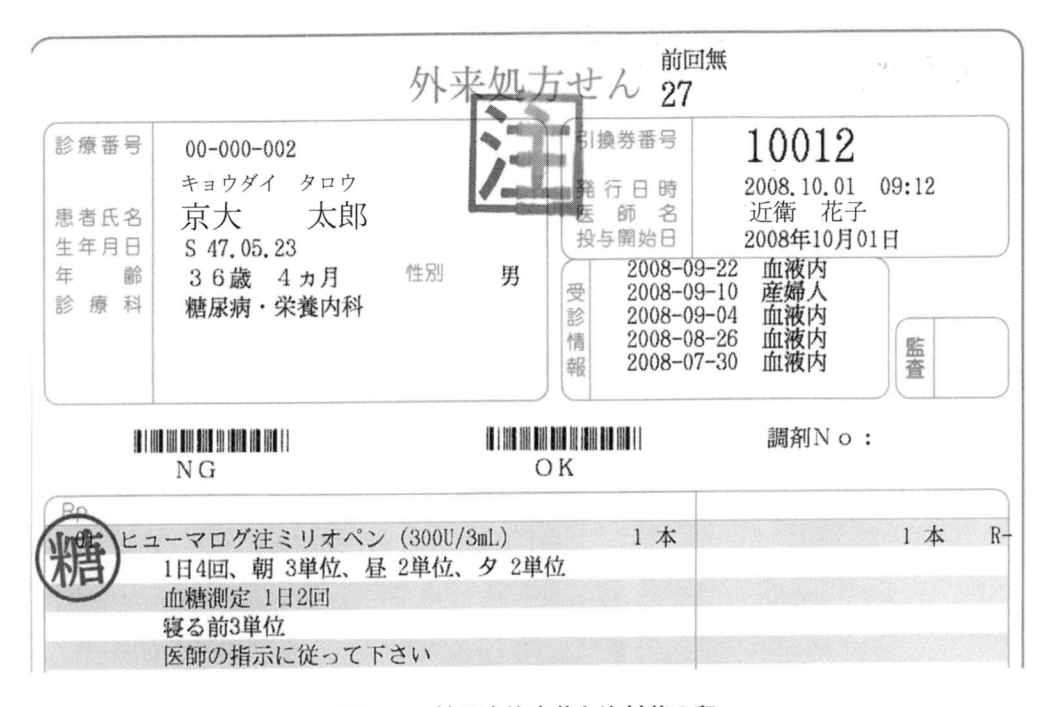

図4.9　糖尿病治療薬と注射薬の印

錠，14錠，21錠シート）による計数間違いや，医薬品名や外観の類似による取り間違い等の調剤過誤を起こすことがあるため十分注意を要する．同一商品名でも含有量が異なる製剤がある場合には，注意を促すため薬品棚に印をつけたり，間違いやすい医薬品どうしは薬品棚の離れた場所に収納したりするなど工夫をする．また，抗がん剤や糖尿病薬等では，処方せんに印を押したり，残数を在庫管理ノートに記帳したりするなどして注意を促す必要がある（図4.9）．

4.4.2　粉砕，分割投与について

　錠剤，カプセル剤の1日量が1日の施用回数で割り切れない場合は，処方医師の指示に従い，錠剤を半割したり，特別な服用（朝2錠，夜1錠）に分けたり，粉砕し散剤にしたりする必要がある．半割は，錠剤の場合は薬剤シートを開封し半錠器を用いて分割し（図4.10），カプセルの場合は脱カプセルを行い，内容物に賦形剤を加え等分に分包する．錠剤の粉砕は乳鉢と乳棒を用いて粉砕するか，粉砕数量が多い場合や粉砕する錠剤が非常に固い場合は粉砕器を用いて粉砕する（図4.10）．薬剤シートの開封にあたっては，添付文書や粉砕ハンドブックを参照して，光や湿気への安定性を確認する必要がある．腸溶剤や徐放性錠剤は原則として粉砕不可である．粉砕後はパイルパッカーで包装し，必要に応じて遮光保存や防湿保存を行う．

　また，患者が嚥下困難で錠剤をそのまま服用できない場合にも，粉砕するか，錠剤やカプセル剤を粉砕せずにそのまま用時に温湯（55℃）に懸濁させる簡易懸濁法を用いる．

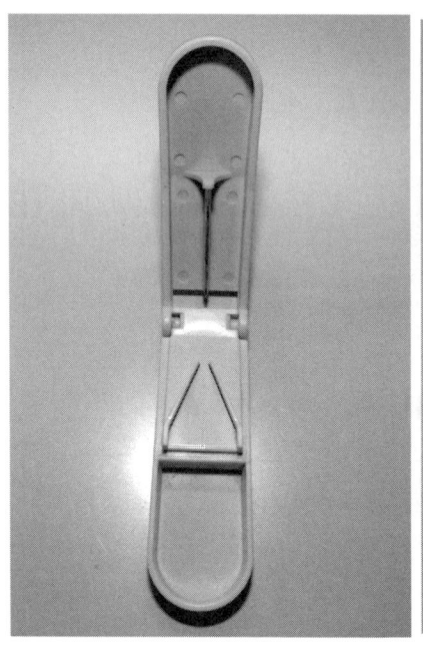

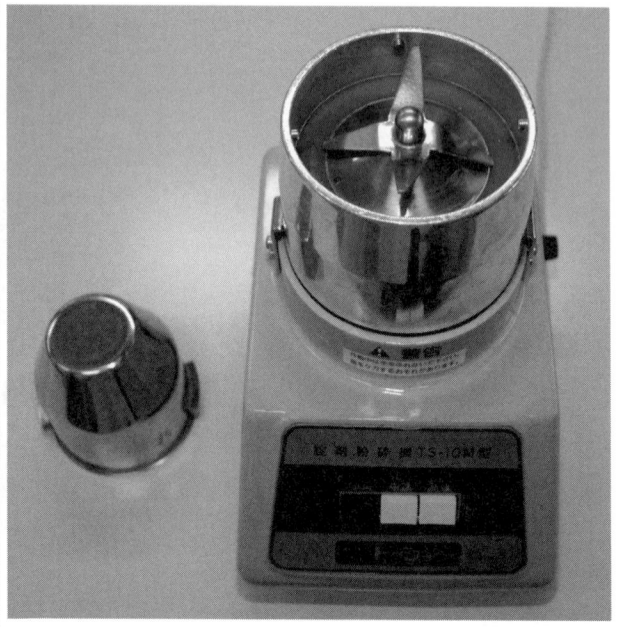

図4.10　半錠器と錠剤粉砕器

表 4.12 錠剤，カプセル剤の利点と欠点

利点：
1. 含量が均一で，安定性が高い
2. 苦みや臭いがマスクされているため，服用しやすい
3. 徐放性製剤等で，作用持続時間を調節できる
4. 携帯に便利である
5. 調剤が簡単で，調剤監査が容易である

欠点：
1. 投与量の微調節が行いにくい
2. 乳幼児には不向きで，高齢者にも服用しにくい場合がある

4.4.3 錠剤，カプセル剤の特徴

表4.12に錠剤，カプセル剤の利点と欠点を示す．製剤的工夫が施しやすいが，投与量の調節が行いにくく，乳幼児や高齢者では服用しにくい面がある．

4.4.4 一回量包装調剤（一包化調剤）

患者のコンプライアンスや服薬の安全性を高めるために，一回量包装（一包化 one dose package：ODP）調剤を行うことがある．処方オーダリングシステムと全自動錠剤分包機をオンラインで接続することで効率よく行えるようになってきた．機械の不調による錠剤の封入ミスの可能性もあるため，一回量包装された薬剤の調剤監査は不可欠で，その際，監査シートの利用が有用である（図4.11）．以下に，一回量包装調剤の利点と欠点を示す．

1　一回量包装調剤の利点

1) 包装シートから錠剤やカプセル剤の取り出しが困難な患者や高齢者に有効である．
2) 服用する薬剤が多い場合に，一回分がまとめられているので服用間違いが少ない．
3) 患者自身による服薬管理が容易である．
4) 病棟における配薬業務の軽減と，予薬ミスの軽減につながる．

2　一回量包装調剤の欠点

1) 一回量包装調剤された錠剤等の識別が困難である．
2) 処方変更への対応が煩雑で，一回量包装調剤された薬剤を変更する際に間違う危険性がある．
3) バラ錠を用いるため，その品質管理（吸湿性，光による分解）に注意を要し，一回量包装調剤が不適切な薬剤がある（表4.13）．

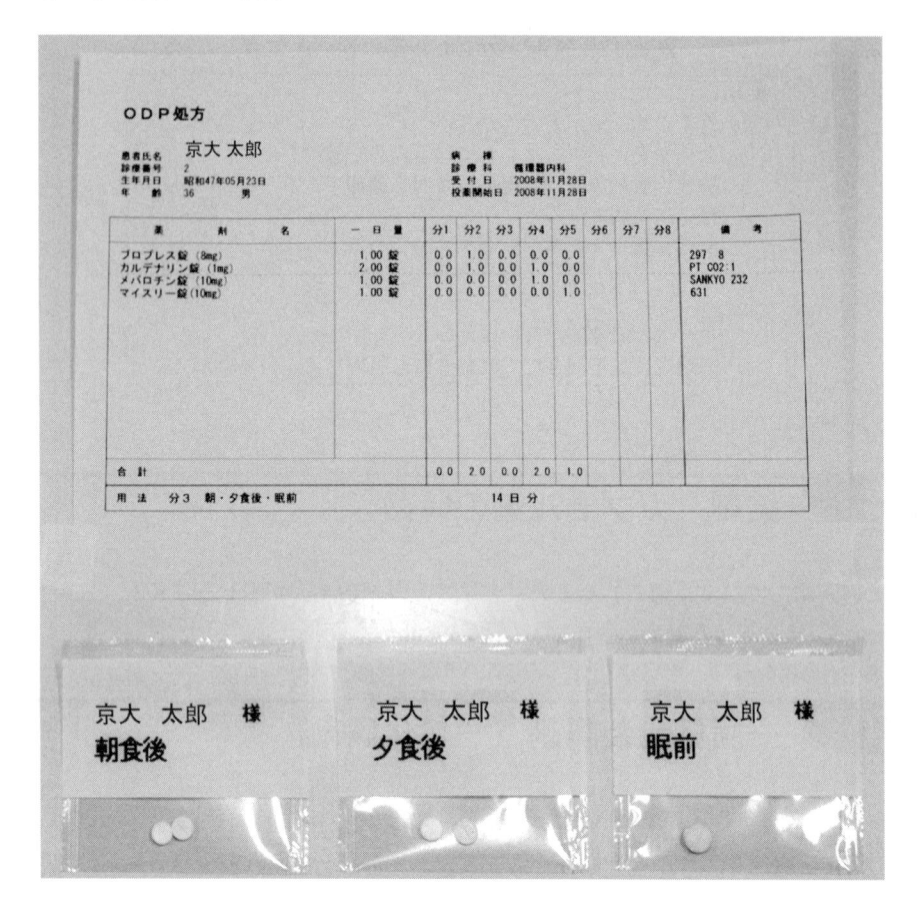

図 4.11　一回量包装と監査用のシート

表 4.13　一回量包装調剤が不適切な薬剤

1. 特殊な用法の薬剤	例）バッカル剤
2. 極度に光に不安定な薬剤	例）フィトナジン錠
3. 極度に吸湿性の高い薬剤	例）バルプロ酸ナトリウム錠
4. 壊れやすい薬剤	例）一部の口腔内崩壊錠
5. 一回量の多い薬剤	例）球形吸着炭カプセル
6. 麻薬，覚せい剤	
7. 治験薬	

4.5 計量調剤

4.5.1 散 剤

散剤の調製は秤量，混合，分包の作業工程に分けることができる．

1 秤量時の注意

1) 常に清潔に，整理整頓を心がける．
2) 天秤の前に正しく立ち，私語を慎み，正確・丁寧かつ迅速に調剤を行う．
3) 秤量にあたっては処方せんを熟読し，用法用量を確認する．
4) 装置瓶のラベルは，棚から取るとき，秤量する前，秤量後と少なくとも3回は確認する．
5) 秤量，混合後に処方せんを再度読み直すこと．
6) 疑問を抱いたまま調剤しないこと．

2 秤量操作

1) 使用する秤量皿，乳鉢，乳棒，薬匙を清潔な布できれいに拭く．
2) 天秤の水平確認．
3) 秤量皿を載せ，ゼロ点を合わせる．
4) 装置瓶をとる（バーコードリーダがある場合は，読ませて薬名を確認する，図4.12）．
5) 秤量は原則として処方せん記載の順で行う．ただし，秤量する薬剤の分量に著しい差がある場合は少量のものから秤量する．
6) （処方終了のボタンを押し，秤量確認シートを薬袋に付ける．）
7) 秤量忘れ，二重秤量がないか確認する．
8) 装置瓶への散薬補充時には複数薬剤師によるダブルチェックを行う．

3 混合操作

1) 乳鉢を左手で軽く支え持ち，親指は乳鉢の縁に軽く掛かる位置にして，乳鉢の中に指を入れないように注意する．乳棒を軽く右手に持ち（ペンを持つ要領），手首に力を入れないようにして回転する（この時，薬匙は一緒に持ったまま）．回転方向は左右いずれであってもよいが，一方向にのみ回転させること．乳棒の回転方向とあいまって乳棒を前後左右に軽く水平に動かす．乳鉢の内壁に付着した薬剤を薬匙で適宜かき落としてよく混合する．最後に薬匙にて

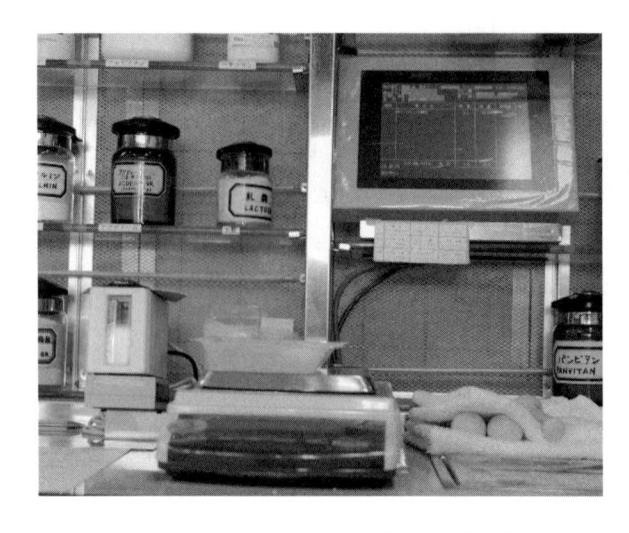

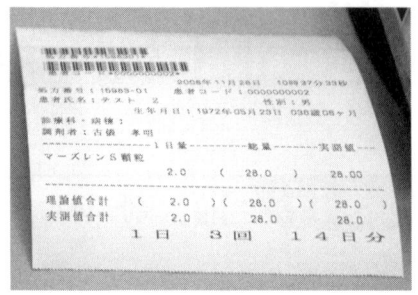

図 4.12　散剤調剤監査システムと秤量確認シート

混合度合いをみて終了とする．
2) 塊状の薬剤は最初乳鉢ですりつぶすか，篩を用いて均等な粉末としてから他の薬剤を加える．
3) 少量の薬剤に大量の薬剤を加える時は，前者をまず秤って乳鉢中で軽く研和しておき，次に大量の薬剤を少量ずつ取り混合し，全量を均等にする．
4) 臭気の強い薬剤や着色薬剤および抗がん剤を混合したときは，使用後の乳鉢，乳棒は別にしておき洗浄する．
5) 顆粒剤の多くは特殊なコーティングがしてあるので散剤の粉砕を避け，秤量は最後に行い他剤との混合は薬匙にて軽くかき混ぜるようにする．
6) 散剤中に顆粒が配合されていて，顆粒の量が散剤の量よりも多いときは，顆粒と散剤を別々に秤量し，乳鉢を重ねておき，二度撒きにして分包（重ね分包）する．
7) 錠剤を粉砕した時は，必要に応じて篩過する．

4　賦形剤

一包当たりの分量が少ない場合には，調剤や服用上取り扱いしやすくするため賦形剤を加える．賦形剤としては，一般には乳糖，デンプンあるいは乳糖とデンプンの混合物を用いる．ただし，イソニアジド末やネオフィリン（アミノフィリン）末の賦形剤にはバレイショデンプンを使用し，ヨウ化カリウム末は乳糖を使用する．賦形剤を加える場合は，薬局内規定により行う．

5　分割包装（分包）

散剤は，一般的には分割分包機を用いて分割包装される．分包機は，自動分割包装機と手分割包装機（パイルパッカー）に大別できる（図 4.13, 4.14）．多量の医薬品を分包するには自動分割包装機が便利であるが，他の患者の調剤薬への汚染防止に努めることが重要である．薬剤の形

4.5 計量調剤 73

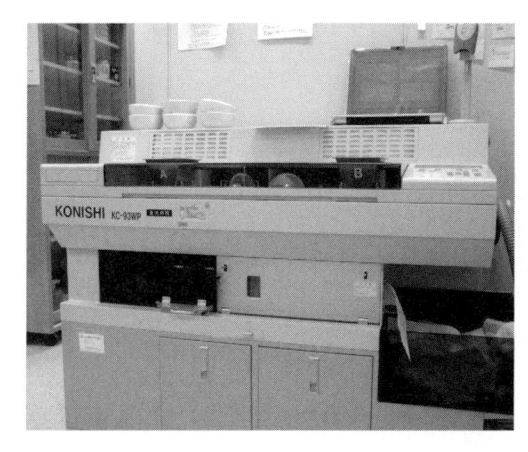

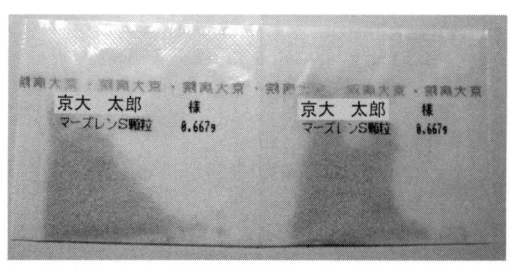

図 4.13 自動散剤分割包装機と分包品

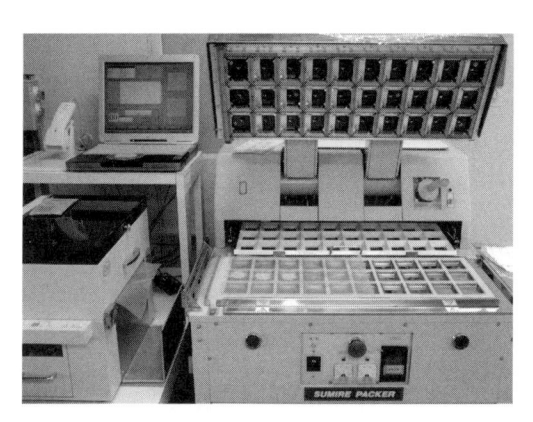

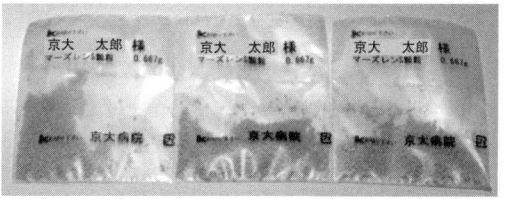

図 4.14 手分割自動包装機と分包品

状に合わせホッパーを調節し分包し，分包後には分包数，分包誤差，異物混入がないかを確認する．調剤指針によれば，1包の重量偏差が変動係数として 6.1 % 以下，全量では 2 % 以下が望ましいとされているが，薬物血中濃度モニタリング（TDM）を必要とする薬剤等ではさらに慎重な対応が望まれる．また，分包紙に薬品名等を印字させることは，リスクマネジメントの観点から有効である．

他の患者の調剤薬へ汚染すると問題があるもの（抗がん剤，配合変化を起こしやすい薬剤，臭いや濃い着色の薬剤）や，用量が少ない薬剤，錠剤の粉砕時など湿気が問題となる場合などには，自動分割包装機を用いずパイルパッカーを用いて分包する．

6 配合変化

2種類以上の散剤を混合した場合，服薬までの期間に物理化学的変化によって色調の変化や湿潤などの配合変化や力価・効力の低下が起こることがあり，「配合不可」，「配合不適」または

「配合注意」に分類される．配合不可の組合せは，現在ではほとんど用いられていない．

a）配合不適の組合せ

配合によって薬剤が湿潤する場合や，不溶性の沈殿を生じる場合が該当する．混合は避け，組合せ散剤とする．

例）アスコルビン酸を含む製剤とアルカリ性薬剤（酸化マグネシウム，炭酸水素ナトリウム等）

アスピリン末と炭酸水素ナトリウムあるいは安息香酸ナトリウムカフェイン

b）配合注意の組合せ

配合により色調が変化するが薬効に変わりないものが該当する．患者に不安を抱かせないように注意事項を記載し説明する．

例）ダイオウ末と酸化マグネシウム　　→　　色調が赤色に変化
　　フェノバルビタールと酸化マグネシウム　→　色調が赤色に変化
　　患者への説明：変色しても薬効に変わりありません．

c）その他の単剤処方

色調の変化および力価の低下を防ぐために，イソニアジド末，ネオフィリン（アミノフィリン）末では賦形剤としてデンプンを用い，他剤との混合は避ける．また，ドライシロップ剤は，水に溶かして服用することがあるため，他の薬剤とは混合せず，単剤で分包する．

7　散剤の特徴

表4.14に散剤の利点と欠点を示す．乳幼児，高齢者などでは散剤での処方が望ましいが，調剤上は，他の患者の薬剤残存による汚染や，調剤時や散剤補充時に取り間違いなどが発生しやすい剤形であるので注意が必要である．

表4.14　散剤の利点と欠点

利点：
1. 投与量の調節が可能であるため，乳幼児，小児，高齢者に処方しやすい
2. 数種類の薬剤を一度に服用できる

欠点：
1. 吸湿性，光に不安定，味・臭いが不快，刺激性などで散剤に不適当な薬品がある
2. 配合薬の内容が外観上わかりにくい
3. 他剤との配合変化に注意が必要である
4. 付着性，凝集性，飛散性がある薬剤の取扱いに注意が必要である
5. 薬塵が発生しやすく，薬剤アレルギーの原因となりやすい
6. 調剤に時間がかかり，患者の待ち時間が長くなる

4.5.2 内用液剤

1 液剤の種類

内用液剤として，日本薬局方の製剤総則で分類される経口液剤（エリキシル剤，懸濁剤およびリモナーデ剤）とシロップ剤（固形のシロップ用剤は除く）が該当する．

2 内用液剤に使用する計量用具および溶剤

液状の医薬品の計量に用いる秤量器具として，通常，メートグラス，メスシリンダー，標準滴瓶が用いられる（図4.15）．標準滴瓶は，日本薬局方で「滴数を量るには，20℃において「精製水」20滴を滴加するとき，その質量が0.90～1.10 gとなるような器具を用いる．」と規定されている．最近では，秤量時のロスが少ないことからディスペンサーを使用している施設もある．

内用液剤の調製には，常水または精製水を用いる．日本薬局方では「常水とは，通例，水道水及び井水を指す．」と記載されているが，常水を用いる場合，その水質による薬剤への影響に注意しなければならない．

3 一般的調製法

1) 投薬瓶の大きさを決める．
2) 液状医薬品はmLで，固形医薬品はgで，滴数で処方されたときは標準滴瓶ではかる．
3) 適量の水を薬瓶に入れ，しき水とする（水で調製しない場合は不要）．
4) 医薬品の秤量は，原則として処方せんの記載順に行うが，麻薬は最後に量る．
5) 液状医薬品を量るときはメートグラスを用いる．メートグラスを洗浄し，薬液のメニスカスを正確に読む（図4.16）．液量を多く取りすぎた場合は，元の瓶には戻さず廃棄する．

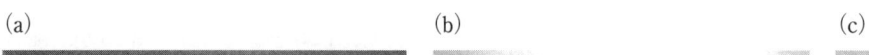

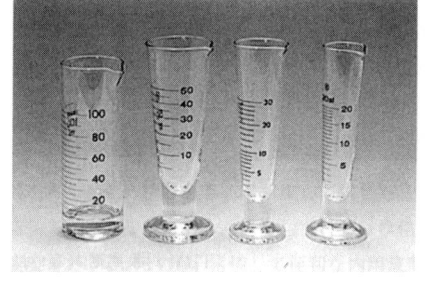

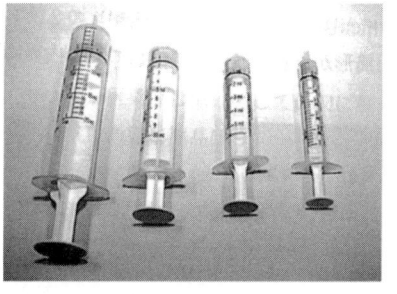

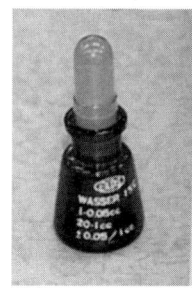

図4.15　内用液剤の計量用具
(a) メートグラス　(b) ディスペンサー　(c) 滴瓶
（第十二改訂調剤指針，薬事日報社，p.117, 118 より）

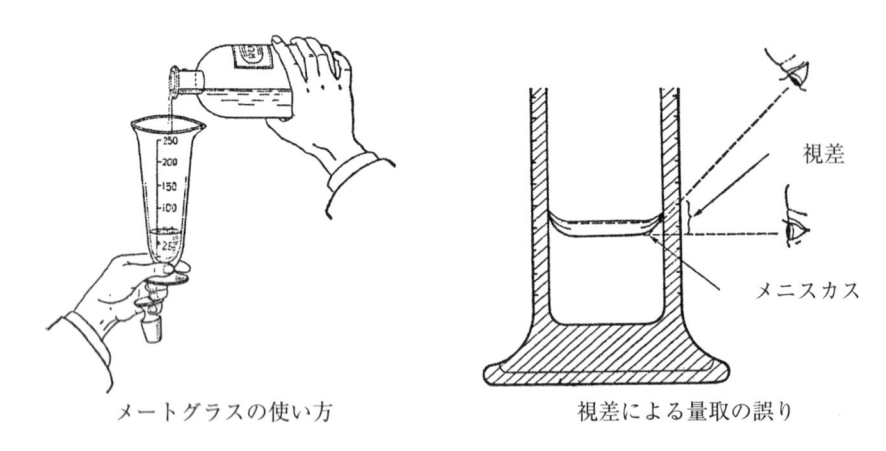

メートグラスの使い方　　　　視差による量取の誤り

図 4.16　メートグラスによる秤量法
(調剤指針注解 (1991) より)

6) メートグラスを賦形剤で洗浄し，洗液を加えて全量にする．賦形剤は通常，精製水，常水であるが，単シロップを用いることもある．
7) 栓をして振り混ぜ，逆さにして異物および密栓の検査をする．
8) 薬瓶に用法紙を貼る．このとき薬瓶に2種の目盛りがあるものは，用法指示に不要な目盛りを隠すように貼る．

4　内用液剤の配合変化

　液剤は配合される双方の医薬品が溶液の状態で存在するため，化学的変化または物理的変化が起こる可能性があり，沈殿を生じることもある．また，外観上の変化はないが有効成分が変化することもあるため，注意が必要である．配合に問題がある液剤は組合せ水剤とする．表 4.15 に配合不適のシロップ剤の主な組合せを示す．

5　内用液剤の特徴

　表 4.16 に内用液剤の利点と欠点を示す．シロップ剤は乳幼児に好まれる剤形であるが，配合変化を起こしやすく，また微生物汚染の観点から冷蔵保存が必要で，長期保存には適さないので注意が必要である．

表 4.15 配合不適の主なシロップ剤等の組合せ

商品名	一般名	商品名	一般名	理由
アスベリンシロップ 0.5 %	チペピジンヒベンズ酸塩	アタラックス-Pシロップ 0.5 %	ヒドロキシジンパモ酸塩	再分散性不良
		フェノバールエリキシル 0.4 %	フェノバルビタール	再分散性不良, ゲル状化
テオドールシロップ 2 %	テオフィリン	他シロップ剤, 水および単シロップ		徐放性が失われるため
デパケンシロップ 5 %	バルプロ酸ナトリウム	ペリアクチンシロップ 0.04 %	シプロヘプタジン塩酸塩水和物	油状物分離
		メジコン配合シロップ	デキストロメトルファン臭化水素酸水和物, クレゾールスルホン酸カリウム	油状物分離
		リンデロンシロップ 0.01 %	ベタメタゾン	油状物分離
トランサミンシロップ 5 %	トラネキサム酸	ビソルボンシロップ 0.08 %	ブロムヘキシン塩酸塩	沈殿, 再分散性不良
ポンタールシロップ 3.25 %	メフェナム酸	ペリアクチンシロップ 0.04 %	シプロヘプタジン塩酸塩	再分散性不良
		ポララミンシロップ 0.04 %	d-クロルフェニラミンマレイン酸塩	再分散性不良
		ムコダインシロップ 5 %	L-カルボシステイン	再分散性不良

(第十三改訂調剤指針, 薬事日報社, p.51, 表 3-6 より抜粋, 一部変更)

表 4.16 内用液剤の利点と欠点

利点:
1. 乳幼児や高齢者など, 錠剤・カプセル剤の服用が困難な患者が服用できる
2. 用量調節がしやすい
3. 甘味や芳香を付けたものが多く, 乳幼児が服用しやすい

欠点:
1. 糖分を含有するため, 糖尿病患者や小児の消化不良患者への投与に注意を有する
2. 携帯に不便であり, 1回量摂取が不均一になりやすい
3. 配合変化を起こしやすいので注意を要する
4. 微生物汚染しやすい

4.6 確認問題

問1 保険処方せんに記載が**必須ではない事項**はどれか答えなさい．
1. 保険者番号
2. 患者の住所
3. 発行年月日
4. 医師の免許番号
5. 病院もしくは診療所の名称

問2 調剤に関連する次の事項の正誤を答えなさい．
1. 処方オーダリングシステムの利点として，必要事項の記入漏れの防止があげられる．
2. 後発医薬品への変更がすべて不可の欄に保険医の記名があるが押印されていないので，患者の希望があれば後発品を調剤しても良い．
3. 薬袋に処方した医師の氏名を記入する必要がある．
4. 調剤済みとなった保険処方せんは3年間保存する必要がある．
5. 一回量調剤の利点として，錠剤鑑別がしやすいことがあげられる．

問3 服用時点の組合せの正誤を答えなさい．
1. エチドロン酸二ナトリウム —— 起床時
2. アカルボース —— 食直前
3. ブロモクリプチンメチル酸塩 —— 食前
4. ボリコナゾール —— 食間
5. クロモグリク酸ナトリウム —— 食後

〈解答と解説〉

問1 [解答] 2および4

[解説] 処方せんでは，患者の氏名，年齢，薬名，分量，用法，用量，発行年月日，使用期間，病院もしくは診療所の名称および所在地，医師の記名押印または署名，保険者番号，被保険者証の記号・番号が必要である．麻薬処方せんでは，さらに，患者の住所および麻薬施用者の免許番号が必要である．

問 2 解答 解説
1. 正
2. 誤：医師に問合せが必要である．
3. 誤：薬袋には不要である．
4. 正
5. 誤：錠剤鑑別はしにくい．

問 3 解答 解説
1. 誤：食間である．アレンドロン酸ナトリウム，リセドロン酸ナトリウムでは，起床時である．
2. 正
3. 誤：吐き気を防止するため，食直後である．
4. 正
5. 誤：食前である．

第5章 医薬品の管理と供給

　医薬品の管理と供給は，薬剤師にとって調剤と並ぶ最も基本的な業務である．その目的は，優れた医薬品を最良の状態で迅速に医療現場へ供給することにより，有効かつ安全な薬物療法を円滑に実施することにある．

　本章では，病院・薬局において医薬品の管理と供給を正しく行うために，その意義と必要性を理解し，医薬品の管理と供給ならびに特殊な取扱いを要する医薬品に関する基本的知識の修得ができることを目標とする．

5.1 医薬品の管理と供給の意義と必要性

　医薬品は「人の疾患の診断，治療または予防に使用されることが目的とされるもの，さらに人の身体の構造または機能に影響を及ぼすことが目的とされるもの」であり，人の健康と生命に直接的な影響を与えるという特殊性を有している．また，薬剤師法第1条には，「薬剤師は，調剤，医薬品の供給その他薬事衛生をつかさどることによって，公衆衛生の向上及び増進に寄与し，もって国民の健康な生活を確保するものとする．」と規定されている．すなわち，医薬品の管理と供給は，調剤とともに薬剤師の基本的業務と位置づけることができる．図5.1には医薬品の管理と供給の概要について示すが，医薬品の管理と供給の原則として次の点が重要である．

① 適正かつ効率的な購入管理と在庫管理

　医療機関の支出に占める医薬品費の比率は高く，その経営に与える影響は非常に大きいため，適正かつ効率的な購入管理と在庫管理は必須であり，経済性への認識が不可欠である．

② 迅速かつ円滑な供給管理

　一定の医薬品の種類と数量が常に在庫され，診療の必要時に円滑に供給され，また使用される

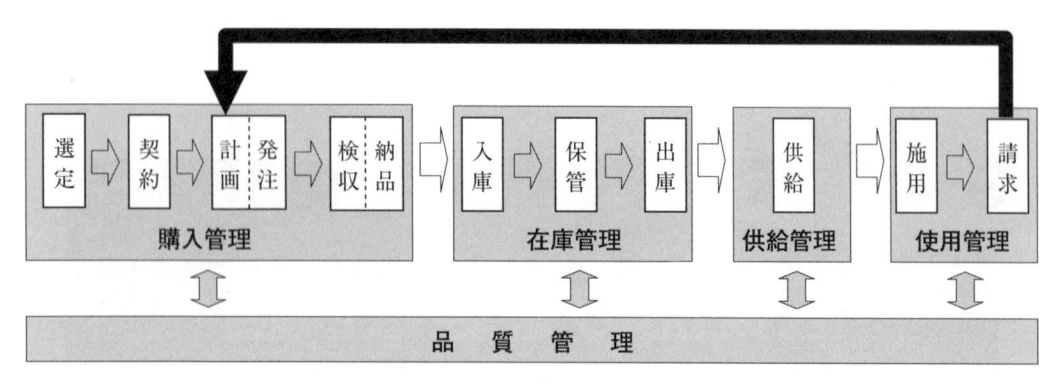

図 5.1　医療機関における医薬品の管理と供給の概要
(堀岡正義 (1993) 病院薬局学 第 11 版, 南山堂より改変)

体制が確立されねばならない．麻薬及び向精神薬，毒薬，劇薬などの法的規制がある医薬品については，より一層厳重で適正な管理が必要となる．

③ **有効性と安全性を保証する品質管理**

　有効性と安全性の保証された優れた医薬品を選択して購入し，その品質を損なうことなく望ましい状態で在庫し，医薬品の効果が十分に発揮できる状態で患者に供給され，使用されねばならない．

　このように，医療機関における医薬品の管理と供給は，診療と経営にとって大変重要であり，運営の一翼を担っているといっても過言ではない．近年，多種多様な新規医薬品が市販され医療の進歩に大きく貢献しているものの，医薬品の管理と供給はますます複雑になっている．一方，チーム医療の考え方が医療に深く浸透しつつあり，医薬品の管理は薬剤部門のみに留まらず，供給後の病棟などにおいて医薬品が適切に使用されるまでの管理（使用管理）が求められている．したがって，「もの」として数量管理に重点を置くことのみならず，強い生理活性を有する「医薬品」として，薬剤師の専門的知識と技能をもって医薬品の管理と供給に取り組み，医薬品の適正な使用の推進に努めなければならない．

5.2　医薬品の管理と供給の実際

　病院などの医療機関における医薬品の管理と供給が円滑に行われることは，とりもなおさず適正な薬物療法が円滑に実施される基礎となる．常に薬剤師は，適正な医薬品の管理と供給を心がけるとともに，経済性についても関心を持って業務に従事しなければならない．

　ここでは，医療機関における医薬品の購入管理，在庫管理，供給管理，ならびに品質管理の実際について理解することを目標とする．

5.2.1 購入管理

医薬品が生産されて医療機関に到るまでの流通経路は，図5.2に示すように大部分が製薬企業から卸企業を経て医療機関に納入されている．ここで，納入に至るまでの購入管理は，採用医薬品の選定，契約，計画・発注，検収・納品という4つの業務に分けることができる．

1 採用医療品の選定

すべての薬価基準収載医薬品（約16,000品目）を常備薬として採用することは在庫品目数の膨大化を招き，医療機関の経営を圧迫する．そのため，多くの医療機関においては経済性や医薬品管理能率，保管スペース，および医療安全管理面等の問題を含めて，採用医薬品の選定には一定の制限を設け，採用医薬品数を制御している．採用は病院長の諮問機関として薬事委員会を設置し，その審議によって新規医薬品の採用可否を決定する．同時に，使用状況を調査して使用量が少なくなった医薬品の採用を適宜中止し，医薬品の採用数を調整することも必要である．採用医薬品数は，表5.1に示すように大学病院では約2,000品目（限定採用医薬品を含む）であるが，一般の大病院ではこれより少ない傾向である．

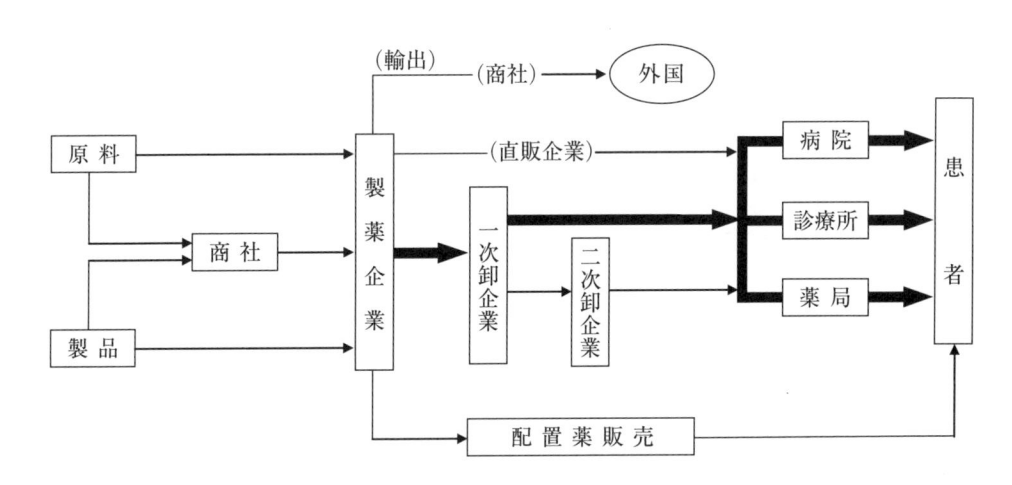

図5.2 医薬品の流通経路
太線は主な経路を示す．
（朝長文弥（1986）薬品管理の基礎と実践，薬業時報社より改変）

表5.1 採用医薬品数（K大学病院）

注射剤	内服剤	外用剤	麻薬	放射性医薬品	医療用ガス類
693	862	298	30	185	61
	1,853				

平成20年9月（920床）

2 契約業務

医薬品の購入額は，医療機関における総支出額の25～30％を占め，人件費（約50％）に次いで多く，総支出額に占める医薬品費の比率は極めて高い．医薬品の購入契約に係る入札等の事務的業務の担当部門は，事務部門が一般的であるものの，薬剤部門が担当している医療機関も多い．また，購入する医薬品の品目や数量の決定は，専門知識を有する薬剤師が行っているのが通例である．医薬品の価格は，厚生労働大臣が定める薬価基準を基本とするが，契約価格は，おおむね表5.2に示す方式を用いて決定されている．

3 計画・発注業務

医薬品購入の基本は発注計画にあるが，必要時の品切れを防止するとともに，経営面を考慮することが肝要である．発注計画の基本的な考え方を図5.3に示す．最高在庫量，最低在庫量の決定に当たっては，各医療機関の医薬品倉庫の大きさ，卸企業と病院との距離，人員ならびに経済性等の問題を含めて医療機関側の事情を考慮する必要がある．発注時期を1週に1回あるいは10日に1回などとしておき，コンピュータを用いて自動発注管理をする定期自動発注システムは，医薬品管理業務の合理化と正確化を図ることができるため，多くの病院で行われるようになってきた．

表5.2　医薬品の契約価格決定の方式

方式	特徴
単価入札方式	・卸企業に購入予定品目を提示し，卸企業から品目ごとに提出された見積り価格のうちで最低価格を落札価格として卸企業を決定する方式
総価入札方式	・購入予定品目の総見積り価格のうちで最低価格を落札価格として，卸企業を決定する方式 ・製薬企業ごとの単価入札を基盤に総合的な平均価格を評価し，製薬企業1社に卸企業1社が原則 ・一定の値引率が決定されれば，医薬品ごとの価格交渉の手間を省くことができる
見積り合わせ方式	・原則は入札方式と同様 ・あくまで見積りの考えで，病院側が希望する価格に達した医薬品のみを購入する方式 ・予定価格に達する価格まで再見積りを実施する場合がある
随時契約方式	・卸企業の特色を生かして適切な価格を確保するため，単品ごとに話し合いにより卸企業を決定する方法 ・入札方式に比べて，品目別の価格折衝になるため時間を要す ・機械的，事務的でなく，折衝のいかんでは実効を上げることが容易
各方式の組合せ	・医薬品または卸企業の特性を加味して各方式を適宜組合せ，それぞれの利点・欠点を考慮し，効率の良い購入契約を目指す ・例えば，高額な医薬品，新薬，血液製剤，抗悪性腫瘍剤，輸液製剤，造影剤，局方品などは特殊な条件を加味して随時契約方式とし，その他は事務的作業量軽減のために総価入札方式を採用するなど

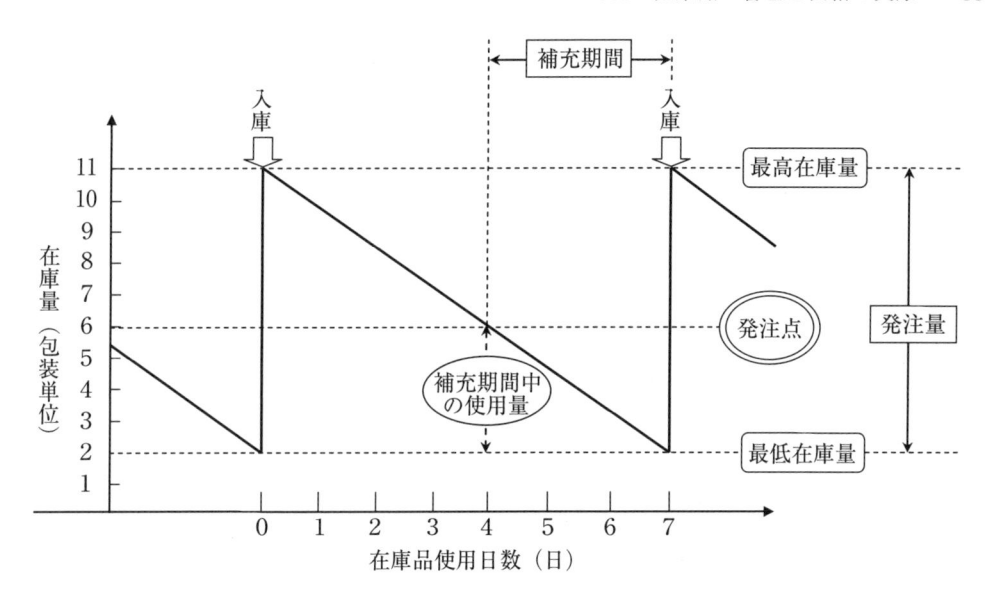

図5.3 発注計画の概略図

4 検収・納品業務

　医薬品の納入にあたっては，品名，数量などの事務的確認と専門的確認の二面がある．専門的確認は薬剤師が実施し，製造年月日，製造番号（ロット番号），有効期間または使用期限，流通経路，観察による品質検査などを行うが，必要に応じて試験室で薬品試験を実施することが望ましい．通常，納入者，事務部担当者，薬剤師の三者の立ち会いで行われる．近年，医薬品包装にバーコード表示が徹底され，コンピュータとバーコード読取装置の利用による購入計画の作製，検収，在庫，供給管理が正確かつ効率的に行われている．図5.4にバーコードを利用した薬品管理システムの例を示す．

5.2.2 在庫管理

　良い在庫管理を行うには，医薬品の適正な在庫量と保管の管理が基本となる．

1 在庫量と棚卸し

　医薬品の在庫量は，診療に差し支えない程度にできるだけ少ない量が望ましいが，一般に医薬品の緊急性を考えた量として2週間分程度の在庫が必要とされてきた．しかし，立地条件などが有利で在庫管理システムが正確化された医療機関では，発注点（図5.3）を低くし，在庫量を極力抑えて経済的に運営している場合もある．発注点管理の欠点は，最低在庫量が常に在庫として残ることである．この欠点を補うために，予測一括発注の方法がある．この方法は，薬品倉庫のスペースを配慮して月初めに20日間程度の在庫量を持ち，検収作業の時間削減に努める．逆に

86 第5章 医薬品の管理と供給

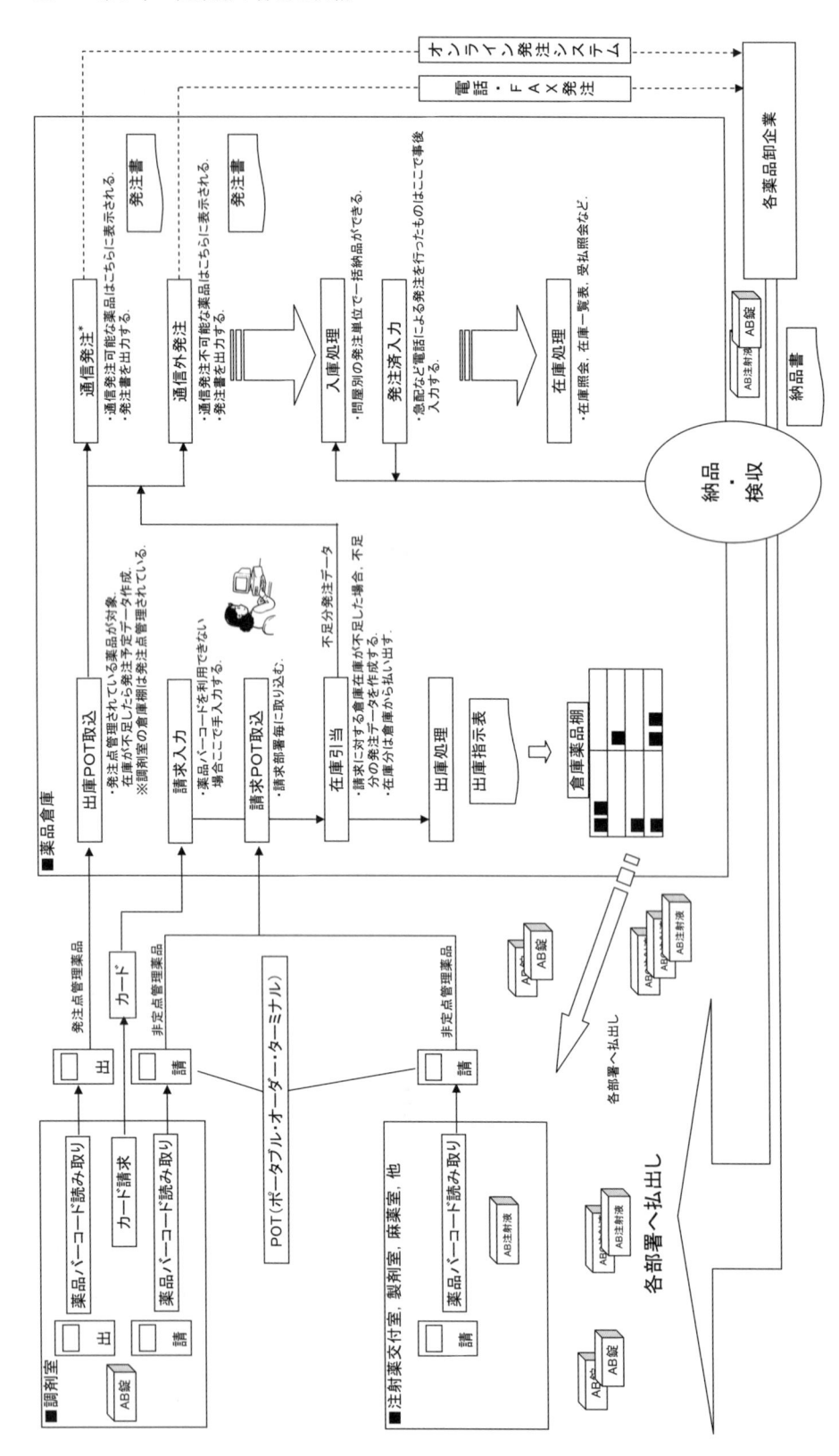

図5.4 薬品管理バーコードシステムの例（K大学病院）

* 通信発注分はVANを経由して各薬品卸企業へ伝わる．VAN：付加価値通信網 Value Added Network

月末は診療に差し支えない程度の在庫量に圧縮するというものである．さらに，従来の薬品倉庫という概念から外れ，薬品倉庫と調剤室を一つとした在庫管理を実施することにより，省スペース化，倉庫からの出庫業務の解消を試みている医療機関もある．

棚卸しの実施は，現有の在庫量を正確に把握できることに加えて，医薬品の整理，使用期限の確認，不動在庫の防止などの効果がある．可能な限り短い間隔で行うことが望ましい．

2　保管管理

医薬品倉庫における医薬品の配列は，通常，用途別（調剤用，注射用など）や薬効別に分類し，さらにそれぞれを五十音順やアルファベット順などに配置して場所を定め，名称を表示するなど，人為的ミスを防止する工夫が必要である．また，毒薬・劇薬の取扱い（薬事法第44条・48条），医薬品と他の薬物との区別（薬事法施行規則第10），温度規定（日本薬局方通則）等に留意する．さらに，先入れ先出しを徹底し，保存時間の長いものは有効期間，使用期限に注意しなければならない．なお，品質管理については「5.2.4　品質管理」を，毒薬・劇薬の取扱いについては「5.3　毒薬・劇薬の管理と取扱い」を参照していただきたい．

5.2.3　供給管理

病院などの医療機関において，医薬品が倉庫から出庫され，病棟や外来などに供給される流通過程が対象となる．内服剤や外用剤などの調剤薬については調剤室，注射剤については注射薬交付室を経由し，その他の処置用，手術用，診断用，消毒用などの医薬品および院内製剤は，薬品管理室または製剤室から供給されることが一般的である．

1　調剤薬の供給

処方せんに基づく調剤薬の供給は，調剤室において行われ，調剤室における供給管理では次のことに留意しなければならない．

a）医薬品の保管量，保管方法，調剤方法の工夫（品質面）

開封されて錠剤棚に充填された錠剤，装置瓶に充填された散剤，ならびに自動錠剤分包機のカセットに充填された無包装の錠剤（バラ錠）などは，安定な保存状態から無防備な状態になっている．患者が服用するまでの期間や調剤時の品質確保（配合変化，包装材料，保存方法など）について考慮し，調剤室における保管量，保管方法，調剤方法を工夫しなければならない．

b）調剤された医薬品数量を適正に補充する（経営面）

処方データからすべての調剤薬の消費状況を正確に把握できるコンピュータ管理システムが理想的である．少なくとも高額な医薬品については，出納簿のような受払いカードを作成し，管理

を徹底することが必要である．なお，代表的な高額薬価の内服剤，外用剤ならびに注射剤の一覧を表5.3に示す．

2 注射剤の供給

　医薬品の倉庫から出庫された注射剤は注射薬交付室で管理され，処方せんまたは伝票を基に病棟または外来に供給され，医師あるいは看護師によって施用される．このため，注射剤に関して，薬剤部門は院内の医薬品流通過程における補給管理部門にすぎないと見なされてきた．しかし，注射剤は不安定なものが多く，混合による配合変化や分解，微生物や異物による汚染，使用方法等の品質・安全性を考えると，調剤薬以上に注射剤の供給管理に注意を要することは明らかであり，高カロリー輸液や抗悪性腫瘍剤をはじめとした注射剤の混合調製の需要が増すとともに，薬剤師の業務として位置づけられつつある．また，薬物療法において注射剤が占める割合は非常に大きく，しかも高額薬価のものが多い（表5.3）．このため，注射剤が医薬品の購入金額に占める割合は最も大きく重要であり，経済管理の観点から注射剤に注意を払う意義は大きい．表5.4には，医薬品の種類別に見た購入金額の割合について一例を示す．

　注射剤の供給方式は，次のように分類することができる．また，各供給方式について比較した結果を表5.5に示す．

a）処方せんに基づき患者単位に供給する方式

　この方式は，入院，外来を問わず処方せんに基づき調剤が行われる調剤薬と同一の経路をとり，しかも使用直前まで薬剤師のもとで管理することができるため，品質確保が容易である．また，処方監査（配合変化，相互作用，重複投与，投与量，投与方法などの確認）ならびに薬歴管理の実施が可能となる．薬剤管理指導料の施設基準適合の条件の一部にもなっており，注射剤の品質・安全性を考える時，きわめて望ましい供給方法である．

① **個人別セット方式**

　通常，1回分または1日分をセットにする．その方法として小ビニール袋に詰めるか，専用搬送のセット車を設け，患者ごとのトレーや引き出しにセットして供給する（図5.5，図5.6）．この方式は薬剤部（薬局）の業務量が増大するため，自動注射剤払出装置（図5.7）を導入して業務の効率化を図る医療機関が多い．

② **混合調製（ミキシング）方式**

　高カロリー輸液製剤などの一般注射剤については無菌室のクリーンベンチを用い，また抗悪性腫瘍剤については安全キャビネットを用いて，基本液や輸液等に必要な注射剤を1回分ずつ混合調製して供給する医療機関が増加している．なお，施設基準に適合している医療機関では，無菌製剤処理料の算定が可能である（図5.8）．

表5.3 主な高額薬価の医薬品（内服剤，外用剤，注射剤）

剤形		商品名	一般名	単位	薬価（円）
内服剤	1	テモダール® カプセル100 mg	テモゾロミド	1カプセル	16,390.9
	2	ザイボックス® 錠600 mg	リネゾリド	1錠	12,935.9
	3	タルセバ® 錠150 mg	エルロチニブ塩酸塩	1錠	10,347.0
	4	フィズリン® 錠30 mg	モザバプタン塩酸塩	1錠	8,734.4
	5	スーテント® カプセル12.5 mg	スニチニブリンゴ酸塩	1カプセル	7,161.8
	6	イレッサ® 錠250 mg	ゲフィチニブ	1錠	6,526.2
	7	エクジェイド® 懸濁用錠500 mg	デフェラシロクス	1錠	4,624.3
	8	ネクサバール® 錠200 mg	ソラフェニブトシル酸塩	1錠	4,547.2
	9	トラクリア® 錠62.5 mg	ボセンタン水和物	1錠	4,370.1
	10	ペラゾリン® 細粒800 mg	ソブゾキサン	1包	3,637
外用剤	1	サーファクテン® 気管注入用 120 mg	肺サーファクタント	1瓶	94,305.8
	2	ベリプラスト®P コンビセット5 mL 2キット	フィブリノゲン加血液凝固第XIII因子（2）	1組	68,234.3
	3	ボルヒール® 5 mL 4瓶	フィブリノゲン加血液凝固第XIII因子（3）	1組	66,218.1
	4	タココンブ® 9.5 cm×4.8 cm	フィブリノゲン配合	1枚	59,121
	5	イムシスト® 膀注用81 mg	乾燥BCG（コンノート株）	1瓶	18,158.1
	6	イムノブラダー® 膀注用80 mg	乾燥BCG（日本株）	1瓶	18,089
	7	デュロテップ®MT パッチ16.8 mg	フェンタニル	1枚	12,047.7
	8	ナサニール® 点鼻液10 mg 5 mL	ナファレリン酢酸塩	1瓶	10,029.1
	9	スプレキュア® 点鼻液0.15 % 15.75 mg 10 mL	ブセレリン酢酸塩	1瓶	10,357.3
	10	フィブラスト® スプレー500 μg	トラフェルミン（遺伝子組換え）	1瓶	10,799.4
注射剤	1	ファブラザイム® 点滴静注用35 mg	アガルシダーゼ ベータ（遺伝子組換え）	1瓶	706,580
	2	乾燥ボツリヌスウマ抗毒素	乾燥ボツリヌスウマ抗毒素	1瓶	684,694
	3	ノボセブンHI静注用5 mg 5 mL	エプタコグ アルファ（活性型）（遺伝子組換え）	1瓶	450,177
	4	注射用レザフィリン® 100 mg	タラポルフィンナトリウム	1瓶	387,208
	5	エラプレース® 点滴静注液6 mg 3 mL	イデュルスルファーゼ（遺伝子組換え）	1瓶	383,390
	6	リプレガル® 点滴静注用3.5 mg 3.5 mL	アガルシダーゼ アルファ（遺伝子組換え）	1瓶	355,725
	7	シムレクト® 静注用20 mg	バシリキシマブ（遺伝子組換え）	1瓶	349,545
	8	注射用アナクトC® 2,500単位	乾燥濃縮人活性化プロテインC	1瓶	320,903
	9	サンドスタチン® LAR筋注用30 mg	オクトレオチド酢酸塩	1瓶	303,718

平成25年9月

表 5.4 医薬品購入額の割合（薬種別）

薬　種	割　合（％）
注射剤	65.3
内服剤	20.6
外用剤	7.4
放射性医薬品	4.6
麻　薬	1.1
試薬類	0.9

K 大学病院（平成 20 年 7 月）

表 5.5 注射剤供給方式の比較

	患者単位		病棟・外来単位		
	個人別セット	混合調製	セット交換	定数配置	箱渡し
品質の確保	◎	◎	◎	○	×
安全性の確保	◎	◎	○	△	×
処方変更への対応	△	×	△	○	◎
供給業務量	△	×	△	○	◎
返納業務量	△	×	△	○	◎
末端在庫量	◎	◎	◎	△	×
搬送業務量	×	×	×	○	◎
保険収入の確実性	◎	◎	◎	△	×

◎ 非常に良い，○ 良い，△ 悪い，× 非常に悪い
（日本病院薬剤師会編（2002）病診薬局ハンドブック 第 5 版，p.20，じほうを一部改変）

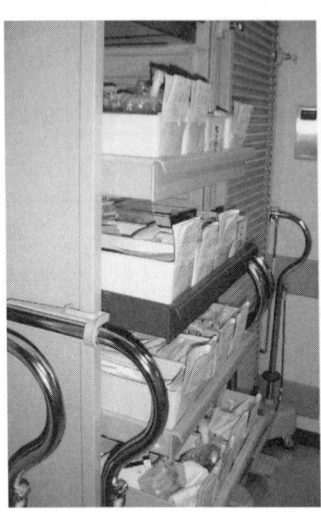

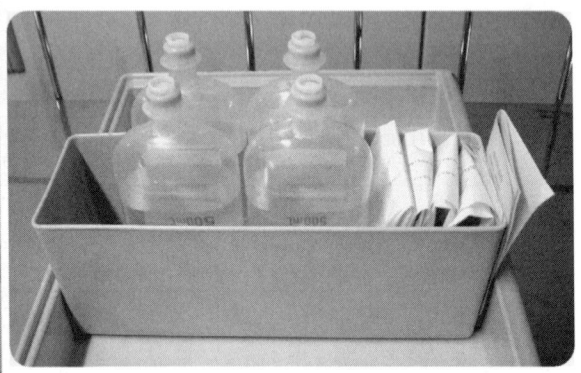

図 5.5 注射剤の個人別セット方式（K 大学病院）
左：搬送台車，右：個人別にセットされた注射剤

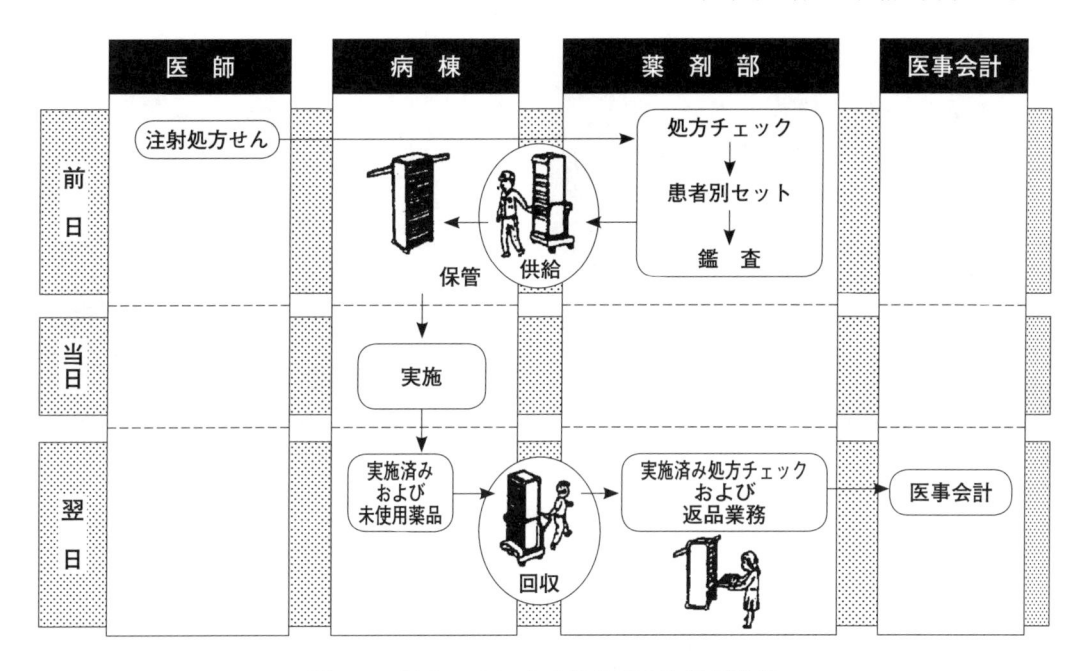

図5.6　処方せんによる患者別の注射剤供給
(髙橋弘充, 川口雅生, 乾賢一 (1992), 月刊薬事, **34**, 2705 より引用改変)

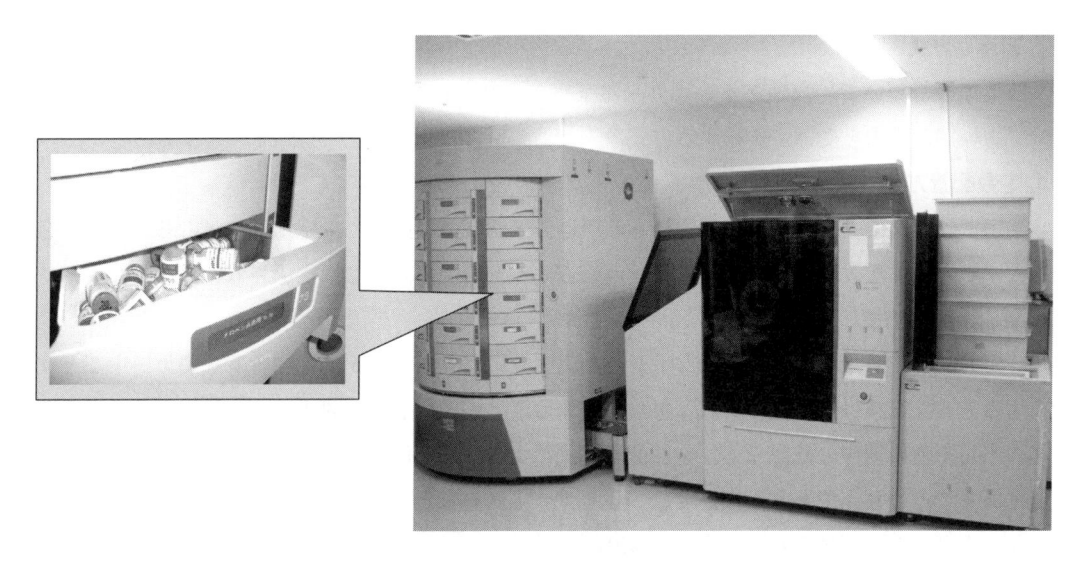

図5.7　自動注射剤払出装置

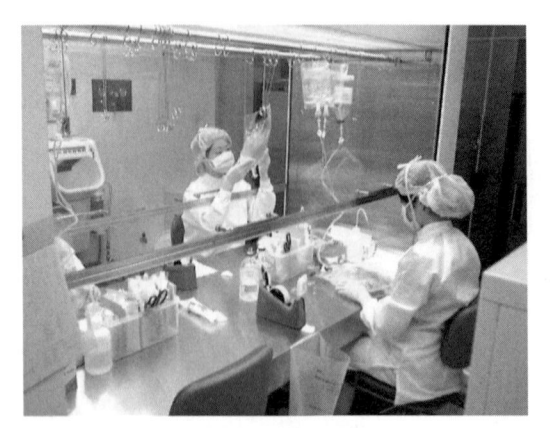

A) クリーンベンチでの輸液の調製 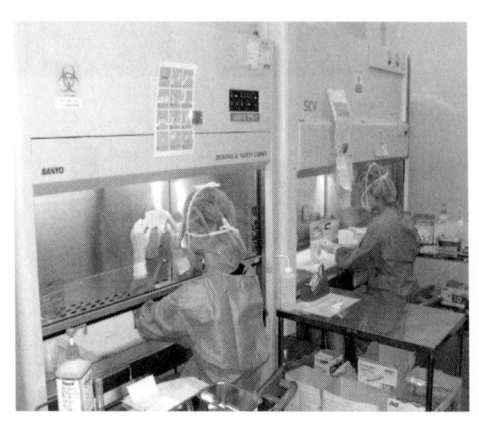　　　　B) 安全キャビネットでの抗がん薬の調製

図 5.8　注射剤の混合調製

b）病棟，外来診察室単位に供給する方式

　この方式は，医薬品が主に看護師の管理下に置かれるため，薬剤師の確認が行いにくいという問題点がある．しかしながら，実際には病院の実情に沿って効率の良いいくつかの方法を組み合わせることになる．

① 箱渡し方式

　伝票等に基づいて，病棟あるいは外来診察室のそれぞれから包装箱単位（10 アンプル，50 アンプル等）の請求を受け，供給する方式．

② 定数配置方式

　繁用される医薬品の一定数量を病棟あるいは外来診察室に配置し，定期的に集計した使用量を補充する方式．配置していない医薬品は，処方せんを用いて請求し，供給されねばならない．

③ セット交換方式

　一定の品目，数量を交換の容易なトレーやカートにセットし，定期的にトレーやカートごと交換する方式．交換は，可能であれば毎日実施することが望ましい．処方せんの書き漏れによる薬剤の不足や使用期限の確認など，定数配置方式による問題を解決できることや調剤薬もセット可能であることが利点である．最近では，救急カート内の緊急使用医薬品や手術室で使用される医薬品の管理などに採用されている（図 5.9）．

3　病棟・外来へ供給された医薬品の管理

　病棟あるいは外来診察室へ供給した医薬品の管理は，現場の看護師等に任せきりになりがちであるが，薬剤師は患者に適用される時点までの品質確保と安全使用に留意しなければならない．そのためには，看護師等の医療従事者に対して医薬品の取扱い方法等（法規や貯法など）に関する定期的な教育の実施が必要である．また，薬剤師みずから病棟や外来を定期的に巡回し，医薬

A) 薬剤部・病棟間の搬送

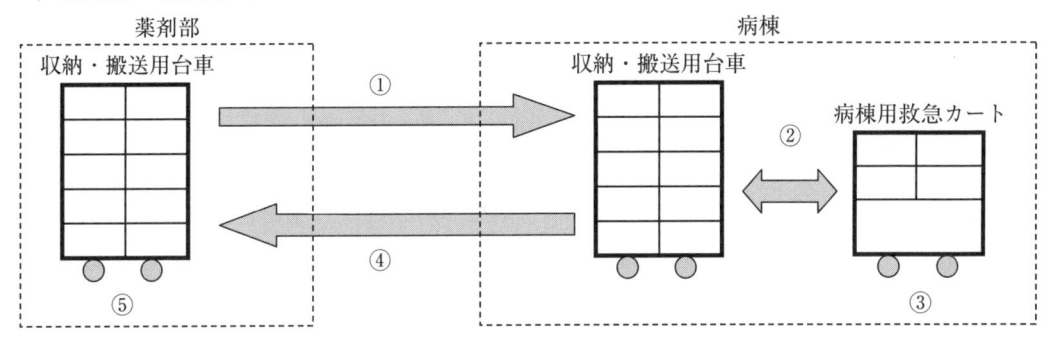

① 収納・搬送用台車を薬剤部から各病棟へ巡回搬送する．
② 救急カート内の使用済みトレーと台車内の充填済みトレーとを入れ換える．
③ 医薬品使用時，処方せんはトレーへ入れる．
④ 収納・搬送用台車を薬剤部へ返送する．
⑤ 処方せんと使用済み医薬品の照合を行い，翌日分の充填済みトレーを準備する．

B) 収納・搬送用台車　**C) 病棟用救急カート**

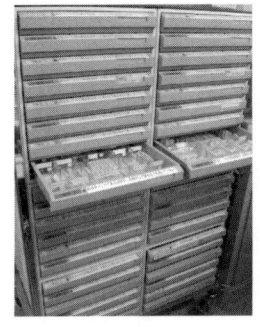

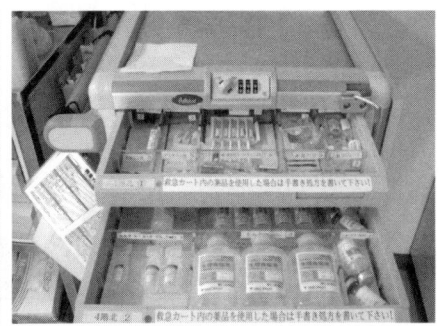

図5.9　救急カートと緊急使用医薬品
（上田ら（2007）医療薬学，33（5），431-437より引用）

品使用の実態を把握すると共に，医師や看護師に各医薬品の使用上の諸注意を適切に指導することも重要である．これらの活動は，医薬品の正しい使用方法を院内に徹底させることに役立つことはいうまでもないが，医薬品による事故や過誤の防止に役立ち，安全かつ有効な薬物療法の実施に大きく貢献できるものと考えられる．

5.2.4　品質管理

医薬品は，製造過程に「医薬品及び医薬部外品の製造管理及び品質管理の基準」（Good Manufacturing Practice；GMP）が，製造販売過程に「医薬品，医薬部外品，化粧品及び医療機器の品質管理の基準」（Good Quality Practice；GQP）が制定されるなど，医療機関に搬入されるまでの品質管理に関する基準は整備されている．一方，調剤については「医薬品の調剤及び品質管理に関する基準」（Good Dispensing Practice；GDP）[1]が提唱されているものの，医薬品購入後から患者に使用される段階に至るまでの品質管理については，個々の医療機関の状況に応じた環境整備が必要であり，次の事項が要点としてあげられる．

① 品質が保証された純良な医薬品を購入する．
② 医薬品個々の保管条件に合わせて正しく管理する．
③ 医薬品の特性に基づき適正に使用する．

1 医薬品の流通経路における品質保証の範囲

医薬品の流通経路における品質保証の範囲を，図5.10に示した．製薬企業は品質設計から製造，品質保証，次いで卸企業への輸送までの直接的な責任を負うが，引き続き患者への施用に至るまでの品質に関する責任は継続していると考えるのが妥当である．卸企業は自己の倉庫における保管から医療機関への配送までを責任範囲とする．医療機関については，患者への投薬，服用または施用までが責任範囲であることは述べるまでもない．薬剤師は，入院・外来を問わず，患者に交付された最後の1回分が施用されるまでの品質維持に努めなければならない．すなわち，医療機関において医薬品が施用されるまでの品質維持，安定性に関する情報の入手ならびにその評価は，薬剤師の重要な任務である．

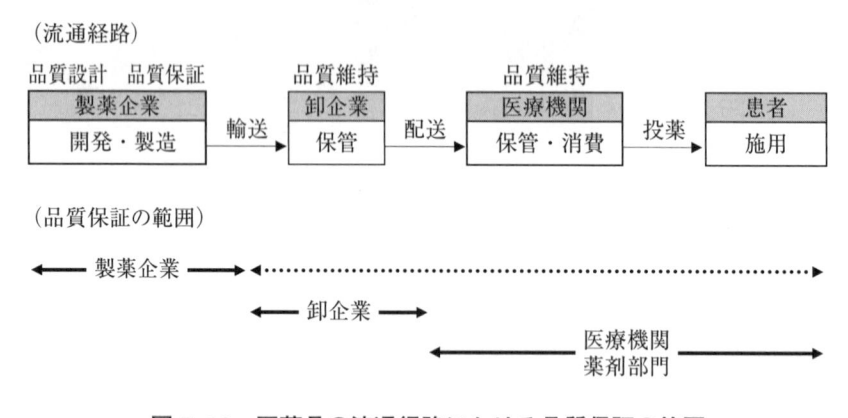

図5.10 医薬品の流通経路における品質保証の範囲
（日本病院薬剤師会編（2002）病診薬局ハンドブック 第5版，p.44，じほうを一部改変）

2 医薬品の保存条件

医薬品は，外的環境の影響を受けて品質が著しく劣化するおそれがある．個々の医薬品に適した条件で保管されていないものは，たとえ使用期限内であっても本来の有効性が期待できないばかりか，安全性についても不具合を生じることが考えられる．したがって，医薬品ごとに示された貯法に従い，適切な保存条件下において保管管理されなければならない．

a）医薬品の品質に影響を与える主な要因

医薬品の品質に影響する主な要因として，温度，湿度，光，酸素が考えられ，温度管理，湿度管理，光線管理ならびに酸化防止対策を適正に実施しなければならない．

① 温度管理

　病院薬局の環境衛生基準（昭和58年制定）によると，温度条件は19～26℃（年間）とされている．また，第十六改正日本薬局方通則には，「標準温度は20℃，常温は15～25℃，室温は1～30℃，微温は30～40℃，冷所は別に規定するもののほか1～15℃の場所」と規定されている．冷所保存と規定がある医薬品は，専用の低温保管設備に収納しなければならない．特に「5℃以下で貯蔵」や「2～6℃で貯蔵」など詳細に温度設定がされている場合には，別に医薬品用保冷庫（図5.11）あるいは冷凍庫（氷点下20℃以下）の設備が必要となる．さらに，自動記録温度計（図5.11）により経時的に記録された庫内温度を定期的に確認することも必要である．

② 湿度管理

　病院薬局の環境衛生基準によると湿度条件は40～70％RHとされている．我が国において，通年，この条件を保持するためには，空調設備の完備が不可欠である．また，吸湿性の高い医薬品の場合は，乾燥剤を入れた別の保管庫を準備するなどの対策が必要となる．さらに，吸湿性のため1回量包装調剤できない医薬品銘柄についてはPTP包装で投薬するなど，個々の医療機関ごとに内規を定めるなどの対応が望まれる．

③ 光線管理

　病院の照度基準では，薬品倉庫の照度は約200ルクスであり，調剤室の照度は500～1000ルクスである[2]．紫外線および短波長の可視光線によって分解，変質する医薬品は，遮光保存する必要がある．特に直射日光は，光エネルギーが大きいため分解を促進するので避けなければならない．開封した医薬品では蛍光灯の明るさで分解するものもある．図5.12には，光に不安定な成分を含有する医薬品に採用されて効果を発揮している製剤の分解防止対策を示す．

④ 酸化防止

　空気中の酸素等により酸化を受ける医薬品（例えば，芳香族アミン類，不飽和脂肪酸類など）は真空包装され，外包装には脱酸素剤の封入や窒素置換が行われている．取り扱い時は，包装に

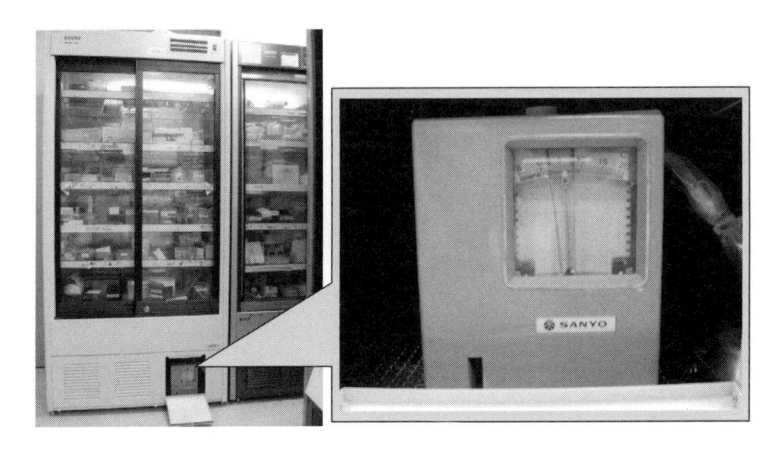

図5.11　医薬品保冷庫と自動記録温度計

96　第5章　医薬品の管理と供給

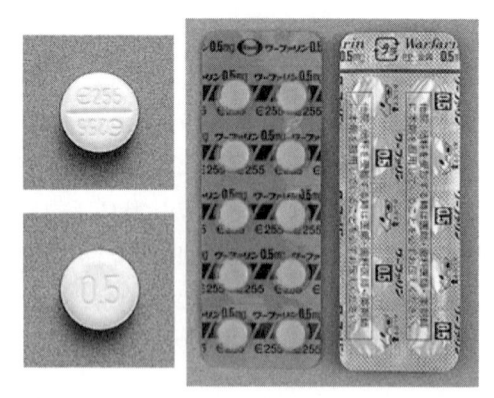

1) 着色 PTP フィルム（例：ワーファリン®錠）

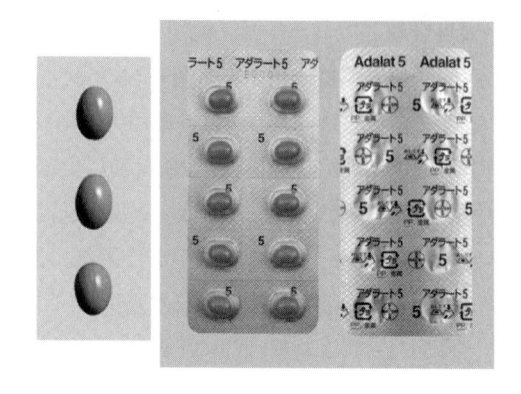

2) カプセル殻（例：アダラート®カプセル）

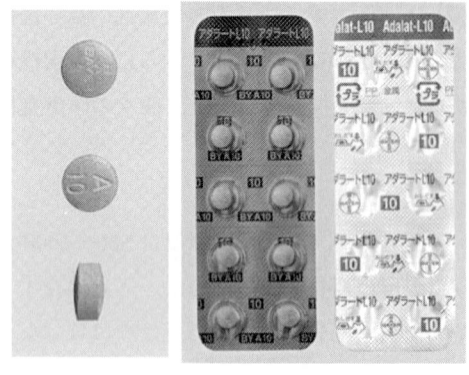

3) 着色フィルムコーティング
　（例：アダラート®L 錠）

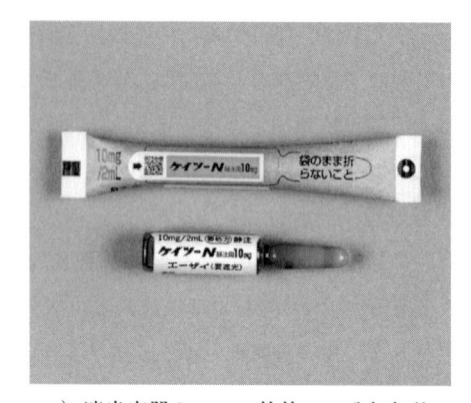

4) 遮光容器やアルミ箔等での分包包装
　（注射剤，例：ケイツー® N 注）

図 5.12　光に不安定な成分を含有する医薬品の分解防止対策

ピンホールなどが生じないよう注意が必要である．最近は，図 5.13 に示すように，外包装におけるピンホール等の有無を判別するためのインジケーターが外包装に組み込まれている製剤が販売されている．

b) 代表的な剤形における保存上の留意点

医薬品の代表的な剤形，すなわち錠剤・カプセル剤，散剤，水剤，点眼剤，軟膏剤・クリーム剤，坐剤，注射剤を取り上げ，保存上の特徴ならびに留意点を表 5.6 に示す．

また，保存上の問題点を有する代表的な医薬品について，問題点の要因と対策を表 5.7 に示す．

3　品質管理の実際

a) 卸企業の選定

卸企業における保管ならびに輸送時の品質確保の目的で，（社）日本医薬品卸業連合会は，

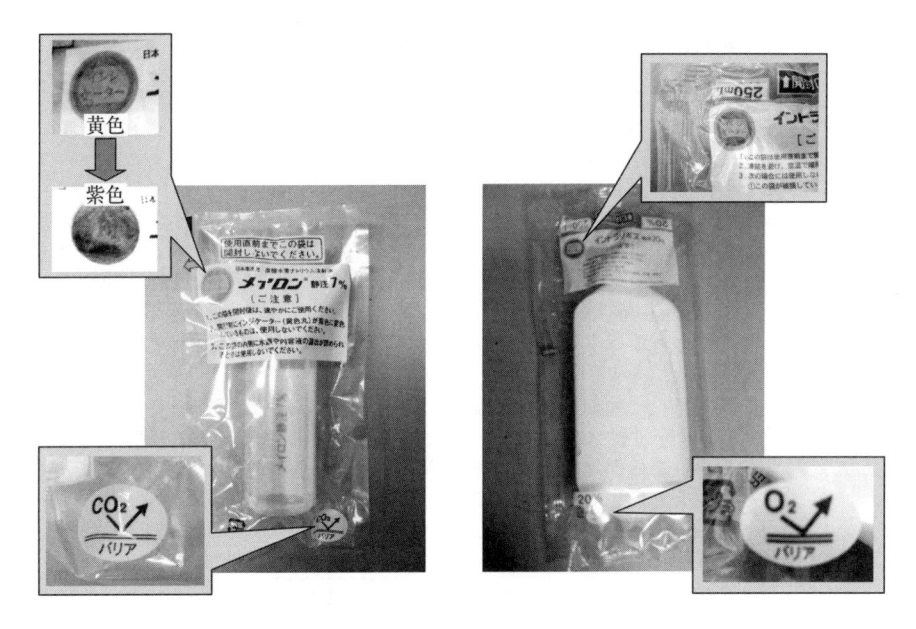

図5.13 輸液外包装への工夫

1975年に「医薬品の供給と品質管理に関する実践規範」と称されているJGSP（Japan Good Supplying Practice）を作成したが，その実施は各卸企業の独自性に任されている．高度な品質管理を実施している卸企業を選定することは，医療機関における医薬品の品質確保の第一歩である．経済的な要因を度外視することはできないが，品質が優先するという原則を譲ってはならない．卸企業の評価項目として，品質以外では適正使用のための情報管理が重要な評価項目となる．

b）新規採用医薬品の銘柄選定

同一成分で複数の市販製剤があるときは，銘柄選定の評価項目として，
① 品質
② 会社あるいは医薬情報担当者（MR）の品位と情報
③ 利便性（使いやすさ）
④ 経済的要因
などをあげることができる．

このうち，品質が優れたものを優先することは非常に重要である．この場合，薬剤師は根拠となる品質試験データを自らの試験，公表された報告，または企業から提供された資料等から評価し，薬事委員会など銘柄選定の場において資料による説明を行うことになる．医薬品の品質を評価できる能力が薬剤師に要求されるゆえんであり，薬剤師の重要な任務である．

表 5.6 代表的な剤形における保存上の特徴と留意点

剤　形	保存上の特徴と留意点
錠剤・カプセル剤	・多くが室温保存が可能である ・光や湿気から保護でき長期保存が可能である（糖衣錠，フィルムコーティング錠，カプセル剤など） ・ブリスター包装（SPやPTPなど）*の採用により，気密性を維持し長期安定性の保持が可能である ・開封後の製剤の安定性は必ずしも十分ではなく，1回量包装調剤時に注意が必要である ・錠剤粉砕や脱カプセルを行う場合は，安定性に関するデータの確認が必要である
散剤	・調剤時に，他剤形よりも温度，湿度，光などの影響を受けやすい ・1回量分包製品の場合は，安定性や保存性の問題はほとんどない ・保存性を確保するため，密閉容器あるいは気密容器の利用が望ましい ・顆粒を粉砕する場合は，安定性に注意が必要である ・計量や分包時の汚染に注意が必要である ・2剤以上を配合する場合は，配合変化に注意が必要である
液剤	・化学変化を生じやすいため遮光保存が望ましい ・微生物汚染を受けやすいため，調剤後の保存期間は短くし，冷所保存が望ましい ・長期保存が必要な場合は，原液での交付や保存剤の添加を考慮しなければならない ・2剤以上を配合する場合は，配合変化に注意が必要である
点眼剤	・無菌製剤であるが微生物汚染を受けやすいため，開封後の保存期間は短くし，冷暗所で保存すべきである ・多くの製剤に保存剤が添加されている ・物理的，化学的変化を避けるため，緩衝液や安定剤が添加されている ・開封されるまでは，多くの製剤が室温保存可能である ・光対策として，遮光袋を用いることができる
軟膏剤 クリーム剤	・アルミニウムチューブやラミネートチューブなどの包装により，製剤の品質保持が可能である ・多くの製剤が，室温保存である ・2剤以上を混合する場合は，主薬と基剤の安定性に注意が必要である
坐剤	・製剤の溶融や主薬の放出時間に影響するため，冷所保存が望ましい
注射剤	・体内に直接注入されるため，特に安定性に注意が必要である ・緩衝剤，安定剤，保存剤などの添加が認められている ・酸化防止策として，酸化防止剤や不活性ガスが用いられる ・光対策は，遮光保存，褐色アンプル，LPEパック*の利用（光を通さないアンプル1単位の包装） ・分割使用する医薬品に，保存剤を添加している（インスリンなど） ・メイラード反応等を防止するための隔壁製剤とセット製品が繁用されている

*SP：strip package，PTP：press through package，ブリスター包装：blister package，LPEパック：light protect easy open package

表5.7 代表的な剤形において保存上の問題点を有する医薬品とその対策

剤 形	主な要因	保存上の問題点	主な医薬品	対　策
錠剤カプセル剤	湿度	主成分の分解	エラスチーム®錠1800	室温保存，PTP包装（開封後は湿気を避ける）
		湿潤液化	アスパラ®カリウム錠300 mg　デパケン®錠100 mg	室温保存，PTP包装（開封後は湿気を避ける）
	光	着色と主成分の分解	メチコバール®錠250 mg　ワーファリン®錠0.5 mg	室温保存，PTPシートに遮光加工
			カバサール®錠0.25 mg	室温保存，PTPシートとアルミ包装にて遮光
	温度・湿度・光	主成分の分解	チオデロン®カプセル5 mg	冷所保存，気密容器，遮光保存
散剤	光	着色	ラシックス®細粒4 %	遮光保存，室温保存
		色調変化，主成分の分解	リザベン®ドライシロップ5 %	遮光保存，室温保存
		主成分の分解	セパミット®R細粒2 %	遮光保存，室温保存，分包後はアルミ遮光袋に保存
	湿度	変色，主成分の分解	ストロカイン®顆粒5 %	室温保存，開封後は湿気を避けて保存
液剤	温度	着色	トリクロリール®シロップ10 %	凍結を避け，冷所保存
		着色，細菌汚染	モニラック®シロップ65 %	開封前は，高温を避けて保存（高温により着色）開封後は冷所保存（防腐剤，安定剤などを加えていないため）
	光	着色，主成分の分解	ケイツー®シロップ0.2 %	開栓後は，冷暗所に保存
点眼剤	温度・光	主成分の分解	カタリン®K点眼用0.005 %	溶解後は遮光・冷所保存，3週間以内に使用
		主成分の分解	レスキュラ®点眼液0.12 %	遮光，凍結を避けて15℃以下にて保存
注射剤	酸化	主成分の酸化	ビタミンC注射液500 mg	酸化防止剤の添加，窒素置換
	光	主成分の分解	ビタミンB$_{12}$注射液1 mg	褐色アンプル，LPEパック（光を通さないアンプル1本ごとの包装）
	温度	結晶析出	20 %マンニトール注射液300 mL	保温

c）発注時の品質確保

　購入すべき医薬品の銘柄，包装単位，数量はもちろん，必要に応じて有効期間または使用期限，製造番号（ロット番号）などを指定する．医薬品が化学成分を主体としている以上，いかに適切

な保存条件で保管していても，わずかずつの経時的変化を防ぐことは困難である．そこで，適切な条件下にて最終包装形態の未開封状態で保存されている医薬品について，品質を保証し得る期間が定められている．有効期間は，日局および薬事法（第42条，第50条）に基づいて規定されている．また，使用期限は薬事法（第50条）によって表示が義務づけられているものと製薬企業が自主的に決めているものがある．有効期間ならびに使用期限の適正管理のための要件として，

① 常に最新の製造品を求める．
② 一度の発注に対する納品は，同一ロット番号の製品を求める．
③ 入出庫の際には先入れ先出しを励行する．

などがあげられる．

d）納入時の品質確認

医療機関への納入時，外観による検査，有効期間または使用期限，ロット番号などにより，品質について確認することが必要である．外観の著しく汚染されているものは，納入時までの管理状態の不良や流通経路上の問題が予想されるため，返品することが望ましい．著しいロット番号の不揃いも同様である．

また，医療機関では，納入ごとに全製品について，本来ならば品質試験（受入試験）をすべきであるが，医療機関側の体制が整っていないので，必要に応じて品質試験を行っているのが実情である．その代わり製薬企業では，出荷前に「規格及び試験方法」（及び内規）に従い，全製品のロット番号ごとに品質試験を実施しているので，試験成績書の提出を求め，それを確認後，ロット番号を指定して製品を発注する方法も可能である．

e）購入後の薬剤部門における品質管理

薬剤部門において品質を確保するためには，温度，湿度，光等の保存条件を整えるべく構造設備を整備することが基本である．次に，納入検収を経た医薬品が調剤室，病棟などへ供給されるまでは，薬品管理室（薬品倉庫）の所定の位置に最終包装形態のまま，または外装，あるいは内装も解かれて保管される．このように一部開封後，倉庫に保管されることを念頭において保管管理を考えなければならない．また，調剤室において製薬企業における製造時の最終包装形態は開封され，例えば錠剤やカプセル剤では，PTP（Press Through Package）包装，あるいはさらに開封されて無包装の状態で保管，投薬される．特に，多くの医療機関で1回量包装調剤が行われており，元包装開封後の無包装状態での安定性を考慮する必要がある．表5.8は，錠剤あるいはカプセル剤の無包装状態での安定性を3,391品目について評価分類した結果を示す．温度，湿度ならびに光により規格外の変化を示すものが多く存在する．また，表5.9に示すように，外観変化がなくても薬効に大きな影響を及ぼす含量や溶出性に規格外の変化を生じる錠剤やカプセル剤が存在するので，注意が必要である．

表5.8 錠剤・カプセル剤の無包装状態での安定性

	◎	◎*	○	○*	△	△*	●	―	合計
温度	2,413品目 (71.2%)	237品目 (7.0%)	327品目 (9.7%)	24品目 (0.7%)	66品目 (1.9%)	15品目 (0.4%)	17品目 (0.5%)	292品目 (8.6%)	3,391品目
湿度	1,538品目 (45.4%)	111品目 (3.3%)	815品目 (24.0%)	75品目 (2.2%)	357品目 (10.5%)	53品目 (1.6%)	125品目 (3.7%)	317品目 (9.3%)	3,391品目
光	2,136品目 (63.0%)	196品目 (5.8%)	459品目 (13.5%)	63品目 (1.8%)	237品目 (7.0%)	20品目 (0.6%)	53品目 (1.6%)	227品目 (6.7%)	3,391品目

◎：変化なし，○：少し変化あり（規格内），△：変化あり（規格外）
●：特定条件で変化なし，＊：条件あり，―：データなし
(「錠剤・カプセル剤の無包装状態での安定性情報」編集委員会編，西岡豊ら (2007) 錠剤・カプセル剤の無包装状態での安定性情報 改訂5版，医薬ジャーナル社より引用)

表5.9 外観変化がなく含量あるいは溶出性が規格外の変化を示す錠剤・カプセル剤

医薬品名称（規格）	剤形	保存条件	安定性データ
カプトプリル®錠12.5 mg (12.5 mg)	素錠	25℃ 75% RH 3か月	含量：29%低下 （規格外）
メプチン®錠50 μg (50 μg)	素錠	30℃ 75% RH 3か月	含量：約20%低下 （規格外）
ペルジピン®LA 40 mg (40 mg)	硬カプセル	25℃ 75% RH 3か月	溶出性：不適合 （規格外）

(「錠剤・カプセル剤の無包装状態での安定性情報」編集委員会編，西岡豊ら (2007) 錠剤・カプセル剤の無包装状態での安定性情報 改訂5版，医薬ジャーナル社より引用)

f）病棟における品質管理

　薬剤部以外の院内各部門においても，品質管理は薬品管理室ならびに調剤室に準じて行うが，設備面で及ばないことが多い点を考慮する．特に病棟では直ちに使用できる態勢での保管が要求され，未開封のものから開封後継続して使用中のもの，さらには調製ずみの注射剤など多種多様な薬剤が混在しているので，さらに細かい目配りが必要である．しかも従来，病棟には薬剤師が不在であった．病院内の医薬品は薬剤部の管理下にあるとはいえ，病棟の医薬品については品質確保の点からも問題があったことは否定できない．

　しかし，薬剤管理指導料の導入後，この問題点は急速に改善が進んでいる．注射剤の個人別セット払出しや，病棟担当薬剤師の配置や薬剤師の病棟訪問機会が増加したことにより，病棟医薬品の管理点検の機会も増した．さらに，病棟薬局の設置も広まりつつある．これらによって病棟医薬品は直接薬剤師が管理することとなったが，従来の管理体制を維持している施設の場合は，依然として品質管理は看護師に委ねられている．機会をとらえて品質確保に関する啓蒙を怠らないこと，わかりやすい貯法情報を伝えて正しい貯法を実行させることに努め，在庫量は最小限に押さえ，使用にあたって先入れ先出しの励行は必須である．

　病棟で最も大きい品質上の問題は，注射剤の混合調製（ミキシング）に関することである．化

学的，物理的，微生物学的であるばかりでなく，相互作用の面からも種々の問題をはらむ混合調製は，薬剤師の管理下におくことが最善である．

g）投薬後の品質管理

外来で投薬後は患者自身が医薬品を保管することになる．このため，医薬品の安定性に影響する温度，湿度，光の3因子について患者によく説明することが薬剤師の務めである．例えば，坐剤ならびに水剤の保管方法，処方日数を越えた後の品質について等の説明が必要である．入院では投薬から服薬までの期間は数日間である．一方，外来では，平成14年4月より一部の薬剤を除いて投薬期間制限が廃止された．特に，1回量調剤の錠剤やカプセル剤，散剤ならびに水剤などの場合には，製剤の安定性に応じた処方日数の院内内規や医薬品の適切な保管に関する患者への説明がなお一層重要である．

医療機関における医薬品の品質管理の実際について記述してきたが，医薬品の成分，組成，剤形などの特性を熟知し，医薬品の品質に全く損傷を与えない条件とは何かを常に考えることが基本である．単に添付文書や医薬品インタビューフォームに記載された貯法に従うというだけでは，薬剤師が行う品質管理とはいえないであろう．

5.3 毒薬・劇薬の管理と取扱い

医薬品の中でも特に作用が強いものについては，保健衛生上の危害を防止するために基準を設けて毒薬あるいは劇薬として指定され，その管理と取扱いが厳格に規定されている．

1 指定基準（薬事法第44条，医薬発第243号）

毒性が強いものを毒薬，劇性が強いものを劇薬として，厚生労働大臣が薬事法の規定に基づき薬事・食品衛生審議会の意見を聴いて指定する．毒薬または劇薬の指定基準は，おおむね表5.10に示す2通りである．なお，製剤の場合には，含有量に応じて原薬とは異なる指定となることがあるので注意が必要である．

2 表示（薬事法第44条）

毒薬または劇薬の表示方法は，図5.14に示すように規定されている．この規定に触れる毒薬または劇薬は，販売し，授与し，または販売もしくは授与の目的で貯蔵し，もしくは陳列してはならない．

なお，「毒物及び劇物取締法」によって規定される毒物または劇物の容器および被包への表示と混同しやすいので注意が必要である．すなわち，毒物または劇物の容器および被包には，「医

表 5.10　毒薬・劇薬の指定基準

1) 急性毒性（半数致死量（LD50）：mg/kg）が次のいずれかに該当するもの
　① 経口投与の場合，毒薬が 30 mg/kg，劇薬が 300 mg/kg 以下の値を示すもの
　② 皮下投与の場合，毒薬が 20 mg/kg，劇薬が 200 mg/kg 以下の値を示すもの
　③ 静脈内（腹腔内）投与の場合，毒薬が 10 mg/kg，劇薬が 100 mg/kg 以下の値を示すもの
2) 次のいずれかに該当するもの．なお，毒薬または劇薬のいずれに指定するかは，その程度により判断する
　① 原則として，動物に薬用量の 10 倍以下の長期連続投与で，機能または組織に障害を認めるもの
　② 通例，同一投与法による致死量と有効量の比または毒性勾配から，安全域が狭いと認められるもの
　③ 臨床上中毒量と薬用量が極めて接近しているもの
　④ 臨床上薬用量において副作用の発現率が高いものまたはその程度が重篤なもの
　⑤ 臨床上蓄積作用が強いもの
　⑥ 臨床上薬用量において薬理作用が激しいもの

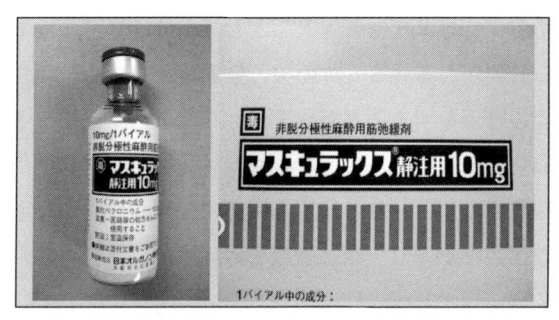

毒薬：黒地に白枠，白字でその品名および「毒」の文字を明記する

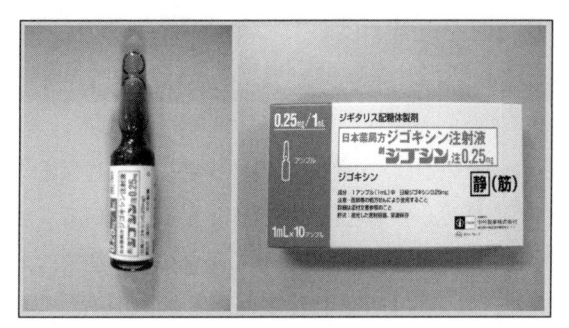

劇薬：白地に赤枠，赤字でその品名および「劇」の文字を明記する

図 5.14　毒薬・劇薬の表示（直接の容器または直接の被包）

薬用外」の文字，および毒物については赤地に白色をもって「毒物」の文字，劇物については白地に赤色をもって「劇物」の文字を表示しなければならない．

3　譲渡手続（薬事法第 46 条）

譲受人から，その品名，数量，使用の目的，譲渡の年月日並びに譲受人の氏名，住所および職

業などが記載された文書の交付を受けなければ，これを販売し，または授与してはならない．なお，処方せんによる交付の場合は，この文書の提出は不要である．

4　交付制限（薬事法第47条）

　毒薬または劇薬は，14歳未満の者その他安全な取扱いをすることについて不安があると認められる者に交付してはならない．

5　貯蔵および陳列（薬事法第48条）

　毒薬または劇薬は，他の物と区別して，貯蔵し，または陳列しなければならない．劇薬を錠剤棚などで保管する際は，劇薬と普通薬を混在して陳列してはならない．
　毒薬を貯蔵し，または陳列する場所には，かぎを施さなければならない．
　薬剤部門以外にも手術室等で毒薬を常備医薬品として小分け保管する場合や保管先が冷蔵庫である場合も当然施錠する必要がある．また，紛失・盗難防止のため管理責任者を置き，使用状況を常に把握し，帳簿による管理をすることが望ましい．特に毒薬に指定されている注射用筋弛緩薬（スキサメトニウム塩化物水和物，パンクロニウム臭化物，ベクロニウム臭化物など）に関しては，空アンプル等を回収するなど，その使用を明確にし，かつ麻薬に準ずる内容（使用患者名，使用量，使用日，残数など）を記載し，帳簿管理を徹底するよう指導されている．

5.4　麻薬・向精神薬・覚せい剤の管理と取扱い

　麻薬，向精神薬ならびに覚せい剤は，中枢神経系に作用して精神機能に影響を及ぼすため，医療上欠くことのできない医薬品として卓越した薬理作用を有している．しかしながら，麻薬，向精神薬ならびに覚せい剤が，誤用あるいは乱用される場合には，個人的または社会的問題を引き起こすことになる．そこで，麻薬および向精神薬の管理や取扱いは，麻薬及び向精神薬取締法（以下，麻向法と略す）により，覚せい剤については覚せい剤取締法により，厳しく規制されている．

5.4.1　麻　薬

1　種類（麻向法第2条）

　麻薬は，麻向法 第2条に「別表1に掲げる物」として指定されている．この中で，現在，医療用麻薬として使用されている麻薬は，あへんアルカロイド系，コカアルカロイド系，合成麻薬，

配合剤などである．なお，1％以下のコデイン，ジヒドロコデインまたはこれらの塩類を含有するもので，これら以外の麻薬を含まないものは家庭麻薬と定義され麻薬の規制から外されている．

2 免許（麻向法第3条）

麻薬を取り扱う者（麻薬取扱者）は，その目的に応じて表 5.11 に示す免許を取得しなければならない．

病院や診療所では麻薬施用者免許と麻薬管理者免許が，薬局では麻薬小売業者免許が必要である（表 5.12）．また，麻薬施用者が 2 人以上の病院，診療所では麻薬管理者 1 人を置かねばならない（麻向法第 33 条）．薬剤師がいる施設では通常，薬剤師が麻薬管理者になる．麻薬管理者の

表 5.11 麻薬免許の種類

	麻薬取扱者	免許権者	有効期間	変更・返納・廃止
免許の種類	麻薬輸入業者 麻薬輸出業者 麻薬製造業者 麻薬製剤業者 家庭麻薬製造業者 麻薬元卸売業者	厚生労働大臣	翌年 12月31日	15日以内
	麻薬卸売業者 麻薬小売業者 麻薬施用者 麻薬管理者 麻薬研究者	都道府県知事		
法規	麻向法 第2条	麻向法 第3条	麻向法 第5条	麻向法 第7条 第8条 第9条

表 5.12 麻薬施用者，麻薬管理者，麻薬小売業者について

	定義	免許取得可能な者
麻薬施用者	疾病の治療の目的で，業務上麻薬を施用し，もしくは施用のため交付し，または麻薬を記載した処方せんを交付する者	医　師 歯科医師 獣医師
麻薬管理者	麻薬診療施設で施用され，または施用のため交付される麻薬を業務上管理する者	医　師 歯科医師 獣医師 薬剤師
麻薬小売業者	麻薬施用者の麻薬を記載した処方せんにより調剤された麻薬を譲り渡すことを業とする者	薬局開設者
法規	麻向法 第2条	麻向法 第3条

業務は麻薬に関する出納，保管，記録，報告などで，注射液では患者に施用するまで，散剤や水剤では調剤して交付するまでが業務範囲とされており，その責任は極めて重い．

3 譲渡・譲受（麻向法第24条，第26条，第32条）

　麻薬診療施設の開設者が麻薬を譲受け（購入）できるのは，その都道府県内の麻薬卸売業者からに限られる．譲受けに際しては，麻薬卸売業者からは麻薬譲渡証，麻薬診療施設からは麻薬譲受証を相互に取り交わさなければならない．麻薬卸業者の立会いのもとに麻薬が開封されていないか，譲渡証と現品に相違ないか，さらに政府証紙による封かんを開封し破損の有無を確認する．麻薬譲渡証は2年間保存しなければならない．なお，図5.15には，麻薬診療施設における麻薬の譲渡と譲受の流れを示した．

4 管理・保管（麻向法第33条，第34条）

　麻薬診療施設における麻薬の管理と保管については，表5.13に示した．

　麻薬専用の固定した金庫または容易に移動できない2か所以上施錠可能な構造の金庫（重量金庫）などが望ましい．麻薬保管設備の中には麻薬帳簿等その他の物品も入れることはできない（図5.16）．また，麻薬診療施設の事情により手術室や病棟等限られた場所に麻薬を定数保管す

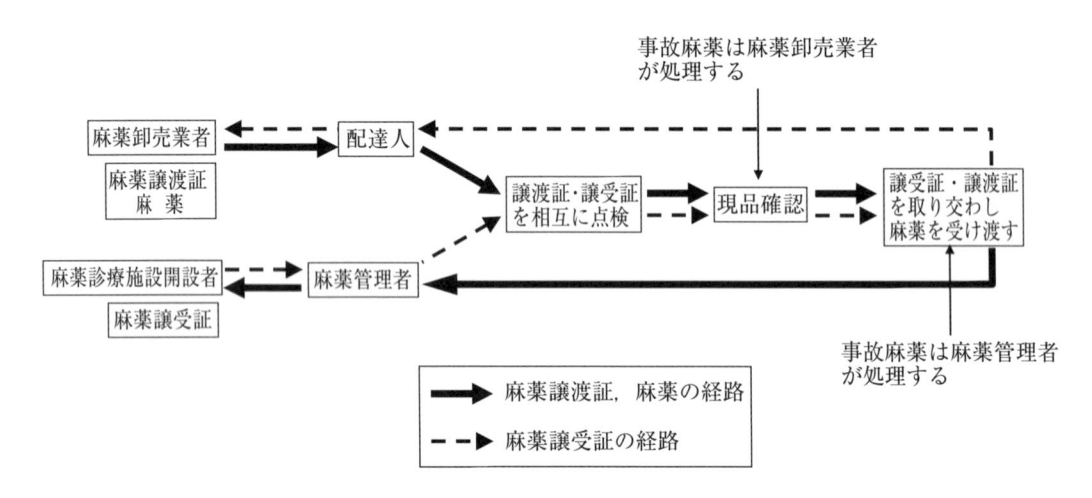

図5.15　麻薬診療施設における麻薬の譲渡・譲受

（堀岡正義ら（2007）調剤学総論 改訂9版, p.118, 南山堂より改変）

表5.13　麻薬診療施設における麻薬の管理と保管

管理者	麻薬管理者 （麻薬管理者を置かなくてもよい麻薬診療施設においては麻薬施用者）	麻向法 第33条
保管方法	麻薬診療施設内で麻薬以外の医薬品（覚せい剤を除く）と区別する かぎをかけた堅固な設備内に保管する	麻向法 第34条

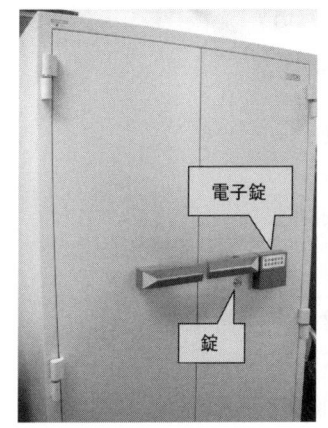

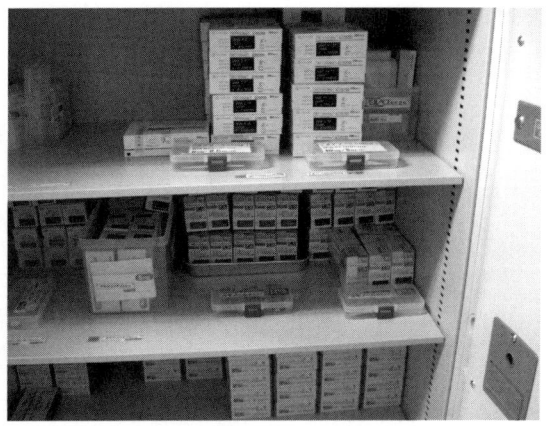

図 5.16 麻薬保管設備（麻薬金庫）

る場合は，その場所に麻薬管理補助者として責任者を定め，施錠かつ固定された麻薬保管設備で麻薬を他の医薬品と区別して保管する．入院患者に施用のため交付された麻薬をナースステーション内において保管する場合も同様である．

5 施用・施用のための交付および麻薬処方せん（麻向法第27条）

a）麻薬施用者のみが実施可能な事項（一部の例外が存在）
・麻薬の施用
・麻薬施用のための交付
・麻薬処方せんの交付

　麻薬施用者は，疾病の治療以外の目的で，麻薬を施用してはならない。ただし，精神保健指定医がこの法律の定める麻薬中毒者またはその疑いのある者を診察するため，特定の麻薬を施用することは認められている．

b）麻薬施用者による麻薬施用等の禁止
・疾病の適正な治療以外の目的
・麻薬またはあへん中毒者の中毒症状の緩和や治療の目的

c）麻薬処方せん
① **記載事項**
　麻薬処方せんには，表5.14に示す事項を記載しなければならない．
② **保存**
　麻薬処方せんの保存について，法規上の規定は存在しないが，通常の処方せんと区別して保管し，保存の期間は通常の処方せんに準ずることが適当である．表5.15には，処方せんの保存期

表5.14 麻薬処方せん記載事項

1. 患者の氏名・年齢（生年月日でも可）
2. 患者の住所
3. 麻薬の品名・分量・用法用量（投薬期間を含む）
4. 処方せんの使用期間（有効期間）
5. 処方せんの発行年月日
6. 麻薬施用者の記名・押印（署名でも可）
7. 麻薬施用者の免許証番号
8. 麻薬診療施設の名称および所在地

院内処方せんについては，上記2,4,8の事項は省略可能

表5.15 処方せんの保存期間

医療機関	期間	法規
病院・診療所	2年間	医療法施行規則第20条
	3年間	薬剤師法第27条
薬局	3年間	薬剤師法第27条
	3年間	保険薬局及び保険薬剤師療養担当規則第6条

間を示す．

d）投薬期間（保険医療機関及び保険医療養担当規則第20条）

麻薬の投薬期間は，基本的には患者の病態，通院の便等を考慮して医師が決めるが，麻薬を施用し始めてから最初の2〜3週間や，患者の原疾患の悪化が進行する時期においては，処方量が一定しないことから短期間の投薬期間にすることが望まれる（参考：保険診療上，麻向法第2条第1号に規定する麻薬の投薬期間は，一部を除き，原則として30日分を限度とされている）．また，入院患者に投与する内用液剤の場合には，腐敗，雑菌混入，変質等の衛生上，品質上の問題から，一応の目安として1週間以内が適当である．

e）調　剤

① 内服剤・外用剤

調剤に際しては，麻薬のロスは認められないので，特に慎重に行う．また，頻繁に処方される処方内容については，あらかじめ倍散等の予製剤として調製することが可能である．予製した麻薬についても1％コデインリン酸塩散等を除き，他の麻薬と同様の取扱いが必要となる．

② 注射剤

麻薬注射剤については，原則として1日ごとまたは1施用ごとの処方とし，複数日（複数回）分の処方は避ける．麻薬注射剤の分割施用についても，二人以上に施用する場合はもちろんのこと，同一患者であっても手術等で連続施用する場合以外は避けなければならない．また，麻薬注射剤をアンプルのままで患者または介護人に直接交付することは避けなければならない．施用残

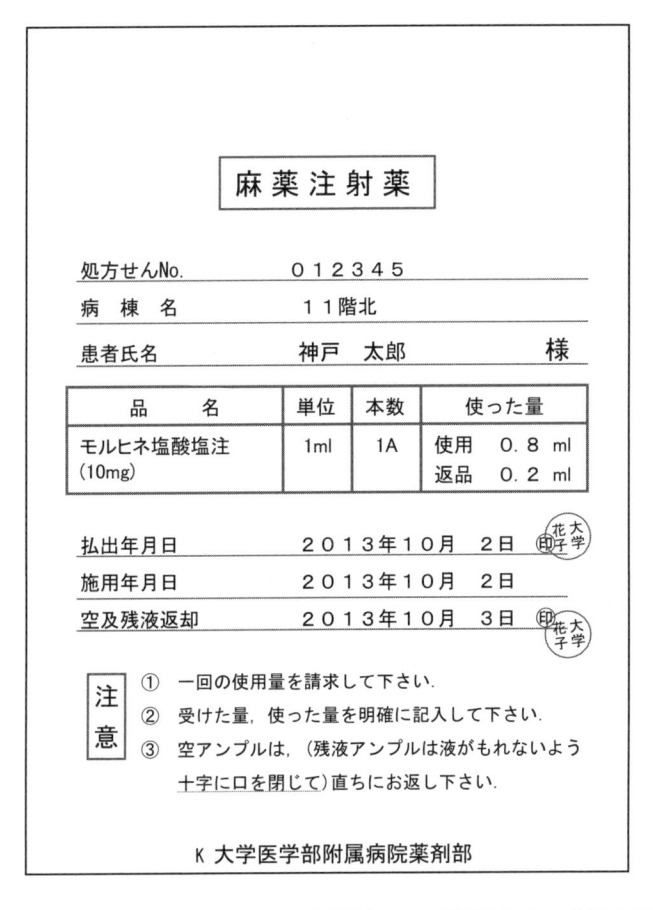

図5.17 麻薬注射液の施用票（薬袋）への記録例（K大学病院）

液は，麻薬管理者に速やかに返却する．特に病院においては，施用後速やかに使用済の空容器（アンプル）または麻薬の施用残液を添え，使用年月日および品名，数量（施用量，残量）を記録した麻薬施用票によって麻薬管理者に通告する．図5.17は施用後の麻薬施用票（薬袋）への記録例である．

6 記録

a）麻薬専用の帳簿への記録（麻向法第38条，第39条）

　麻薬小売業者および麻薬管理者（麻薬管理者がいない麻薬診療施設においては麻薬施用者）は，麻薬業務所および麻薬診療施設に麻薬専用の帳簿を備え，表5.16に示す事項について，その都度記録しなければならない．帳簿は最終記載の日から2年間保管しなければならない．

　なお，入院患者から返却された麻薬であって，品質上問題のない麻薬を再使用する場合は，その受入年月日，品名，数量および患者の氏名を帳簿に記載する．

表 5.16　麻薬専用帳簿へ記載すべき事項

1. 譲り受けた麻薬の品名および数量ならびにその年月日
2. 譲り渡した麻薬の品名および数量ならびにその年月日
   （コデイン，ジヒドロコデイン，エチルモルヒネおよびこれらの塩類を除く．）
3. 事故により届け出た麻薬の品名および数量
4. 廃棄した麻薬の品名および数量ならびにその年月日
5. 当該麻薬診療施設で施用した麻薬の品名および数量ならびにその年月日
   （コデイン，ジヒドロコデイン，エチルモルヒネおよびこれらの塩類を除く．）

表 5.17　麻薬施用者が診療録へ記載すべき事項

1. 患者の氏名および住所，病名，主要症状
2. 施用または施用のため交付した麻薬の品名および数量
3. 施用または交付の年月日

b）診療録（カルテ）への記録（麻向法第 41 条）

麻薬施用者は，麻薬を施用または施用のため交付した場合，医師法または歯科医師法の規定による診療録へ，表 5.17 に示す事項を記載しなければならない．

7　廃棄（麻向法第 24 条，第 35 条）

廃棄対象となる麻薬に応じて，表 5.18 に示す適切な方法により廃棄しなければならない．

8　事故（麻向法第 35 条）

麻薬を滅失，破損，盗取，所在不明その他の事故が生じたときは，麻薬管理者（麻薬管理者を置かなくてもよい麻薬診療施設においては麻薬施用者）は，速やかに品名，数量および事故の状況を明らかにするために必要な事項を都道府県知事に届出なければならない（麻薬事故届）．また，麻薬帳簿の備考欄にその旨を記載し，事故届の写しも保管しておく．なお，盗難の場合は，警察署にも届け出なければならない．

9　報告（麻向法第 48 条）

麻薬小売業者または麻薬管理者（麻薬管理者を置かなくてもよい麻薬診療施設においては麻薬施用者）は，毎年 11 月 30 日までに表 5.19 に示す事項について都道府県知事に届け出なければならない．

10　その他

・麻薬による事故の未然防止等の目的で立入検査が行われる（麻向法第 50 条 38）．
・麻薬中毒者に関する届出（麻薬中毒者診断届，転帰届）や業務の廃止などについても規定されている（麻向法第 36 条，麻向法第 58 条 2）．
・患者は自分の疾病治療の目的で，麻薬を持って出入国できる．ただし，厚生労働大臣の許可が

表 5.18 麻薬の廃棄

廃棄対象となる麻薬	麻薬処方せんにより調剤された麻薬以外の麻薬	麻薬処方せんにより調剤された麻薬	その他（麻薬注射剤の施用残液など）
届出者	麻薬取扱者	麻薬小売業者 麻薬診療施設の開設者	—
届出書	麻薬廃棄届	調剤済麻薬廃棄届	—
届出時期	廃棄前	廃棄後30日以内	—
届出先	都道府県知事	都道府県知事	—
廃棄の立会者	麻薬取締職員等	自施設の他の職員	自施設の薬剤師
廃棄方法	麻薬を回収困難な方法（燃やす，流水中に流す，希釈する）		
法規	麻向法 第29条	麻向法 第35条	—

表 5.19 届出事項

1. 前年の10月1日に所有した麻薬の品名および数量
2. 前年の10月1日からその年の9月30日までの間に譲り渡し，または譲り受けた麻薬の品名および数量（麻薬診療施設の場合，施用または施用のため交付した麻薬についても届出が必要）
3. その年の9月30日に所有した麻薬の品名および数量

必要である（麻向法第23条，第17条）．

5.4.2 向精神薬

1 種類

向精神薬は，麻向法第2条において別表第三にあげられたものをいい，乱用の危険性や医療上の有用性の程度から，第一種，第二種，第三種に分類される．なお，表5.20には，医薬品として市販されている第一種または第二種の主な向精神薬を示す．

2 保管・廃棄（麻向法第50条21，同施行規則第40条）

向精神薬の乱用を防止するため，向精神薬の保管，廃棄は次のように定められている．

・病院・診療所の施設内に保管しなければならない．
・保管は医療従事者が常時出入りするなど盗難防止に必要な注意をしている場合以外は，鍵をかけた設備内で行わなければならない．
・向精神薬を廃棄するときは，焼却その他の向精神薬を回収することが困難な方法により行われなくてはならない．

表5.20 医薬品として市販されている向精神薬

第一種	セコバルビタールナトリウム メチルフェニデート塩酸塩 モダフィニル	第三種	アルプラゾラム アロバルビタール エスタゾラム オキサゾラム クアゼパム クロキサゾラム クロチアゼパム クロナゼパム クロバザム クロラゼプ酸二カリウム	クロルジアゼポキシド ジアゼパム ゾルピデム酒石酸塩 トリアゾラム ニトラゼパム ニメタゼパム バルビタール ハロキサゾラム フェノバルビタール プラゼパム	フルジアゼパム フルラゼパム塩酸塩 プロチゾラム ブロマゼパム ペモリン マジンドール ミダゾラム メダゼパム ロフラゼプ酸エチル ロラゼパム ロルメタゼパム
第二種	アモバルビタール フルニトラゼパム ブプレノルフィン塩酸塩 ペンタゾシン ペンタゾシン塩酸塩 ペントバルビタールカルシウム				

表5.21 向精神薬事故届の規定量

剤　形	規定量
末，散剤，顆粒剤	100グラム（包）
錠剤，カプセル剤，坐剤	120個
注射剤	10アンプル（バイアル）
内用液剤	10容器
経皮吸収型製剤	10枚

　夜間・休日等通常の業務時間以外で保管場所を注意する者が不在となる場合は，調剤室など薬剤部（薬局）内であっても，保管場所または出入り口に施錠する．また病棟等の保管場所についても病棟看護師長等適切な管理責任者を定め，施錠可能な保管庫を使用するなど，盗難防止に必要な注意を払うよう指導することが必要である．

3　事故（麻向法第50条22，同施行規則第41条）

　表5.21に示す数量以上の滅失，盗取，所在不明，その他の事故が生じたときは，速やかにその向精神薬の品名および数量その他事故の状況を明らかにするために必要な事項を都道府県知事に届け出なければならない．

4　記録（麻向法第50条23）

　処方せん以外で向精神薬（第一種および第二種）の譲受け，譲渡し，または廃棄したときは，次の事項を記録し，2年間保存しなければならない．
　①品名（販売名），数量，その年月日
　②譲受け，または譲渡しの相手方の名称，所在地
　向精神薬を患者に交付・施用した時，患者から返却された時，返却された者を廃棄した時は，法的記録は不要であるが，不正使用や盗難防止の観点から帳簿による管理をすることが望ましい．

特に，ブプレノルフィン塩酸塩，フルニトラゼパム，ペンタゾシンの注射剤に関しては，空アンプル等を回収するなどその使用を明確にし，さらに麻薬に準ずる内容（使用患者名，使用量，使用日，処方した医師氏名，残数など）を記載することにより厳重な帳簿管理を行うことが望ましい．

5.4.3 覚せい剤・覚せい剤原料

1 覚せい剤の管理

　覚せい剤としてわが国で医療に使用されているものに，フェニルメチルアミノプロパン（メタンフェタミン塩酸塩，商品名：ヒロポン）が存在するが，連用により強い依存性を生じることから，覚せい剤取締法により厳重に規制されている．

　覚せい剤は，覚せい剤施用機関（国または都道府県の開設する覚せい剤施用機関指定証が必要）において，診療に従事する医師が施用可能である．覚せい剤は，覚せい剤施用機関においてのみ直接覚せい剤製造業者から譲り受けが可能であるので，院外処方せんによる投薬行為は不可である．

　覚せい剤は麻薬と同様，かぎをかけた堅固な場所に保管する必要がある．覚せい剤を施用のために交付する場合は，交付を受ける者の氏名，年齢，住所，施用方法および施用期間を記載した書面に当該医師の署名をして，これを同時に交付しなければならない（覚せい剤取締法第20条4）．薬剤師は，この書面を確認した上で調剤を行わなければならない．

　覚せい剤施用機関の管理者は帳簿を備え，受け払いの記録（覚せい剤取締法第28条），のほか，毎年年間施用数量の報告書を都道府県知事に提出しなければならない（覚せい剤取締法第30条）．

2 覚せい剤原料の管理

　覚せい剤原料は，覚せい剤取締法第2条第5項に基づいて，同法の別表に掲げられたものであ

表 5.22　覚せい剤原料

法律で規定された化合物名	医薬品名	規制除外基準
1-フェニル-2-メチルアミノプロパノール-1，その塩類およびこれらのいずれかを含有する物	エフェドリン塩酸塩末	含量が10％以下の散剤は除外
1-フェニル-2-ジメチルアミノプロパノール-1，その塩類およびこれらのいずれかを含有する物	メチルエフェドリン塩酸塩末	含量が10％以下の散剤は除外
N・α-ジメチル-N-2-プロピニルフェネチルアミン，その塩類およびこれらのいずれかを含有する物	セレギリン塩酸塩錠	

る．医療機関で取り扱うことができる覚せい剤原料は，表5.22に示した医薬品に限定される．医療機関や薬局では，指定を受けずに覚せい剤原料を取り扱うことが可能であるが，購入にあたって譲渡証・譲受証の交換が必要である．保管はかぎのかかる保管庫で行わなければならない．麻薬と同じ金庫に保管してはならない．所有する覚せい剤原料を廃棄する場合は，届け出が必要であり，盗み取られたり所在不明の場合は事故届が必要となる．交付を受けた患者（またはその看護にあたる者）には，第三者に本剤を譲り渡さないように指導しなければならない（覚せい剤取締法第30条の2～第30条の17）．

5.5 血液製剤の管理と取扱い

血液製剤とは，人血漿その他の人体から採取された血液を原料として製造される医薬品であり，他の医薬品とは性格が異なる．血液製剤は，図5.18に示すように，輸血用血液製剤（全血製剤と血液成分製剤）と血漿分画製剤に大別することができる．

これら血液製剤の原料となる血液の大部分は，献血によって供されるため，献血による貴重な血液が無駄になることがないよう適正な供給と使用ならびに保管管理が必要である．また，採血から製造工程の各段階において，安全性を確保するための対策が実施されているものの，未知のウイルス等の混入に備えたさらなる安全性の向上が望まれてきた．そこで，「薬事法」ならびに「安全な血液製剤の安定供給の確保等に関する法律（血液法）」が改正され，2003年7月30日に

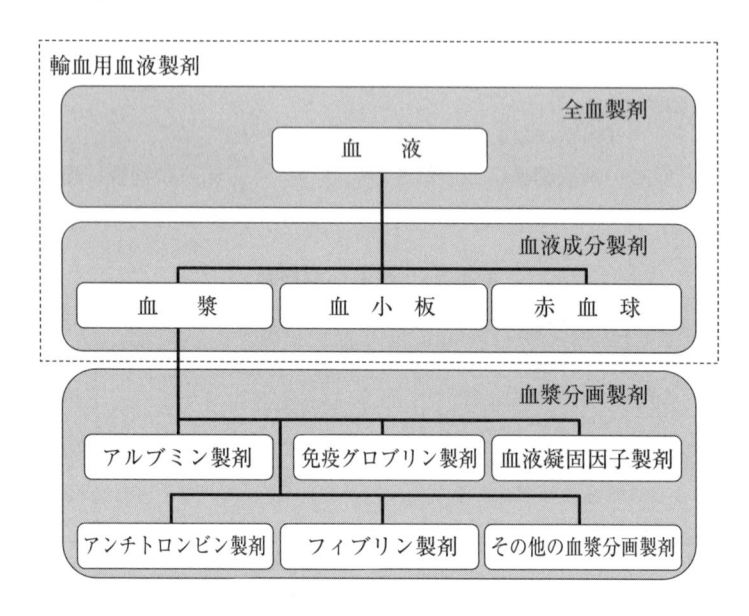

図5.18　血液製剤の分類

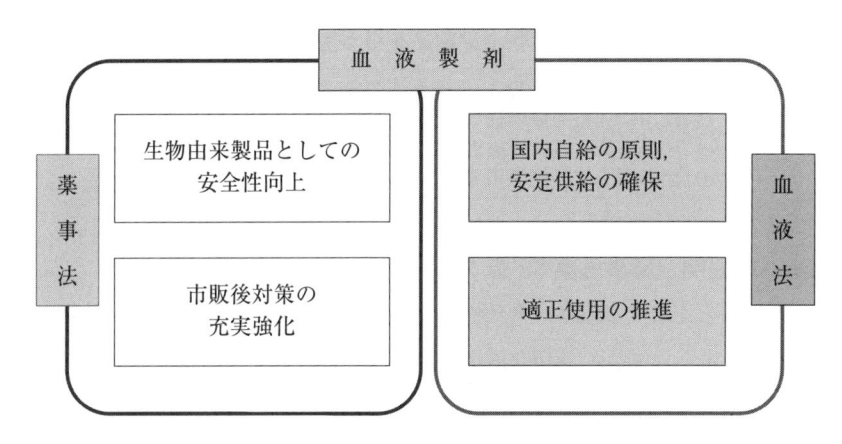

```
                    ┌─── 血 液 製 剤 ───┐
         ┌──┐  ┌─────────────┐  ┌─────────────┐  ┌──┐
         │薬│  │ 生物由来製品としての │  │ 国内自給の原則, │  │血│
         │事│  │   安全性向上    │  │ 安定供給の確保 │  │液│
         │法│  ├─────────────┤  ├─────────────┤  │法│
         │  │  │  市販後対策の   │  │         │  │  │
         │  │  │   充実強化    │  │ 適正使用の推進 │  │  │
         └──┘  └─────────────┘  └─────────────┘  └──┘
```

図 5.19　血液製剤に関する薬事法と血液法の関係
(厚生労働省提供資料より引用)

施行された．現在，図 5.19 に示すように，血液製剤の安全対策は薬事法に基づいて，国内自給と安定供給および適正使用は血液法に基づいて，施策が講じられている．

5.5.1　生物由来製品と特定生物由来製品

非加熱製剤による HIV 感染問題（薬害エイズ訴訟）などをふまえ，先に述べた薬事法の改正により，血液製剤を中心として「生物由来製品」ならびに「特定生物由来製品」という新たな枠組みが制定された．

1　生物由来製品（薬事法第 2 条）

生物由来製品とは，人その他の生物（植物を除く）に由来するものを原料または材料として製造される医薬品，医薬部外品，化粧品または医療機器のうち，保健衛生上特別の注意を要するものとして厚生労働大臣が薬事・食品衛生審議会の意見を聴いて指定するものをいう．これには，ワクチン，抗毒素，遺伝子組換えタンパク質，培養細胞由来のタンパク質，ヘパリン等の動物からの抽出成分などが該当する．

2　特定生物由来製品（薬事法第 2 条）

特定生物由来製品とは，生物由来製品のうち，販売し，賃貸し，または授与した後において，当該生物由来製品による保健衛生上の危害の発生または拡大を防止するための措置を講ずることが必要なものであって，厚生労働大臣が薬事・食品衛生審議会の意見を聴いて指定するものをいう．これには，血漿分画製剤，輸血用血液製剤，臓器抽出医薬品などが該当する．

特定生物由来製品を扱う医療関係者に対して，表 5.23 に示す 4 つの対応（a～d）が法的に義務付けられている．以下，a)～d) について説明を加える．

表 5.23　特定生物由来製品を扱う医療関係者の法的義務

a) 使用患者への説明　　（薬事法第 68 条 7）
b) 使用に係る記録の作成・保存　　（薬事法第 68 条 9 第 3 項）
c) 使用に関する情報提供　　（薬事法第 68 条 9 第 4 項）
d) 副作用・感染症等の報告　　（薬事法第 77 条 4 の 2 第 2 項）

a) 使用患者への説明（薬事法第 68 条 7）

　特定生物由来製品を使用する際は，有効性および安全性その他適正な使用のために必要な事項について，患者またはその家族に適切な説明を行い，その理解を得るよう努めることが求められている．薬事法には血漿分画製剤に関して患者から同意書を得るという規定は存在しないが，輸血用血液製剤については，平成 11 年 6 月 10 日付け「血液製剤の使用指針及び輸血療法の実施に関する指針について」において同意書作成が規定されている．よって，同じ特定生物由来製品である血漿分画製剤に関しても同意書を作成することが望ましい．図 5.20 に特定生物由来製品

```
                                              患者様保管用
              特定生物由来製品使用に関する説明

　今回，あなたの疾病の治療には（　　　　　　　　　　）という医薬品が
必要不可欠であると考えますが，この医薬品は，人の血液や組織を原料としており，
特定生物由来製品として分類されています．
　本剤は，製造過程において通常の細菌・ウイルスなどに由来する感染症の伝播を
防止するための安全対策が講じられており，これまでのところ感染報告はありま
せんが，人の血液や組織を原料としていることに由来する細菌・ウイルスなどの感染
の危険性を完全には否定できません．
　これらの事項をご了解していただいた上で使用に同意していただけるのであれば，
以下にご記入下さい．

              特定生物由来製品使用に関する同意書

　この度，治療を受けるにあたり，特定生物由来製品の必要性と危険性について，
医師（　　　　　　　　　　）から説明を受けました．説明内容について十分理
解しましたので，必要な場合には特定生物由来製品を使用することに同意します．

　病院長　殿

　平成　　　年　　　月　　　日

　診療科名＿＿＿＿＿＿＿＿＿＿科　外来・入院(病棟名＿＿＿＿＿＿)

　　患者様氏名＿＿＿＿＿＿＿＿＿＿＿＿＿＿＿＿＿＿＿＿＿＿㊞

　　患者様住所

　　*家族等の氏名＿＿＿＿＿＿＿＿＿＿＿＿＿＿＿＿＿＿＿＿＿㊞

　　*家族等の住所

*続柄
*本人が未成年者または署名できない場合などにご記入下さい．
```

図 5.20　特定生物由来製品使用に関する同意書の例

使用に関する同意書の例を示す．

b）特定生物由来製品の使用に係る記録の作成・保存（薬事法第68条9第3項）

特定生物由来製品の使用記録（記載事項は表5.24に示す）を作成し，使用した日から起算して少なくとも20年間保存しなければならない．必要項目が満たされ，遡及調査が必要な場合に使用記録を確認できるものであれば，記録様式は特に問われないが，遡及調査時には製品毎に迅速な対応が求められるため，コンピュータを用いた電子ファイルによる保管が望ましい（図5.21）．

表5.24　特定生物由来製品の使用記録記載事項

1. 使用年月日
2. 患者氏名
3. 患者住所
4. 製品名称
5. 製造番号または製造記号

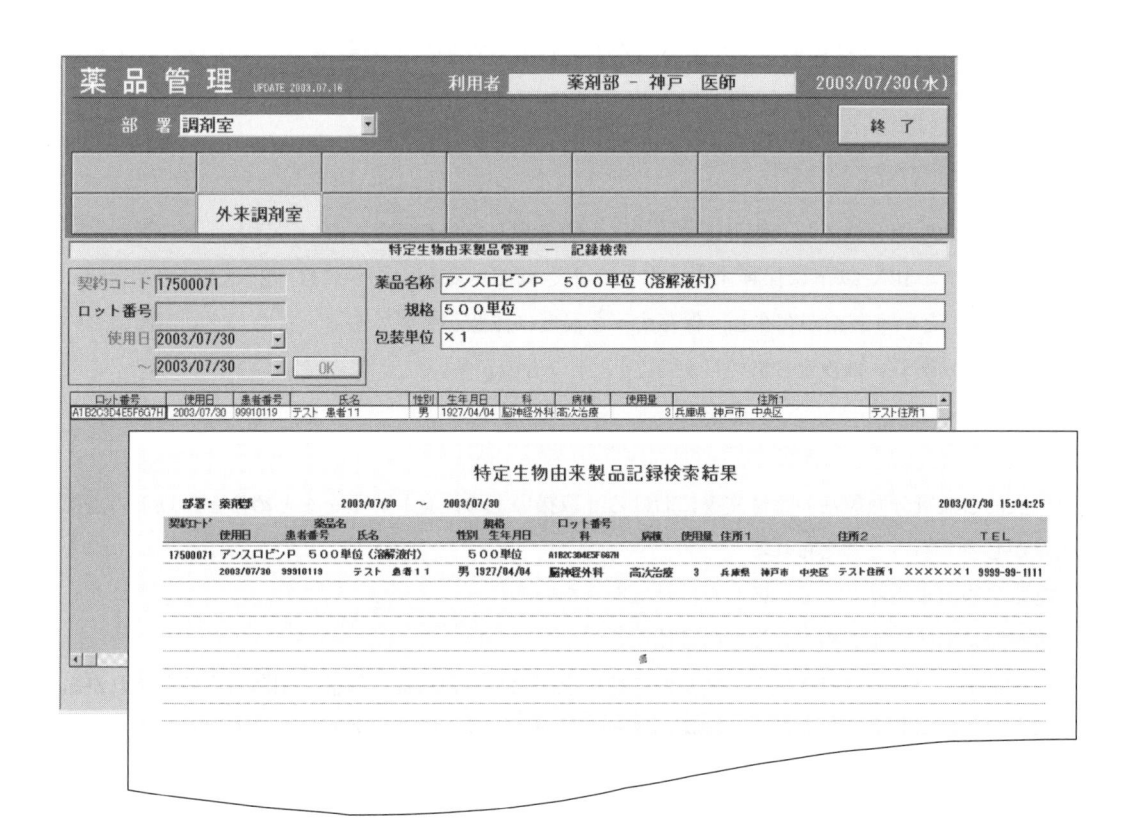

図5.21　電子ファイルによる特定生物由来製品の記録保管と出力例

c）特定生物由来製品の使用に関する情報提供（薬事法第68条9第4項）

薬局もしくは病院または診療所等の管理者は，使用記録を適切に保存するとともに，特定生物由来製品につき製造販売業者等の要請に基づいて，保健衛生上の危害の発生または拡大を防止する措置を講ずるために必要と認められ，かつ使用の対象者の利益になる時に限り，使用記録を製造販売業者等に提供しなければならない．

d）医薬品による副作用・感染症等の報告（薬事法第77条4の2第2項）

医薬関係者は，医薬品または医療機器の副作用，感染症の発生に関する事項を知った場合で，保健衛生上の危害の発生または拡大を防止するために必要があると認めるときは，その旨を厚生労働大臣に報告しなければならない．なお，このことは特定生物由来製品に限るものではない．

5.5.2 血漿分画製剤

血漿分画製剤とは，供血者から採取した血液中に含まれる血漿を分画・精製し，必要な成分（主にタンパク質）を物理化学的に分離・精製した製剤である．主な血漿分画製剤には，図5.18に示したように，アルブミン製剤，免疫グロブリン製剤，血液凝固因子製剤，アンチトロンビンⅢ製剤，フィブリン糊製剤などがある．なお，代表的な血漿分画製剤の主な用途と貯法を表5.25に示す．

1 管理

貯法，有効期間を確認し，使用まで適正に保管管理しなければならない．ほとんどの製剤が，「凍結を避けて10℃以下に保存すること」と示されているが，なかには「2～8℃」，「室温」，「30℃以下」という製剤が存在し，保存すべき温度に注意が必要である．また，有効期間については，製造日あるいは検定合格の日から2～3年のものが多い．

2 取扱い

代表的な血漿分画製剤の添付文書における「取扱い上の注意」の項をまとめると，以下の点に注意が必要であると考えられる．
・特定生物由来製品として対応しなければならない．
・溶解時に不溶物が認められるものは使用してはならない．
・一度溶解したものはできるだけ速やかに使用を開始し，使用後の残液は細菌汚染のおそれがあるので再使用してはならない（細菌の増殖に好適なタンパク質であり，しかも保存剤を含有していないため）．
・他の製剤との混合は避けなければならない．

表 5.25 代表的な血漿分画製剤の主な用途と貯法

分類	一般的名称	用途	貯法	有効期間
アルブミン製剤	人血清アルブミン	アルブミンの喪失（熱傷，ネフローゼ症候群など）およびアルブミン合成低下（肝硬変症など）による低アルブミン血症，出血性ショック	禁凍結，室温	検定合格日より2年
血液凝固因子製剤	乾燥人フィブリノゲン	先天性低フィブリノゲン血症の出血傾向	禁凍結，10℃以下	検定合格日から3年
	乾燥濃縮人血液凝固因子（Ⅷ, Ⅸ, ⅩⅢ）	血液凝固因子欠乏患者の出血傾向を抑制	禁凍結，10℃以下	自家試験合格日から2年
フィブリン製剤	フィブリノゲン加第ⅩⅢ因子	組織の接着・閉鎖	禁凍結，10℃以下	2年
	フィブリノゲン配合剤	手術時の組織の接着・閉鎖	遮光，密封容器 禁凍結，10℃以下	3年
アンチトロンビンⅢ製剤	乾燥濃縮人アンチトロンビンⅢ	先天性アンチトロンビンⅢ欠乏に基づく血栓形成傾向 アンチトロンビンⅢ低下を伴う汎発性血管内凝固症候群（DIC）	禁凍結，30℃以下	検定合格日から3年
免疫グロブリン製剤	ポリエチレングリコール処理人免疫グロブリン　など	1. 低ならびに無ガンマグロブリン血症 2. 重症感染症において抗生物質との併用 3. 特発性血小板減少性紫斑病（他剤が無効で，著明な出血傾向があり，外科的処置または出産等一時的止血管理を必要とする場合） 4. 川崎病の急性期（重症であり，冠動脈障害の発生の危険がある場合）	禁凍結，10℃以下	検定合格日から2年
	乾燥スルホ化人免疫グロブリン	1. 2. 3. 4. は，同上 5. ギラン・バレー症候群（急性増悪期で歩行困難な重症例）	禁凍結，30℃以下	検定合格日から2年
	乾燥抗HBs人免疫グロブリン	HBs抗原陽性血液の汚染事故後のB型肝炎発症予防 新生児のB型肝炎予防（原則として，沈降B型肝炎ワクチンとの併用）	禁凍結，10℃以下	検定合格日から2年
	乾燥抗破傷風人免疫グロブリン	破傷風の発症予防ならびに発症後の症状軽減のための治療に用いる.	禁凍結，10℃以下	検定合格日から2年
	抗ヒト胸腺細胞ウサギ免疫グロブリン*	1. 中等症以上の再生不良性貧血 2. 造血幹細胞移植の前治療 3. 造血幹細胞移植後の急性移植片対宿主病	遮光 禁凍結，2〜8℃	3年

*を除き，すべて特定生物由来製品
（各医薬品の添付文書から引用）

5.5.3　輸血用血液製剤

　輸血療法の目的は，血液成分の欠乏あるいは機能不全により臨床上問題となる症状を認めたと

きに，その成分を補充して症状の軽減を図ること（補充療法）にある．輸血用血液製剤には，図 5.18 に示すように，全血，赤血球，血漿，血小板などが存在する．

輸血療法の安全性を確保し輸血用血液製剤の適正な使用を推進するため，厚生労働省は「輸血療法の実施に関する指針」ならびに「血液製剤の使用指針」などの指針を作成しており，輸血療法ならびに輸血用血液製剤の管理と取扱いは，これらの指針に基づいて適正に実施されることが望ましい．なお，代表的な輸血用血液製剤の主な用途と貯法を表 5.26 に示す．

1 管理

輸血用血液製剤の管理において注意が必要な点を以下に示す．

- 輸血用血液製剤の管理は，院内の輸血部門あるいは薬剤部門など，一括して集中的に行われるべきである．
- 輸血用血液製剤の分類に応じて保存温度や有効期限が大きく異なるため（表 5.26），注意を要する．自記温度記録計と警報装置を付属した輸血用血液製剤専用の保冷庫内で，納入から使用されるまで保管することが重要である．

2 取扱い

代表的な輸血用血液製剤の添付文書における「取扱い上の注意」の項をまとめると，以下の点に注意が必要であると考えられる．

- 特定生物由来製品として対応しなければならない．
- 外観上異常を認めた場合は使用してはならない．
- 他の薬剤との混合は避けなければならない．
- 細菌汚染を避けるため，本剤は使用するまで輸血口を開封してはならない．また，小児等への輸血で全量を使用しなかった場合，本剤の残りを再度保存して使用してはならない．
- 輸血中は，輸血用器具の目詰りに注意が必要である．

表 5.26 代表的な輸血用血液製剤の主な用途と貯法

分類	一般的名称	用途	保存温度	有効期間	備考
全血	人全血液	一般の輸血適応症	2～6 ℃	採血後 21 日間	
赤血球	人赤血球濃厚液	貧血または赤血球の機能低下	2～6 ℃	採血後 21 日間	
血小板	人血小板濃厚液	血小板減少症を伴う疾患	室温（20～24 ℃）	採血後 4 日間	振とうしながら貯蔵
血漿	新鮮凍結人血漿	血液凝固因子の補充	－20 ℃以下	採血後 1 年間	融解後，3 時間以内に使用 融解後の再凍結禁止
合成血	合成血	ABO 血液型不適合による新生児溶血性疾患	2～6 ℃	製造後 24 時間	

- 輸血中は，患者の様子を適宜観察し，少なくとも輸血開始後約 5 分間は患者の観察を十分に行い，約 15 分経過した時点で再度観察する．
- 事務的な過誤による血液型不適合輸血を防ぐために，本剤の受け渡し時，輸血準備時および輸血実施時にそれぞれ，患者氏名（同姓同名に注意），血液型，血液製造番号，有効期限，交差適合試験の検査結果，放射線照射の有無などについて，交差試験適合票の記載事項と輸血用血液バッグの本体および添付伝票とを照合し，該当患者に適合しているものであることを確認しなければならない．

3 輸血後移植片対宿主病への対応

輸血後移植片対宿主病 post transfusion-graft versus host disease（PT-GVHD）は，輸血用血液製剤に混在する供血者のリンパ球に起因する重篤な副作用である．最も有効な予防手段として，輸血用血液製剤に放射線（15～50 Gy）を照射することによってリンパ球を不活化する方法が広く採用されている．なお，放射線照射後の製剤を保存することにより，上清中のカリウム値が上昇するので，新生児，未熟児，腎不全患者，急速大量輸血を行う場合には照射後速やかに輸血を実施する．

5.6 生物製剤の管理と取扱い

生物製剤とは，生物学的製剤基準に収載されている生物学的製剤を示すことが一般的である．一方，2003 年の薬事法改正において生物由来製品が指定され，生物学的製剤に加えて遺伝子組換え技術応用医薬品または細胞培養技術応用医薬品を含む 165 成分（2008 年 7 月現在）が指定されており，いずれも生物由来原材料を使用するという点で共通していることから生物製剤の範疇に加えることが適当であると考えられる．

また，遺伝子組換え技術などのバイオテクノロジーを用いて製造した医薬品をバイオ医薬品と呼び，特許期間が満了したバイオ医薬品の後続品をバイオシミラー（バイオ後続品）という．先行バイオ医薬品と同等の品質，有効性，安全性が確認され，先行バイオ医薬品と類似のものであるとして成長ホルモン，G-CSF，エリスロポエチンが承認されている．

5.6.1 代表的な生物製剤の種類と適応

生物学的製剤は，「生物学的製剤基準」に収載されている医薬品であり，ワクチン類，抗毒素製剤，毒素およびトキソイド類，血液製剤（全血製剤，血液成分製剤，血漿分画製剤），その他の生物学的製剤からなる．また，遺伝子組換え技術応用医薬品または細胞培養技術応用医薬品と

表5.27 代表的なワクチンならびにトキソイドの主な用途と貯法

分類	一般的名称	用途	貯法	有効期間	備考
弱毒生ワクチン	経口生ポリオワクチン	急性灰白随炎の予防	−20℃以下	検定合格から2年	廃棄：煮沸滅菌
	乾燥BCGワクチン	結核予防	10℃以下	検定合格から2年	廃棄：感染防止に留意する
	乾燥弱毒生麻しんワクチン	麻しんの予防	遮光，5℃以下	検定合格から1年	
	乾燥弱毒生麻しん風しん混合ワクチン	麻しんおよび風しんの予防	遮光，5℃以下	検定合格から1年	
不活化ワクチン	インフルエンザHAワクチン	インフルエンザの予防	禁凍結，遮光，10℃以下	検定合格から1年	
	沈降B型肝炎ワクチン	B型肝炎の予防	禁凍結，遮光，10℃以下	検定合格から2年	
	狂犬病ワクチン	狂犬病の感染予防および発病阻止	遮光，10℃以下	検定合格から3年	
	コレラワクチン	コレラの予防	禁凍結，遮光，10℃以下	検定合格から1年	
	日本脳炎ワクチン	日本脳炎の予防	禁凍結，遮光，10℃以下	検定合格から1年	
	百日せきジフテリア破傷風混合ワクチン	百日せき，ジフテリアおよび破傷風の予防	禁凍結，遮光，10℃以下	検定合格から2年	
トキソイド	沈降破傷風トキソイド	破傷風の予防	禁凍結，遮光，10℃以下	検定合格から2年	
	沈降ジフテリア破傷風混合トキソイド	ジフテリアおよび破傷風の予防	禁凍結，遮光，10℃以下	検定合格から2年	

（各医薬品の添付文書から引用）

して代表的なものに，インターフェロン製剤やモノクローナル抗体製剤などが存在する．表5.27〜5.30には，代表的な生物製剤の用途（効能・効果）ならびに貯法を示す．なお，血液製剤に関しては，「5.5 血液製剤の管理と取扱い」において説明しているので，ここでは省略する．

5.6.2 管理と取扱い

代表的な生物製剤であるワクチンまたはトキソイド，インターフェロン製剤，ならびにモノクローナル抗体製剤について，その管理と取扱いに関する要点を以下に述べる．なお，以下の注意点は，それぞれの分類における代表的な医薬品の添付文書から必要事項を抽出してまとめたものである．

1 ワクチンならびにトキソイド

・管理区分：生物由来製品，劇薬，指定医薬品，処方せん医薬品
・貯法：「遮光下，10℃以下にて凍結を避て保存」しなければならないものが多い．また，

表 5.28 代表的なインターフェロン製剤の主な用途と貯法

一般的名称	用途	貯法	有効期間
インターフェロンアルファ (NAMALWA)[*1]	・腎癌，多発性骨髄腫，ヘアリー細胞白血病 ・慢性骨髄性白血病 ・HBe抗原陽性でかつDNAポリメラーゼ陽性のB型慢性活動性肝炎のウイルス血症の改善 ・C型慢性肝炎におけるウイルス血症の改善（血中HCV RNA量が高い場合を除く） ・亜急性硬化性全脳炎におけるイノシン プラノベクスとの併用による臨床症状の進展抑制 ・HTLV-I脊髄症（HAM） など	遮光，禁凍結，10℃以下	18か月
インターフェロンアルファ (BALL-1)[*1]	・HBe抗原陽性でかつDNAポリメラーゼ陽性のB型慢性活動性肝炎のウイルス血症の改善 ・C型慢性肝炎におけるウイルス血症の改善（血中HCV RNA量が高い場合を除く） ・慢性骨髄性白血病 ・腎癌 など	室温	3年
インターフェロンアルファ-2b[*1]	・C型慢性肝炎におけるウイルス血症の改善 ・HBe抗原陽性でかつDNAポリメラーゼ陽性のB型慢性活動性肝炎のウイルス血症の改善 ・腎癌，慢性骨髄性白血病，多発性骨髄腫 など	禁凍結，10℃以下	2年
ペグインターフェロンアルファ-2a	・C型慢性肝炎におけるウイルス血症の改善 ・リバビリンとの併用によるC型慢性肝炎におけるウイルス血症の改善 など	2〜8℃	3年
ペグインターフェロンアルファ-2b	・リバビリンとの併用によるC型慢性肝炎におけるウイルス血症の改善 など	禁凍結，2〜8℃	3年
インターフェロンガンマ-n1[*1]	・菌状息肉症（内臓浸潤期を除く） ・成人T細胞白血病（皮膚に病変が限局するもの） など	室温	3年
インターフェロンガンマ-1a[*1]	・腎癌 ・慢性肉芽腫症に伴う重症感染の頻度と重篤度の軽減 など	遮光，禁凍結，10℃以下	3年
インターフェロンベータ[*1]	・皮膚悪性黒色腫 ・膠芽腫，髄芽腫，星細胞腫 ・HBe抗原陽性でかつDNAポリメラーゼ陽性のB型慢性活動性肝炎のウイルス血症の改善 ・C型慢性肝炎におけるウイルス血症の改善 ・亜急性硬化性全脳炎患者におけるイノシン プラノベクスとの併用による臨床症状の進展抑制 など	禁凍結，10℃以下	3年
インターフェロンベータ-1a[*1]	・多発性硬化症の再発予防 など	禁凍結，2〜8℃	2年
インターフェロンベータ-1b[*2]	・多発性硬化症の再発予防および進行抑制 など	室温	2年

[*1] 生物由来製品，[*2] 特定生物由来製品
（各医薬品の添付文書から引用）

−20℃以下や5℃以下という場合が存在することからも，保存温度や遮光の遵守が必要である．

・有効期間：製造日あるいは検定合格より1〜2年のものが多く，最終有効年月日が製品の外箱

表5.29　代表的なモノクローナル抗体製剤の主な用途と貯法

分類	一般的名称	用途	貯法	有効期間
ヒト型抗ヒトTNFαモノクローナル抗体	アダリムマブ	関節リウマチ	禁凍結，遮光，2～8℃	2年
抗ヒトTNFαモノクローナル抗体	インフリキシマブ	関節リウマチ，クローン病，ベーチェット病による難治性網膜ぶどう膜炎	禁凍結，2～8℃	3年
完全ヒト型可溶性TNFα/LTαレセプター	エタネルセプト	関節リウマチ	禁凍結，2～8℃	36か月
ヒト化抗ヒトIL-6レセプターモノクローナル抗体	トシリズマブ	関節リウマチ，キャッスルマン病	遮光，2～8℃	2年
ヒト化マウス抗CD33モノクローナル抗体とカリケアマイシンとの抱合体	ゲムツズマブオゾガマイシン	CD33陽性の急性骨髄性白血病	禁凍結，遮光，2～8℃	4年
抗HER2ヒト化モノクローナル抗体	トラスツズマブ	HER2過剰発現が確認された転移性乳癌　HER2過剰発現が確認された乳癌における術後補助化学療法	2～8℃	4年
抗CD25モノクローナル抗体	バシリキシマブ	腎移植後の急性拒絶反応の抑制	禁凍結，2～8℃	3年
抗RSウイルスヒト化モノクローナル抗体	パリビズマブ	新生児，乳児および幼児におけるRSウイルス感染による重篤な下気道疾患の発症抑制	禁凍結，2～8℃	3年
抗CD20モノクローナル抗体	リツキシマブ	CD20陽性のB細胞性非ホジキンリンパ腫	禁凍結，2～8℃	30か月
抗VEGFヒト化モノクローナル抗体	ベバシズマブ	治癒切除不能な進行・再発の結腸・直腸癌	遮光，2～8℃	2年
イットリウム(^{90}Y)イブリツモマブチウキセタン　放射標識抗CD20モノクローナル抗体	イブリツモマブ　チウキセタン	CD20陽性の再発または難治性の下記疾患　低悪性度B細胞性非ホジキンリンパ腫，マントル細胞リンパ腫	禁凍結，遮光，2～8℃	7日
抗EGF受容体モノクローナル抗体	セツキシマブ	EGFR陽性の治療切除不能な進行・再発の結腸・直腸癌（大腸癌）	禁凍結，2～8℃	3年

（各医薬品の添付文書から引用）

に記載されている．
・接種用器具は，ガンマ線等により滅菌されたディスポーザブル品を用いる．
・溶解時に内容をよく調べ，沈殿および異物混入，その他異常を認めたものは使用しないこと．
・溶解は接種直前に行い，一度溶解したものは，直ちに使用すること．
・弱毒生ワクチンの場合，光や熱によりウイルスや細菌が影響を受けて不活化しやすいので，日光等に当てないように注意し，低温に保つ必要がある．

表5.30 その他の主な遺伝子組換え製剤の用途と貯法

分 類	一般的名称	用 途	貯 法	有効期間
t-PA 製剤	アルテプラーゼ	虚血性脳血管障害急性期に伴う機能障害の改善（発症後3時間以内） 急性心筋梗塞における冠動脈血栓の溶解（発症後6時間以内）	室温	3年
	モンテプラーゼ	急性心筋梗塞における冠動脈血栓の溶解（発症後6時間以内） 不安定な血行動態を伴う急性肺塞栓症における肺動脈血栓の溶解	室温	4年
エリスロポエチン製剤	エポエチン アルファ	腎性貧血，自己血貯血	遮光，禁凍結，10℃以下	2年
	エポエチンベータ	腎性貧血	遮光，禁凍結，10℃以下	2年
	ダルベポエチンアルファ	透析施行中の腎性貧血	遮光，禁凍結，2～8℃	24か月
血液凝固因子製剤	エプタコグ アルファ（活性型）	血友病	遮光，禁凍結，2～8℃	1.2 mg：24か月 4.8 mg：3年
	オクトコグ アルファ	血液凝固第Ⅷ因子欠乏患者	禁凍結，2～8℃	2年
	ルリオクトコグアルファ	血液凝固第Ⅷ因子欠乏患者	禁凍結，2～8℃	2年
G-CSF 製剤	レノグラスチム	・造血幹細胞の末梢血中への動員 ・造血幹細胞移植時の好中球数の増加促進	室温	3年
	フィルグラスチム	・造血幹細胞の末梢血中への動員 ・造血幹細胞移植時の好中球数の増加促進 ・がん化学療法による好中球減少症 ・ヒト免疫不全ウイルス（HIV）感染症の治療に支障を来す好中球減少症 ・骨髄異形成症候群に伴う好中球減少症 ・再生不良性貧血に伴う好中球減少症 ・先天性・特発性好中球減少症	遮光，禁凍結，10℃以下	2年
	ナルトグラスチム	・骨髄移植時の好中球数の増加促進 ・がん化学療法による好中球減少症 ・小児再生不良性貧血に伴う好中球減少症 ・先天性・特発性好中球減少症	遮光，禁凍結，10℃以下	3年
ヒトホルモン製剤	ホリトロピンアルファ	精子形成の誘導	遮光，室温	3年
	フォリトロピンベータ	排卵誘発	遮光，2～8℃	3年
	ソマトロピン	下垂体性小人症，ターナー症候群など	遮光，禁凍結，2～8℃	24か月
その他	アガルシダーゼアルファ	ファブリー病	遮光，禁凍結，2～8℃	24か月
	アガルシダーゼベータ	ファブリー病	遮光，2～8℃	36か月

表 5.30　つづき

分類	一般的名称	用途	貯法	使用期限
その他	アルグルコシダーゼ アルファ	糖原病Ⅱ型	禁凍結，2〜8℃	24 か月
	イミグルセラーゼ	ゴーシェ病	2〜8℃	15 か月
	ラロニダーゼ	ムコ多糖症Ⅰ型	禁凍結，2〜8℃	36 か月
	イデュルスルファーゼ	ムコ多糖症Ⅱ型	遮光，禁凍結，2〜8℃	24 か月
	ガルスルファーゼ	ムコ多糖症Ⅵ型	禁凍結，2〜8℃	36 か月
	トロンボモデュリン アルファ	汎発性血管内血液凝固症（DIC）	室温	3 年

（各医薬品の添付文書から引用）

- 他のワクチン製剤との接種間隔に注意が必要である．
- 弱毒生ワクチンである経口生ポリオワクチンの場合，廃棄時に煮沸消毒あるいは高圧蒸気滅菌を施さねばならない．

2　インターフェロン製剤

- 管理区分：すべてのインターフェロン製剤が，劇薬，指定医薬品，処方せん医薬品である．また，一部は特定生物由来製品（インターフェロンベータ-1b 製剤）であるが，他は生物由来製品に指定されている．
- 貯法：「凍結を避け，10℃以下にて保存」，「2〜8℃」，「室温」で保存するものも存在し，保存温度には注意が必要である．
- 患者に自己投与させる場合には，患者に投与法および安全な廃棄方法を指導しなければならない．また，使用済みの注射針あるいは注射器を再使用しないように患者に注意を促し，安全な廃棄方法に関する指導を行うと同時に，使用済みの針および注射器を廃棄する容器を提供することが望ましい．
- 用時調製し，溶解後は速やかに使用すること．残液は，確実に廃棄しなければならない．

3　モノクローナル抗体製剤

- 管理区分：生物由来製品，劇薬，指定医薬品，ならびに処方せん医薬品であるものが多い．ゲムツズマブオゾガマイシン製剤は毒薬，トラスツズマブ製剤ならびにパリビズマブ製剤は普通薬である．また，イットリウム（^{90}Y）イブリツモマブチウキセタン製剤は，放射性医薬品として指定されている．
- 貯法：「凍結を避けて2〜8℃にて遮光保存」の製剤が多い．
- 他の注射剤，輸液等と混合してはならない．

- 無菌・パイロジェンフリーのインラインフィルターを用い，独立したラインで投与しなければならない製剤が存在する．
- タンパク製剤であるので，タンパク凝集を生じないよう，慎重な溶解作業が必要である．
- 溶解後の残液の再使用や保存は行わない．
- ゲムツズマブオゾガマイシン製剤は，特に光による影響を受けやすいため，保管，調製，投与に際して，必ず遮光しなければならない．

5.7 放射性医薬品の管理と取扱い

放射性医薬品とは，法的には薬事法第2条第1項に規定される医薬品であり，原子力基本法第3条第5号に規定される放射線を放出するものであって，放射性医薬品の製造および取扱規則に揚げるものである．すなわち，放射性同位元素を構成元素にもつ非密封の化合物およびそれらの製剤で，① 日本薬局方あるいは放射性医薬品基準に収載されている品目，② 診断または治療の目的で人体内に投与するものであって，厚生労働大臣の許可を受けた品目（治験用医薬品や高度先進医療に用いられているものを含む），③ 人に直接投与しないが，人の疾患の診断，治療に用いることが明らかな品目，などが放射性医薬品として取り扱われる．

ここでは，放射性医薬品の種類と用途ならびにその管理と取扱いについて理解することを目的とする[3]．

5.7.1 放射性医薬品の種類と用途

放射性医薬品は，病気の診断用と治療用に大別される．診断用は，患者に投与して画像診断に利用されるインビボ診断用と体外診断に利用されるインビトロ診断用に分類できる（図5.22）．

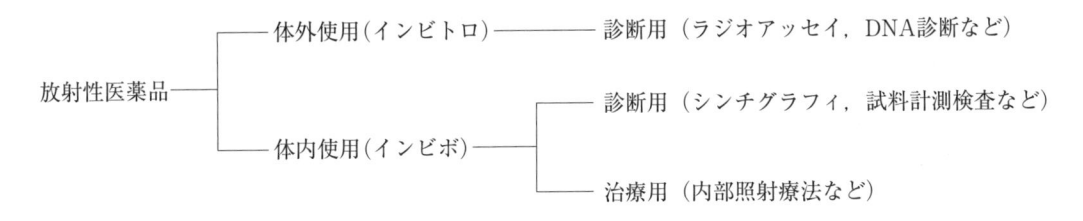

```
放射性医薬品 ┬ 体外使用（インビトロ） ── 診断用（ラジオアッセイ，DNA診断など）
             │
             │                         ┬ 診断用（シンチグラフィ，試料計測検査など）
             └ 体内使用（インビボ） ────┤
                                       └ 治療用（内部照射療法など）
```

図5.22 放射性医薬品の分類

1 インビボ診断用放射性医薬品

インビボ診断用放射性医薬品は，静脈注射などで直接人体に投与し，放射性化合物の体内分布やその経時的な変化（動態）について放出される放射線（γ線）を体外にて検出することにより画像として表す検査法であるシンチグラフィーに用いられる．脳・心筋・甲状腺・肺・肝・腎・骨・腫瘍など各組織の生理的・生化学的機能を診断するのに使用される．インビボ診断用放射性医薬品に用いられる核種には，単一のγ線を放出するシングルフォトン放出核種（SPECT用核種）と$β^+$崩壊により2本の消滅γ線を放出するポジトロン放出核種（PET用核種）があり，人体に対する放射線被曝量をできるだけ低減するために，半減期が数時間から5日程度の比較的短い放射性同位元素が使用される．なかでも^{99m}Tc（半減期約6時間）は，多くの臓器の機能診断が可能なことから最も多く用いられている．図5.23には，主なインビボ診断用放射性医薬品とその用途を示す．

2 インビトロ診断用放射性医薬品

in vitro 診断用放射性医薬品は，主に抗原-抗体反応の特異性および高親和性という性質を利用

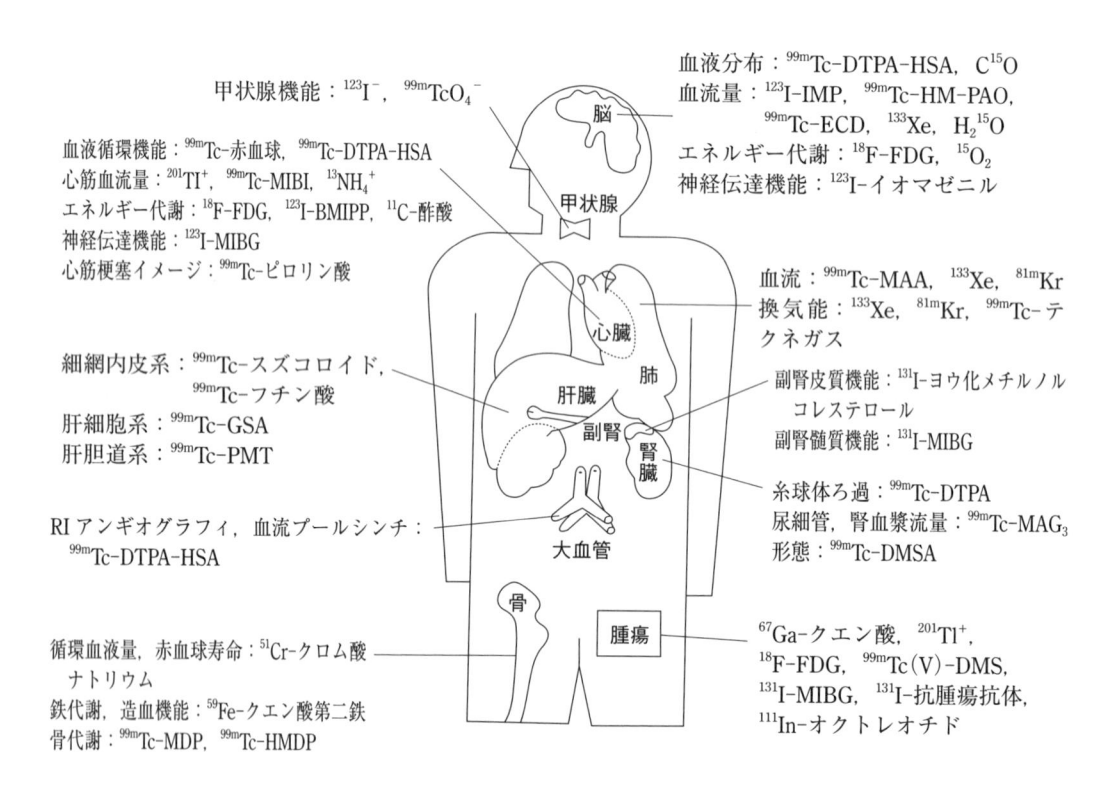

甲状腺機能：^{123}I$^-$，^{99m}TcO$_4^-$

血液循環機能：^{99m}Tc-赤血球，^{99m}Tc-DTPA-HSA
心筋血流量：^{201}Tl$^+$，^{99m}Tc-MIBI，^{13}NH$_4^+$
エネルギー代謝：^{18}F-FDG，^{123}I-BMIPP，^{11}C-酢酸
神経伝達機能：^{123}I-MIBG
心筋梗塞イメージ：^{99m}Tc-ピロリン酸

細網内皮系：^{99m}Tc-スズコロイド，^{99m}Tc-フチン酸
肝細胞系：^{99m}Tc-GSA
肝胆道系：^{99m}Tc-PMT

RIアンギオグラフィ，血流プールシンチ：^{99m}Tc-DTPA-HSA

循環血液量，赤血球寿命：^{51}Cr-クロム酸ナトリウム
鉄代謝，造血機能：^{59}Fe-クエン酸第二鉄
骨代謝：^{99m}Tc-MDP，^{99m}Tc-HMDP

血液分布：^{99m}Tc-DTPA-HSA，C^{15}O
血流量：^{123}I-IMP，^{99m}Tc-HM-PAO，^{99m}Tc-ECD，^{133}Xe，H$_2^{15}$O
エネルギー代謝：^{18}F-FDG，^{15}O$_2$
神経伝達機能：^{123}I-イオマゼニル

血流：^{99m}Tc-MAA，^{133}Xe，^{81m}Kr
換気能：^{133}Xe，^{81m}Kr，^{99m}Tc-テクネガス

副腎皮質機能：^{131}I-ヨウ化メチルノルコレステロール
副腎髄質機能：^{131}I-MIBG

糸球体ろ過：^{99m}Tc-DTPA
尿細管，腎血漿流量：^{99m}Tc-MAG$_3$
形態：^{99m}Tc-DMSA

^{67}Ga-クエン酸，^{201}Tl$^+$，^{18}F-FDG，^{99m}Tc(V)-DMS，^{131}I-MIBG，^{131}I-抗腫瘍抗体，^{111}In-オクトレオチド

図5.23 主なインビボ診断用放射性医薬品とその適用臓器

（佐治英郎ら（2007）新放射化学・放射性医薬品学 改訂第2版，南江堂より引用）

して，血液や尿などの試料中に含まれる一般の化学的な方法では検出不可能な微量成分を定性的または定量的に分析するもので，人体への被曝が全くない．ホルモン，その他の生理活性物質，腫瘍関連抗原，ウイルスやそれに対する抗体薬物などの検出に利用される．ここで用いられる核種としては，標識後の安定性に優れており測定が容易な γ 線放出核種であるなどの理由から，^{125}I（半減期約 60 日）が繁用されている．

3 インビボ治療用放射性医薬品

治療用放射性医薬品は特定器官への選択的摂取率が高い放射性物質を内服または注射し，摂取された放射性物質からの放射線照射によりその器官を治療するものである．代表的な核種として ^{131}I の β 線による転移性甲状腺癌や甲状腺機能亢進症の治療がある．^{131}I-ヨウ化ナトリウムは甲状腺に選択的に集積し，かつ半減期が約 8 日で β 線を放出する．β 線の組織透過力は弱いので，甲状腺以外の周囲組織の障害は低い．表 5.31 には，臨床使用されている主なインビボ治療用医薬品の適用について示す．

5.7.2 放射性医薬品の管理と取扱い

医療機関への放射性医薬品の供給は，発注後，放射性医薬品メーカーから直接に行われる．近年，ジェネレーターを用いたミルキングによる製剤化や医療用小型サイクロトンによるポジトロン放出核種化合物の合成や製剤化を薬剤部門で行われている医療機関も増加している．放射性医薬品の保管管理は，放射線部（科）あるいは薬剤部門が実施するのが一般的である．

また，医療機関において放射性医薬品を取り扱う場所では，その使用，保管，廃棄は，「医療法」で定められた管理区域内で行われなければならない．ただし，放射性医薬品で汚染された廃棄物や放射性医薬品を研究目的で使用する場合には，「放射線障害防止法」の規制を受けることになる．放射性医薬品の管理と取扱いについての詳細は，表 5.32 にまとめた．

表 5.31 インビボ治療用放射性医薬品の主な用途と貯法

一般名	用途	貯法	有効期間
ヨウ化ナトリウム (^{131}I) カプセル	・甲状腺機能亢進症の治療 ・甲状腺癌および転移巣の治療 ・シンチグラムによる甲状腺癌転移巣の発見	冷所 放射線を安全に遮蔽できる貯蔵施設に保存	1 か月
塩化ストロンチウム (^{89}Sr) 注射液	・固形癌患者における骨シンチグラフィーで陽性像を呈する骨転移部位の疼痛緩和	室温，遮光	4 週間
イットリウム (^{90}Y) イブリツモマブチウキセタン 静注用	・CD20 陽性の再発または難治性の低悪性度 B 細胞性非ホジキンリンパ腫 ・マントル細胞リンパ腫	禁凍結，遮光 2～8℃	7 日間

表 5.32 放射性医薬品の管理と取扱いの特徴

1. 医薬品としては，薬事法，日本薬局方，放射性医薬品基準により規定される．
2. 医療上の使用は医療法により規制される．
3. 研究目的での使用等は，放射線障害防止法の規制を受ける．
4. 指定医薬品，処方せん医薬品である．
5. 医療機関等での使用に際し，放射線取扱主任者を選任しなければならない．
   放射線取扱主任者になることができる者
   ① 第1種放射線取扱主任者免状を有する者
   ② 医師，歯科医師
   なお，薬剤師は，第1種放射線取扱主任者免状が必要
6. 帳簿
   ① 装置または器具の一週間当たりの延べ使用時間を記載した帳簿
   ・1年毎に閉鎖
   ・閉鎖後2年間保存
   ② 放射性医薬品の入手，使用，および廃棄を記載した帳簿
   ・1年毎に閉鎖
   ・閉鎖後5年間保存
7. 廃棄
   ① 気体および液体の場合
   排液中および排気中の放射性同位元素の平均濃度（三日間）が法令に定める濃度以下であること．
   ② 固体の場合
   濃度規定はなく，放射性廃棄物回収業者に委託

引用文献

1) 杉原正泰，大倉輝明（1982）GDPを考える，月刊薬事 **24**：663-666
2) 堀岡正義（1987）病院薬局学，p.94，南山堂
3) 佐治英郎ら（2007）新 放射化学・放射性医薬品学（改訂第2版），p.127，南江堂

5.8 確認問題

問1 医療機関における医薬品の流通過程について，購入管理に含まれるものは次のうちどれか．

1. 検収　　2. 保管　　3. 供給
4. 請求　　5. 出庫

問2 医薬品の管理に関する記述のうち，正しいものはどれか．

1. 日本薬局方通則では，医薬品管理の温度については，「標準温度は20℃，常温は15〜25℃，冷所は別に規定するもののほか5℃以下の場所」と定義されている．
2. 医薬品は，温度と光（紫外線を含む）に対する安全性に注意して管理すれば十分である．

3. 医薬品の無包装状態での安定性は，製薬企業が保証している．
4. 錠剤を粉砕して使用する場合，安定性に関するデータの確認は不要である．
5. 点眼剤では，保存剤，緩衝剤，安定剤が含まれている場合が多い．

問3 麻薬の管理に関する記述について，**誤っているもの**はどれか．
1. 入院患者の麻薬処方せんの場合，麻薬施用者が常勤であれば麻薬施用者免許証番号を記載する必要はない．
2. 入院患者の容態の変化に伴い施用されなかった麻薬は，すべて麻薬管理者に返却されなければならない．
3. 調剤ミスにより麻薬が回収不能となった場合，「麻薬事故届」の提出が必要である．
4. 調剤の予備行為として，麻薬を1％，10％に希釈した製剤を調製することは可能である．
5. 麻薬管理者は，一定期間に所有した麻薬の数量などについて，毎年11月30日までに都道府県知事に届出なければならない．

問4 向精神薬に関する記述について，正しいものはどれか．
1. 第一種，第二種向精神薬を譲り渡し，または廃棄した場合は，その品名（販売名），数量，年月日，譲り渡しの相手方の営業所等の名称・所在地を帳簿に記載し，2年間保存しなければならない．
2. 向精神薬は，その乱用の危険性および医療上の有用性の程度により，第一種，第二種の2種類に分類され，その規制内容はそれぞれ異なる．
3. 麻薬と向精神薬は，厳重に管理する必要があるので，同じ保管庫に入れて管理簿をつけて管理しなければならない．
4. 向精神薬を廃棄する際は，関係職員2名の立会いの下で行わなければならない．
5. メチルフェニデート塩酸塩は，第二種向精神薬に分類される．

問5 毒薬あるいは劇薬に関する記述について，正しいものはどれか．
1. 劇薬の保管に際しては，他のものと区別して貯蔵および陳列し，その場所にカギを施さなければならない．
2. 毒薬の保管に際しては，固定した金庫または容易に移動できない2箇所以上施錠可能な構造の金庫に保管することが望ましい．
3. 毒性が強いものを毒薬，劇性が強いものを劇薬として，日本薬局方の規定に基づいて規定されている．
4. 毒薬または劇薬は，14歳未満の者その他安全な取扱いをすることについて不安があると認められる者には，交付してはならない．

5. 毒薬は，その直接の容器または直接の被包に，白地に赤枠，赤字をもって，その品名および「毒」の文字が記載されていなければならない．

問6 特定生物由来製品あるいは生物由来製品に関する記述について，正しいものはどれか．
1. 特定生物由来製品には，輸血用血液製剤や人血漿分画製剤などは含まれない．
2. 特定生物由来製品の使用記録の保管義務期間は，10年間と規定されている．
3. 特定生物由来製品の使用記録には，使用年月日，患者氏名，患者住所は記載しなければならないが，製品番号までを記載する必要はない．
4. 生物由来製品とは，人やその他の生物（植物を除く）に由来するものを原材料として製造される医薬品，医療機器等のうち，保健衛生上特別の注意を要するものが含まれる．

問7 放射性医薬品に関する記述について，正しいものはどれか．
1. 一定病床数以上の病院であれば，医師または薬剤師を放射線取扱主任者に任命すれば，どの病院でも放射性医薬品を購入し，貯蔵することができる．
2. 放射性医薬品の入手，使用，および廃棄に関する帳簿を備えて記載し，1年毎に閉鎖し，閉鎖後10年間保存しなければならない．
3. 医療機関の放射性医薬品を取り扱う場所において，その使用，保管，廃棄は，「医療法」で定められた管理区域内で行われなければならない．
4. 放射性医薬品で汚染された廃棄物や放射性医薬品を研究目的で使用する場合も医薬品を使用している以上は，「医療法」の規制を受けることになる．
5. 放射性医薬品は，病気の診断用と治療用に大別される．また，診断用は，患者に投与して画像診断に利用されるインビトロ診断用と体外診断に利用されるインビボ診断用に分類できる．

〈解答と解説〉

問1 解答 1
解説 本文 p.82，図 5.1 を参照．

問2 解答 5
解説
1. 誤：冷所は別に規定するもののほか，1〜15℃の場所とすると定義されている．
2. 誤：湿度，有効期限，麻薬や毒薬では保管場所にも注意が必要である．
3. 誤：製薬企業は，出荷時の包装状態での医薬品の安定性のみを保証している．
4. 誤：錠剤を粉砕する場合は，必ず安定性に関するデータの確認が必要である．
5. 正

問3 解答 1

解説　1．誤：麻薬処方せんの記載事項は，一般の処方せん記載事項に加えて，患者の住所および麻薬施用者免許証番号が記載されていなければならない．ただし，入院患者の麻薬処方せんの場合は下記の事項は省略できるが，麻薬施用者免許証番号は省略できない．
　　　　〈記載を省略できる事項〉
　　　　　　① 患者の住所，② 処方せんの使用期間，③ 麻薬業務所の名称および住所
　2．正
　3．正：麻薬が回収不能となった場合には「麻薬事故届」の提出が必要であり，調剤ミスの麻薬を回収した後に廃棄した場合「麻薬廃棄届」の提出が必要となる．
　4．正
　5．正：届出事項は次の3点である．
　　　　① 前年の10月1日に所有した麻薬の品名および数量
　　　　② 前年の10月1日からその年の9月30日までの間に譲り渡しまたは譲り受けた麻薬の品名および数量（麻薬診療施設の場合は，施用または施用のため交付した麻薬の品名および数量についても届け出が必要）
　　　　③ その年の9月30日に所有した麻薬の品名および数量

問4 解答 1

解説　1．正
　2．誤：向精神薬は，第一種から第三種の3種類に分類され，その規制内容はそれぞれ異なる．
　3．誤：麻薬と向精神薬は区別して保管する．
　4．誤：回収困難な方法で廃棄すればよい．
　5．誤：メチルフェニデート塩酸塩は，第一種向精神薬である．

問5 解答 4

解説　1．誤：毒薬の保管に関する記載である．
　2．誤：麻薬の保管に関する記載である．
　3．誤：厚生労働大臣が薬事法の規定に基づき薬事・食品衛生審議会の意見を聴いて指定する．
　4．正
　5．誤：「劇薬」についての記載である．
　　　　毒薬は，その直接の容器または直接の被包に，黒地に白枠，白字をもって，そ

の品名および「毒」の文字が記載されていなければならない．

問6 [解答] 4

[解説] 1. 誤：特定生物由来製品には，輸血用血液製剤，人血漿分画製剤，臓器抽出医薬品などが含まれる．
2. 誤：使用記録の保管義務期間は，20年間と規定されている．
3. 誤：使用記録には，使用年月日，患者氏名・住所，製品の名称，製品番号または製造記号を記載しなければならない．
4. 正

問7 [解答] 3

[解説] 1. 誤：薬剤師は，第1種放射線取扱主任者免状を取らなければ病院において放射線取扱主任者になることはできない．なお，医師，歯科医師は放射線取扱主任者に選任されることができる．また，病院ごとに放射線取扱主任者を選任しなければならない．
2. 誤：5年間保存しなければならない．
3. 正
4. 誤：放射性医薬品を研究目的で使用する場合などは，「放射線障害防止法」の規制を受ける．
5. 誤：診断用は，患者に投与して画像診断に利用されるインビボ診断用と体外診断に利用されるインビトロ診断用に分類できる．

第6章 院内製剤と注射剤の混合調製

6.1 院内製剤

　院内製剤とは当該病院の薬剤部にて調製する薬剤の総称であり，その使用は当該病院の患者に限定されている．院内製剤には無菌性を必要とする無菌製剤と，無菌性を必要としない一般製剤に分類される．

　製剤業務には，① 調剤業務の効率化を目的とした予製剤の調製，② 高カロリー輸液の調製，③ 抗悪性腫瘍剤の混合調製，④ 消毒薬の調製，⑤ 製造中止になった製品や患者のニーズに合わせて，剤型や規格を変更した市販品類似製剤の調製，⑥ 治療法が確立されていない疾患や市販品だけでは治療効果が期待できない疾病に対する院内特殊製剤の調製などが含まれる[1]．院内特殊製剤の調製は PL 法（後述）の関係から年々減少する傾向にあるが，薬学の専門家である薬剤師こそが行える重要な業務である．本章では 1) 院内製剤，2) 薬局製剤，3) 無菌混合調製，4) 輸液と栄養法，5) 消毒薬について述べる．

6.1.1 院内製剤の必要性

　全ての患者，全ての疾患に有効な市販製剤が存在するならば，安全性・有効性が確認された市販品を使用すべきであり，院内製剤を調製する必要はない．しかし，現実には有効な治療法が確立されていない疾患や，適当な市販品がない場合，あるいは，疾患に対して有効と思われる成分がわかっていても，製薬企業が医薬品として製造していない場合もある．製薬企業が，医薬品として製造もしくは販売しない理由を表 6.1 に示す．

表 6.1　製薬企業が，医薬品として製造もしくは販売しない理由

1) 対象患者が少なく，想定できる利益が生産コストに見合わない（オーファンドラッグとして対応する場合がある）．
2) 製品化に必要な物品の安定供給ができない．
3) 有効成分の安全性・有効性に関するエビデンスが不十分である．
4) 有効成分が不安定で，長期間（最低2年間）の安定性を確保できない．
5) 医薬品再評価にかかる費用と利益を比較し，利益が見込めないと判断した場合（製造中止）．

医師は治療法が確立していない場合でも，患者に治療を施されなければならない．感染症の患者では，検査部に依頼した起炎菌の同定を待たずに治療は始まる．治療法が確立していない患者に対する治療も同様である．そのとき，医師は海外文献等を検索し，治療薬の模索をするのは当然である．そこで治療薬を製造する能力を持っている唯一の職種である薬剤師に対し，この分野での期待は大きくなる．院内製剤を調製する必要性はここにある．

6.1.2　医薬品の製造

製薬企業が医薬品を製造する場合，薬事法で規制されており，規制当局（厚生労働省および各都道府県）の許可・認可を受ける必要がある．医薬品を製造するに当たり，製薬会社が遵守しなければならない規範を図6.1に示す．

GMPでは ① 企業としての責任体制の審査，② 製品の有効性・安全性などの審査，③ 製品の生産方法・管理体制の審査が実施されている．一方，院内製剤に関しては製薬企業に課せられているような規制はない．それ故，院内製剤の品質を疑問視する意見もあるのが現状である．院内製剤のこれまでの経緯を表6.2に示す．

6.1.3　院内製剤の法的規制

院内製剤の法的位置づけについて明確化されたものはない．1961年（昭和36年）9月19日薬収670号によれば，「病院の製剤室で医薬品を製造する行為は，それが当該病院の患者に使用するものである限りにおいては，業として医薬品を製造する行為に該当しない」と規定されている．すなわち院内製剤の調製は認めるが，「業としない製造」という理由で，薬事法の規制から除外されている．薬事法に従っていない院内製剤は，これをもって診療報酬や，患者から製剤料を請求することは認められていない．平成2年度厚生行政科学研究「保険医療における院内製剤の活用方策に関する研究（1990年）」の報告書では，院内製剤は「患者の病態やニーズに対応するために，医師の求めに応じ薬剤師が調製した薬剤であり，それぞれの医療機関内ですべて消費されるもの」と定義し，院内製剤の調製は医師の指示に基づいた薬剤師の調剤行為の一部であるとの見解が示された．しかし，院内製剤でも原料費や調製機器・環境整備対策費，人件費等が必要となることから，多くの施設で院内製剤の診療報酬上の点数化を求める声が大きくなった．

6.1 院内製剤

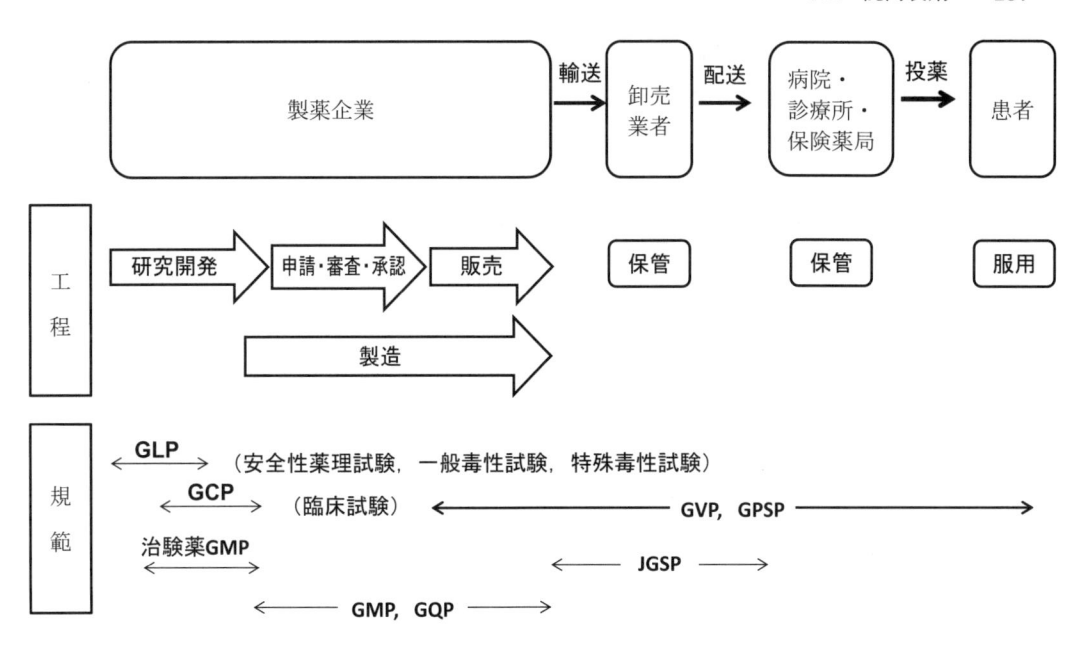

GLP（Good Laboratory Practice）	医薬品の安全性に関する非臨床試験の実施の基準
GCP（Good Clinical Practice）	医薬品の臨床試験の実施の基準
治験薬 GMP	GCP省令に基づく「治験薬の製造管理および品質管理基準および治験薬の製造施設の構造設備基準」
GMP（Good Manufacturing Practice）	医薬品および医薬部外品の製造管理および品質管理の基準
GQP（Good Quality Practice）	医薬品，医薬部外品，化粧品および医療機器の品質管理の基準
GVP（Good Vigilance Practice）	医薬品，医薬部外品，化粧品および医療機器の製造販売後安全管理の基準
GPSP（Good Post-Marketing Study Practice）	医薬品の製造販売後の調査および試験実施の基準
JGSP（Japanese Good Supplying Practice）	医薬品の供給における品質管理と安全管理に関する実践規範

図 6.1　医薬品の流れと製造販売にかかる規範

表 6.2　院内製剤の経緯

1961 年	薬収 670 号「院内製剤は，業としない製造」
1982 年	「病院薬局製剤―特殊処方とその調製法―」日本病院薬剤師会編初版発行（4 年ごとに改定）
1990 年	平成 2 年度厚生行政科学研究「保険医療における院内製剤の活用方策に関する研究」
1992 年	院内製剤加算が承認される
1994 年	GMP（医薬品の製造管理と品質管理に関する基準）施行（厚生省令化）
1995 年	製造物責任法（PL 法）施行
2008 年	「病院薬局製剤」第 6 版発行
2012 年	病院薬局製剤事例集発行[2]

そこで田村ら[3]は日本病院薬剤師会において，薬価基準収載の有無，薬事法の承認範囲の観点から院内製剤を分類し，院内製剤加算の可能性について検討した．その結果，1992年診療報酬の改定により初めて院内製剤加算が調剤技術基本料の一部として認められた．

6.1.4 院内製剤加算

院内製剤加算は，薬価基準に収載されている医薬品に溶媒，基剤等の賦形剤を加え，当該医薬品とは異なる剤形の医薬品を院内製剤の上調剤した場合に月1回10点が算定できる．ただし，算定には表6.3や表6.4に示すような制約がある．なお，原料とした医薬品の承認内容と異なる用法・用量あるいは効能・効果で用いる場合は院内製剤加算を算定できないとしている．

2012年日本病院薬剤師会は院内製剤の調製及び使用に関する指針（Version 1.0）を発表し，院内製剤を製造プロセスや使用目的に従いクラス分類した（表6.5）．

表6.3　院内製剤加算が算定できない場合

1) 調剤した医薬品と同一規格を有する医薬品が薬価基準に収載されている場合．
2) 散剤を調剤した場合．
3) 薬事法上の承認内容が用時溶解して使用することになっている液剤を溶解して調剤した場合．
4) 1種類のみの医薬品を水に溶かして液剤とした場合（安定剤，溶解補助剤，懸濁剤等製剤技術上必要と認められる添加剤を使用した場合，および調剤技術上，ろ過，加熱，滅菌行為をなす必要があって，これらの行為を行った場合を除く）．

表6.4　院内製剤加算が算定できる場合

1) 同一剤形の2種類以上の既製剤（賦形剤，矯味矯臭剤等を除く）を混合した場合（散剤，顆粒剤を除く）．
2) 安定剤，溶解補助剤，懸濁剤等製剤技術上必要と認められる添加剤を加えて調剤した場合．
3) 調剤技術上，ろ過，加熱，滅菌行為をなす必要があって，これらの行為を行った場合．

表6.5　院内製剤のクラス分類

クラスⅠ	① 薬事法で承認された医薬品またはこれらを原料として調製した製剤を，治療・診断目的で，薬事法の承認範囲（効能・効果，用法・用量）外で使用する場合にあって人体への侵襲性が大きいと考えられるもの ② 試薬，生体成分（血清，血小板等）※，薬事法で承認されていない成分またはこれらを原料として調製した製剤を治療・診断目的で使用する場合（※患者本人の原料を加工して本人に適用する場合に限る）
クラスⅡ	① 薬事法で承認された医薬品またはこれらを原料として調製した製剤を，治療・診断目的として薬事法の承認範囲（効能・効果，用法・用量）外で使用する場合であって，人体への侵襲性が比較的軽微なもの ② 試薬や医薬品でないものを原料として調製した製剤のうち，ヒトを対象とするが，治療・診断目的でないもの
クラスⅢ	① 薬事法で承認された医薬品を原料として調製した製剤を，治療を目的として，薬事法の承認範囲（効能・効果，用法・用量）内で使用する場合 ② 試薬や医薬品でないものを原料として調製した製剤であるが，ヒトを対象としないもの

クラスⅠには注射薬の製造や，試薬を原料として治療・診断に用いた場合が該当する．クラスⅡでは投与経路の変更（注射薬→内服薬）や，手術用マーキングなど治療・診断を目的としない製剤，添加剤を加えて打錠した製剤，局方品を治療・診断目的であるが適応範囲外で製剤化する場合が該当する．クラスⅢでは2種類以上の軟膏を混合する場合や散剤の希釈，消毒薬の調製，医薬品をカプセルに充填する場合，局方品の適応範囲内で製剤化する場合が該当するとしている．

表6.6　製造物責任法（PL法）（平成六年七月一日法律第八十五号）

（目的）
第一条　この法律は，製造物の欠陥により人の生命，身体又は財産に係る被害が生じた場合における製造業者等の損害賠償の責任について定めることにより，被害者の保護を図り，もって国民生活の安定向上と国民経済の健全な発展に寄与することを目的とする．

（定義）
第二条　この法律において「製造物」とは，製造又は加工された動産をいう．
2　この法律において「欠陥」とは，当該製造物の特性，その通常予見される使用形態，その製造業者等が当該製造物を引き渡した時期その他の当該製造物に係る事情を考慮して，当該製造物が通常有すべき安全性を欠いていることをいう．
3　この法律において「製造業者等」とは，次のいずれかに該当する者をいう．
一　当該製造物を業として製造，加工又は輸入した者（以下単に「製造業者」という．）
二　自ら当該製造物の製造業者として当該製造物にその氏名，商号，商標その他の表示（以下「氏名等の表示」という．）をした者又は当該製造物にその製造業者と誤認させるような氏名等の表示をした者
三　前号に掲げる者のほか，当該製造物の製造，加工，輸入又は販売に係る形態その他の事情からみて，当該製造物にその実質的な製造業者と認めることができる氏名等の表示をした者

（製造物責任）
第三条　製造業者等は，その製造，加工，輸入又は前条第三項第二号若しくは第三号の氏名等の表示をした製造物であって，その引き渡したものの欠陥により他人の生命，身体又は財産を侵害したときは，これによって生じた損害を賠償する責めに任ずる．ただし，その損害が当該製造物についてのみ生じたときは，この限りでない．

（免責事由）
第四条　前条の場合において，製造業者等は，次の各号に掲げる事項を証明したときは，同条に規定する賠償の責めに任じない．
一　当該製造物をその製造業者等が引き渡した時における科学又は技術に関する知見によっては，当該製造物にその欠陥があることを認識することができなかったこと．
二　当該製造物が他の製造物の部品又は原材料として使用された場合において，その欠陥が専ら当該他の製造物の製造業者が行った設計に関する指示に従ったことにより生じ，かつ，その欠陥が生じたことにつき過失がないこと．

（期間の制限）
第五条　第三条に規定する損害賠償の請求権は，被害者又はその法定代理人が損害及び賠償義務者を知った時から三年間行わないときは，時効によって消滅する．その製造業者等が当該製造物を引き渡した時から十年を経過したときも，同様とする．
2　前項後段の期間は，身体に蓄積した場合に人の健康を害することとなる物質による損害又は一定の潜伏期間が経過した後に症状が現れる損害については，その損害が生じた時から起算する．

（民法の適用）
第六条　製造物の欠陥による製造業者等の損害賠償の責任については，この法律の規定によるほか，民法（明治二十九年法律第八十九号）の規定による．

6.1.5 院内製剤と製造物責任法（PL 法 Product liability）

1995 年 7 月 被害者救済を目的とした製造物責任法（PL 法）が施行された（表 6.6）. すなわち製品の欠陥によって生命，身体または財産に損害を被ったことを証明した場合に，被害者は製造会社などに対して損害賠償を求めることができるとしている.

これまで製剤による有害事象が発生したとしても，その製剤のどの成分が人体に影響を及ぼすのかを科学的に証明する必要があった. しかし，PL 法の施行により製剤の服用と，有害事象との因果関係が証明できれば，原因を追求することなしに損害賠償を請求することが可能となった. 院内製剤が PL 法に抵触するかは議論の余地を残すところであるが，製剤を製造する限り，製造者が製品に対し，責任を持つのが当然である. そのため多くの施設では院内製剤を縮小するとともに，病院としての責任体制の整備を進め，病院長を長とした院内倫理委員会を設置している.

PL 法の施行により縮小の傾向にある院内製剤ではあるが，院内製剤に対する医師あるいは患者からの強いニーズもある. 院内製剤は薬剤師が薬物治療に貢献できる重要な業務であり，それ故に更なる品質の確保に努めなければならないことはいうまでもない.

院内製剤から市販化された製品の一部を表 6.7 に示す.

表 6.7 院内製剤から市販化された医薬品

院内製剤	商品名	効能・効果
イソジンシュガー軟膏	ユーパスタコーワ軟膏	褥瘡, 皮膚潰瘍
エタノールアミンオレート注	オルダミン注射用 1 g	食道静脈瘤出血の止血, 硬化療法
エタノール注	無水エタノール注	神経ブロック, 肝細胞癌
モルヒネ塩酸塩坐薬	アンペック坐薬	癌性疼痛の鎮痛
ニトロプルシッドナトリウム	ニトロプ持続静注液	降圧剤
ジアゼパム坐薬	ダイアップ坐薬	熱性痙攣, てんかん痙攣
尿素軟膏	ケラチナミンコーワクリーム	皮膚角化症
	ミネラリン注	
微量元素注	ヘパフラッシュ	微量金属元素補充
ヘパリン生食注	エトキシスクレロール 1%注	血液凝固の防止
ポリドカノール注	インタール点眼液	食道静脈瘤出血の止血, 硬化療法
クロモグリク酸ナトリウム点眼液		アレルギー性眼疾患

6.1.6 院内製剤の使用までの流れ

院内製剤は当該病院に限り使用が可能であることから，その責任は製造する薬剤部はもとより当該病院にある. したがって治験薬と同様，院内の倫理委員会などにおいて十分な審査を行い，適切な審議を経た後，使用すべきである. 図 6.2 は院内製剤の使用までの流れを示す. また表 6.8 は，院内倫理員会の審査時に備えるべき書類と調製時に備えるべき書類について示す.

表 6.8 審査時ならびに調製時に備えるべき書類

1) 院内倫理員会審査時に備えるべき書類
   ① 製造の必要性，妥当性に関する文書
   ② 製造に関わるプロトコール案（製造原料，量，製造方法，手順）
   ③ 投与目的，用法・用量，適正使用のための注意点を記した文書
   ④ 予想される有害事象や安全性を確保するための情報を記した文書
   ⑤ 有害事象発生時の対応を記した文書
   ⑥ 患者への説明書及び同意書（案）
   ⑦ 製剤調製の根拠となる医学的文献．

2) 院内製剤調製時に備えるべき書類
   ① 医師からの調製依頼書
   ② 承認されたプロトコール
   ③ 製造原料及びその量を記した文書
   ④ 製剤調製記録（製造年月日，調製者，原材料，ロット番号，秤取量等を記載したもの）
   ⑤ 使用期限・保管方法を記した文書
   ⑥ 製剤に使用する機器の管理（バリデーション）状況記録簿
   ⑦ 定性，定量試験の手順
   ⑧ 投与目的，用法・用量，適正使用のための注意点を記した文書
   ⑨ 審査時に備える書類の④～⑦
   ⑩ 参考文献（品質保証の根拠となる科学的文献）

6.1.7 院内製剤の品質管理

1) 安全性

院内製剤を患者に投与するからには，その製品の安全性について最大限の注意を払う必要がある．原料の選択においても純度の高いものを用いるのは当然である．

2) 安定性

院内製剤は用時調製を原則としている．有効成分の安定性や細菌汚染等に関する情報は欠くことのできないものであるが，それらの情報を満たしている院内製剤は非常に少ないのが現状である．

3) 品質保証

製剤の品質は原料が同じであれば，製造環境の整備，使用する機器の性能，調製者の技術により決まる．特に無菌性を必要とする製剤においては，製造環境の整備＝品質保証といっても過言でない．院内製剤は調製マニュアルを作成し，それに従った工程で調製すべきである．本来ならば製薬企業のように製造した製品のロットごとの管理を行うべきであるが，調製本数も少ないことからそのような試験の実施は困難である．多くは初回に製剤試験を行い，以後は同様の工程で調製しているとの理由で，品質が保証されたと仮定して供給している．しかし可能な限り，当初設定した調製工程が継続して遵守されているか否かを確認する必要がある．

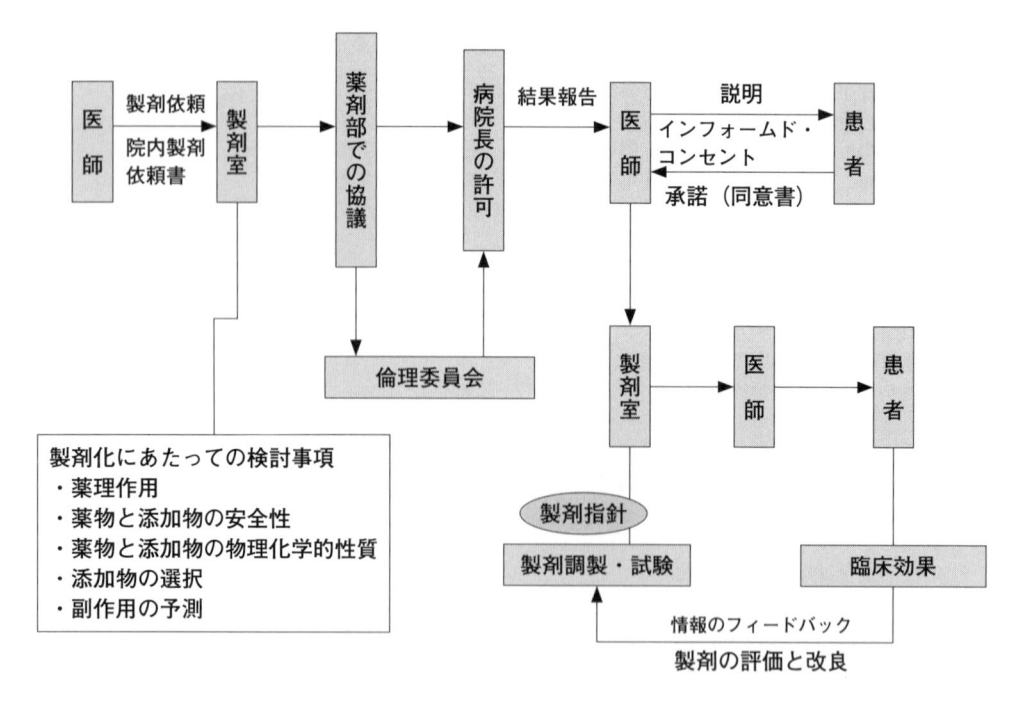

142　第6章　院内製剤と注射剤の混合調製

図6.2　院内製剤使用までの流れ

1) 医師が製剤依頼をする（特殊製剤依頼用紙）．
2) 薬剤部は製剤の必要性，有効性，安全性，調製方法，調製に必要な器具の確保，原料の供給等を考慮し，製造可能か否かを検討する．
3) 市販品で代用の可否，PL法との関係，診療報酬の問題等について依頼医師と協議を行う．
4) 薬剤部の中で同様の協議を行う．
5) 院内倫理委員会に諮り，審査を受ける．
6) 院内倫理委員会の承認後，その旨を依頼医師に伝え製剤を調製する．
7) 医師は患者に対し，院内製剤を使用する旨のインフォームド・コンセントを取る．
8) 製剤を供給するとき，製剤使用後の報告書を依頼医師に義務づける．
9) 報告書をもとに製剤の改良を検討する．

4) バリデーション

バリデーションとは製造所の構造設備ならびに手順，工程その他の製造管理および品質管理の方法が期待される結果を与えることを検証し，これを文書化することをいう（GMP省令：第1条第4項）．

作業管理に関する事項として表6.9が必要である．

6.1.8　無菌性を必要とする製剤の調製

院内製剤の中には点眼剤やアンプル・バイアル剤など，無菌性を必要とする製剤がある．これらの製剤の調製には清浄な空気を供給できるクリーンルームやクリーンベンチ，さらには滅菌装置を必要とする．空気清浄度はクラスで表示され，一般に米国航空宇宙局（NASA）のNHB

表6.9　作業管理手順

1) 製剤ごとに製剤標準書を作成し，これに従って作業をする．
2) 作業工程のうち，原料確認，秤量，製剤表示などの工程作業の際には複数でチェックを行う．
3) 使用中の運搬容器，主要機械などに製剤中の院内製剤名を表示する．
4) 作業はロット単位で実施し，ロットの追跡が最後まで行えるように記録する．
5) 製造年月日はロットごとに全作業が完了した日とする．
6) 製剤の保管は品質低下が起こるおそれがない場所で，品目ごとにロット別に区分し，先入先出のできるようにする．
7) 調製記録，保管出納記録，衛生管理記録を整備し，保管する．
8) 毎日の作業室の清掃およびロットごとの機械器具の洗浄など，衛生管理を行う．
9) 設備・機械器具などを定期的に点検整備する．
10) 作業員以外の者の立入りを制限する．

(日本病院薬剤師会，院内製剤の製造指針より)

表6.10　滅菌方法

① 加熱滅菌：火炎滅菌，乾熱滅菌，高圧蒸気滅菌，煮沸滅菌，流通蒸気滅菌 など
② 照射滅菌：ガンマー線滅菌（^{60}Co, ^{137}Cs），紫外線滅菌（260～280 nm），高周波滅菌（9000 Hz 以上の音波）など
③ ろ過滅菌：精密ろ過膜，限外ろ過膜など
④ エチレンオキサイドガス：（EO 20 %，CO_2 80 %の混合ガスとして使用）
⑤ その他

5340.2 規格が用いられている．クラス100 とは1 ft^3 の空気中に含まれる 0.5 μm 以上の大きさの粒子が100 個以下であることを示している．

1　滅菌

滅菌とは物質中のすべての微生物を殺滅または除去することをいう．表6.10 に代表的な滅菌方法を示す．

院内製剤の調製で用いる滅菌方法としては主に乾熱滅菌，高圧蒸気滅菌，ろ過滅菌がある．

a) 乾熱滅菌

乾燥空気で加熱する方法で，ガラス器具など熱に安定なものの滅菌を行う．日本薬局方では160～170 ℃で120 分，170～180 ℃で60 分，180～190 ℃で30 分間と規定している．しかし，発熱性物質除去を目的とする場合は250 ℃，2 時間以上の乾熱滅菌を行うことが望ましい．乾熱滅菌は高温にさらされるため，充填された医薬品の滅菌には不向きである．

b) 高圧蒸気滅菌（オートクレーブ滅菌）

充填された医薬品の滅菌に対し，最も信頼性が高く，汎用されている滅菌法である．密封した空間に蒸気を発生させ，熱と圧で滅菌する．115 ℃，30 分，あるいは121 ℃，20 分が標準的である．図6.3 は滅菌工程を示したものである．まず熱効率を高めるため，蒸気の吸入・脱気を繰り返す真空置換を行う．次に脱気を停止し，昇温工程・滅菌工程へと進む．最後に高圧蒸気を

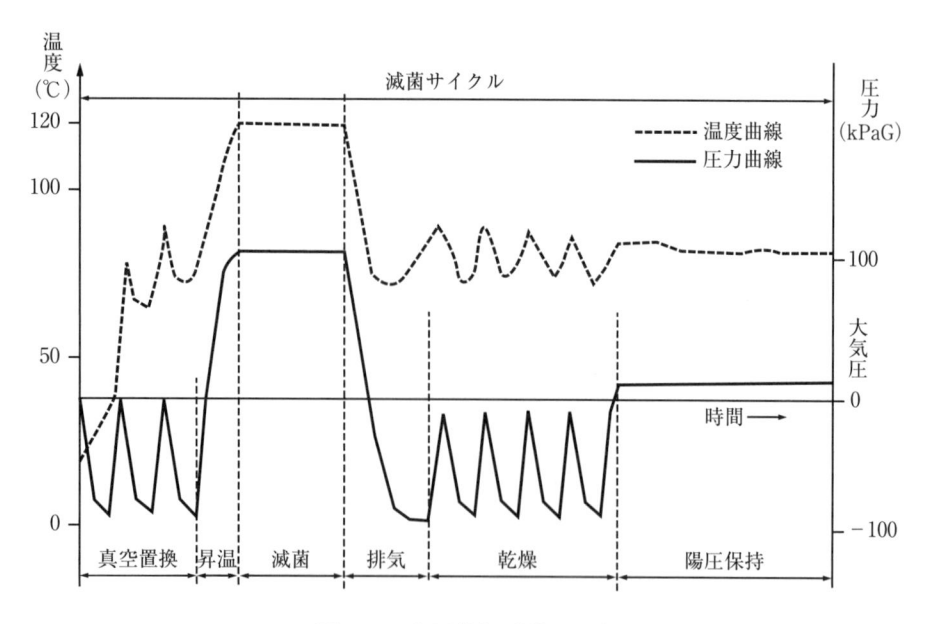

図 6.3　高圧蒸気滅菌の工程

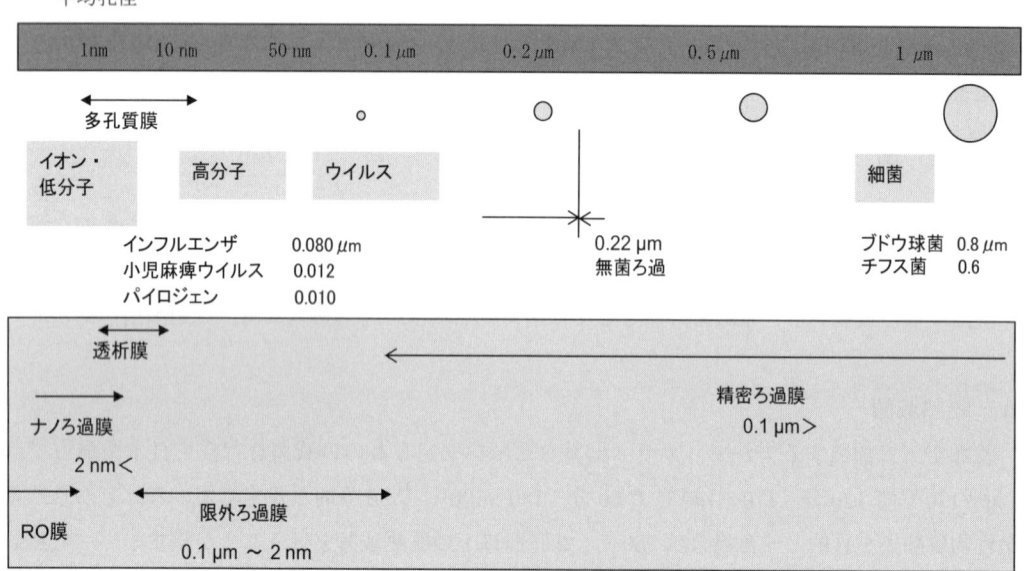

図 6.4　フィルターの孔径と分離対象

徐々に吸入しながら排気を行う．高圧蒸気滅菌は汎用されているが，熱に不安定な医薬品には不向きである．

c）ろ過滅菌

熱に不安定な薬物に対してはろ過滅菌を行う．ろ過に用いるフィルターは多数あり，目的に合った物を選択することが大切である．最も小さい細菌の口径は 0.3 μm といわれているので，孔径が 0.22 μm のフィルターを用いてろ過することを無菌ろ過という．しかし，無菌ろ過では細菌より口径の小さいウイルスやリケッチアの除去が不可能であることを認識しておくべきである．フィルターの孔径と分離対象を図 6.4 に示す．

6.2 薬局製剤

「薬局製剤」とは，薬局開設者が当該薬局における設備および器具をもって製造し，当該薬局において直接消費者に販売し，または授与する医薬品（「薬局製剤指針」に適合）である．薬局製剤の特徴は医師の診断なしで，薬剤師が患者の訴えを聞き，その症状にあった医薬品を販売することができることである．薬局製剤は薬局固有のものであり，一般用医薬品（OTC薬）とともに，患者のセルフメディケーションを支える重要な医薬品といえる．平成 21 年 1 月現在，薬局製剤として認められているものは 385 品目で，承認不要の 9 品目を併せて 394 品目が指定されている．承認不要品には，日本薬局方の吸水軟膏，親水軟膏，精製水，単軟膏，白色軟膏，ハッカ水，マクロゴール軟膏，加水ラノリン，親水ワセリンの 9 品目がある．

処方例

Rp. BZM 軟膏（湿疹，虫さされ，皮膚瘙痒感，蕁麻疹に適応）（100 g 中）

日本薬局方	ジフェンヒドラミン	1.0 g
日本薬局方	酸化亜鉛	5.0 g
日本薬局方	マクロゴール軟膏	適量

解説

調剤方法：60 メッシュの篩で篩過したジフェンヒドラミン 1 g と酸化亜鉛 5 g を秤量し，乳鉢にてよく混和した後，マクロゴール軟膏を少量秤取し，乳棒にて混和する．さらにマクロゴール軟膏を少量ずつ入れ混和を繰り返した後，全体を 100 g として調製する．

薬局製剤を製造・販売するには，都道府県知事による薬局ごとの医薬品製造販売承認，製造販売業許可および製造業許可が必要となる（薬事法第 12 条第 1 項）．また許可の有効期限は 6 年で，製造・販売を続けるには免許の更新をする必要がある．

6.2.1 薬局製剤の品質管理

「薬局製剤指針」には「用法及び用量」，「効能又は効果」，「貯蔵方法および有効期間」および「規格及び試験方法」が明記されている．品質管理の保証となる確認試験，含有量試験は特に重要となり，これに適合したものが薬局製剤と認められる．製剤である限り，薬局製剤においても製品の安全性，安定性等の品質が保証されていなければならないのは当然である．本来，医薬品等製造販売業を行うには GQP 省令（医薬品，医薬部外品，化粧品及び医療機器の品質管理の基準に関する省令）および GVP 省令（医薬品，医薬部外品，化粧品及び医療機器の製造販売後安全管理の基準に関する省令）の遵守が求められているが，薬局製剤では，他の医薬品に比べて保健衛生上の危害発生のおそれが低いこと，かつ，当該薬局において製造から販売に至るまでの一連の行為が完結することから，GQP 省令および GVP 省令は適用除外になっている．しかし，規制が緩いことと品質との関係は別の問題である．患者からの信頼を損なわないためにも，薬局製剤の製造・販売をする薬局は製造物責任法（PL 法）（表 6.6）にも配慮し，品質管理を徹底する必要がある．薬局製剤の遵守事項を表 6.11 に示す．

表 6.11 薬局製剤の遵守事項

1. 薬局製剤を製造した当該薬局以外の他の薬局又は店舗で販売してはならない
   - 薬局おいて薬剤師が対面で販売すること（薬事法施行規則 15 の 5）
   - 薬剤師が対面で，書面により，適正な使用のために必要な情報提供を行うこと（薬事法施行規則 15 の 5）
   - 他の薬局等に販売してはならない（薬事法施行規則 92 の 3）
   - 薬局製剤の委受託製造はできない（薬事法施行規則 96 の 2）
2. 製造販売する医薬品の記載事項（製造販売する医薬品への表示義務）
   - 直接の容器等の記載事項（薬事法第 50 条）
   - 添付文書等の記載事項（薬事法第 52 条）
   - 記載禁止事項（薬事法第 54 条）
3. 販売・製造の禁止事項
   - 成分，分量，品質が承認事項（薬局製剤指針の内容に）適合しないものは製造，販売もしくは授与してはならない（薬事法第 56 条）
4. 製造販売する医薬品への封
   - 製造販売する医薬品には，医薬品を収めた容器又は被包に封を施さなければならない（薬事法第 58 条）
5. 製造，試験等に関する記録
   - 製造管理者は，製造及び試験に関する記録を作成し，少なくとも 3 年間保管しなければならない（薬事法施行規則 15 の 8）
6. 許可書の掲示
   - 薬局開設許可書とともに，製造販売業許可書及び製造業許可書を薬局の見やすい場所に掲示しなければならない（薬事法施行規則 114）

6.3 無菌混合調製

6.3.1 注射剤とは

注射剤は，皮膚内または皮膚もしくは粘膜を通して体内に直接適応する医薬品の溶液，懸濁液，乳濁液または用時溶剤に溶解もしくは懸濁して用いるもので，無菌の製剤である（第16改正日本薬局方製剤総則）．注射剤の条件および注射剤の種類を表6.12，6.13に示す．

1 注射剤の適用法

皮内注射（i.d.），皮下注射（s.c.），筋肉内注射（i.m.），静脈内注射（i.v.），点滴静脈内注射（d.i.v.），動脈内注射，腹腔内注射，脊髄腔内注射，硬膜外注射，関節腔内注射，骨髄内注射などがある．それぞれの使用目的により適用法が決定される．

表 6.12　注射剤の条件

1) 無菌であること
   （日本薬局方一般試験法の無菌試験法に適応）
2) 不溶性異物が混入していないこと
   （日本薬局方一般試験法の不溶性異物試験法ならびに不溶性微粒子試験法に適応）
3) 発熱性物質*（パイロジェン）フリーであること
   （日本薬局方一般試験法のエンドトキシン試験法もしくは発熱性物質試験法に適応）
4) 組織障害性が認められないこと
5) その他

＊発熱性物質：注射薬の原料中に発生した微生物由来の内毒素（エンドトキシン）であり，特にグラム陰性菌外膜のリポポリサッカライド（LPS）タンパク複合体の発熱性が高い．エンドトキシンは菌が死滅してから放出されるため，通常の高圧蒸気滅菌や無菌フィルターによるろ過では不活性化することはできない．

表 6.13　注射剤の種類

1) 水性注射剤：溶剤に注射用水，生理食塩水，リンゲル液等を用いる．
2) 非水性注射剤：溶剤に植物油（オリーブ油，ゴマ油等）または有機溶剤（プロピレングリコール，エタノール，グリセリン等）を用いる．
3) 乳濁性注射剤：粒子径7μm以下の油粒子が均一に分散している製剤．脂溶性薬剤の注射に用いる．原則として脊髄腔内には使用しない．
4) 固形注射剤：用時溶解または懸濁して用いる．
5) 懸濁性注射剤：粒子径150μm以下の不溶性の微粒子が均一に分散している製剤．原則として血管内や脊髄腔内には使用しない．

2 注射剤の組成

主薬：有効成分
溶剤：水性溶剤として注射用水，生理食塩水，非水性溶剤として植物油等がある
添加物：表6.14に示す．

表6.14　添加剤

① 難溶性の医薬品を溶解するために用いる溶解補助剤（アミノフィリン注射薬におけるエチレンジアミン，ジゴキシン注におけるエタノール・プロピレングリコール・ベンジルアルコールなど）．
② pHを調節するための緩衝剤（リン酸塩，クエン酸塩など）．
③ 等張化剤（塩化ナトリウムなど）．
④ 変質防止のための安定剤（アミノ酸製剤における亜硫酸水素ナトリウムなど）．
⑤ 微生物の発育防止に対する保存剤（パラオキシ安息香酸エステル類，インスリンにおけるフェノール・m-クレゾール・濃グリセリンなど）．
⑥ 疼痛を緩和する無痛化剤（リドカイン，ベンジルアルコールなど）等．

3 注射剤の容器

a）アンプル

　ホウ珪酸ガラスまたはプラスチックから成形する．注射容器としてのアンプルは取扱いの簡便性と低価格から多くの製品で採用されている．容量は20 mL以下の小容量の頻度が高く，日局一般試験法の注射剤用ガラス容器試験法（アルカリ溶出試験，着色容器の鉄溶出試験，着色容器の遮光性試験など）に適合する．一方，アンプルカット時のけが防止やガラス小片の製剤への混入防止のため，プラスチックアンプルが考案されたが，医薬品のプラスチック表面への吸着や内部に浸透する収着，あるいはプラスチック成分の溶出等の問題があり，現在は塩化ナトリウムやブドウ糖溶液，補正用塩化カルシウム液，補正用硫酸マグネシウム液，炭酸水素ナトリウム液（メイロン）などの製品に限られている．図6.5は1本のガラス管を熱して作成するアンプルの製造工程を示す．

b）バイアル

　小容量（50 mL以下）のものはホウ珪酸ガラスの管引きにより成形する．大容量の瓶（100 mL以上）はソーダ石灰ガラスから射出工程を経て成形する．図6.6はプラスチック瓶における射出工程を示す．

c）バッグ

　輸液用ボトルはソフトバッグが主流である．材質はポリエチレン(PE)，ポリプロピレン(PP)，ポリ塩化ビニル(PVC)，エチレン・酢酸ビニル重合体(EVA)等である．ガラス瓶や硬プラスチックバッグに充填された医薬品を点滴する場合，流速を確保するためエアー針を必要とするが，

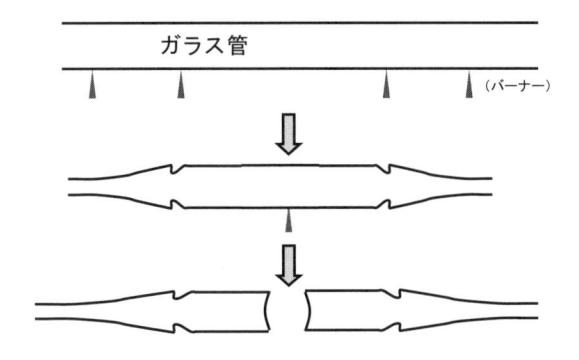

図 6.5 アンプルの製造工程（管引きガラス）

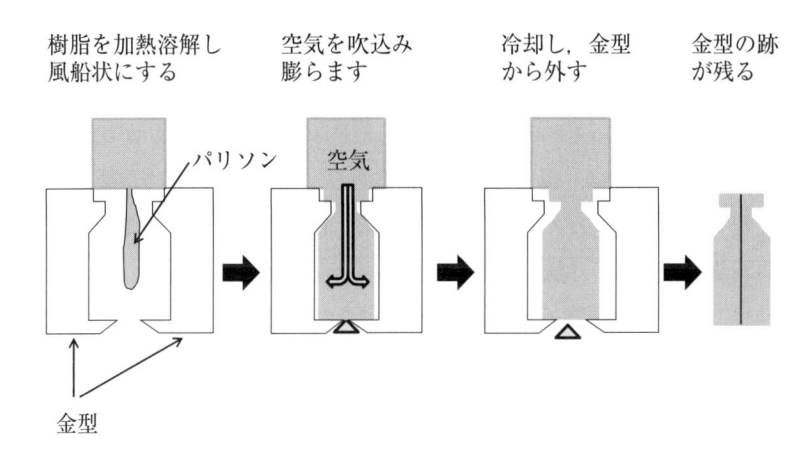

図 6.6 バイアル瓶（プラスチック瓶）の製造（射出工程）

エアー針の使用は汚染された外気が容器内に流入するため事故原因の一つとなる．一方，ソフトバッグは流出量に応じて容器が変形するため，エアー針は不要である．

最近ではメイラード反応（ブドウ糖などの還元糖とアミノ酸製剤による褐色化反応）を防止するため，バッグの内部に隔壁を設けたダブルバッグが開発されている．

d）プレフィールドシリンジ

塩化カリウム注射剤など，希釈をしないで用いると重篤な医療事故につながる医薬品がある．プレフィールドシリンジはリスク回避のため，あらかじめ希釈した薬液を注射筒に充填した製品で，塩化カリウム注射剤では三方活栓に接続できないような構造になっている．

6.3.2　配合変化[4]

注射薬は複数の製剤を混合して用いることが多い．数種類の注射薬を混合したとき，白濁，沈

殿，ゲル化，有効成分の含量低下等の配合変化をきたし，臨床上大きな問題となる．

1 pHの変動による配合変化

　配合変化はpHの変動により生じるケースが多い．注射薬の混合時には細菌汚染を少なくするため，バッグへの針刺回数を極力抑えるのが一般的である．すなわち小容量のアンプルをまとめて輸液に注入し，さらにバッグに移し替えるという作業をする．次の4種類の医薬品を混合する場合
　① ソリターT3号輸液（500 mL）　　1バック
　② ツインパル輸液（500 mL）　　1バック
　③ 5-FU注 250 mg　　1アンプル
　④ プリンペラン注射液 10 mg　　4アンプル
①②③④の順に混合すれば沈殿は生じない．しかし，③④を先に混合して，①に注入しようとすると，③④を混合した段階でメトクロプラミド（プリンペラン）が沈殿する．混合した製剤が沈殿を生成するか否かは，混合後のpHを予測し，そのpHにおける薬剤の溶解度と実際の薬物濃度を比較することによって予想は可能である．配合変化に関する個々の製剤の情報については山口県病院薬剤師会編の「注射薬調剤監査マニュアル」[5]が参考になる．
　注射剤の中には，難溶性の薬物に対し，pHを変動させて溶解させているものが多数ある．そのため注射剤のpHはさまざまで，生理的pH範囲内に収めなければならないとの規定はない．pHが塩基性に小さく変化するだけで析出しやすい薬物を表6.15（左）に，pHが酸性側へ小さく変化するだけで析出しやすい薬物を表6.15（右）に示す[6]．
　CaイオンやMgイオンを含む注射薬はリン酸や炭酸塩を含む注射剤との混合により難溶性の沈殿を生じる．しかし，溶解順序や濃度を考慮することにより沈殿を避けることが可能となる場合もある．

2 溶解度による配合変化

　難溶性の医薬品には溶解剤として，エタノールを含むものがある（ジアゼパム等）．輸液と混合した場合，白濁するので添加剤にも注意し，これらの製剤は単独で用いるなどの配慮が必要となる．

3 溶解液（輸液）による配合変化

　医薬品には溶解液を指定したものが多数ある．輸液の種類により変化する代表的な例を表6.16に示す．

4 注射剤と容器との配合変化

　注射剤は点滴用セットを用いて患者に投与するが，点滴チューブ等に薬物が吸着することがあ

表6.15　配合変化を生じやすい注射剤の例

酸性薬剤	pH	塩基性薬剤	pH
ブロムヘキシン塩酸塩	2.2～3.2	フェニトインナトリウム	12.0
ノルアドレナリン	2.3～5.0	カンレノ酸カリウム	9.0～10.0
メトクロプラミド塩酸塩	2.5～4.5	フロセミド	8.6～9.6
ドブタミン塩酸塩	2.2～3.5	炭酸水素ナトリウム	7.6～8.6
プロプラノロール塩酸塩	2.8～3.5	アセタゾラミドナトリウム	9.0～10.0
ミダゾラム	2.8～3.8	メトトレキサート	8.0～9.0
バンコマイシン塩酸塩	2.5～4.5	メチルプレドニゾロンナトリウム	7.0～8.0
ヒドロキシジン塩酸塩	3.0～5.0	アミノフィリン	8.0～10.0
ドパミン塩酸塩	3.0～5.0	アシクロビル	約10.4
オンダンセトロン塩酸塩水和物	3.0～4.0	フルオロウラシル	8.2～8.6
ニカルジピン塩酸塩	3.0～4.5	プレドニゾロンコハク酸エステルナトリウム	6.5～7.2
ベラパミル塩酸塩	4.5～6.5		
エフオーワイ	4.0～5.5		

表6.16　調製に注意を要する注射剤

薬剤	対象液	変化	推奨溶解・希釈液
アムホテリシンB	生理食塩液	沈殿	5％ブドウ糖液，注射用水
オメプラゾール	注射用水	浸透圧が低い	生理食塩液，5％ブドウ糖液
トラスツズマブ	5％ブドウ糖液	タンパク凝集	添付の注射用水，生理食塩液
シスプラチン	注射用水，5％ブドウ糖液	分解	生理食塩液またはブドウ糖-食塩液
L-アスパラギナーゼ	生理食塩液	白濁	注射用水
ピラルビシン塩酸塩	生理食塩液	難溶	5％ブドウ糖液，注射用水
ニムスチン塩酸塩	生理食塩液	浸透圧が高い	注射用水
フェニトインナトリウム	5％ブドウ糖液	白濁	生理食塩水
ナファモスタットメシル酸塩	生理食塩水	白濁	5％ブドウ糖液，注射用水

る．パクリタキセル等の添付文書には，点滴用セットの可塑剤として DEHP〔di-(2-ethylhexyl) phthalate：フタル酸ジ-(2-エチルヘキシル)〕を含有しているものとは薬剤が吸着するので使用を避けることと明記してある．混合の際には，添付文書の確認が重要である．

　注射剤は，速効性であり効果が確実である反面，副作用も現れやすい．注射剤の混合は従来，病棟にて医師や看護師が行ってきたが，薬剤に関する医療事故の中で注射剤の占める割合が高いことを受け，病院全体のリスクマネジメントとして，特に取扱いに注意を要する抗悪性腫瘍剤の混合調製や高カロリー輸液の調製を薬剤部の業務として扱う施設が増加している．今後益々この分野での薬剤師の活躍が期待される．

6.3.3 注射剤の混合調製における注意事項[7]

1 設備と服装

　注射剤の混合調製は基本的に移し替え作業であることから，注射剤製造時ほど，厳密な管理を必要とはしない．しかし，細菌汚染への注意は必要であるから空調の整った無菌室の中のクリーンベンチ（クラス100）で行うことが理想である．無菌室がない施設においては，人の出入りが少ない部屋か，もしくは防塵設備を施したクリーンエリアを設け，その中に設置したクリーンベンチで行うべきである．無菌室への人および物品の出入りは，室内環境の汚染原因となるため最小限に抑える必要がある．調製者は無塵衣，帽子，マスク，防護メガネ，無菌手袋を着用する．更衣室や無塵衣がない場合は，袖口の閉まった専用の予防衣，もしくはガウンでも良い．石鹸で手洗いをした後，無塵衣，帽子，マスク，防護メガネを装着し，次に消毒薬が入った石鹸水で手洗いを行い，無菌手袋を着用する．その後さらに手袋を装着した状態で再度手洗いを行う．無菌手袋は滑りをよくするため，手袋内部にコーンスターチを塗布したものもあるが，これは発熱性物質の原因となるため注意する必要がある．

2 操作手順

注射剤処方せん監査：

　薬品名，規格，用法・用量，受診診療科，相互作用，重複投与，休薬期間，投与速度，配合変化，投与経路，溶解方法，投与部位，患者の体内動態等を考慮し，処方の適正化を図る．また必要があれば医師に対し疑義照会を行う．

　表6.17は膵臓癌患者に対する処方である．ゲムシタビン塩酸塩（ジェムザール）の溶解液として添付文書では生理食塩液が記載されているが，ブドウ糖注射液で溶解することも多い．この処方で問題となるのは，ゲムシタビン塩酸塩の点滴速度である．ゲムシタビン塩酸塩は1時間以上かけて点滴すると，副作用の増強が危惧されるため，添付文書では30分かけて投与することとなっている．ここでは疑義照会を必要とする．

　注射剤処方せんでは，配合変化や溶解方法などのチェックに加え，投与速度，投与経路，実施時間などへの配慮や，抗悪性腫瘍剤では休薬期間，総投与量への注意が必要となり，調剤を行う前の患者薬歴チェックが重要である．

　実施時間（点滴をする順番）の例として，シスプラチンとパクリタキセルがある．シスプラチンを先に投与すると，逆の順序で投与した場合より骨髄抑制が増強するおそれがあるので注意を要する．総投与量に注意しなければいけない薬剤として，心毒性を有するアントラサイクリン系の悪性腫瘍剤（アドリアマイシン，ファルモルビシン）やブレオマイシン，ペプレオマイシンなどがある．表6.18に点滴速度に注意を要する医薬品を示す．

6.3 無菌混合調製

表 6.17 注射薬処方せん

RP.	薬品名	用法	用量	取扱量
01	［点滴］			
	ブドウ糖注射液（5％，50 mL）		50 mL	1 V
	デカドロン注射液　6.6 mg		6.6 mg	1 V
	実施時間：1番目投与			
	※点滴速度　500 mL/h：点滴時間　6.24 分で			
	投与経路：末梢ルートメイン 1			
02	［点滴］			
	ジェムザール注射用　1 g		1000 mg	1 V
	ジェムザール注射用　200 mg		100 mg	1 V
	ブドウ糖注射液（5％，100 mL）		100 mL	1 V
	実施時間：2番目投与			
	※点滴速度　100 mL/h：点滴時間　1 時間で			
	投与経路：末梢ルートメイン 1			
03	［点滴］			
	ブドウ糖注射液（5％，50 mL）		50 mL	1 V
	実施時間：3番目投与			
	※点滴速度　500 mL/h：点滴時間　6 分で			
	投与経路：末梢ルートメイン 1			

表 6.18 点滴速度に注意を要する医薬品

一般名	商品名	副作用	点滴速度
塩化カリウム	KCL補正液	心停止，不整脈	点滴速度はカリウムイオンとして 20 mEq/hr を超えないこと．カリウムイオン濃度として 40 mEq/L 以下に必ず希釈すること．投与量は 1 日 100 mEq を超えないこと
グルコン酸カルシウム	カルチコール	心悸亢進，徐脈，血圧変動	カルシウムとして 0.68～1.36 mEq/min の速度で静注
リドカイン塩酸塩	オリベス点滴用	心停止，ショック，徐脈，不整脈，意識障害	1 分間に 1～2 mg の速度で点滴静注．4 mg/min を超えないこと
フェニトインナトリウム	アレビアチン	心停止，運動・言語障害，振戦，血圧低下，呼吸抑制	50 mg/min 以下の速度で静注
ノルアドレナリン	ノルアドレナリン	不整脈，心悸亢進，胸内苦悶，血圧異常上昇，呼吸困難，心拍出量減少	1 mg を 250 mL の生理食塩液，5％ブドウ糖液等で希釈し，0.5～1 mL/min で点滴静注
アミノフィリン	ネオフィリン	ショック，せん妄，昏睡，頻脈，心室頻拍，心房細動，血圧低下	250 mg を生食等で希釈し，5～10 分以上かけて静注．年齢：6 ヵ月～2 歳未満：3～4 mg/kg を 30 分以上で点滴投与．2 歳～15 歳未満：4～5 mg/kg を 30 分以上で点滴投与
シベンゾリンコハク酸塩	シベノール	不整脈，ショック，心不全，QRS の延長，腎不全時に低血糖	シベンゾリンコハク酸塩として 1.4 mg/kg を生食液又はブドウ糖液にて希釈し，血圧及び心電図監視下 2～5 分間かけて静注
ジソピラミドリン酸塩	リスモダン P	心停止，心室細動，心室頻拍，房室ブロック，洞停止，失神，呼吸停止，血圧低下，低血糖	ジソピラミドとして 50～100 mg，1～2 mg/kg をブドウ糖液で希釈し，5 分以上かけて静注

表 6.18　つづき

一般名	商品名	副作用	点滴速度
アシクロビル	ゾビラックス	ショック，汎血球減少，無顆粒球症，血小板減少，DIC，TEN，呼吸抑制，肝炎，急性膵炎	8時間毎に1時間以上かけて，7日間点滴静注する
バンコマイシン	バンコマイシン	ショック，急性腎不全，間質性腎炎，第8脳神経障害，偽膜性大腸炎，red neck症候群	1時間以上かけて点滴静注
アムホテリシンB	ファンギゾン	腎障害，心停止，心不全，不整脈，急性肝不全	5％ブドウ糖注射液10 mLで溶解後，5％ブドウ糖注射液で500 mL以上に希釈する．3〜6時間かけて点滴静注
ガベキサートメシル酸塩	エフオーワイ	膵炎，汎発性血管内血液凝固症，ショック，高カリウム血症	ガベキサートメシル酸塩100 mgを5％ブドウ糖注射液等で500 mLに希釈し，8 mL/min以下の速度で点滴静注
イリノテカン	トポテシン	骨髄抑制，高度な下痢	500 mL以上に希釈し，90分以上，あるいは250 mL以上に希釈し，60分以上かけて点滴静注
カルボプラチン	パラプラチン	骨髄抑制，感染症，出血傾向	250 mL以上に希釈し，30分以上かけて点滴静注する
シスプラチン	ランダ	腎障害，骨髄抑制，感染症，出血傾向，聴力低下・難聴，溶血性尿毒症症候群	500〜1000 mL以上に希釈し，25 mg/m^2（体表面積）を120分かけて点滴静注
ドセタキセル	タキソテール	骨髄抑制，肝不全，急性腎不全，DIC，心不全，イレウス，ショック	ドセタキセルとして60 mg/m^{2}を60分以上かけて点滴静注
パクリタキセル	タキソール	骨髄抑制，関節痛，筋肉痛，発熱，末梢神経障害，感染症，出血傾向	500 mLに希釈した場合は3時間以上，250 mLに希釈した場合は60分以上かけて点滴静注

3　処方薬品と，搬入薬品の確認

薬品の搬入は必ずダブルチェックを行い，パスボックスを通じて無菌室に搬入する．

4　調製作業

a) クリーンベンチに搬入する薬品・器具はアルコールで消毒をする．
b) バイアルゴム栓，アンプルはエタノールで清拭する（図6.7，図6.8）．
c) 注射針，針装着部には直接手を触れない．触れた注射針は交換する（図6.9）．
d) 落下細菌汚染防止のため，カットしたアンプル・ゴム栓穿刺部位の上には手を通過させない（図6.10）．

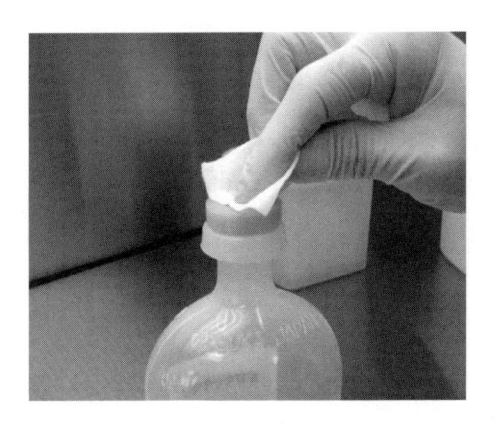

図6.7　バイアルゴム栓

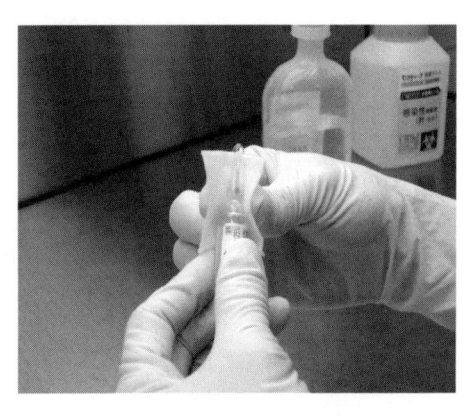

図6.8　アンプルの清拭

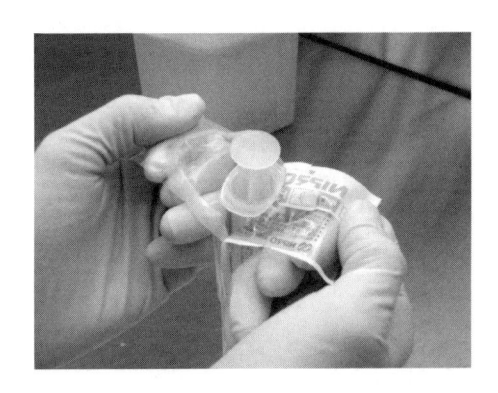

図6.9　シリンジの出し方

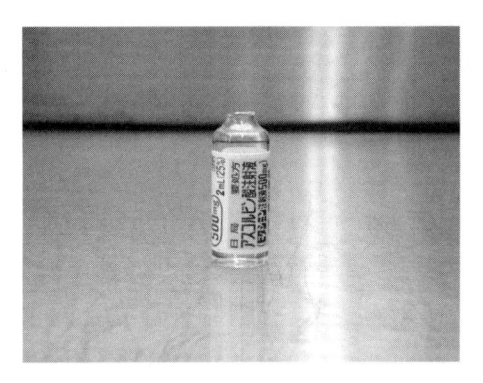

図6.10　アンプルカット面

e) 手袋が破れた場合は，すぐに取り替える．
f) クリーンベンチでの作業は，風向きに注意し操作を行う．
g) クリーンベンチのフード（前面ガラス）は，作業に支障のない程度に最小限の開放に努める．

5　コアリングならびにアンプルカット時の注意

a) コアリングはバイアルゴム栓に注射針を穿刺する際，針先でゴム片が削り取られる現象である．針の太さ，ゴム栓の材質・硬度，穿刺角度等により発生率は異なるが，異物混入原因の一つであるから注意を要する．針はゴム栓面に垂直となる角度で刺すのが望ましい．

b) アンプルカット時に発生するガラス片の混入は，材質としてガラスを用いている限り防御手段がない．対策として，カット後しばらく静置し，ガラス片を沈殿させた後，アンプルを静かに斜めにして，アンプルの肩口からゆっくりと薬液を秤取する（図6.11）．

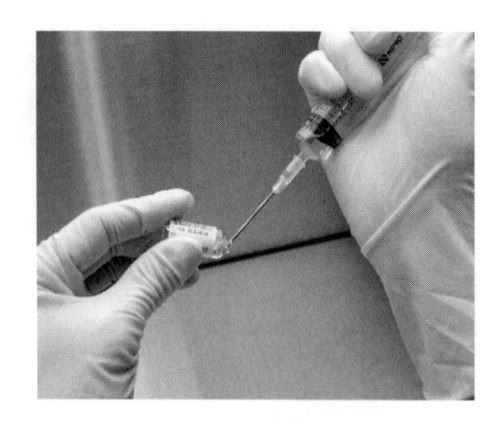

図 6.11 薬液の採取

6 調製終了後

a) 配合変化の有無，色調，異物混入の有無の確認．
b) 混合後の輸液の破損，液漏れの有無の確認．
c) ラベル監査（患者名，病棟名，薬品名，規格，投与量，投与速度，保管上の注意，薬剤師名など）．
d) 遮光を必要とする輸液には遮光カバーを装着する．
e) 調製後に空バイアル，空アンプルの数量と処方内容とを照合する．その後，専用容器に廃棄する（ダブルチェック）．

6.3.4 抗悪性腫瘍剤の調製

近年，抗悪性腫瘍剤の調製を薬剤部で行う施設が増加している．これは薬剤師が医薬品についての知識が豊富であること，安全キャビネットなどの安全管理システムと正確な調製技術をもっているからである．特にハイリスク医薬品の取扱いは，薬剤部が担当するのが望ましいとする社会的要求がある．薬剤師は患者の安全を確保するとともに，調製者への曝露による健康被害が生じないように留意すべきである．そのためには抗悪性腫瘍剤の製剤学的特性を熟知し，薬剤の取扱いおよび調製に必要な情報を収集し理解しておくべきである．

1 設備と服装

抗悪性腫瘍剤の調製は他の注射剤の混合調製とは異なり，より安全性を確保した環境で行う必要がある．細菌汚染への注意と調製者への曝露防止のため，陰圧空調の整った無菌室の中の安全キャビネットで行うことが望ましい．また無菌室への人および物品の出入りは，室内環境の汚染原因となるため最小限に抑える必要がある．服装は一般注射剤調製時と同様に手洗い後，無塵衣，

帽子，マスク，防護メガネ，無菌手袋を着用し，さらに装置した無菌手袋を手洗いする（図6.12）．

注射剤の調製で用いるクリーンベンチは作業者に向かって空気が流れてくるのに対し，抗悪性腫瘍剤の混合調製で用いる安全キャビネットは，空気が外側に流れないようにキャビネットの中に空気を吸入し室外に排気する構造になっている．それ故，排気装置をもたないクリーンベンチは移動可能だが，安全キャビネットは室内で固定されている（図6.13）．

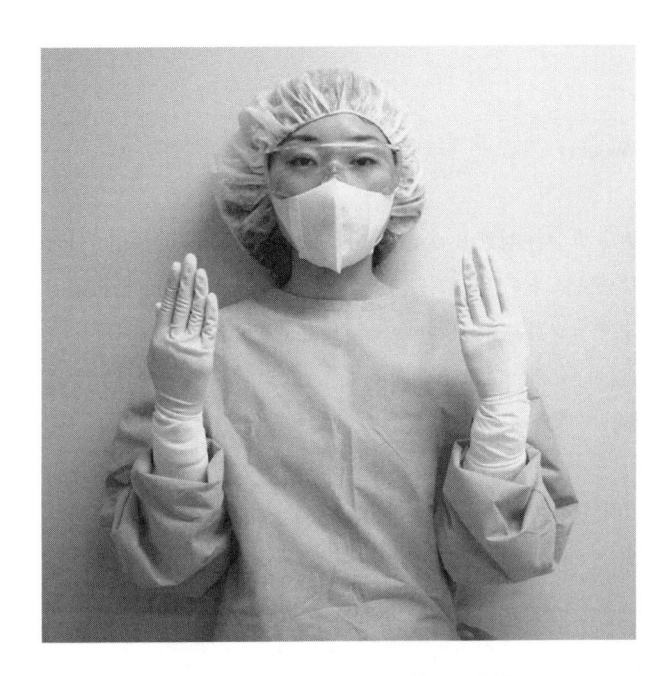

図6.12　調製者への被曝防止対策

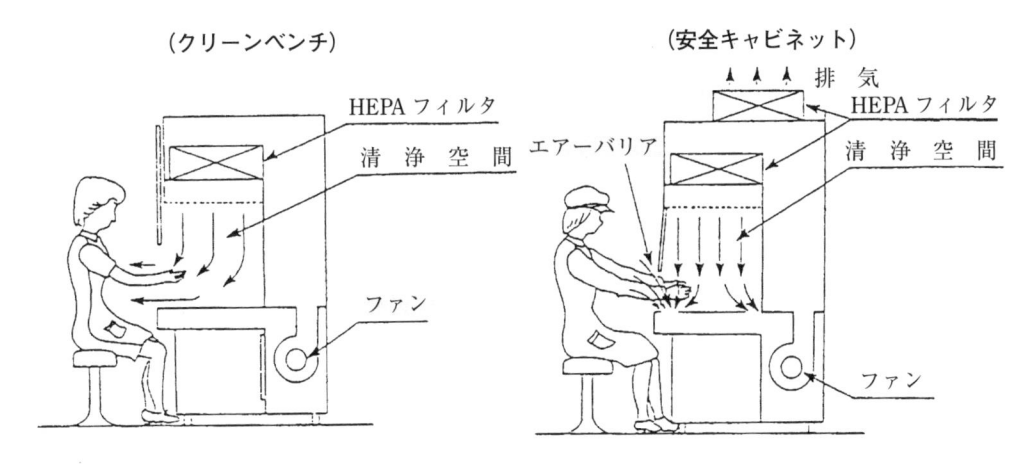

図6.13　クリーンベンチと安全キャビネットの相違

2 操作手順（処方せん監査）

　薬品名，規格，用法・用量，受診診療科，相互作用，重複投与，休薬期間，投与速度，配合変化，投与経路，溶解方法，投与部位，患者の体内動態等を考慮し，処方の適正化を図る．また必要があれば医師に対し疑義照会を行う．抗悪性腫瘍剤の調製ではあらかじめ提出されているレジメンに従い処方監査を行う．特に患者の容態により処方変更あるいは中止となることもあるので，検査値などの確認は必ず行うべきである．

処方例

　　　　　　　　Weekly　TC療（パクリタキセル＋カルボプラチン）

Rp. 1

　デカドロン注射液 6.6 mg（dexamethasone sodium phosphate）　　6.6 mg
　クロール・トリメトン注 10 mg（chlorpheniramine maleate）　　10 mg
　ザンタック注射液 100 mg（ranitidine hydrochloride）　　100 mg
　生食注（sodium chloride）　　50 mL
　　d.i.v.　投与ルート　末梢　投与速度　全開

Rp. 2

　カイトリル注 3 mg（granisetron hydrochloride）　　1 A
　生食　　50 mL
　　d.i.v.　投与ルート　末梢　投与速度　200 mL/h

Rp. 3

　タキソール注射液 30 mg（paclitaxel）　　120 mg/body
　5％　ブドウ糖注射液（glucose）　　500 mL
　　d.i.v.　投与ルート　末梢　投与速度　300 mL/h

Rp. 4

　パラプラチン注射液（carboplatin）　　500 mg/body
　ソリタT3号輸液　　200 mL
　　d.i.v.　投与ルート　末梢　投与速度　300 mL/h

Rp. 5

　生食（sodium chloride）　　50 mL
　　d.i.v.　投与ルート　末梢　投与速度　全開

解 説

　薬剤師は，ともすれば医薬品を見て患者を見ていない傾向にある．薬剤師が調製する製剤の先には，それを投与される患者が必ず存在することを忘れてはならない．患者側からしてみれば，安心・安全な医療を求めるのは当然である．注射剤は無菌性の確保が最も大切であることから，①針や注射筒の先端部分には手指を接触しない，②手指が触れた針や注射筒はすぐに取り換える，③ゴム栓のコアリングやアンプルカット時のガラス片の混入を最小限に抑制する，④製剤室の環境を整える，などの注意は当然である．混合調製を安全キャビネット内で行ったから十分との保証はどこにもない（安全キャビネットの正常動作確認や，無菌操作法のチェックが必要である：バリデーション）．目に見えない細菌を相手にすることから，細心の注意を払っても払いすぎることはない．

　表6.19，表6.20に混合調製時の注意および調製終了後の注意を示す．

　近年，製剤ラベルに処方内容を含めたバーコードを印字し，リストバンドをした患者との照合をリーダーで読み取ることにより，何時，誰が，誰に，何を，どれだけ投与したかが確認できる安全管理システムを導入する施設が増加している．

　抗悪性腫瘍剤調製時には，患者への配慮はもとより，調製者の安全も確保しなければならない．表6.21に示したように，調製時における汚染対策を周知徹底しておく必要がある．

表6.19　混合調製時の注意

a) 安全キャビネット内に滅菌した作業シートを敷く．
b) 使用する器具・用具は使い捨てもしくは専用とする．
c) 注射器はルアーロックシリンジを使用する．
d) アンプルをカットする時は，アンプルの頂部を軽くたたき，頂部に薬液を残さないようにし，エタノールで消毒をしてからカットする．
e) バイアルは調製時，内圧を上昇させないように注意する．

表6.20　調製終了後の注意

a) 配合変化の有無，色調，異物の混入の有無．
b) 混合後の製剤の破損，液漏れの有無．
c) ラベル監査（患者名，病棟名，薬品名，規格，投与量，レジメン名，投与速度，保管上の注意，薬剤師名）．
d) 調製後に空バイアル，空アンプルの数量と処方内容とを照合する（ダブルチェック）． その後，専用容器に廃棄する．
e) 残液は被曝・汚染が発生しないように基準に従い廃棄する．
f) 使い捨てにできない器具・用具は作業終了時に十分水洗する．

表 6.21　抗悪性腫瘍剤調製時の被曝および汚染対策

a) 抗悪性腫瘍剤が皮膚，手指に付着した時は，ただちに流水で洗い流し，さらに石鹸で洗う．
b) 目に入った時は，ただちに流水で洗い，さらに水中に顔をつけ，瞬きを繰り返す．原則として眼科を受診する．細胞障害の強い薬剤は特に注意する．
c) 手袋が破れた場合は，ただちに交換する．
d) 衣服に付着した時は，手袋を装着し，付着部位を流水で洗い，さらに洗剤で洗う．
e) 床，作業台などが汚染した時は，ゴム手袋やビニール袋で手指を覆い，汚染個所をペーパータオル等で拭き取る．さらに水を含んだタオルで拭き取った後，溶解性を考慮し，アルコール綿花等で無毒化する．拭き取ったタオルは基準に従い廃棄する．

6.4　電解質と輸液[8]

　輸液療法は 1831 年　コレラ患者に食塩水を注入したことに始まり，1876 年，英国の Sydney Ringer がリンゲル液を考案し，1911 年に米国の Hartman がリンゲル液に乳酸を加えた乳酸加リンゲル液を発表して今日に至っている．輸液療法の施行と救命率との間には極めて密接な関係が存在する．

　輸液の種類は多いが，基本は生理食塩液と 5％ブドウ糖液である．その他，血漿増量剤（アルブミン製剤，低分子デキストラン等），脂肪乳剤，アミノ酸輸液，浸透圧性利尿剤（マンニトール，グリセリン等），高カロリー輸液などがある．

　生体の電解質濃度は，図 6.14 に示すように浸透圧が 280 mOsm/kg を超えると抗利尿ホルモン（ADH）により腎臓からの水分の再吸収促進が生じる．また血漿浸透圧が 290〜295 mOsm/kg 以上になると，口渇中枢が作動し水分摂取を促す．一方，体液量の減少に対しては，容量レセプターによりアルドステロン，あるいはナトリウム利尿ホルモン（ANP）の作用により Na 量の調節が行われている．電解質は人体の恒常性による代償機能が働き，一見正常と見間違えることがあるが，代償機能の閾値を越えると急に容態が変化するので注意を要する．本章では輸液の基本について述べる．

6.4.1　輸液の基本[9]

　生体内の水分布を図 6.15 に示す．生体は約 40％の固形物と約 60％の水分からなる．水分の 40％が細胞内液，20％が細胞外液となり，さらに細胞外液は血漿成分（5％）と細胞間質（15％）に分けられる．

　生理食塩液あるいは 5％ブドウ糖液を点滴静注した場合，細胞の内外に分布する水分量は図 6.16 のようになる．生理食塩液は細胞外液にすべて分布するが，ブドウ糖液は細胞外液と内液

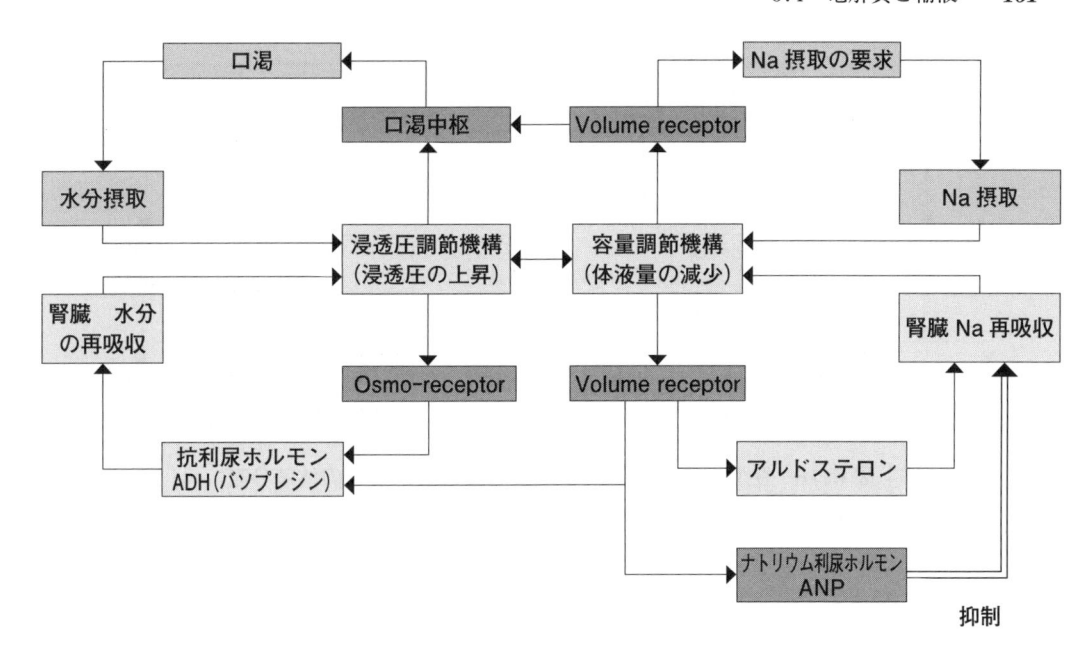

図 6.14 生体における水分調節機構
(北岡建樹 (1998) チャートで学ぶ輸液療法の知識,南山堂)

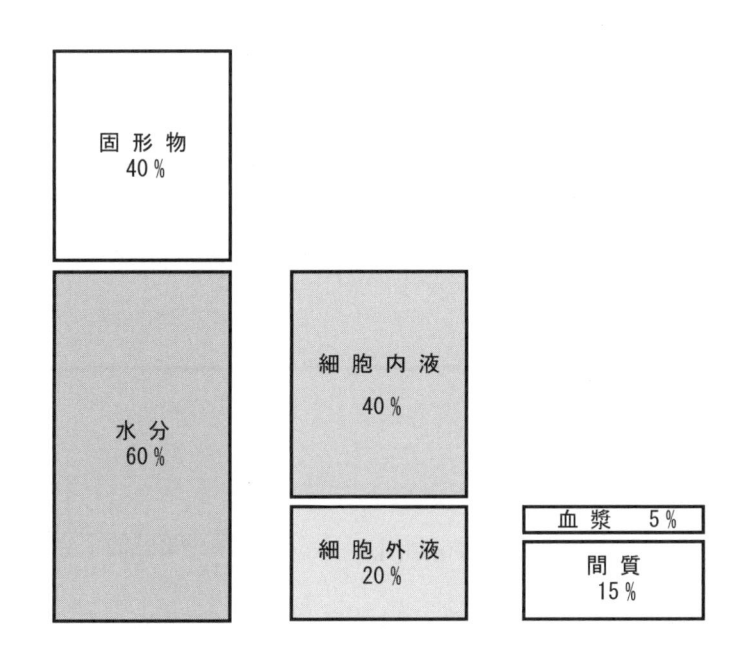

図 6.15 生体内での水分布
(西森 茂樹 (2004) 輸液療法の基礎,薬局,55 巻,p.3-16)

に分かれ,その比率は生体内の水分布に従う.細胞の内外では電解質の組成が異なるものの浸透圧は一定である.細胞の内外で浸透圧に差が生じた場合,水は浸透圧の低いほうから高いほうへ

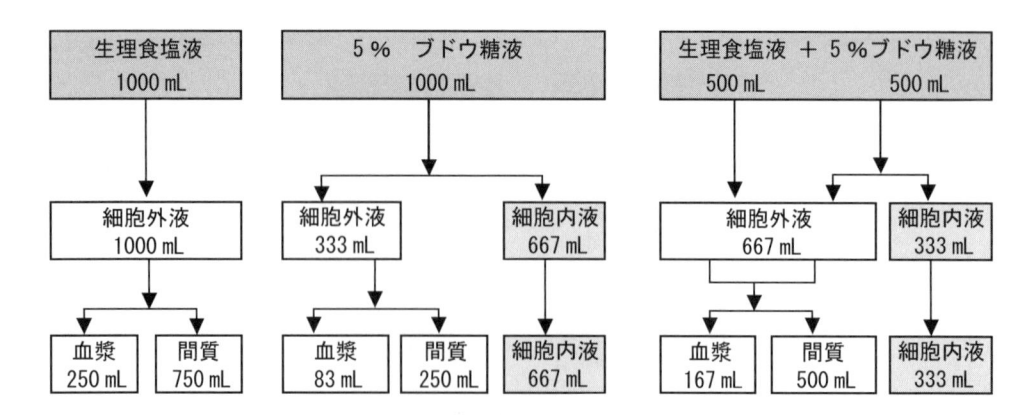

図6.16 生食，ブドウ糖，半生食を輸液したときの体液分布

(西森　茂樹（2004）輸液療法の基礎，薬局，55巻，p.3-16より一部改変)

移動して等張となる．

　ブドウ糖液を点滴した場合，ブドウ糖はインスリンの作用により，速やかに水と二酸化炭素に代謝される．血管に残った水が細胞外液の浸透圧を低下させることにより細胞内への移動が可能となる．一方，細胞内液の水分補給を目的として注射用水を単独で点滴することは，赤血球の膨満・破壊につながり禁忌である．ブドウ糖液を点滴することは，水を点滴することと同じ効果がある．しかし，インスリン分泌が低下している糖尿病患者では，ブドウ糖の代謝が遅れるため，ブドウ糖も浸透圧物質として考えなければならない．

　生理食塩液500 mLと5％ブドウ糖液500 mLを混合して点滴した場合は，それぞれの分布比率に従って細胞の内外に分かれる．しかし，輸液量を制限する目的で，生理食塩液1000 mLに50 gのブドウ糖を加えた液を点滴した場合，水は細胞外液にのみ分布する．細胞内外への水分布はNaの濃度によって決まる．

6.4.2　輸液の浸透圧

　浸透圧は次式に従う．

$$\text{浸透圧(mOsm/kg)} = 2(\text{Na(mEq/L)} + \text{K(mEq/L)}) + \frac{\text{ブドウ糖(mg/dL)}}{18} + \frac{\text{尿素窒素(mg/dL)}}{2.8}$$

(Na + K)の2倍としているのは同量の陰イオンが存在するからであり，ブドウ糖と尿素窒素をそれぞれ18と2.8で割るのは，臨床検査値の単位がdLであるためである．一般に輸液の中に尿素は入れないので，輸液の浸透圧はNaとKそしてブドウ糖の濃度で決まる．

　輸液で用いられる単位を表6.22に示す．

表 6.22 輸液で用いられる単位

1) 重量対容量％濃度（w/v %）：水 100 mL に溶解している溶質の g 数.
   5 % ブドウ糖は水 100 mL に 5 g のブドウ糖が溶解している.
2) モル濃度（mol/L）：溶液 1 L に溶解している溶質の g 数を分子量で割ったもの.
   生理食塩液 1 L 中には 9 g の NaCl が溶解している（分子量：Na = 23, Cl = 35.5）. NaCl のモル濃度は　9/(23 + 35.5) ≒ 0.154 mol/L = 154 mM となる.
3) ミリグラム当量（mEq）：mmol に電価数をかける.
   NaCl（1 mmol）= Na$^+$（1 mEq）+ Cl$^-$（1 mEq）, 生食は 154 mM なので
   　Na$^+$ = 154 mEq/L（Na は 1 価）
   CaCl$_2$（1 mmol）= Ca^{2+}（2 mEq）+ 2Cl$^-$（1 mEq）
   1 % CaCl$_2$ では（分子量：Ca = 40, Cl = 35.5）1 L 中に 10 g の CaCl$_2$ が溶解している.
   10/(40 + 35.5 × 2) ≒ 0.09 = 90 mmol. Ca は 2 価であるから 90 mmol × 2 = 180 mEq/L
4) 浸透圧（mOsm/kgH$_2$O ≒ mOsm/L）：溶液 1 L に溶解している溶質の浸透圧.
   イオン化しない物質
   　ブドウ糖や尿素溶液の 1 mmol/L の浸透圧は 1 mOsm/L
   イオン化する電解質
   　NaCl の 1 mmol/L 溶液では Na$^+$ + Cl$^-$ にイオン化するため，浸透圧は係数の合計で 2 mOsm/L となる. CaCl$_2$ の 1 mmol/L 溶液では Ca^{2+} + 2Cl$^-$ となり，浸透圧は 3 mOsm/L である.

6.4.3　生体内の酸-塩基平衡[10]

生体はさまざまな酵素反応により調整されているため，酵素反応を維持する至適温度と pH を保つ必要がある. 血液の pH は 7.35〜7.45 の狭い範囲に調整されているが，これは主に重炭酸-炭酸緩衝系が担っている. 肺では，血中の pH，Pa$_{CO_2}$ などに反応して換気量を変化させ CO$_2$ 排泄量を調整し，腎では，重炭酸イオンの再吸収と H$^+$ 排泄により酸-塩基平衡の調節が行われる. 重炭酸-炭酸緩衝系は式（6.1）で表される.

$$CO_2 + H_2O \underset{k_1}{\Longleftrightarrow} H_2CO_3 \underset{k_2}{\Longleftrightarrow} H^+ + HCO_3^- \tag{6.1}$$

臨床検査値では肺から排泄される CO$_2$ を直接測定することはできないが，動脈血ガスで代用が可能である. H$_2$CO$_3$ を中心とするこの反応式は左右同量であるので，それぞれの反応速度定数を k_1, k_2 とすると，式（6.1）は式（6.2）に変換される.

$$k_2[H^+][HCO_3^-] = k_1[H_2O][CO_2] \tag{6.2}$$

pH は水素イオンの逆数の対数であるから，式（6.2）を移行すると式（6.3）が成り立つ.

$$pH = \log \frac{1}{H^+} \Longleftrightarrow \log \frac{k_2[HCO_3^-]}{k_1[H_2O][CO_2]} \tag{6.3}$$

$\log k_2/k_1$ は炭酸の pK_a を示すことから，定数の 6.1 を代入する．［CO$_2$］は血液中の動脈血二酸化炭素分圧に置き換えることができるので，二酸化炭素 1 mmHg に対する血液中の溶解度である 0.03 を代入すると式（6.4）に示す Henderson-Hasselbalch 式となる.

$$pH = 6.1 + \log \frac{HCO_3^-}{0.03 \times (Pa_{CO_2})} \tag{6.4}$$

　　（腎による調節　代謝性）
　　（肺による調節　呼吸性）

アシドーシスやアルカローシスは単独で発生することもあるが，多くの場合，重なり合って発生するケースが多く，それ故に輸液の選択が大切となる．

6.4.4 酸-塩基平衡異常の見分け方

1) pH からアシドーシスかアルカローシスを判定する．
2) [HCO_3^-]，[Pa_{CO_2}] の値から pH 変動の主な原因を判断する．
3) アニオンギャップ [AG] を計算し，代謝性アシドーシスの評価を行う．
   [AG] = [Na^+] − ([Cl^-] + [HCO_3^-])　　基準値 12 ± 2 mEq/L
4) ΔAG を求める．　ΔAG = AG（実測値）− AG（基準値）
5) 補正 HCO_3^- を求める．補正 HCO_3^- =（実測 HCO_3^-）+ ΔAG
6) ΔPa_{CO_2} を求める．

表 6.23 および表 6.24 に酸-塩基平衡異常における代償性変化と原因を示す．
症例 1〜4 について検討してみる．

	pH	Pa_{CO_2}	HCO_3^-	Na^+	Cl^-
基準値	7.4 (7.35〜7.45)	40 mmHg (35〜45)	24 mEq/L (22〜26)	139〜146 mEq/L	101〜109 mEq/L
症例 1	7.10	30	10	135	85
症例 2	7.20	23	10	142	120
症例 3	7.30	28	20	133	96
症例 4	7.43	24	15	152	105

表 6.23　単純性酸塩基平衡異常における代償性変化の程度と限界

一次性病態	pH	一次性変化	代償性変化	変化の程度	限界
代謝性アシドーシス	↓	HCO_3^- ⇩	Pa_{CO_2} ↓	ΔPa_{CO_2} = 1.2 × ΔHCO_3	Pa_{CO_2} = 15
代謝性アルカローシス	↑	HCO_3^- ⇧	Pa_{CO_2} ↑	ΔPa_{CO_2} = 0.7 × ΔHCO_3	Pa_{CO_2} = 60
呼吸性アシドーシス	↓	Pa_{CO_2} ⇧	HCO_3^- ↑	急性 ΔH^+ = 0.75 × ΔPa_{CO_2}	HCO_3^- = 30
				慢性 ΔHCO_3^- = 0.35 × ΔPa_{CO_2}	HCO_3^- = 42
呼吸性アルカローシス	↑	Pa_{CO_2} ⇩	HCO_3^- ↓	急性 ΔH^+ = 0.75 × ΔPCO_2	HCO_3^- = 18
				慢性 ΔHCO_3^- = 0.5 × ΔPa_{CO_2}	HCO_3^- = 12

（花房規男（1997）血液ガスの測定と臨床的意義．*medicina* 34）

症例 1

1) pH=7.1 は基準値の 7.4 より低いのでアシドーシス
2) アシドーシスの原因は HCO_3^- の低下，もしくは Pa_{CO_2} の上昇である．症例 1 では両方が

表 6.24　酸-塩基異常の原因

代謝性アシドーシス	有機酸産生の亢進	ケトアシドーシス（糖尿病，飢餓など），乳酸アシドーシス
	不揮発性酸の排泄障害	急性・慢性腎不全など
呼吸性アシドーシス	肺胞低換気	慢性閉塞性肺疾患，気管支喘息，胸水，気胸
代謝性アルカローシス	アルカリ過剰投与	HCO_3^- およびクエン酸，乳酸塩，酢酸塩の過剰投与
	嘔吐	H^+，Cl^- の喪失
	利尿剤の過剰投与	尿中への K^+，Cl^- の喪失
呼吸性アルカローシス	肺胞低換気を伴わない低酸素血症（換気量の増大）	肺炎，間質性肺炎，うっ血性心不全
	呼吸中枢の刺激で過換気になる病態	脳腫瘍，髄膜炎，頭部外傷
	過呼吸症候群	

　　低下しており，アシドーシスは HCO_3^- の低下が原因である．

3) アニオンギャップ $[AG] = [Na^+] - ([Cl^-] + [HCO_3^-]) = 135 - (85 + 10) = 40\,mEq/L$ となり，基準値である 12 mEq/L を超えるので AG 増加型の代謝性アシドーシスである．

4) $\varDelta AG = AG\,(実測値) - AG\,(基準値)$ より，$\varDelta AG = 40 - 12 = 28\,mEq/L$ となる．

5) 補正 $HCO_3^- = (実測\,HCO_3^-) + \varDelta AG = 10 + 28 = 38\,mEq/L$ であるが，この値は HCO_3^- の基準値 26 mEq/L を超えるので代謝性アルカローシスも存在すると判断する．

6) 表 6.23 より代謝性アシドーシスの $\varDelta Pa_{CO_2}$ の変化の程度は，$\varDelta Pa_{CO_2} = 1.2 \times \varDelta HCO_3$ となる．$\varDelta Pa_{CO_2} = 1.2 \times (HCO_3^-$ の基準値 $-$ 実測値$) = 1.2 \times (24 - 10) = 16.8\,mmHg$ となる．

7) 期待 Pa_{CO_2} の変化の程度は，期待 $Pa_{CO_2} = Pa_{CO_2}$ の基準値 $- \varDelta Pa_{CO_2}$ であるから，期待 $Pa_{CO_2} = 40 - 16.8 = 23.2\,mmHg$ となる．症例 1 の期待 Pa_{CO_2}（23.2 mmHg）は実測値（30 mmHg）よりも低値を示すことから，呼吸性アシドーシスも合併していると判断する．

8) 症例 1 は代謝性アシドーシス，代謝性アルカローシス，呼吸性アシドーシスの合併症例である．

症例 2 は，HCO_3^- の低下による代謝性アシドーシス，AG = 12 は正常であるが，HCO_3^- の低下を Cl^- が代償している高クロール性代謝性アシドーシス．$\varDelta Pa_{CO_2} = 16.8$，期待 $Pa_{CO_2} = 23.2$ となり，これは実測値（23 mmHg）と同じであるから呼吸性障害はないと判断できる．

症例 3 は HCO_3^- の低下による代謝性アシドーシス，高 AG 型代謝性アシドーシスで，呼吸障害はない．

症例 4 は Pa_{CO_2} 低下による呼吸性アルカローシスと AG 増加型代謝性アシドーシス，代謝性アルカローシスを合併する混合型アルカローシスである．

6.4.5 電解質輸液

表6.25は生体内のイオン分布を示している．細胞外液（血液）中にはNa$^+$が多く，細胞内にはK$^+$が多く存在する．細胞外液中のK$^+$はNa$^+$-K$^+$ ATPaseの働きにより細胞内に速やかに取り込まれる．また過剰のK$^+$は腎より排泄されるためK$^+$の血液中濃度（細胞外液）は低い．細胞内外では電解質の組成は異なるものの，浸透圧は同じである．電解質輸液は生理食塩液とブドウ糖液を基本とし，これに種々の電解質や乳酸，酢酸，重炭酸が組み合わさったものである．輸液は脱水の補充，電解質の調節，浸透圧，pHの調節，薬物の溶解等の目的で使用される．

表6.25 生体内のイオン分布

陽イオン（mEq/L）				陰イオン（mEq/L）			
	血液	間質	細胞内液		血液	間質	細胞内液
Na$^+$	142	144	16	Cl$^-$	100	114	
K$^+$	4	4	150	HCO$_3^-$	25	30	10
Ca^{2+}	5	5		HPO$_4^-$/SO$_4^{2-}$	3	5	150
Mg^{2+}	2	2	34	有機酸／蛋白質	25	6	40
Total	153	155	200	Total	153	155	200

1 等張性電解質液（細胞外液の補充）

下痢，出血，熱傷等で多量の細胞外液が失われた場合に用いる．生理食塩液，乳酸リンゲル液，酢酸リンゲル液がある．リンゲル液は成分中にカリウム，カルシウムを含み，さらに生理食塩液によるクロール性アシドーシスを防止するため，Cl$^-$の一部を乳酸または酢酸に置換し，重炭酸イオンを補充している．これらは血清中の電解質組成とほぼ同じである．乳酸ナトリウムは肝臓で，酢酸ナトリウムは骨格筋でも代謝され，HCO$_3^-$を発生する．肝障害を引き起こしている患者に乳酸ナトリウムを含む輸液を点滴すると，代謝阻害を受け，乳酸アシドーシスを誘発することから禁忌である．

CH$_3$CH(OH)COONa（乳酸ナトリウム）＋ 3O$_2$ ＋ H$_2$O ⟶ NaHCO$_3$ ＋ 3H$_2$O ＋ 2CO$_2$

CH$_3$COONa（酢酸ナトリウム）＋ 2O$_2$ ＋ H$_2$O ⟶ NaHCO$_3$ ＋ 2H$_2$O ＋ CO$_2$

NaHCO$_3$ ⟶ Na$^+$ ＋ HCO$_3^-$

2 低張性電解質液（細胞内外液の補充）

表6.26は低張性電解質液を示す．これは生理食塩液とブドウ糖液を混合したものである．混合比の違いにより1号液から4号液まである．これらの製剤はすべて乳酸を含むため，乳酸血症

表 6.26　低張性電解質液

種　類	適　応	特　徴	禁　忌
1号液（開始液）	脱水症および病態不明時の水分・電解質の初期補充	K^+ を含有しない	乳酸血症の患者
2号液（脱水補給液）	脱水症および手術前後の水分・電解質の補給・補正	K^+ を含有するリン酸イオンを含有する	乳酸血症の患者，高カリウム血症，乏尿，アジソン病，重症熱傷，高窒素血症，高リン血症，低カルシウム血症，副甲状腺機能低下症の患者
3号液（維持液）	経口摂取不能または不十分な場合の水分・電解質の補給・維持	K^+ を含有する	乳酸血症の患者，高カリウム血症，乏尿，アジソン病，重症熱傷，高窒素血症のある患者
4号液（術後回復液）	術後早期および乳幼児手術に関連しての水分・電解質の補給，カリウム貯留の可能性のある場合の水分・電解質の補給	K^+ を含有しない	乳酸血症の患者

の患者は禁忌である．1号液は生食：ブドウ糖を1：1の割合で混合したもので，3号液は1：3または1：4の比になっている．2号液は小児科で汎用されている．

3　血漿増量剤（アルブミン製剤，低分子デキストラン等）

これらの製剤は血管壁を通過できないので，点滴量 = 細胞外液となる．大量の出血時やショック時に用いる．ただしアルブミン製剤は高価であるため，血清アルブミン濃度が 3.0 g/dL 以上での使用は原則行わない．

6.4.6　輸液の投与量

代表的な輸液組成を表 6.27 に示す．

輸液は体液バランスの補正ならびにバランス維持として用いる．輸液量は予測喪失量に維持量を加えたものとなる．表 6.28 は，体重 60 kg の人が 1 日に摂取する水と排泄する水の量を示している．安静時にも不感蒸散が 900 mL あり，尿として約 1500 mL の排泄がある．水分枯渇時に尿を最大限に濃縮しても 500 mL は必要となる．そのため，広範囲のやけど，下痢，脱水がない状態での輸液量は，前日の尿量 +（不感蒸散 − 代謝水）= 約 2100 mL となり，輸液量としては 2000 mL を目安とする．

これ以外の輸液投与量の計算方法として，
1. 体重から推定：水分欠乏量 = 健常時の体重 − 現在の体重
2. ヘマトクリット(Ht)から推定：水分欠乏量 =（1 − 45/Ht）× 体重 × 0.6
3. 血清総蛋白から推定：水分欠乏量 =（1 − 7/TP）× 体重 × 0.6
4. 血清 Na^+ から推定：水分欠乏量 =（1 − 140/Na^+ 濃度）× 体重 × 0.6

表 6.27 輸液組成

分類	商品名	陽イオン濃度 (mEq/L)				陰イオン濃度 (mEq/L)						pH	浸透圧比(約)	ブドウ糖濃度(%)
		Na⁺	K⁺	Ca²⁺	Mg²⁺	Cl⁻	乳酸	リン酸(mM)	酢酸	クエン酸	HCO₃⁻			
生理食塩液		154				154							1	
5％ブドウ糖液													1	5
リンゲル液	ソルラクト	131	4	3		110	28					6.0〜7.5	0.9	
	ヴィーンF	130	4	3		109			28			6.5〜7.5	1	
	ヴィーンD	130	4	3		109			28			4.0〜6.5	2	5
	ビカーボン	135	4	3	1	113				5	25	6.8〜7.8	0.9〜1	
開始液	ソリタT1	90				70	20					3.5〜6.5	1	2.6
脱水補給液	ソリタT2	84	20			66	20	10				3.5〜6.5	1	3.2
維持液	ソリタT3	35	20			35	20					3.5〜6.5	1	4.3
術後回復液	ソリタT4	30				20	10					3.5〜6.5	1	4.3

表 6.28 体重 60 kg の人の 1 日の水分バランス

摂取 (mL)		排泄 (mL)	
食事	700	不感蒸散	900
飲水	1500	尿	1500
代謝水	300	便	100
計	2500	計	2500

等の式があるが，現実には患者の状態を判断して投与量を決定している．

6.5 栄養療法

6.5.1 経腸栄養剤

経腸栄養剤は，経鼻的に挿入したチューブや胃瘻，空腸瘻等から消化管に直接栄養補給するときに用いる製剤である．アミノ酸，ビタミン，ミネラル等ほとんどすべての栄養分が配合されており，経口投与が不可能な場合や，栄養吸収が不十分な場合に用いる．米国静脈栄養学会（American Society for Parenteral and Enteral Nutrition：ASPEN）のガイドラインでは図6.17のような投与ルートを選択すればよいと定めている．

経腸栄養剤は，消化過程を必要とする「半消化病態栄養剤」と，消化過程を必要としない「成

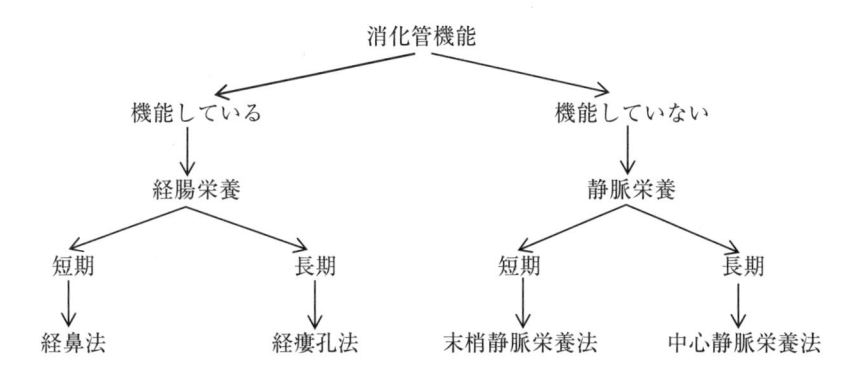

```
                        消化管機能
                       ↙        ↘
              機能している      機能していない
                  ↓                ↓
                経腸栄養          静脈栄養
               ↙      ↘         ↙       ↘
            短期      長期     短期       長期
             ↓        ↓       ↓         ↓
           経鼻法   経瘻孔法  末梢静脈栄養法  中心静脈栄養法
```

図 6.17　ASPEN のガイドライン（一部改変）

分栄養剤」に分類される．「半消化病態栄養剤」としてエンシュア・リキッド，エンシュア・H，ラコール NF 配合経腸液などがあり，「成分栄養剤」としてはエレンタール配合内服剤，ツインライン NF 配合経腸液などが開発されている．経腸栄養剤はクローン病や他の特殊な消化管の病態に用いられる他，やけど，膵炎，難治性下痢，がん等にも用いられている．経腸栄養剤は中心静脈栄養法と比較し，より生理的である，管理が容易，安全性が高い，コストが安い，といった利点がある．

代表的な経腸栄養剤の特徴を表 6.29 に示す．

表 6.29　代表的な経腸栄養剤

（1 包装当たりの成分）

商品名		自然流動食	半消化病態栄養剤 エンシュア・リキッド	成分栄養剤 エレンタール
1 包の量			1 缶 250 mL（液）	1 袋 80 g
1 日用量			6〜9 本	6〜8 包
熱量	(kcal)		250	300
蛋白質（アミノ酸）	(g)	蛋白質	8.8	13.2
糖質	(g)	デンプン	34.3	63.4
脂質	(g)	多い	8.8	0.51
pH			6.6	6.0
繊維成分		あり	少ない	なし
味		良好	良好とは言い難い	不良
消化		必要	少し必要	不要
残渣		多い	少ない	ほとんどなし
浸透圧		低い	300 mOsm/kg	906 mOsm/kg
チューブ閉塞		あり	可能性あり	なし
適応		狭い	広い	広い

6.5.2 経静脈栄養法

腸閉塞（イレウス）や消化管機能が欠乏した患者では経静脈栄養法の適応となる．

経静脈栄養法には末梢静脈を用いる末梢静脈栄養法（peripheral parenteral nutrition：PPN）と，鎖骨下静脈を用いる中心静脈栄養法（total parenteral nutrition：TPN）がある．1日に必要なエネルギー量を算出する計算式の一つにHarris-Benedict式がある（表6.30）．

体重60 kg，身長170 cm，40歳，男性の場合，1日に必要なエネルギーは66.5 + 13.75 × 60（kg）+ 5 × 170（cm）- 6.75 × 40（年）= 1471 kcalとなる．5％ブドウ糖で1500 kcalのエネルギーを補給するには，液量として7500 mLが必要となる（1500 kcal ÷（4 kcal/g × 5 g/100 mL）= 7500 mL）．輸液量は特殊な疾病（下痢や広範囲の火傷など）を除き，1日約2000 mL程度であることから，1500 kcalを糖質のみで補うには，液の濃度を18.75％にする必要がある．高濃度の糖質を末梢静脈に注入すると血栓性静脈炎が発生するため，末梢静脈栄養法で用いられる糖濃度は10％が限度である．末梢静脈栄養法は中心静脈栄養法と比較し，手技が簡単で，糖代謝

表6.30 Harris-Benedict式

男性：66.47 + 13.75 × 体重（kg）+ 5.0 × 身長（cm）- 6.76 × 年齢（年）
女性：655.1 + 9.56 × 体重（kg）+ 1.85 × 身長（cm）- 4.68 × 年齢（年）

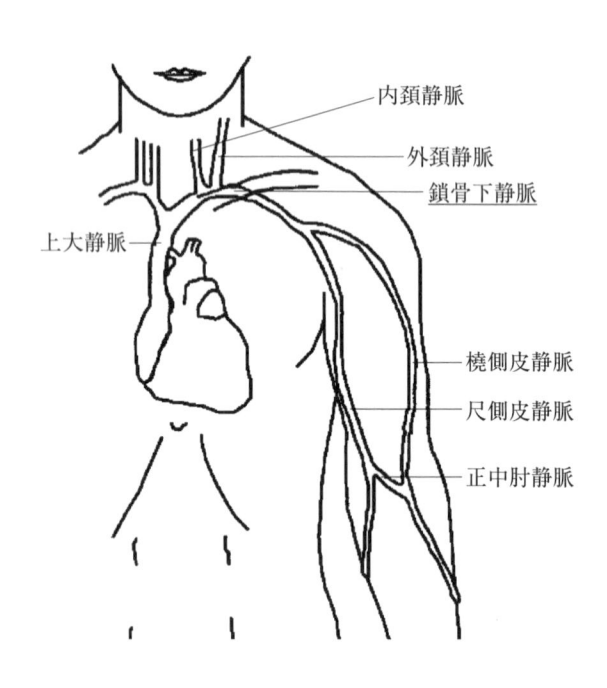

図6.18 中心静脈栄養法のルート

異常などの合併症が起こる危険は少ないなどのメリットはあるが，投与できるカロリーに制限があるため，長期間の療法には不向きである．一方，1968 年に米国の Dudrick が開発した鎖骨下静脈を用いる中心静脈栄養法（TPN）は，血管も太く，注入後瞬時に希釈されることから，高濃度の糖質を用いることが可能となった．図 6.18 に中心静脈の投与ルートを示す．

6.5.3 中心静脈栄養法（TPN）の基本組成

TPN の基本組成はブドウ糖，アミノ酸，電解質，微量元素，ビタミンから成る．脂質はエネルギー源として高い効率を示すが，フィルターを通過できないため，別途末梢から投与される．患者の検査値を確認し必要カロリー量，電解質量，輸液量を計算し投与設計を行うことは，これからの薬剤師にとって重要な業務である．一般的に臓器障害がない場合は輸液量 2000 mL を標準とし，エネルギー量は Harris-Benedict 式から計算する（目安として 30 kcal/kg）．輸液の量から電解質は，Na^+ = 60 mEq（3 mEq/100 mL），K^+ = 40 mEq（2 mEq/100 mL），Cl^- = 40 mEq（2 mEq/100 mL），Ca^{2+} = 2〜4 mEq（0.1〜0.2 mEq/100 mL）となるように調製し，微量元素とビタミンを加える．

堀岡らが示した TPN 施行時の投与量の目安を表 6.31 に示す．

糖質，脂質，タンパク質は図 6.19 のような相互関係にある．

1 糖質

糖質は解糖系により代謝されアセチル CoA から TCA サイクルに入る．脂質は脂肪酸から β-酸化を経てアセチル CoA に変換される．アミノ酸は図 6.19 に示すように最終的に TCA サイクルに移行する．糖は 4 kcal/g，脂質は 9 kcal/g，タンパク質は 4 kcal/g のエネルギーを産出する．

TPN に用いる糖は基本的にブドウ糖である．糖にはマルトース，フルクトース，ソルビトール，キシリトール等さまざまであるが，これらはいずれもインスリン非依存性である．糖尿病患者で耐糖能低下時にマルトースを使用することもあるがまれなケースである．

表 6.31 TPN 施行時の 1 日投与量の目安

(/kg/day)

電解質	成　人	乳幼児
Na^+	1〜2 mEq	3〜4 mEq
K^+	1〜2 mEq	3〜4 mEq
Cl^-	1〜2 mEq	3〜4 mEq
PO_4^{3-}	0.2〜0.5 mEq	1〜2 mEq
Ca^{2+}	0.2〜0.5 mEq	1〜2 mEq
Mg^{2+}	0.1〜0.2 mEq	0.5 mEq

（堀岡正義他 （1995）注射剤 — その基礎と調剤と適応, p.101, 南山堂）

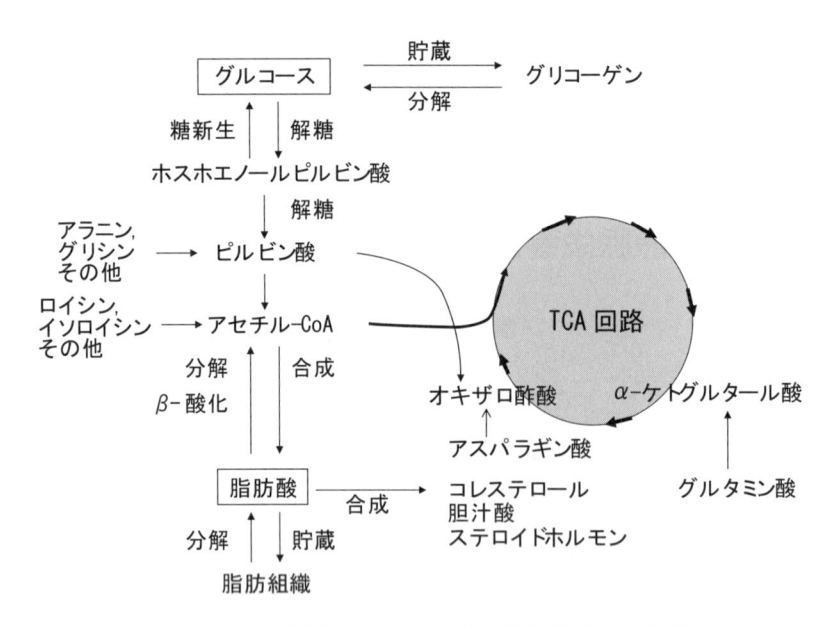

図 6.19 解糖系におけるアミノ酸と脂質との関係

2　アミノ酸

　アミノ酸輸液[11]はタンパク合成を目的として配合されている．タンパク質は糖や脂質が不足したとき，エネルギー源として利用されるので，タンパク質をエネルギー源としないためにもカロリー計算は重要である．アミノ酸を効率よくタンパク合成に利用するための概念としてNPC/N比がある．これは糖質由来の熱量である非タンパク熱量（non-protein calorie：NPC）をアミノ酸由来の窒素量（N）で割ったものであり，NPC/Nが150～200程度であれば，アミノ酸はタンパク質源としてのみ利用される．

　アミノ酸には必須アミノ酸と非必須アミノ酸がある．必須アミノ酸はメチオニン（Met），フェニルアラニン（Phe），トリプトファン（Trp），リジン（Lys），トレオニン（Thr），バリン（Val），ロイシン（Leu），イソロイシン（Ile），ヒスチジン（His）の9種類である．必須アミノ酸は生体内で合成できないため，他から摂取する必要がある．一方，アルギニンは体内で合成されるが，成長の早い乳幼児期では，体内の合成量が不十分なため，小児ではアルギニン（Arg）を準必須アミノ酸としている．同様の理由でシステインやチロシンも準必須アミノ酸として取り扱われる場合もある．一般的なアミノ酸製剤では必須アミノ酸/非必須アミノ酸（E/N）が1前後の割合になるように設計されている．なお，グリシン以外のアミノ酸にはD体とL体が存在するが，輸液として用いられるアミノ酸はL体である．

a）肝不全用アミノ酸

肝不全時には肝で代謝される芳香族アミノ酸（aromatic amino acid：AAA）（フェニルアラニン（Phe），チロシン（Tyr），トリプトファン（Trp））およびメチオニン（Met）の血中濃度が高くなり，脳内に侵入し，ドパミンやノルエピネフリンの合成を阻害する．その結果，肝性脳症が発現する．一方，筋肉，脳で代謝される分岐鎖アミノ酸（branched-chain amino acid：BCAA）（バリン（Val），ロイシン（Leu），イソロイシン（Ile））の濃度は低下する．Fischer は BCAA/AAA のモル比を Fischer 比と称し，肝機能状態を示す指標とした．肝不全用アミノ酸製剤は Fischer 比が高くなるように，AAA を減量し，BCAA を増量した製剤であり，アミノレバンが開発された．

b）腎不全用アミノ酸

腎不全時にはタンパク質の最終代謝物である尿素窒素（blood urea nitrogen：BUN）の排泄が抑制されるため，アミノ酸製剤の投与量には制限がかかる．Giordano は必須アミノ酸と糖を同時に用いることで BUN が生体内において非必須アミノ酸合成に利用されることから，BUN の低下につながると提案した．このためヒスチジンを加えた製剤が開発されたが，本製剤にはアルギニンが含有されていなかったため，高アンモニア血症が発生した．生体内代謝産物であるアンモニアはアルギニンを経て尿素として排泄される（尿素経路）．高アンモニア血症の原因は，アルギニンを含有しない必須アミノ酸製剤を投与することでアルギニンが相対的に欠乏し，その結果，肝細胞内の尿素サイクルが機能不全に陥りアンモニアが蓄積したと考えられている．そこでアルギニンや BUN から合成されない一部の非必須アミノ酸を加え，さらに BCAA の含量を増加させるとともに，アルギナーゼ活性を阻害するリジンを減量した新しい製剤であるキドミンが開発された．代表的なアミノ酸製剤を表 6.32 に示す．

3 脂肪乳剤

TPN において脂質を投与しなかった場合，開始から約 2 週間で必須脂肪酸欠乏症である皮疹等の症状が現れる．そのため脂肪乳剤を 1 週間に 1〜2 回の頻度で投与することが必要となる．一方，エネルギー源として脂質を投与する場合は連日となる．脂肪乳剤は大豆油を卵黄レシチンで乳化したものであり，直径は約 1 μm に調製されている．TPN のファイナルフィルターの孔径は 0.22 μm であることから，脂肪乳剤は末梢血管からの投与となる．

糖尿病の患者では脂肪酸の β-酸化の結果，アセト酢酸・β-ヒドロキシ酪酸・アセトン等の「ケトン体」が増加し，アニオンギャップが増加する．その結果，Na^+ や K^+ の尿中排泄が促進され，顕著な脱水を引き起こす．脱水は腎前性の高窒素血症を招き，嘔吐などによりさらに脱水は悪化して糸球体濾過率が低下するので要注意である（糖尿病性ケトアシドーシス）．

4 微量元素

生体内には極めて少ない量ではあるが，酵素の活性中心体として非常に重要な働きをしている

表6.32 アミノ酸輸液製剤　　　　　　　　（単位：mg/100 mL）

区　分	一般用アミノ酸	肝不全用	腎不全用
商品名	アミパレン	アミノレバン	キドミン
容量	200 mL, 300 mL, 400 mL	200 mL, 500 mL	200 mL, 300 mL
ロイシン	800	1,100	1,400
イソロイシン	1,400	900	900
バリン	800	840	1,000
リジン	1,050	610	505
メチオニン	390	100	300
フェニルアラニン	700	100	500
トレオニン	570	450	350
トリプトファン	200	70	250
必須アミノ酸計	5,910	4,170	5,205
アルギニン	1,050	605	450
ヒスチジン	500	235	350
グリシン	590	900	
アラニン	800	750	250
アスパラギン	100		100
システイン	100	30	100
グルタミン	100		100
プロリン	500	800	300
セリン	300	500	300
チロシン	50		50
（遊離）非必須アミノ酸計	4,090	3,820	2,000
総窒素量	1,570	1,220	1,000
E/N比	1.44	1.09	2.60

表6.33 微量元素の生理作用と欠乏症

微量元素	生理作用	欠乏症
鉄（Fe）	酸素の運搬，造血	貧血，免疫力低下，倦怠感
銅（Cu）	ヘモグロビン合成	貧血，白血球減少，骨粗鬆症
亜鉛（Zn）	蛋白質代謝	皮疹，口内炎，発育障害，味覚異常，嘔吐，食欲不振，免疫力低下
マンガン（Mn）	脂肪酸代謝，酵素の活性化	成長遅延，皮膚炎，骨異常
ヨウ素（I）	甲状腺ホルモン	成長障害，精神運動発達障害
コバルト（Co）	ビタミンB_{12}の構成成分，造血	悪性貧血，メチルマロン酸尿症
クロム（Cr）	糖・脂肪代謝	耐糖能低下，高血糖，意識障害
セレン（Se）	グルタチオン酸化，過酸化物の分解	筋肉痛，歩行困難，心筋症
モリブデン（Mo）	酸化酵素の分解	頻脈，多呼吸，頭痛，中心性暗視野，夜盲症
スズ（Sn）	酸化還元触媒	下痢，嘔吐

元素がある．鉄より含有量の少ない元素を微量元素という．微量元素の生理作用を表6.33に示す．TPNを長期間施行した場合，これらの元素欠乏症が発症する．元素の種類により発現期間は異なるが，現在はTPNの初期からこれらの元素製剤を投与している．

5 ビタミン

ビタミンは生命維持に必要不可欠なものであるが，生合成できないため，食物などから摂取しなければならない．生体には9種類の水溶性ビタミンと4種類の脂溶性ビタミンを必要とする．表6.34はビタミンの作用と欠乏症を示す．

6 TPN調製時の注意

ビタミンB_1欠乏による乳酸アシドーシス

解糖系においてピルビン酸はピルビン酸デヒドロゲナーゼの作用によりアセチルCoAへ代謝されるが，ビタミンB_1由来のチアミンピロリン酸はこのピルビン酸デヒドロゲナーゼの補酵素として作用する．ビタミンB_1が欠乏すると，アセチルCoAへの代謝が阻害されるため，過剰となったピルビン酸は，嫌気的解糖系により代謝され過剰の乳酸が産出される．TPN施行時には

表6.34 ビタミンの作用と欠乏症

	ビタミン	作用	欠乏症	過剰症
水溶性ビタミン	B_1	糖質代謝，神経・消化器・心臓・血管系の機能調整	脚気，多発性神経炎，ウェルニッケ脳症	腎から速やかに排泄されるため，過剰症はない
	B_2	生体内酸化還元反応，発育促進	口内炎，口角炎，舌炎，脂漏性皮膚炎，脂質代謝異常，貧血	
	ナイアシン	生体内酸化還元反応	ペラグラ，胃炎	
	パントテン酸	CoAが関与する生化学反応	肢短紅痛症	
	ビオチン	糖質・脂質・アミノ酸代謝	湿疹性皮膚炎，幻覚，免疫系低下，低血圧	
	葉酸	ヘモグロビンの生成，核酸・アミノ酸代謝	巨赤芽球性貧血，舌炎，口内炎	
	B_6	脂質・アミノ酸代謝	小球性低色素性貧血，脂漏性皮膚炎，多発性神経炎，舌炎，口角炎，結膜炎	
	B_{12}	赤血球生成，葉酸代謝，タンパク質・核酸合成，脂質・糖質代謝	巨赤芽球性貧血，進行性髄鞘脱落	
	C	コラーゲンの生成，薬物代謝，鉄吸収促進	壊血病，薬物代謝活性低下	
脂溶性ビタミン	A	成長促進，視覚機能，生殖機能，制癌作用	成長停止，夜盲症，生殖機能低下，抵抗力低下	脳圧亢進，皮膚剥離，肝臓・脾臓肥大
	D	Ca，Pの吸収，骨の石灰化，血中Ca濃度の維持	クル病，骨軟化症，骨粗鬆症	石灰沈着，腎障害
	E	抗酸化剤，生体膜の機能維持	神経機能異常，筋萎縮症	
	K	血液凝固因子生成，骨の石灰化	血液凝固遅延，出血性骨形成不全	溶血性核黄疸（未熟児）

ビタミン B₁ 欠乏による乳酸アシドーシスが報告されているので注意が必要である．

メイラード反応

ブドウ糖とアミノ酸を混合した場合，メイラード反応と呼ばれる着色反応が起こる．これはアミノ基と還元糖由来のカルボニル基による反応である．近年，使用時に隔壁を用時開通して用いるダブルバッグ製剤が開発され，メイラード反応の抑制に寄与している．

7　TPN 用キット製剤の特徴

TPN 用キット製剤の種類は多数存在する．規格が大きいほど，ブドウ糖含有量が増加し，総カロリー数は上昇する．また，キット製剤は使用時にアミノ酸製剤と混合するワンバッグ製剤，糖とアミノ酸を隔壁で遮断したダブルバッグ製剤，ビタミン剤を混合したスリーバッグ製剤の 3 種類が存在する．各製剤の特徴を表 6.35 に示す．

ハイカリック 1 号，2 号，3 号は NaCl とアミノ酸を含有していない．使用時に 10 % 塩化ナト

表 6.35　TPN 用キット製剤の特徴

商品名	規格	用量(mL)	熱量(kcal)	ブドウ糖(g)	電解質	アミノ酸(g)	E/N比	ビタミン	注意事項
ハイカリック	1号	700	480	120	Na⁺, Cl⁻ を含有しない	含有しない		含有しない	K⁺, Mg²⁺, Ca²⁺, SO₄²⁻, Acetate⁻, Gluconate⁻, P, Zn
	2号		700	175					
	3号		1000	250					
	NC-L		480	120	Na 50 mEq Cl 49 mEq を含む				Na⁺, K⁺, Mg²⁺, Ca²⁺, Cl⁻, Acetate⁻, Gluconate⁻, P, Zn
	NC-N		700	175					
	NC-H		1000	250					
	RF	250	500	125	K⁺, P を含有しない				RF は腎不全用．通常はキドミンと合わせて使用
		500	1000	250					
		1000	2000	500					
ピーエヌツイン	1号	1000	560	120	Na⁺, K⁺, Mg²⁺, Ca²⁺, Cl⁻, SO₄²⁻, Acetate⁻, Gluconate⁻, P, Zn	20.72	1.09		ツインバッグ
	2号	1100	840	180		31.08			
	3号	1200	1160	250.4		41.44			
ネオパレン	1号	1000	560	120	Na⁺, K⁺, Mg²⁺, Ca²⁺, Cl⁻, SO₄²⁻, Acetate⁻, Citrate³⁻, P, Zn	20	1.44	13種含有	スリーバッグ．1 袋当たりビタジェクトの約半量を含有
		1500	840	180		30			
		2000	1120	240		40			
	2号	1000	820	175	Na⁺, K⁺, Mg²⁺, Ca²⁺, Cl⁻, SO₄²⁻, Acetate⁻, Citrate³⁻, Succinate²⁻, P, Zn	30			
		1500	1230	262.5		45			
		2000	1640	350		60			

アミノ酸製剤として
　一般用　　：アミパレン輸液
　肝性脳症用：アミノレバン点滴静注
　腎不全用　：キドミン輸液
　小児用　　：プレアミン-P 注射液

ビタミン剤として
　マルタミン注射用　　　　　：水溶性，脂溶性
　ビタジェクト注キット　　　：水溶性，脂溶性
　ネオラミン・マルチV注射用：水溶性，脂溶性

微量元素
　ミネラリン注シリンジ：Fe, Zn, Cu, Mn, I

(京都大学医学部附属病院薬剤部発行：知って得するお薬情報，一部改変)

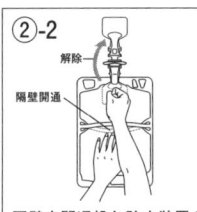

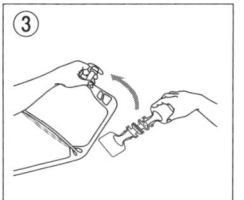

図 6.21 ダブルバッグ製剤の混合方法
(ピーエヌツイン添付文書より抜粋)

リウム液とアミノ酸輸液，そしてビタミン B_1 製剤を混合して用いる．ハイカリック RF 製剤は腎不全用に調製されており，K^+，P を含有していない．通常腎不全用アミノ酸輸液であるキドミンと合わせて用いる．ハイカリック NC は最小量の NaCl を含む．

ピーエヌツインは P 以外の電解質を含むダブルバッグ製剤である．使用直前に電解質部分を押し，隔壁を貫通させて用いる（図 6.21）．

ネオパレンはビタミンを含有するスリーバッグ製品である．E/N や，BCAA 濃度を増加させ，代表的な電解質をすべて含む製剤である．製剤にはそれぞれの特徴があり，患者の状態に合わせて選択する必要がある．

大阪大学医学部附属病院薬剤部は日本における初期段階から TPN の調製に積極的に取り組んでいた．現在市販されている微量元素製剤や，ビタミン製剤は昔，院内製剤として調製していたものである．日本における TPN の発展には，多くの病院薬剤師の貢献があり，現在に至っている．

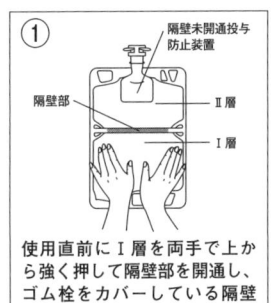

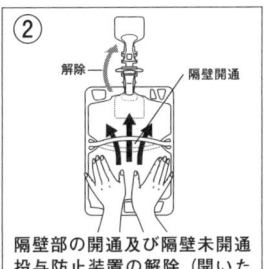

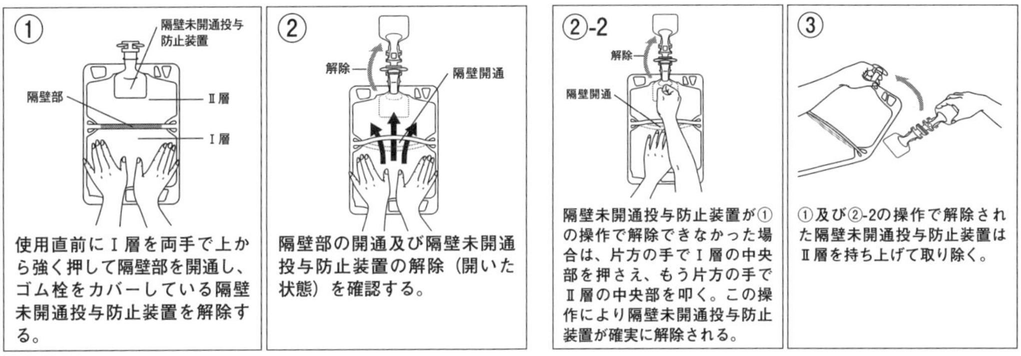

6.6 消毒薬

消毒とは感染に起因する微生物を殺菌，もしくは不活性化することであり，すべての菌を殺菌する滅菌とは異なる．消毒薬はそれぞれ固有のスペクトルを有し，対象微生物に適合した消毒剤の選択が必要となる．また殺菌効果を高めるためには，その使用濃度，作用時間，使用部位，毒性を考慮しなければならない．表 6.36 は消毒薬のスペクトルと適応について示したものである．表では殺菌力・毒性が強い消毒薬ほど上に位置している．近年，水質汚染等の理由で使用頻度の少ないフェノールとクレゾールを外して考えると理解しやすい．

表 6.36　消毒薬のスペクトルと適応

一般細菌	MRSA	緑膿菌やセパチア	梅毒トレポネーマ	結核菌	真菌 酵母	真菌 糸状菌	芽胞	ウイルス 脂質を含む中間サイズ	ウイルス 脂質を含まない小型サイズ	HIV	HCV・HBV	消毒薬	環境	器具 金属	器具 非金属	手指・皮膚	粘膜	排泄物
○	○	○	○	○	○	○	○	○	○	○	○	グルタラール	△	○	○	×	×	○
○	○	○	○	○	○	○	○	○	○	○	○	フタラール	△	○	○	×	×	○
○	○	○	○	○	○	○	○	○	○	○	○	ホルマリン	△	△	△	×	×	×
○	○	○	○	○	○	△	△	○	○	○	○	次亜塩素酸ナトリウム	○	×	○	×	×	△
○	○	○	○	○	○	△	△	○	△	○	×	ポビドンヨード	×	×	×	○	○	×
○	○	○	○	○	○	△	△	○	△	○	×	希ヨードチンキ	×	×	×	○	×	×
○	○	○	△	△	△	△	×	○	△	○	×	消毒用エタノール	○	○	○	○	×	×
○	○	○	△	△	△	△	×	○	△	○	×	イソプロパノール	○	○	○	○	×	×
○	○	○	○	○	○	○	×	×	×	×	×	フェノール	△	△	△	△	×	○
○	○	○	○	○	○	○	×	×	×	×	×	クレゾール	△	△	△	△	△	○
○	△	△	○	×	○	○	×	△	×	×	×	ベンザルコニウム塩化物	○	○	○	○	○	×
○	△	△	○	×	○	○	×	△	×	×	×	ベンゼトニウム塩化物	○	○	○	○	○	×
○	△	△	○	△	○	△	×	△	×	×	×	クロルヘキシジングルコン酸塩	○	○	○	○	×	×
○	△	△	○	△	○	△	×	×	×	×	×	両性界面活性剤	○	○	○	○	×	×

○=有効　　　　　　　　　　　　　　　　　　　○=使用可
△=十分な効果が得られないことがある　　　　　△=注意して使用
×=無効　　　　　　　　　　　　　　　　　　　×=使用不可

脂質を含む中間サイズ：インフルエンザウイルス，ヘルペスウイルスなど
脂質を含まない小型サイズ：アデノウイルス，コクサッキーウイルス，ロタウイルスなど

6.6.1　消毒薬の特徴

グルタラール，フタラール：内視鏡など器具の消毒に用いる．毒性が高いため環境の消毒には不向きである．

次亜塩素酸ナトリウム：ウイルス汚染血液，リンネ，哺乳瓶の消毒に用いる．金属腐食があるので金属器具等の消毒は避ける．

ポビドンヨード：粘膜，創傷部位，手術野の消毒に用いる．金属器具への消毒は避ける．ヨードを含むため甲状腺機能亢進症，ヨード過敏症の患者には不向きであるが，適応は広い．ポビドンヨードが衣服についた場合はチオ硫酸ナトリウム（ハイポ）の液に浸す．

エタノール，イソプロパノール：器具，環境，術野，手指などの消毒に用いる．芽胞を有する

細菌には無効であるが，使用頻度の最も高い消毒薬である．粘膜や創傷部位への適応は禁忌である．

ベンザルコニウム塩化物，ベンゼトニウム塩化物，クロルヘキシジングルコン酸塩，両性界面活性剤：手指その他の消毒に用いる．一般細菌には有効であるが，MRSA などでは無効の場合もある．クロルヘキシジングルコン酸塩は粘膜に使用禁忌である．

6.6.2 使用濃度

グルタラール：2 %（内視鏡）専用の緩衝剤で希釈．
フタラール：0.55 %（内視鏡）
次亜塩素酸ナトリウム：0.01 %（哺乳瓶），1 %（ウイルス汚染血液）
ポビドンヨード：原液（粘膜，創傷部位，手術野）
消毒用エタノール：原液（器具，環境，術野，手指）
ベンザルコニウム塩化物：0.02 %（粘膜），0.05（手指），0.1〜0.2 %（器材，環境）
クロルヘキシジングルコン酸塩：0.05 %（創部）

消毒薬を誤って点滴した医療事故が報告されている．消毒薬の使用については各医療機関で作成している院内感染対策マニュアルに従って使用するのが望ましい．院内感染については薬剤師の関与が強く望まれ，院内感染対策チームでの薬剤師の活躍が益々期待されている．

引用文献

1) 日本病院薬剤師会近畿ブロック/日本薬剤師会大阪・近畿ブロック編（2013）薬学生のための病院・薬局実習テキスト，じほう
2) 日本病院薬剤師会編（2012）病院薬局製剤事例集，薬事日報社
3) 田村善蔵他（1991）月刊薬事，33 巻，8 号，p.1699-1705
4) 宮崎勝巳監修（2002）改訂 8 版 表解注射薬の配合変化，p.11-13，じほう
5) 石本　敬三監修（2012）注射薬調剤監査マニュアル　第 4 版，エルゼビア・ジャパン
6) 岩川精吾，河島　進，安原眞人，横山照由編（2006）わかりやすい調剤学 第 5 版，廣川書店
7) 日本薬学会編（2006）実務実習事前学習 ― 病院・薬局実習に行く前に，東京化学同人
8) 杉浦伸一他（2005）症例から学ぶ輸液療法 ― 基礎と臨床応用，じほう
9) 西森茂樹（2004）輸液療法の基礎，薬局，55 巻，p.3-16
10) 社団法人東京都病院薬剤師会編（2012）薬剤師のための輸液・栄養療法，薬事日報社
11) 倉本敬二（2004）アミノ酸輸液療法，薬局，55 巻，p.35-50

6.7 確認問題

問 1-1 薬局製剤に係る製造販売業の許可を受けた薬局開設者に関する記述のうち，正しいのはどれか．1つ選べ．
1. 当該薬局以外の薬局で製造された薬局製剤を販売することはできない．
2. 薬局製剤を販売する場合には，薬剤師または登録販売者に，当該薬局において対面で販売させなければならない．
3. 製造販売承認を受けた薬局製剤たる漢方処方製剤について，その成分または分量を加減法により変更して製造販売することができる．
4. 薬局製剤の製造業の許可を受けることなく当該医薬品を製造することができる．

問 1-2 かぜ症状を訴えて薬局を訪れた来局者に，薬局製剤の葛根湯を販売することとなった．来局者への説明として，適切なのはどれか．2つ選べ．
1. 胃の弱い人でも安心して服用できる．
2. インターフェロン製剤との併用は禁忌である．
3. 頭痛や肩こりにも効果がある．
4. 食前または食間に服用する．

問 2 注射製剤および輸液に関する記述のうち，正しいものを2つ選べ．
1. フェニトインナトリウム注射液 250 mg（5 mL）の希釈に 5 %ブドウ糖注射薬 100 mL を使用すると，フェニトインナトリウムが析出する可能性がある．
2. 塩化カリウム注射薬は，カリウムとして 40 mEq/L 以下に希釈し，1 時間に 100 mEq を超えない速度で静注する．
3. 高カロリー輸液の調製はクリーンベンチ内で行い，調製したものは高圧蒸気滅菌すべきである．
4. 予測尿量・呼吸・発汗に伴う蒸散・排泄水分量，体内代謝反応による水分産生などを考慮し，1 日の輸液量は約 800〜1000 mL に調節すべきである．
5. 塩酸バンコマイシン注射薬は，ヒスタミン遊離によるレッドネック症候群を起こすことがあるので，60 分以上かけて点滴静注する．

問 3 TPN 輸液の調製において，ブドウ糖含有率 30 %の基本液（1200 mL）に，アミノ酸含有率 10 %の総合アミノ酸製剤（1 バッグ，200 mL）を 3 バッグ，さらに高カロリー輸液用

微量元素製剤（2 mL），総合ビタミン剤（1バイアル，5 mL）をクリーンベンチ内で混合した．このTPN輸液の全カロリー量として最も近い数値はどれか．

1. 500 kcal　　2. 700 kcal　　3. 1000 kcal
4. 1500 kcal　　5. 1700 kcal

問4-1　微量金属と，その構成成分とする酵素との組合せのうち，正しいのはどれか．2つ選べ．

〈微量金属〉　　〈酵素〉
1. Cu　　　　アルコールデヒドロゲナーゼ
2. Zn　　　　炭酸デヒドラターゼ
3. Co　　　　キサンチンオキシターゼ
4. Se　　　　グルタチオンペルオキシダーゼ
5. Mn　　　　カタラーゼ

問4-2　経口および経腸栄養補給が困難な60歳男性に対して高カロリー輸液に総合ビタミン注射液を混合して投与していた．3か月経過したところで，経口摂取が可能となり，高カロリー輸液が中止となった．その後，男性より「食事の味がわからない」との訴えがあった．この原因として考えられる微量金属はどれか．1つ選べ．

1. Cu　　　　2. Zn　　　　3. Co
4. Se　　　　5. Mn

問5　36歳女性．術後の病理検査により卵巣癌Ic期と診断され，パクリタキセルとカルボプラチンの併用療法が予定されている．処方1および2は，この化学療法に対する支持療法である．

（処方1）
　　グラニセトロン塩酸塩注射液3 mg/バイアル　1バイアル
　　デキサメタゾンリン酸エステルナトリウム注射液6.6 mg/バイアル　3バイアル
　　　　化学療法第1日目　パクリタキセルとカルボプラチンの投与前，点滴静注
（処方2）
　　デキサメタゾン錠0.5 mg　1回8錠（1日16錠）
　　　　化学療法第2日目および3日目　1日2回　朝昼食後

問5-1　処方2のデキサメタゾン錠の投与目的として，正しいのはどれか．1つ選べ．

1. 化学療法に伴う骨髄抑制の軽減
2. 化学療法に伴う消化器症状（悪心・嘔吐）の軽減
3. 化学療法に伴う感染症の予防

4. 抗炎症作用による化学療法の効果の増強
5. 化学療法に伴う血栓形成の予防

問5-2 この患者に使用が予定されている薬物に関する記述のうち，正しいのはどれか．2つ選べ．

1. パクリタキセルは，微小管の安定化を引き起こし，有糸分裂を阻害する．
2. カルボプラチンは，癌細胞のDNAを架橋し，増殖を抑制する．
3. グラニセトロンは，ドパミンD_2受容体を遮断し，消化管運動を調整する．
4. デキサメタゾンは，タンパク同化作用と鉱質コルチコイド作用が共に強力である．

問6 カリウム補給が必要な患者に対し，以下の薬剤が処方された．患者に供給されるカリウム量は1分間当たり何mmol (mEq) か．最も近い値を1つ選べ．ただし，KおよびClの原子量はそれぞれ39.0および35.5とする．

(処方)　塩化カリウム点滴液　15 w/v%　　10 mL
　　　　生理食塩液　　　　　　　　　　　500 mL
　　　　　　　6時間かけて点滴静注

1) 0.45　　2) 0.22　　3) 0.11　　4) 0.055　　5) 0.028

〈解答と解説〉

問1-1 解答　1

解説
1. ○ 薬局製剤は当該薬局以外では販売できない（薬事法施行規則第92条の3）．
2. × 薬局製剤は薬局医薬品に該当するので，薬剤師の対面販売が義務づけられている（同法施行規則第15条の5）．登録販売者は薬局製剤を販売することはできない．
3. × 薬局製剤はその製造方法等が薬局製剤業務指針に定められており，その規定に基づき製造しなければならない（薬局製剤業務指針）．
4. × 薬局製剤を扱うには，製造販売業の許可，製造業の許可が必要である．

問1-2 解答　3, 4

解説
1. × 葛根湯は著しく胃腸の虚弱な患者には慎重投与．食欲不振，悪心，嘔吐等が現れることがあるため，服用前に医師または薬剤師への相談が必要である．
2. × インターフェロン製剤との併用が禁忌となっているのは，小柴胡湯である．
3. ○ 葛根湯は頭痛や肩こりにも効果がある．
4. ○ 漢方薬（葛根湯も含む）の用法は通常，食前または食間に経口投与とされている．

6.7 確認問題

問 2 【解 答】 1，5

【解 説】
1. ○ ブドウ糖注射薬の pH は酸性であるため，混合によりフェニトインナトリウムが析出する．
2. × 塩化カリウム注射薬は，カリウムとして 40 mEq/L 以下に希釈し，1 時間に 20 mEq を超えない速度で静注する．
3. × 高カロリー輸液は無菌操作で調製するため，高圧蒸気滅菌の必要はない．
4. × 成人の 1 日の輸液量は約 2000 mL を基本とする．
5. ○ 塩酸バンコマイシン注射薬の副作用としてレッドネック症候群がある．これを防止するため，点滴は 60 分以上かけて行う．

問 3 【解 答】 5

【解 説】 カロリー 4 kcal/g タンパク質 4 kcal/g 脂質 9 kcal/g
30 % ブドウ糖輸液 1200 mL 中には 360 g の糖質，10 % アミノ酸輸液 600 mL 中には 60 g のアミノ酸を含む．
360 × 4 + 60 g × 4 = 1680 kcal

問 4-1 【解 答】 2，4

【解 説】
1. × アルコールデヒドロゲナーゼは Zn を含む．
2. ○ 炭酸デヒドラターゼは Zn を含む．
3. × キサンチンオキシターゼは Mo を含む．
4. ○ グルタチオンペルオキシダーゼは Se を含む．
5. × カタラーゼは Fe を含む．

問 4-2 【解 答】 2

【解 説】
1. × Cu の主な欠乏症は貧血，白血球減少，骨粗鬆症である．
2. ○ Zn の主な欠乏症は味覚障害，皮膚炎，口内炎，発育障害である．
3. × Co の主な欠乏症は悪性貧血，メチルマロン酸尿症である．
4. × Se の主な欠乏症は筋肉痛，歩行困難，心筋症である．
5. × Mn の主な欠乏症は成長遅延，皮膚炎，骨の異常である．

問 5-1 【解 答】 2

【解 説】 設問は，卵巣癌における TC 療法（パクリタキセルとカルボプラチンの併用療法）である．抗悪性腫瘍薬であるパクリタキセル，カルボプラチンの副作用として悪心・嘔吐があり，この嘔吐を抑制する目的で合成糖質コルチコイドであるデキサメタゾン錠が投与されている．デキサメタゾンは，抗悪性腫瘍薬投与に伴う消化器症状（悪心・嘔

吐）に有効である．

問 5-2 解答 1, 2

解説
1. ○ パクリタキセルは，タキサン類であり，微小管タンパク質の重合促進および微小管の過剰形成，安定化を引き起こし，有糸分裂を阻害する．
2. ○ カルボプラチンは，白金製剤であり，DNA 鎖と結合して架橋を形成する．
3. × グラニセトロンは，末梢および中枢のセロトニン 5-HT$_3$ 受容体を遮断し，制吐作用を示すため，抗悪性腫瘍薬投与に伴う悪心・嘔吐の抑制目的で用いられる．
4. × デキサメタゾンは，合成糖質コルチコイドであり，タンパク質異化作用などの糖質コルチコイド作用は強く，Na$^+$-K$^+$ 交換系促進作用などの鉱質コルチコイド作用（水分貯留作用など）は弱い．

問 6 解答 4

解説 カリウム補給が必要な患者に 15 w/v% 塩化カリウム点滴液 10 mL を使用する場合，塩化カリウム量（g）は，15 g/100 mL×10 mL＝1.5 g となる．

KCl	→	K$^+$	+	Cl$^-$
1 mol	→	1 Eq		1 Eq
74.5 g		1000 mEq (mmol)		
1.5 g		X mEq (mmol)		

$X = 1000 \times 1.5/74.5 ≒ 20$ mEq (mmol)（これを 6 時間かけて点滴静注する）

よって，1 分間当たりでは，20 mEq (mmol) ÷ 360 分 ≒ 0.055 mEq (mmol)/分 となる．

第7章 リスクマネジメント

7.1 メディケーションエラー

　医療事故（medical accident）は患者本人や家族に多大な身体的，精神的負担をもたらす．また，事故がもたらす医療費や損害賠償費に莫大な費用の発生が想定される．そのため事故防止は医療関係者が力を合わせて取り組まなければならない問題である．医療事故の中で医薬品に関係した過誤をメディケーションエラー（medication error）という．メディケーションエラーは医師の診断・処方作成，薬剤師による処方監査・調剤・医薬品情報提供・薬剤交付，患者の服用方法，病棟における看護師の与薬といったさまざまなプロセスで発生する．

　メディケーションエラーはともすれば，その原因を当事者個人の資質によるものとする傾向にあるが，一つのエラーの中には教育問題や職場環境問題，人員配置問題等が複雑に絡みあっている．メディケーションエラーの防止には，責任を個人に転嫁するのではなく，組織としてチェック体制を整備し，一つのエラーも見逃さないシステム作りが重要である．

7.1.1 医療の安全対策

　近年，多くの医療機関や保険薬局では，事故に係る事例について自発的に報告するシステムを取り入れ，インシデント報告あるいはヒヤリ・ハット報告という形で情報収集を行い，医療安全対策に活用している．一つの重大事故の背景には29の小さな事故があり，その後ろには300の事故に至らない事例がある，というハインリッヒの法則が基本となっている（図7.1）．表7.1はリスクマネジメント関連用語を示す．

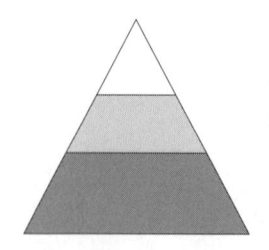

```
          ▲
         ╱ ╲           重大な事故    1
        ╱───╲
       ╱     ╲         軽微な事故   29
      ╱───────╲
     ╱         ╲       ヒヤリ・ハット 300
    ╱_____╲
```

図 7.1　ハインリッヒの法則

表 7.1　リスクマネジメント関連用語

アクシデント	：重大事故に至る事例が発生し，患者に有害事象が出現した事例
インシデント	：重大事故に至る可能性がある事態が発生したが，実際には事故につながらなかった潜在的事例
ヒヤリ・ハット	：インシデントと同義語

　医療のさまざまな過程において起こるエラーの主なものは，
　医師の場合では ① 処方ミス，② 入力時の医薬品選択ミス，③ 患者間違い等がある．患者間違いなどあり得ないと思うが，煩雑な外来では皆無とはいえない．例えば小児科では病気の子供と一緒に兄弟もつれてくることがあり，名前の似通った兄弟の場合など，カルテの患者選択を取り違えることがある．またオーダリングで処方登録を忘れ，前の患者のカルテに次の患者の処方を入力してしまうケースがある．
　看護師の場合では ① 注射薬の混合ミス，② 患者間違い，③ 投薬ミス等がある．病棟における注射薬の混合スペースは狭く，しかも数人分をまとめて調製している．操作途中でナースコールや電話，患者応対などもあり，そのような環境下での注射薬の混合は，事故の確率が高くなるのは当然である．そのため看護部から薬剤部に対し，注射薬の混合調製に関して強い要望がある．
　薬剤師の場合では ① 調剤ミス，② 処方監査ミス，③ 情報提供ミス，④ 薬剤交付ミス等がある．この他，分割調剤を行っている保険薬局では処方転記ミスがある．
　現在，医療事故の中でメディケーションエラーは約 4 割を占める．薬剤師は薬のスペシャリストとして，薬剤部（薬局）の中だけでなく，病院全体の薬に関するリスクマネージャーとしての役割を期待されているし，またそれに答える義務がある．

7.1.2　病棟におけるメディケーションエラー

　病棟におけるメディケーションエラーは多数報告されている．代表的な事例を表 7.2 に示す．
　事例 1 はオーダリングシステムによる薬剤の選択ミスである．IT の利用は事故防止に役立つが，反対にオーダリングが開始されたために生じる事故もある．薬品選択ミスが最小となるようなオーダリングシステムの開発が薬剤師に期待される．現在，サクシン®は，スキサメトニウム注

表 7.2　病棟におけるメディケーションエラー

事例1	医師が副腎皮質ホルモンのサクシゾン®を指示するところ，誤って筋弛緩薬のサクシン®をオーダー入力した．薬剤師，看護師は不審に思いながらも投薬したため，患者は呼吸停止を起こし死亡した（2000年）．
事例2	胃潰瘍で入院中の患者に，本来，胃チューブから投薬すべきだった止血剤の「トロンビン®」を看護師が誤って点滴し，患者が死亡した（2000年）．
事例3	非小細胞肺がんで入院していた女性に抗がん剤の「タキソール®」を投与すべきところ，間違って「タキソテール®」を投与した．患者は26日後に急激に全身状態が悪化し，死亡した（2002年）．
事例4	医師は指示書にインスリン8単位と記載していたが，看護師が8単位＝8mLと思い込み，10mL用の注射器でインスリン8mLを500mLの輸液に混合した．投与開始から約2時間後，患者は意識レベルが低下し，低血糖症状が認められ，過量投与が判明した（2007年）．

[AS] に名称変更されている．

　事例2は，当時，絶対に点滴してはならないトロンビン®がバイアル瓶に充填されており，処方もバイアル単位で記載されていた．1V（バイアル）をIV（静注）と読み間違えたのが原因であるが，製薬会社もこの事故を受け，内・外用薬の容器としてバイアル瓶を用いないことや，流通している製品については「禁注射」のラベルを貼付した．薬剤師は製薬企業に対し，リスクマネジメントの観点から包装形態や表示方法等について改善要求をしていかなければならない．

　事例3は，薬品名が類似した同効薬の薬剤選択ミスである．タキソール®注（一般名：パクリタキセル）の標準的な投与量は $210\,mg/m^2/day$ であるのに対し，タキソテール®注（一般名：ドセタキセル水和物）では $60〜70\,mg/m^2/day$ と約1/3である．しかも規格がタキソール®注は30 mgと100 mg，タキソテール®注は20 mgと80 mgの2種類があり，名称が類似しているだけでなく，規格も類似しており，多くの医療機関でインシデントを経験している．薬剤師は医師に対し事故の危険性が高い医薬品の正確な情報を迅速に伝える義務がある．

　事例4はインスリンの単位に関するエラーである．インスリンの1単位は0.01 mLである．このためインスリンは専用の注射筒を用いるが，この事例では病棟に常備している通常の注射筒を使用してしまったこと，また調製をした看護師と投薬をした看護師が異なっていたため，チェック機能が働かなかったケースである．薬剤師は病棟での薬の使用状況を把握し，事故防止のための提言と教育を行う必要がある．

　メディケーションエラーの中には注射薬に関するものが非常に多い．注射は患者の容態変化に応じてその都度変わるため，変更の多い注射指示簿は非常に判読しづらいものとなる．薬剤師は医師・看護師と相談し，指示間違いがない注射指示簿の作成などに積極的に関与すべきである．

7.1.3　薬剤師によるメディケーションエラー

　薬剤師によるメディケーションエラーの例を表7.3に示す．
　事例1は小児患者が多い病院であったため，市販のジゴキシン® 0.1％散（1 mg/g）以外に院

表7.3 薬剤師によるメディケーションエラー

事例1	小児科のジゴキシン散を間違って10倍量投与したため，5カ月の男児は死亡した
事例2	医師がアルサルミン®（スクラルファート）を処方するところ間違ってアルケラン®（メルファラン）を処方した．薬剤師は疑問に思いながらも疑義照会をしていなかった．患者は8カ月にわたり，抗悪性腫瘍剤であるアルケラン®を服用し，食欲不振や吐き気を訴えた．
事例3	患者の「よく眠れない」との訴えに，医師は精神安定剤のデパス®（エチゾラム）0.5 mgを処方するところ誤って5 mg処方した．薬剤師は疑義照会することなしに調剤し投薬した結果，呼吸停止による脳障害で昏睡状態に陥った．
事例4	血圧降下剤のアルマール®（アロチノロール塩酸塩）の処方に対し，薬剤師が経口糖尿病治療薬のアマリール®（グリメピリド）を調剤した．患者は毎食後6回にわたり服用し，低血糖で意識障害，意識不明の重体に陥った．

内製剤としてジゴキシン0.01％散（0.1 mg/g）を作成し，患者の年齢，処方量に応じて使い分けていた．今回の処方では量から判断し，院内製剤を秤量しなければならないところ，誤って10倍量の市販品を秤量したことにより発生した事故である．規格の異なる散剤を複数採用することは事故原因の一つである．どうしても複数規格を採用しなければならない場合は，装置瓶の配置や散剤監査システムの導入，あるいは院内製剤に着色するなど，最終監査でチェックできるシステムを構築すべきである．

事例2はアルケラン®の用法・用量の理解不足から生じた事故である．添付文書ではアルケラン®は①1日1回1〜2錠を連日経口投与．②1日1回3〜5錠を4〜10日間経口投与し，休薬して骨髄機能の回復を待ち，1日1錠の維持量を投与する．③1日1回3〜6錠を4〜10日間経口投与し，休薬して骨髄機能の回復を待ち，同様の投与法を反復すると記載されている．抗悪性腫瘍剤が処方された場合は，診療科，併用薬，用法・用量，投与期間などに注意し，薬歴との照合が必要である．

事例3はデパス®の細粒（10 mg/g）が処方されたため，勘違いを起こした例である．精神安定剤には錠剤と散剤の両剤形を有するものが多数あり，散剤の規格は普通錠剤よりも高く設定されている．処方オーダーでは用量の欄に数字を入力するだけで，単位は自動的に表示されるため，医師が「思い込み」で剤形選択を誤った場合，処方オーダー時のチェックは期待できない．薬剤師は散剤を計量する場合，錠剤に換算する習慣を身につけるべきである．デパス®以外にもハロペリドールの事故が報告されている．ハロペリドールには0.75 mg，1 mg，1.5 mg，3 mg規格の錠剤と10 mg/gの散剤が発売されている．錠剤と散剤の選択ミスによって10倍量を投与する可能性があるので注意を要する．

事例4は薬品名類似による事故である．各地で発生した事故を受け，大日本住友製薬はアマリールより先に販売していたにもかかわらず，2012年6月にアルマールの名称をアロチノロール塩酸塩錠5 mg「DSP」に変更した．このことは製薬企業として国民の健康を守り，安心・安全な医薬品を提供する企業のリスクマネージメントに対する意識の高さを示すものである．薬品名類似については後述するが，診療科の確認，併用薬の薬効との確認，薬歴の照合が必要となる．

7.1.4 メディケーションエラーの誘因

メディケーションエラーの誘因として，1) 薬品名の類似，2) 複数規格，3) 入力時の薬品選択ミス，4) 倍量処方等があげられる．

1 薬品名の類似

「前方類似」「末尾のアルファベットの有無」「後方類似」「前・後方類似」における代表的な医薬品を表7.4〜7.7に示す．

表7.4 前方類似の医薬品

薬品名1（商品名）	薬品名2（商品名）	備考
アルサルミン（消化性潰瘍治療剤）	アルケラン（抗腫瘍剤）	先頭2文字
エリスパン（マイナートランキライザー）	エリスロシン（抗生物質）	先頭3文字
セロクエル（統合失調症治療剤）	セロクラール（脳循環改善剤）	先頭3文字
トランコロン（過敏大腸症治療剤）	トランサミン（抗プラスミン剤）	先頭3文字
ノルバスク（カルシウム拮抗剤）	ノルバデックス（乳癌治療剤）	先頭3文字
ファンギゾン（抗真菌剤）	ファンガード（抗真菌剤）	先頭3文字
マイスタン（抗てんかん剤）	マイスリー（睡眠導入剤）	先頭3文字

表7.5 末尾のアルファベットの有無例

薬品名1（商品名）	薬品名2（商品名）	備考
アダラート（カルシウム拮抗剤）	アダラート CR（カルシウム拮抗剤） アダラート L（カルシウム拮抗剤）	作用の持続化
ニトロール（冠血管拡張剤）	ニトロール R（冠血管拡張剤）	作用の持続化
ヘルベッサー（カルシウム拮抗剤）	ヘルベッサーR（カルシウム拮抗剤）	作用の持続化
ペルジピン（カルシウム拮抗剤）	ペルジピン LA（カルシウム拮抗剤）	作用の持続化
ビオフェルミン（乳酸菌整腸剤）	ビオフェルミン R（耐性乳酸菌整腸剤）	
ムコソルバン（去痰剤）	ムコソルバン L（去痰剤）	作用の持続化
ユーエフティ（抗悪性腫瘍剤）	ユーエフティE（抗悪性腫瘍剤）	顆粒化

表7.6 後方類似の医薬品

薬品名1（商品名）	薬品名2（商品名）	備考
アナフラニール（抗うつ剤）	トフラニール（抗うつ剤）	
フェロチーム（鉄剤）	アロチーム（高尿酸治療剤）	
ベネシッド（高尿酸治療剤）	メネシット（抗パーキンソン剤）	
セフゾン（抗生物質）	セパゾン（向精神薬）	
グリミクロン（経口血糖降下剤）	グリチロン（肝臓・アレルギー用剤）	

表7.7 前・後方類似の医薬品

薬品名1（商品名）	薬品名2（商品名）
アテレック（カルシウム拮抗剤）	アレロック（抗アレルギー剤）
アルマール（降圧剤）	アマリール（経口糖尿病治療剤）
ザンタック（H_2遮断剤）	ザイロリック（高尿酸血症治療剤）
テオドール（気管支喘息治療剤）	テグレトール（抗てんかん剤）
ムコダイン（去痰剤）	ムコソルバン（去痰剤）
プルゼニド（下剤）	プレドニン（副腎皮質ホルモン剤）
タキソール（抗悪性腫瘍剤）	タキソテール（抗悪性腫瘍剤）

2 複数規格

複数規格を採用している場合，「思い込み」により使用頻度の高い規格のものを調剤する可能性が高い．特に抗悪性腫瘍剤や経口糖尿病治療薬，強心剤などのハイリスク薬（後述）の規格を取り間違えると大変危険であるので注意を要する．

3 入力時の薬品選択ミス

リスクマネージメントにおけるIT活用は事故防止に非常に大きな成果をもたらしたが，システム導入により，手書き処方の時代には考えられなかった新しい間違いが発生した．表7.3の事例2に示したアルサルミンとアルケランの選択ミスは代表的な例であるが，同じような事例が全国で報告されている．

オーダリングシステムでは入力する文字数の増加に従って，医薬品が特定される比率が高くなるため，全国の病院では先頭3文字入力とするシステムを導入している．しかし表7.4に示したように3文字入力でも薬効の異なる医薬品が表示される可能性がある．薬剤師は入力された医薬品だけではなく，併用薬の薬効にも注意し，ありえない組合せの処方に対して疑問を持つ勘を養うことが事故防止につながる．

4 倍量処方

倍量処方とは処方日数制限のある薬品に対して，1日の用量を実際の2倍あるいはそれ以上に増やし，処方日数の制限をクリアしようとする処方のことである．外来患者が入院してきた場合，入院主治医はその経緯を知らないことが多く，そのまま外来処方を転記して，結果的に倍の量の薬を投与する危険性を秘めている．また外来患者の場合でも，医師からの用法口授通りではなく薬袋の記載通りに服薬し，副作用が発生したケースも少なくない．倍量処方は保険診療では認められておらず，病院の方針として倍量処方を禁止し，薬剤師も倍量処方を厳しくチェックすることが事故防止につながる．

7.1.5 ハイリスク医薬品

平成18年度厚生労働科学研究「医薬品等の安全管理体制の確立に関する研究」において，「医薬品の安全使用のための業務手順書」作成マニュアルが2007年3月に発行された．本マニュアルの巻末資料に「特に安全管理が必要な医薬品（要注意薬）例」が掲載されている（表7.8）．

表7.8　要注意医薬品（一部改変）

1. 投与量等に注意が必要な医薬品 　○抗てんかん剤：フェノバルビタール，フェニトイン，カルバマゼピン，バルプロ酸ナトリウム等 　○向精神剤：ハロペリドール，レボメプロマジン，エチゾラム等 　○ジギタリス製剤：ジギトキシン，ジゴキシン等 　○糖尿病治療薬：経口血糖降下剤（グリメピリド，グリベンクラミド，グリクラジド等）等 　○テオフィリン製剤：テオフィリン，アミノフィリン等 　○抗がん剤：ドセタキセル，パクリタキセル，シクロホスファミド，メルファラン等 　○免疫抑制剤：シクロホスファミド，シクロスポリン，タクロリムス等
2. 休薬期間が設けられて医薬品や服薬期間の管理が必要な医薬品 　○メトトレキサート（リウマチの場合，週1～2日，5～6日間休薬）， 　　ティーエスワン（28日間連続投与，14日間休薬，レジメンによっては14間連続投与，7日間休薬） 　　カペシタビン（ゼローダ）（21日間連続投与，7日間休薬） 　　ホリナート・テガフール・ウラシル療法薬（ユーゼル，ユーエフティ）（28日間連続投与，7日間休薬）等
3. 併用禁忌や多くの薬剤との相互作用に注意を要する医薬品 　○イトラコナゾール（CYP3A4），ワルファリンカリウム（CYP2C9）等
4. 特定の疾病や妊婦等に禁忌である医薬品 　○リバビリン，エトレチナート等
5. 重篤な副作用回避のために，定期的な検査が必要な医薬品 　○チクロピジン（肝機能検査），チアマゾール（白血球分画），ベンズブロマロン（肝機能検査），ピオグリタゾン（心機能検査），アトルバスタチン（肝機能，腎機能検査）等
〈注射薬に関する特記事項〉
1. 心停止等に注意が必要な医薬品 　○カリウム製剤：塩化カリウム，アスパラギン酸カリウム，リン酸二カリウム等 　○抗不整脈剤：ジゴキシン，リドカイン等
2. 呼吸抑制に注意が必要な注射剤 　○筋弛緩剤：スキサメトニウム塩化物水和物，ベクロニウム臭化物等 　○麻酔導入・鎮静剤，麻薬（モルヒネ製剤），非麻薬性鎮痛剤，抗てんかん剤等
3. 投与量が単位（unit）で設定されている注射剤 　○インスリン製剤（100単位/mL） 　○ヘパリン製剤（1000単位/mL）
4. 漏出により皮膚障害を起こす注射剤 　○抗悪性腫瘍剤（特に壊死性抗悪性腫瘍剤）：マイトマイシンC，ドキソルビシン，ダウノルビシン，ビンクリスチン等 　○強アルカリ性製剤：フェニトイン，チオペンタール，炭酸水素ナトリウム等 　○輸液補正用製剤：マグネシウム製剤，カルシウム製剤，高張ブドウ糖製剤 　○その他：ガベキサートメシル酸塩（FOY），造影剤等

薬剤師はこれらの医薬品が処方された時は特に注意し，処方せん中に疑わしき点があった場合には疑義照会を徹底する必要がある．休薬期間が設けられている医薬品や服薬期間の管理が必要な医薬品では薬歴との照合が必要になる．また，心停止等がある医薬品については一層の注意を要する．

ティーエスワン®（テガフール，ギメラシル，オテラシルカリウム配合剤）では，ギメラシルによりフルオロウラシルの異化代謝が阻害され，著しく血中フルオロウラシル濃度が上昇する．本剤投与中止後においては，少なくとも7日間はフッ化ピリミジン系抗がん剤の投与をしないこと，またこれらの薬剤を中止後に本剤を投与する場合にはこれらの薬剤の影響を考慮し，適切な間隔をあけてから本剤の投与を開始する（添付文書一部改変）．

塩化カリウム製剤では体重60 kgで血漿中のカリウム濃度が2.5 mEq/Lである低カリウム血症の患者に，塩化カリウム注射薬（1 mEq/mL，20 mL）1Aを急速静注したと仮定した場合，①塩化カリウム注射薬1A中にはカリウムが20 mEq含有している．②血漿は体重の5％であるので60 kgの時は3 Lから，急速静注時のカリウム濃度は20 mEq ÷ 3 L = 6.66 mEq/Lとなり，静注前のカリウム濃度2.5 mEq/Lに足すと，2.5 + 6.66 = 9.16 mEq/Lとなる．血漿中のカリウム濃度の基準値は3.7〜4.8 mEq/Lであるから，9.16 mEq/Lでは不整脈が出現し心停止に陥る．注射薬処方せんでは投与速度にも注意を必要とする．

7.1.6 医療事故の防止

2002年医療法施行規則一部改正により，厚生労働省はすべての病院および有床診療所に対して，(1)安全管理のための指針の整備，(2)事故等の院内報告制度の整備，(3)安全管理委員会の設置，(4)安全管理に関する職員研修の実施を義務づけた．2007年には無床診療所に対しても同様の実施を義務づけた．また2003年には特定機能病院，臨床研修病院に対し(1)医療安全管理者の配置（特定機能病院は専任化），(2)医療安全管理部門の設置，(3)患者相談窓口の設置を義務づけた．さらに特定機能病院等における医療事故の重要な事例について，財団法人日本医療評価機構へ事例発生後2週間以内に報告することが，2004年10月施行の医療法施行規則の一部改正によって義務づけられた．2006年の診療報酬改定では，50点の医療安全対策加算（入院初日）が新設された．この加算に係る施設基準として，研修を終えた専従の医療安全管理者の配置など，医療安全管理体制に関する基準や医療安全管理者の業務，医療安全管理部門の業務に関する基準がある．また2007年4月には医療法第6条の11の規定に基づき，都道府県が設置する医療安全支援センターは，患者や家族からの苦情の対応や，医療に対する助言，情報提供を行う機関として法的に位置づけられている．薬剤師は調剤過誤に対する安全対策はもちろんのこと，医師の処方や看護師の予薬作業，患者自身の服薬など，それぞれのプロセスとプロセス間の情報伝達において内在する過誤を回避するために，医療チームの中で薬に関するリスクマネージャーとして具体策を講じる必要がある．

表7.9 薬に関するリスクマネージャーとしての薬剤師の業務

1. 採用医薬品の適正化（複数規格，名称の類似性，外観の類似性などに考慮する）
2. 安全管理上，問題のある医薬品の製造企業への改善要求
3. 処方オーダリングシステムや調剤支援システム（散剤監査，薬袋作成，情報提供システム等）の導入
4. 処方に関する医師への教育
5. 「お薬手帳」の活用や「お薬相談窓口」の利用など，患者に対する情報提供
6. 患者ごとの注射調剤や注射薬無菌調製の実施
7. 薬剤師の病棟常駐の完全実施

処方せん監査と疑義照会は，医療事故を防止する上で薬剤師に課せられた最も重要な役割である．その他，薬に関するリスクマネージャーとしての薬剤師の業務を表7.9に示す．

7.1.7 調剤過誤の防止

調剤過誤には，計量・計数間違い，規格，薬剤の取り違え，調剤欠落，薬袋記載ミス，交付患者の間違い等がある．また，散剤では成分量と製剤量との間違い（液剤も同様），倍散調製時の計算間違い，中間瓶への充塡ミス，分包誤差，異物混入等があげられる．調剤過誤は知識不足，思い込み，残存現象，不注意から起こることが多い．調剤過誤防止対策を表7.10に示す．

表7.10 調剤過誤防止対策

環境整備	照明，温度，湿度をコントロールし，常に室内の整理整頓を行い衛生管理を行う． 服装や着衣を清潔に保つ． 類似薬品等を考慮して薬品棚の配置を工夫する． 適切な人員配置を行う． 業務連絡体制・安全管理体制の整備を行う． ITの活用．
医薬品の採用	規格の異なる医薬品をどうしても採用しなければならない場合，名称の異なる別のものを採用し，同一名称の薬品の採用はできるだけ避ける．
教育体制の整備	安全管理，調剤過誤に対する職員教育の徹底（ヒヤリ・ハット報告や他院での事故事例を分析し，安全対策を講じる勉強会などを開催）． 自施設における調剤過誤事例の共有化． 処方意図の理解や処方内容に関する勉強会の開催． 装置・IT機器の操作や使用方法等の訓練． 事故が発生した場合の，対応・処置方法の徹底を図る．
業務	処方監査，調剤監査の徹底（一人薬局の場合は，時間をあけて監査する）． ダブルチェック体制の強化（散剤・1包化調剤のバラ錠充塡時など）． 各業務における安全管理マニュアルを作成し，内容の点検，改良を行う． 処方せんをよく読む（自己監査の習慣を身につける）． わからない場合は添付文書で確認する． 自己責任として体調を整えておく． 医療人としての責任とプライドを持つ．

7.1.8　事故が発生した時の対応

　自分のエラーはできれば他人に知られたくないと思うのは人情である．しかし，初期対応の悪さから，後処理に大変な労力と時間を要することは過去の例が示している．一番肝心なことは，事故をつつみ隠さず，事実を正確に伝達することである．表7.11は事故発生時の対応を，表7.12は発生後の対応について示す．

　人が関与する限りエラーは起こるものである．万全な対策を講じても新たな事故が発生する可能性がある．医療過誤は医療従事者個人の問題ではなく，医療システム全体の問題として捉え，薬剤師はエラーによる健康被害を最小限に抑えるため，継続してリスクマネジメントに取り組まなければならない．

表7.11　事故発生時の対応

1. 患者の健康被害の有無を確認する
2. 健康被害が疑われる場合は，病院への搬送など責任を持って適切な処置を行う
3. 責任者または管理者に報告する
4. 事故の一報が連絡された段階から，全ての過程について客観的事実を詳細に記録する
5. 患者・家族への説明

表7.12　事故発生後の対応

1. 事故事例の原因等の分析
2. 事故関係の記録，事故報告書の作成
3. 再発防止対策あるいは事故予防策の検討・策定・評価・職員への周知徹底
4. 患者・家族への説明
5. 関係機関への報告・届出

7.2　院内感染

　院内感染とは(1)医療施設において患者が原疾患とは別に新たに罹患した感染症，(2)医療従事者等が医療施設において感染した感染症をいう．院内感染ルートとして主に接触感染，飛沫感染，空気感染があり，免疫力が低下している易感染患者には特に注意を要する．院内感染予防対策は，個々の医療従事者あるいは個々の病棟で対応するのではなく，医療機関全体の問題として捉えるべきである．

7.2.1 院内感染対策組織

平成17年2月（医政指発第0201004号），厚生労働省は医療法施行規則の一部を改正する省令（平成17年厚生労働省令第12号）を施行した．この改正により，病院，診療所の管理者は，医療の安全を確保するための指針策定，職員研修の実施など，医療安全確保が義務付けられ，医療施設内における感染制御体制の整備が必要となった．また2011年6月（医政指発0617第1号）には，「医療機関等における院内感染対策について」の通知を行った（表7.13）．

感染症予防対策委員会（Infection Control Committee：ICC）は，感染対策に関する病院長直属の諮問機関で，各部門の責任者から構成されており，下部組織として感染対策チーム（Infection Control Team：ICT）を組織化している．ICTは多職種からなる施設横断的感染管理チームであり，そのメンバーは感染管理専門医（Infection Control Doctor：ICD），感染制御専門薬剤師（Board Certified Infection Control Pharmacy Specialist：BCICPS），感染管理専門看護師（Infection Control Nurse：ICN），検査技師，事務職員などからなる．日本病院薬剤師会は，ICTにおける薬剤師の重要性と専門性を考慮し，感染制御専門薬剤師制度を平成17年度からスタートさせた．

表7.13 厚生労働省医政局指導課長通知0617第1号

1. 病院長等の医療施設の管理者が積極的に感染制御に関わるとともに，診療部門，看護部門，薬剤部門，臨床検査部門，事務部門等の各部門を代表する職員より構成される「院内感染症対策委員会」を設け，院内感染に関する技術的事項等を検討するとともに，全ての職員に対する組織的な対応方針の指示や教育を行うこと．
2. 医療機関内の各部署から院内感染に係る情報が院内感染対策委員会に報告され，院内感染対策委員会から状況に応じた対応策が現場に迅速に還元される体制を整備すること．
3. 院内全体で活用できる総合的な院内感染対策マニュアルを整備し，また，必要に応じて，各部門ごとにそれぞれ特有の対策を盛り込んだマニュアルを整備すること．これらのマニュアルは，最新の科学的根拠や院内体制の実態に基づき適時見直すこと．
4. 検体からの薬剤耐性菌の検出情報等，院内感染対策に重要な情報が，臨床検査部門から診療部門へ迅速に伝達されるよう，院内部門間の感染症情報の共有体制を確立すること．
5. 感染制御チームを設置する場合には，医療機関の管理者は，感染制御チームが円滑に活動できるよう，感染制御チームの院内での位置づけと役割を明確化し，医療機関内のすべての関係者の理解と協力が得られる環境を整えること．

7.2.2 院内感染対策

院内感染を回避するには，感染症の発生を未然に防止すること．発生した感染の拡大を防止することである．院内感染防止対策が有効に機能すれば，医療の質の向上と医療コストの削減につながり，また医療従事者の安全性も向上する．しかし，単にマニュアルを作成しただけではその対応が不十分であり，すべての医療従事者が感染予防対策の必要性を認識し，遵守することが有効な手段となる．目に見えない細菌を相手とするため，一人でも守らない人がいると感染症の制

圧は困難となる．そのため，院内感染に関する技術的事項等を検討するとともに，全職員に対する組織的な対応方針の指示や教育が必要となる．また院内各部門は，院内感染情報の共有化を図る体制整備が重要となる．

1 標準予防策

標準予防策は感染症の病態にかかわらず，全ての患者ケアに際して適応される．感染経路別対策に先立って，基本的に遵守すべき手順である．患者の血液・体液・排泄物・傷のある皮膚および粘膜を扱うときの感染予防策である．標準予防策の概要を図7.2に示す．

2 感染経路別予防策

感染経路別予防策は，標準予防策に加えて特別の対応が必要となる伝染性病原体の感染経路遮断のために行う感染予防策である．感染経路別予防策には接触感染策，飛沫感染策，空気感染策がある．それぞれの病原体の感染経路を知り，その経路を遮断することによって，より効果的な感染対策が実践できる．表7.14は感染経路別予防策を示す．

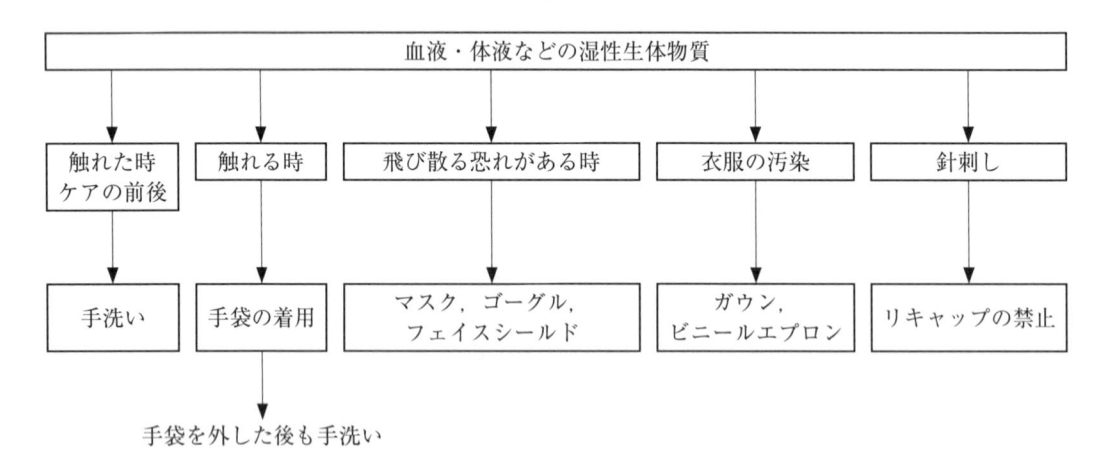

図 7.2 標準予防策の概要

手洗い：手洗いは，最も基本的かつ重要な対策である．医療現場で通常行われている手洗いは速乾式アルコール含有手指消毒剤を使用した衛生的手洗いであるが，目に見えて手が汚れている時や，血液やその他の体液によって手に汚染があった場合は，抗菌液状石鹸と流水による手洗いが必要となる．院内感染では医療従事者を媒体とした感染拡大が懸念される．病室への入・退室時や患者ごとの診察・治療時前後の手洗いは特に重要である．

手袋：血液・体液・排泄物・粘膜・損傷した皮膚に接触する可能性がある場合は着用する．また手袋を外した後は必ず手洗いをする．

マスク・ゴーグル・フェイスシールド：血液・体液・排泄物等の飛沫が眼，鼻，口を汚染する可能性がある場合は着用する．

ガウン，ビニールエプロン：排泄物で衣服が汚染する可能性がある場合はガウンを用いる．量が多い場合はビニールエプロンを使用する．

使用済み注射針：医療者の針刺し事故防止のため，患者に使用した針はリキャップせず，専用の廃棄ボックスに入れる．

表7.14 感染経路別予防策

	接触予防策	飛沫予防策	空気予防策
感染媒体	直接・間接に接触	5 μm 以上の飛沫粒子に含まれた微生物に直接または間接に粘膜が曝露されて感染する.咳,くしゃみ,会話など	患者から発生した飛沫粒子は水分が蒸発すると5 μm以下の飛沫核となって空中に浮遊する.ほとんどの菌は死滅するが,一部の菌は生存している
病原体	MRSA,メタロ-β-ラクタマーゼ(メタロBL)陽性菌,基質拡張型β-ラクタマーゼ(ESBL)陽性菌,多剤耐性緑膿菌(MDPA),バンコマイシン耐性腸球菌(VRE),アデノウイルス,小児のロタウイルス,ノロウイルス,新生児・播種性の単純ヘルペスウイルス	インフルエンザウイルス,風疹ウイルス,ムンプス(流行性耳下腺炎)ウイルス,インフルエンザ菌,髄膜炎菌,ジフテリア菌,百日咳菌,溶連菌	肺結核菌,麻疹,水痘・播種性帯状疱疹
患者配置	原則個室.個室隔離が不可能であれば,感染リスクの高い患者との同室管理は避ける.部屋の扉は開放のままでよい	原則個室.同じ微生物の感染症患者は同室でよい.扉は開放でよい.医療器具は専用にしなくともよい.患者の退室後は十分な換気と可能な限りの清拭消毒を行う	個室へ移動.個室のドアは常時閉めておく.患者の室外移動は著しく制限する.病室は陰圧に保たれることが望ましい
その他	手袋の着用.ケア後は手洗い.患者と接触する場合,ガウンの着用,患者移送は必要最小限に留める.血圧計,聴診器,体温計などの医療器具は患者専用とする.ドアノブ,手すり,ベッド柵など患者の手が触れる環境は1日1回以上除菌用アルコールタオルにて清掃,患者家族に説明する	飛沫粒子の拡散範囲は1 m未満であるのでカーテン,マスク等で遮断可能である.入室時はマスクを着用.患者の病室からの移動は控える.病室外に出る時はマスクを着用させる.他人への感染に関する教育と咳の仕方や喀痰の処理方法について指導する	職員は入室時ろ過マスク(N95)を着用.麻疹,水痘患者には免疫を有する職員が担当する

2007年,厚生労働省医政局指導課長通達(医政指発第0201004号)によれば,粘着マットおよび薬液浸漬マットは感染防止効果が認められないので使用しないこと,また定期的な環境微生物検査は必ずしも施設の清潔度の指標とは相関しないから,一律に実施するのではなく,感染経路を疫学的に把握する際に行うなど,必要な場合に限定することとしている.

7.2.3 サーベイランスとアウトブレイクの察知

日常的に感染症の発生状況を把握するシステムとして,対象限定サーベイランスを必要に応じて実施することが望ましい.サーベイランスとは,院内感染を低下させる目的で,特定の疾患や出来事について発生分布や原因に関するデータを継続的,組織的に収集,統合,分析し,必要な

情報を提供することである．

その際，院内の各領域別の微生物の分離率ならびに感染症の発生動向から，院内感染のアウトブレイク（集団発生）をいち早く察知し，初動態勢を含めて迅速な対応がなされるよう，感染に関わる情報管理を適切に行う必要がある．例えば，MRSA 感染症であれば，細菌検査室からの報告や，担当医からの報告書を統合し発生状況を把握する．次に患者の状況を確認し措置が適切であったか否かを検証し，今後の対策としている．

大学病院では，1）薬剤耐性菌サーベイランス，2）集中治療部人工呼吸器関連肺炎（VAP）サーベイランス，3）中心静脈カテーテル関連血流感染（CRBSI）サーベイランス，4）手術部位感染サーベイランス，5）抗菌薬サーベイランス，などがある．

7.2.4 院内感染の回避における薬剤師の役割

薬剤師は，感染症対策委員会や感染症対策チームのメンバーとして，院内感染対策に積極的に参画している．薬剤師の仕事として，院内の抗生物質の使用状況を把握し，その適正使用に関する指導や，バンコマイシン，テイコプラニン，アルベカシンといった抗 MRSA 薬の血中濃度を測定することにより処方設計支援を行っている．また，消毒薬の使用方法（作用時間，濃度，温度）などの情報提供における貢献が期待されている．さらに感染頻度の高い，高カロリー輸液の調製なども薬剤部の業務として取り組んでいる．

7.3 副作用の初期症状とグレード

医薬品は，適正に使用したとしても副作用が発生することがある．副作用の発見は早いほど，その対策も可能であり障害の程度は軽減する．副作用の初期症状の把握は薬剤師にとって医療安全対策上の重要な業務である．副作用の初期症状を表 7.15 に，グレードを表 7.16 に示す．

表 7.15 副作用の初期症状

重大な副作用	初期症状	臨床検査値	主な原因薬物	機序	対応
悪性症候群	38.1℃ 以上の発熱，筋強剛，無動無言，発汗，頻脈，唾液が増える，物が飲み込みにくくなる	ミオグロビン上昇，CK 上昇	統合失調症薬，抗うつ剤	体温下降のドーパミン作動性神経と体温上昇のセロトニン作動性神経の不均衡状態により発症	投与中止，ダントロレンの点滴静注
うつ状態	寝つきが悪い，体がだるい，いらいらする，気分が沈む，表情に変化がなくなる，生きるはりあいがない，自己嫌悪	—	インターフェロン，ステロイドホルモン，経口避妊薬，レセルピン，抗パーキンソン病薬など	薬物によって異なる	原因薬剤の減量もしくは中止．三環系抗うつ剤の投与

表 7.15 つづき

重大な副作用	初期症状	臨床検査値	主な原因薬物	機序	対応
横紋筋融解症	手足がしびれる，手足に力がはいらない，全身の筋肉が痛い，全身がだるい，尿の色が赤くなる．歩行障害，運動障害，呼吸障害，意識障害	ミオグロビン上昇，CK上昇	ニューキノロン系抗菌剤（1〜6日），フィブラート系薬剤（2週間以内が50%），HMG-CoA還元酵素阻害剤（4か月以内が50%）など	薬剤の筋への直接の障害．薬剤により誘発される低カリウム血症，痙攣発作などが原因の二次的障害	投薬中止，輸液療法，血液透析
間質性肺炎	息切れがする，から咳がでる，発熱，呼吸困難，乾性咳嗽	PaO₂ 低下	小柴胡湯，アミオダロン塩酸塩，ミノサイクリン，D-ペニシラミン，UFT，ゲフィチニブ，インターフェロンα，β など	活性酸素による障害．直接的な細胞障害．アレルギー反応等がある．	投与中止，呼吸管理，ステロイド療法
偽アルドステロン症	手足のしびれ，筋肉痛，全身のだるさ，手足のつっぱり感，脱力感，便秘	低カリウム（2.5 mEq/L 以下），アルドステロン低下	甘草含有漢方製剤，グリチルリチン製剤	甘草やグリチルリチンよるアルドステロン作用によりカリウム排泄を促し，結果としてレニン分泌が減少し，アルドステロン分泌が低下する	投与中止，カリウム製剤の補給
偽膜性大腸炎	水溶性下痢，頻回の水のような下痢，腹部膨満感，腹部鈍痛，38℃以上の熱	白血球数増加，CRP上昇	クリンダマイシン，アンピシリン水和物，セファロスポリンなど	抗菌剤により腸内細菌が破壊され，クロストリジウム菌が繁殖．この菌の毒素が腸管粘膜を傷害する	投与中止，乳酸菌製剤の投与，バンコマイシンの投与，メトロニダゾールの投与
劇症肝炎	黄疸，食欲不振，悪心，嘔吐，全身倦怠感，発熱，白眼が黄色い	AST，ALTの上昇	ダナゾール，ヒドララジン，テガフール，メトトレキサート，バルプロ酸ナトリウム，ナプロキセンなど	中毒性のものとアレルギー性の機序が存在すると考えられる	投与中止，全身状態の管理
血小板減少症	点状出血，紫斑，出血，鼻血，歯肉出血，脳出血	血小板減少 1〜5万/mm³以下で脳出血	キニジン，アスピリン，インドメタシン，リファンピシン，サルファ剤，バルプロ酸ナトリウムなど	血小板産生抑制，末梢での消費ないし破壊亢進	投与中止
好酸球性肺炎（PIE症候群）	微熱，乾いた咳が出る，息苦しい，胸痛，呼吸困難	軽度好酸球増加	クロモグリク酸ナトリウム，ダントロレンナトリウム，ナプロキセン，スルファメトキサゾールなど	アレルギー反応が関与していると考えられる	投与中止，呼吸管理ステロイド療法
紅皮症	全身倦怠感，紅斑，鱗屑（りんせつ）付着，高熱	AST，ALTの上昇，赤血球減少	アロプリノール，カルバマゼピン，クリンダマイシン，メキシレチンなど	原因薬剤を中止しても症状の改善はすぐには見られない．免疫・アレルギー反応が考えられる	投与中止，全身状態の管理，ステロイド療法
抗利尿ホルモン不適合分泌症候群（SIADH）	むくみがないのに体重増加，頭痛，嘔吐，めまい，全身倦怠感	Na 135 mEq/mL 以下，低浸透圧血症	クロルプロパミド，イミプラミン，カルバマゼピン，ビンクリスチン，シクロホスファミドなど	薬物によって異なるが，抗利尿ホルモン（ADH）受容体の感受性を高める．ADHの分泌亢進	投与中止，水分制限
骨髄抑制	発熱，咽頭痛，倦怠感，口の中に白い斑点（紫斑）ができる，手足にあざができる，歯肉出血，下痢	赤血球，白血球，血小板減少	カルモフール，シクロホスファミド，5FU，マイトマイシンC，メトトレキサート，ガンシクロビル，ジドブジンなど	幼若幹細胞の障害	投与中止
骨粗鬆症	背中や腰がだるい，激痛，腰が曲がる	骨密度低下	ステロイド剤など	尿中カルシウム排泄の増加，腸管からのカルシウム吸収の抑制	投与中止

表 7.15 つづき

重大な副作用	初期症状	臨床検査値	主な原因薬物	機序	対応
ジギタリス中毒	食欲不振,吐き気,嘔吐,下痢,動悸,不整脈,せん妄,頭痛,脈が飛ぶような気がする	心電図異常	ジゴキシン,ジギトキシン	連用によりジギタリスが蓄積	血中濃度の測定,投与中止
消化性潰瘍	突然の吐血,下血,胃のもたれ,食欲低下,胸やけ,吐き気,胃が痛い,空腹時の胃痛	―	NSAIDs,ステロイドなど	COX阻害による粘膜障害(NSAIDs),ホスホリパーゼA_2の働きをステロイドが阻害し,プロスタグランジンを減少させる	投与中止が原則であるが,ステロイドが中止できない場合,潰瘍の治癒は遅延する
ショック	顔が赤く熱くなる,瘙痒感,蕁麻疹,口内異常感,しびれ感,くしゃみ,悪心,嘔吐		ペニシリン系,セフェム系,NSAIDs,ヨード造影剤など	アナフィラキシーショック(I型アレルギー反応),アナフィラキシー様反応(IV型アレルギー反応)	投与中止(発症後15分以内の治療が予後を左右する),気道の確保,酸素吸入,輸液投与,アドレナリン投与
視力障害・視覚異常	視力低下,中心暗点,色神異常	―	エタンブトール,イソニアジド,アマンタジンなど	視神経炎によるとされている	投与中止
喘息発作	喘鳴,呼吸困難,息をする時,喉がヒューヒュー鳴る	―	NSAIDs(アスピリン,インドメタシン,ジクロフェナクなど)	COX阻害によるロイコトリエンの増加	投与中止,エピネフリン投与,アミノフィリン,ステロイド投与
中毒性表皮壊死症(TEN)	発熱,発疹,紅斑,皮膚が赤くなる,皮膚が焼けるように熱く感じる,水膨れがでる	白血球数増加,CRP上昇	ジクロフェナック,プラノプロフェン,ゾニサミド,カルバマゼピン,フェニトインなど	CD8陽性のTc細胞によって誘導されるCT型反応	投与中止,水分・電解質補給,抗生物質投与
低血糖	空腹感,脱力感,発汗,頭痛,振戦,精神錯乱,意識障害,昏睡	血糖値50 mg/dL以下	SU剤,アカルボース,インスリン,ニューキノロン系抗菌剤,ジソピラミドなど	インスリンの過剰分泌	ブドウ糖摂取,グルカゴン投与
乳酸アシドーシス	腹痛,下痢,悪心,嘔吐,胸痛,筋肉が痙攣する,呼吸が乱れる	pH 7.35以下,乳酸値上昇	メトホルミン塩酸塩,ザルシタビン,ジドブジンなど	乳酸代謝阻害	投与中止,VB_1の投与
汎血球減少症	発熱,咽頭痛,手足に赤い点やあざができる,粘膜出血,胸痛,全身倦怠感	赤血球,白血球,血小板減少	シクロホスファミド,5FU,メルカプトプリン,メトトレキサート,クロラムフェニコール,アセタゾラミド,フェニトイン,カルバマゼピンなど	骨髄抑制	投与中止,免疫抑制剤投与,造血刺激剤投与
皮膚粘膜眼症候群(スティーブンス・ジョンソン症候群)	発熱,頭痛,関節痛,口腔粘膜・外陰部粘膜・眼粘膜の紅潮	白血球数増加,CRP上昇	フェニトイン,ジクロフェナクナトリウム,メキシレチン,シメチジンなど多種・多様の薬剤	CD8陽性のTc細胞によって誘導されるCT型反応	投与中止,水分・電解質補給,抗生物質投与
ネフローゼ症候群	発熱,全身性の紅潮,血尿,尿量減少,混濁尿,排尿困難,排尿痛,尿意頻回,手足のむくみ,異常な体重増加	クレアチニン上昇,BUN上昇,蛋白尿,尿中潜血あり,尿中ALP上昇,β_2ミクログロブリン上昇,血清コレステロール上昇	ジクロフェナクナトリウムなど多種多様の薬剤	ロイコトリエンの産生が亢進し,リンフォカインの産生が増加して膜性腎症となり,糸球体基底膜の透過亢進により尿蛋白が生じる	投与中止,利尿剤,ステロイド剤の投与
ファンコニー症候群	背中や腰がだるい,激痛,腰が曲がる,全身倦怠感	蛋白尿,尿糖	バルプロ酸ナトリウム,イホスファミドなど	腎性糖尿,尿蛋白,低リン血症を伴ったクル病を主訴とする.骨髄抑制	投与中止

表 7.15 つづき

重大な副作用	初期症状	臨床検査値	主な原因薬物	機序	対応
無顆粒球症	咽頭痛, 悪寒, 発熱, 口内炎, 全身倦怠感	好中球減少	シメチジン, チクロピジン, アロプリノール, テガフールなど	免疫学的機序と薬剤の直接的骨髄抑制	投与中止, 抗生物質投与, G-CSF投与
溶血性尿毒素症候群	呼吸困難, 乏尿, 浮腫, 顔面蒼白, 意識障害, 血便, 紫斑,	ハプトグロビン低下, LDH上昇, 血清クレアチニン上昇	マイトマイシンC, タクロリムスなど	直接作用による血管内皮細胞障害	投与中止
ライ症候群	感冒様症状, 嘔吐, 痙攣, 意識障害, 脳浮腫	ミトコンドリア変形, AST・ALT・LDH・CKの急激な上昇, 高アンモニア血症, 低プロトロンビン血症, 低血糖	アスピリン	不明	投与中止
緑内障	明るい光を見ると光の輪が見える, 霧視, 角膜混濁, まぶしい, 眼精疲労, 眼痛, 頭痛	眼圧上昇	ステロイド剤など	房水流出障害	減量, または投与中止

表7.16 副作用のグレード（厚生労働省の重症度分類）

	副作用のグレード		グレード1	グレード2	グレード3
肝臓	総ビリルビン（mg/dL）		1.6以上～3.0未満	3.0以上～10未満	10以上
	AST, ALT（U）		1.25×N以上～2.5×N未満	2.5×N以上～12×N未満	12×N以上
			50以上～100未満	100以上～500未満	500以上
	ALP		1.25×N以上～2.5×N未満	2.5×N以上～5×N未満	5×N以上
	γ-GTP		1.5×N以上	—	—
	LDH		1.5×N以上	—	—
	PT		—	—	40％以下
腎臓	BUN（mg/dL）		1×Nを超え25未満	25以上～40未満	40以上
	クレアチニン（mg/dL）		1×Nを超え2未満	2以上～4未満	4以上
	蛋白尿		1+	2+～3+	3+を超える
	尿量		—	500 mL/24hr以下または乏尿	100 mL/24hr以下または無尿
	血清カリウム値（mEq/L）		—	5.0以上～5.5未満	5.5以上
血液	赤血球		350万未満～300万以上	300万未満～250万以上	250万未満
	Hb（g/dL）		11未満～9.5以上	9.5未満～8以上	8未満
	白血球		4000未満～3000以上	3000未満～2000以上	2000未満
	顆粒球		2000未満～1500以上	1500未満～1000以上	1000未満
	血小板		100000未満～75000以上	75000未満～50000以上	50000未満
	出血傾向		軽度出血（皮下出血）	中程度出血（粘膜出血）	重度出血（臓器内出血）
血糖値	随時血糖		120以上	201以上	301以上
	空腹時		120以上	141～200	—
	食後		160以上	201～300	—
	低血糖		69以下	59以下	50以下
電解質	代謝性アシドーシス	動脈血pH	7.35未満	7.2未満	7.15未満
					意識障害, 血圧低下, 痙攣, 呼吸困難
	代謝性アルカローシス	動脈血pH	7.46以上	7.5以上	7.6以上
					痙攣, テタニー, 高血圧, 不整脈
	血中カルシウム（mg/dL）	上昇症状	10.6以上	12.1以上	15.0以上 意識障害
		低下症状	8.5未満	8.0未満	6.5未満 テタニー, 血圧低下, 不整脈, 神経症状
	血清カリウム（mEq/L）	上昇症状	5.0以上	5.5以上	6.0以上 不整脈, 筋麻痺
		低下症状	3.5未満	3.1未満	2.5未満 脱力, 筋麻痺, 不整脈
	血清ナトリウム（mEq/L）	上昇症状	150以上	155以上	160以上 中枢神経症状（意識障害, 痙攣）
		低下症状	135未満	125未満	115未満 精神障害, 痙攣, 意識障害, 病的反射

N：施設ごとの正常値上限

7.4 確認問題

問1 医療安全に関する記述のうち，正しいものの組合せはどれか．
  a. "人間は誤りを犯す存在である"との前提に立ち，人為的ミスがあっても安全が確保される仕組みが必要である．
  b. ヒヤリ・ハット事例は，当事者の責任を明確にする目的で収集・分析する資料となる．
  c. ヒヤリ・ハット事例の収集による事故防止の考え方は，ハインリッヒの法則が基本となっている．
  d. 薬剤師が調剤の過程で何らかの間違いを起こし，患者に誤った薬剤を交付した場合は調剤過誤という．
  e. 品質管理手法としてのクオリティーコントロール活動は，調剤事故の防止対策立案に役に立たない．

  1 (a, b, c)　　2 (a, c, d)　　3 (a, d, e)
  4 (b, c, e)　　5 (b, d, e)　　6 (c, d, e)

問2 調剤過誤防止のために取るべき方策の正誤を示せ．
  a. 外観の類似した錠剤やカプセル剤は，1か所にまとめて配置する．
  b. 類似名称や複数規格があるものについては，マーク表示などの注意を喚起する．
  c. 散剤の装置瓶への充填は，経験年数最長の薬剤師が単独で行う．
  d. 散剤の計量調剤ミスを防ぐためには，複数の希釈倍率のものを予製しておく．

問3 医薬品に関連した医療事故防止に関する記述のうち，正しいものの組合せはどれか
  a. 調剤薬の監査は，調剤を熟知し，疾患や併用薬などの患者背景と医薬品情報を統合して処方内容の妥当性を判断できる者が行う．
  b. 散剤監査システムや自動錠剤分包システムなどのコンピュータシステムを導入している場合には，調剤監査者は処方監査を行えばよい．
  c. 処方オーダリングシステムにおける処方薬の誤入力を防ぐには，医薬品名の先頭2文字カナ入力による検索で十分である．
  d. 散剤の装置瓶への充填ミスを防止するためには，複数人による確認が有効である．

  1 (a, b)　　2 (a, c)　　3 (a, d)
  4 (b, c)　　5 (b, d)　　6 (c, d)

〈解答〉

問1 　解答　 2
問2 　解答　 a. ×　　b. ○　　c. ×　　d. ×
問3 　解答　 3

参考図書

1) 日本薬学会編（2006）実務実習事前学習　病院・薬局実習に行く前に，東京化学同人
2) 日本薬剤師会編（2002）薬剤師が取り組む医療安全対策，薬事日報社
3) 岩川精吾，河島進，安原眞人，横山照由編集（2006）わかりやすい調剤学　第5版，廣川書店
4) 日本薬剤師会編（1997）重大な副作用回避のための服薬指導情報集　1，薬業時報社

第8章 医薬品情報

8.1 医薬品情報の収集

8.1.1 医薬品情報の種類と特徴

1 医薬品情報の加工度による分類

　医薬品情報源は情報の加工の程度によって一次資料から三次資料までに分類される（表8.1）．一番加工度が低いものを一次資料といい，具体的にはオリジナルな研究を報告した原著論文，学会抄録，特許公報などが相当する．次に一次資料を検索するために加工した資料として二次資料がある．特定の分野ごとにその分野に関連する一次資料を収集し，キーワードなどの索引を付し一次資料の検索を可能とした情報源である．一般に，書誌事項（著者名，標題，雑誌名，巻，号，頁，発行年）と抄録を入手することができる．最後は三次資料と呼ばれる最も加工された情報源である．収集した一次資料を著者の観点で整理し集約した資料で，教科書，専門書，辞典などが

表8.1 医薬品情報の加工度による分類

加工度	情報例
一次資料	原著論文，学会抄録，特許公報
二次資料	一次資料を検索するためのデータベースや冊子
三次資料	教科書，専門書，辞典，総説

ある．さらに，医療用医薬品添付文書や総説も三次資料と考えられる．

2 情報の発信元による分類

　医薬品情報は臨床の診療に直結し患者の利益を左右するものとなるため，情報の責任が誰にあるのかを把握しておくことが重要になる．このため，情報の発信元により分類することは大きな意味がある．商業出版社以外の主な医薬品情報の発信元としては，製薬企業，厚生労働省がある．表8.2にそれぞれから出されている医薬品情報を分類し一覧とした．なお，最近は冊子体形式だけでなく，電子化情報としてもインターネットで公開されている．

表8.2　発信元による医薬品情報の分類

発信元	種類	インターネットによる公表
製薬企業	医薬品添付文書（医療用，一般用）	医薬品医療機器情報提供ホームページ
	医薬品インタビューフォーム	製薬企業各社のホームページ
	医療用医薬品製品情報概要	製薬企業各社のホームページ
	新医薬品の使用上の注意の解説	製薬企業各社のホームページ
	緊急安全性情報	医薬品医療機器情報提供ホームページ
日本製薬団体連合会	医薬品安全対策情報	医薬品医療機器情報提供ホームページ
厚生労働省	医薬品・医療機器等安全性情報	医薬品医療機器情報提供ホームページ

3 主な医薬品情報源の特徴

a）主な一次資料

　臨床での利用性が高い一次資料が収載されている雑誌を表8.3に一覧とした．これら以外にもそれぞれの専門分野別に利用性の高い雑誌があるがここでは薬物治療全般について扱っている雑誌のみ取りあげた．

表8.3　主な一次資料

国外雑誌	国内雑誌
New England Journal of Medicine	医療薬学（日本医療薬学会）
British Medical Journal	薬学雑誌（日本薬学会）
The Lancet	臨床薬理（日本臨床薬理学会）
JAMA	TDM研究（日本TDM学会）
Annals of Internal Medicine	日本薬剤師会雑誌（日本薬剤師会）
AJHP（American Journal of Health-System Pharmacists）	日本病院薬剤師会雑誌（日本病院薬剤師会）

b）主な二次資料

　二次資料のうち，臨床研究論文を検索できる主な資料を表8.4に示す．二次資料は従来は冊子

表8.4 主な二次資料

電子媒体	基になる主要冊子体	システム	分 野	発行元
MEDLINE	Index Medicus	PubMed Ovid MEDLINE	医学・薬学・看護学全般	米国国立医学図書館
TOXILINE	Index Medicus	TOXNET	副作用・中毒・毒性・環境化学関係	米国国立医学図書館
EMBASE	Excerpta Medica	EMBASE EMBASE com.	医学・薬学および関連する生物化学	Elsevier Science
医中誌データベース	医学中央雑誌	医中誌 Web	日本の医学・薬学・看護学全般	医学中央雑誌刊行会
JMEDPlus	なし	JDream Ⅱ	医学を含む科学技術分野（日本も含む）	科学技術振興機構

体でマニュアル検索により使用されてきたが，現在はほとんどが電子化され，インターネットやCD-ROMによって機械検索で利用できる．表8.4には電子化されたデータベースの名称とその基になった主要冊子体，各データベースを検索できるシステム，各データベースのカバーしている分野，発行元を示す．二次資料は高価であり，十分な予算がない場合には利用ができないことも多い．唯一無料で検索できる二次資料として MEDLINE を使った PubMed システムがある．MEDLINE は米国国立医学図書館が作成している二次資料であるため，日本語論文の収載は少ない．このため，日本語論文の検索には有料の医中誌データベースや JMEDPlus などを用いる必要がある．なお，臨床研究論文の収載は少ないが薬学研究に関連する分野をカバーしているデータベースとして米国化学会が発行する CAS データベースと Biological Abstracts Inc. の BIOSIS がある．

c）主な三次資料

　三次資料の代表的なものについて，調査できる主たる項目で分類して表8.5に示す．ここでは，表8.2の製薬企業・厚生労働省の発行する情報と表8.5の書籍・データベースの中から主要なものについて解説する．

1）医薬品添付文書

　医療用医薬品添付文書（以下，医療用添付文書）は医療従事者を対象に，一般用医薬品添付文書は消費者を対象として記載されている．どちらも薬事法第52条において記載内容等が定められている唯一の法的根拠のある医薬品情報源である．医薬品を販売する企業は医薬品添付文書を作成し，適正使用のための情報を適切に提供する必要がある．

　医療用添付文書の記載項目を図8.1に示し，一般用添付文書の記載項目を表8.6に示す．ここでは，医療用添付文書の主な項目について解説する．

表 8.5 主な三次資料

医薬品の一般情報（医薬品集類）	医療薬日本医薬品集（じほう） JAPIC 医療用医薬品集（丸善） 治療薬マニュアル（医学書院） 今日の治療薬（南江堂） 薬学生・薬剤師のための知っておきたい医薬品選 400（じほう） 一般薬日本医薬品集（じほう） JAPIC 一般用医薬品集（丸善） 大衆薬事典（じほう） AHFS Drug Information（ASHP） Physicians' Desk Reference（THOMSON） Martindale The Complete Drug Reference（Pharmaceutical Press）
副作用・相互作用の情報源	メイラー医薬品の副作用大事典（西村書店） Meyler's Side Effects of Drugs 14th ed.（Elsevier Science） 医薬品相互作用ハンドブック（じほう） Hansten/Horn Drug Interactions Analysis and Management（Facts and Comparisons） Drug Interaction Facts（Facts and Comparisons） 飲食物・嗜好品と医薬品の相互作用（じほう）
妊婦・授乳婦への薬物投与の情報源	実践妊娠と薬／10,000 例の相談事例とその情報（じほう） 薬剤の母乳への移行（南山堂） 授乳婦と薬（じほう） Drugs in Pregnancy and Lactation（Williams & Wilkins）
服薬指導の情報源	患者向医薬品ガイド・くすりのしおり（検索ページ）（医薬品医療機器情報提供ホームページ） 重大な副作用回避のための服薬指導情報集（じほう）
注射薬調剤の情報源	表解注射薬の配合変化（じほう） 注射薬調剤監査マニュアル（エルゼビアジャパン）
薬理・薬物治療・薬物動態の情報源	Goodman & Gilman's The Pharmacological Basis of Therapeutics（McGraw-Hill） 今日の治療指針（医学書院） The Merck Manual（Merck & Co., Inc.） Clinical Evidence（BMJ） 臨床薬理学（医学書院）
中毒・毒性の情報源	薬・毒物中毒救急マニュアル（医薬ジャーナル社） 急性中毒情報ファイル（廣川書店）
薬事一般	保険薬事典（じほう） 薬事衛生六法（薬事日報社） 麻薬・向精神薬・覚せい剤管理ハンドブック（じほう）
その他	消毒薬の使用指針（薬事日報社） 薬剤識別コード事典（医薬ジャーナル社） The Merck Index（Merck & Co., Inc.） トライアルドラッグス最新治験薬（エルゼビアジャパン）
データベース類	日本医薬品集 DB（日本医薬情報センター，じほう） 今日の診療（医学書院） MICROMEDEX Healthcare Series（MICROMEDEX INC.） Up To Date（Up To Date Inc.）

8.1 医薬品情報の収集

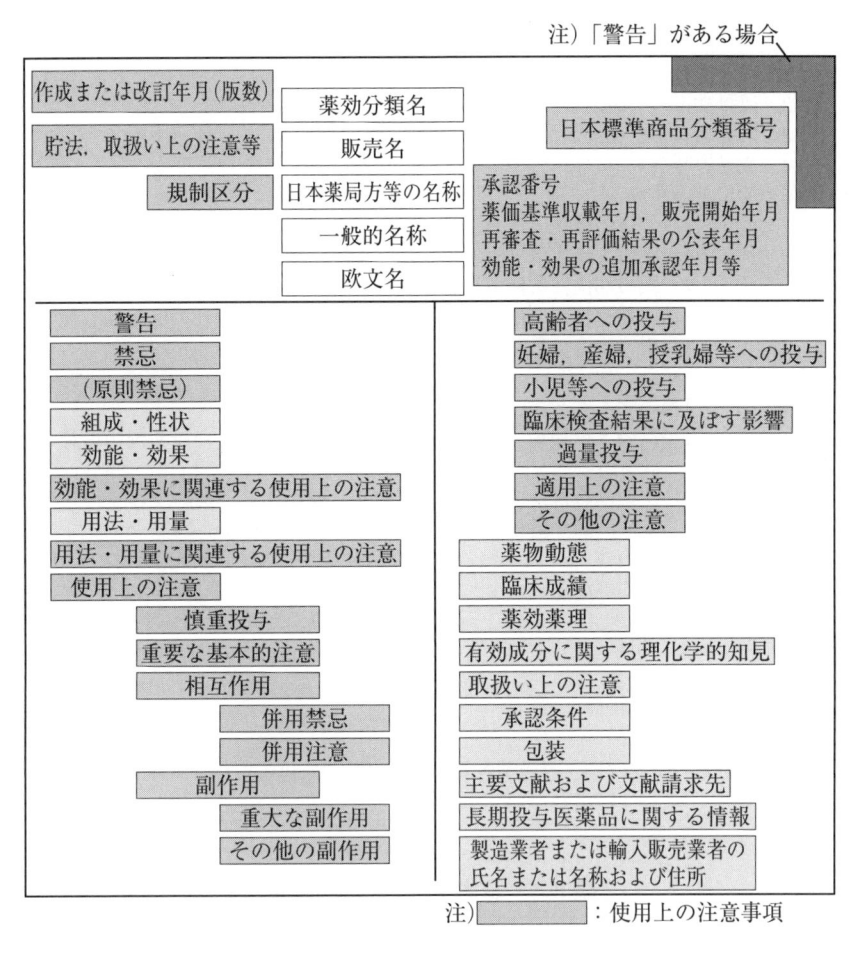

```
注)「警告」がある場合
┌─────────────────┬─────────────┬──────────────────────┐
│ 作成または改訂年月(版数) │ 薬効分類名   │ 日本標準商品分類番号      │
│ 貯法,取扱い上の注意等  │ 販売名      │ 承認番号              │
│ 規制区分         │ 日本薬局方等の名称│ 薬価基準収載年月,販売開始年月│
│             │ 一般的名称   │ 再審査・再評価結果の公表年月 │
│             │ 欧文名      │ 効能・効果の追加承認年月等  │
└─────────────────┴─────────────┴──────────────────────┘
```

警告	高齢者への投与
禁忌	妊婦,産婦,授乳婦等への投与
(原則禁忌)	小児等への投与
組成・性状	臨床検査結果に及ぼす影響
効能・効果	過量投与
効能・効果に関連する使用上の注意	適用上の注意
用法・用量	その他の注意
用法・用量に関連する使用上の注意	薬物動態
使用上の注意	臨床成績
慎重投与	薬効薬理
重要な基本的注意	有効成分に関する理化学的知見
相互作用	取扱い上の注意
併用禁忌	承認条件
併用注意	包装
副作用	主要文献および文献請求先
重大な副作用	長期投与医薬品に関する情報
その他の副作用	製造業者または輸入販売業者の氏名または名称および住所

注) ▨▨▨▨:使用上の注意事項

図8.1 添付文書記載項目の一覧
(望月眞弓 (2004) 添付文書の読み方,じほう)

i. 日本標準商品分類番号

1990年6月改訂の「日本標準商品分類」に基づいて記載され,「医薬品および関連製品」は87で始まる5桁ないし6桁の番号である.3桁目以降で各医薬品の作用部位,目的,薬効などを表している.複数の作用を有する医薬品では日本標準商品分類番号も複数ある.表8.7にはインドメタシン製剤のカプセルと外用液を例にとって示した.

ii. 薬効分類名

効能・効果や製剤上の特徴を反映した名称である.例えば,インドメタシン製剤の場合,カプセル剤は鎮痛・解熱・抗炎症剤,クリーム剤は経皮鎮痛消炎剤,坐剤は鎮痛・抗炎症剤となっている.これらの違いは,クリーム剤は皮膚に使うため経皮がつき,坐剤は解熱の効能・効果がないため解熱が入っていないということに起因する.

表 8.6　一般用医薬品添付文書の記載項目

1. 改訂年月
2. 添付文書の必読および保管に関する事項
3. 販売名および薬効名
4. 製品の特徴
5. 使用上の注意
　(1) してはいけないこと
　　1) 次の人は使用（服用）しないこと
　　2) 次の部位には使用しないこと
　　3) 本剤を使用（服用）している間は，次のいずれの医薬品も使用（服用）しないこと
　　4) その他
　(2) 相談すること
　　1) 次の人は使用（服用）前に医師，歯科医師または薬剤師に相談すること
　　2) 次の場合は，直ちに使用（服用）を中止し，この文書をもって，医師，歯科医師または薬剤師に相談すること
　　3) その他
　(3) その他の注意
6. 効能または効果
7. 用法および用量
8. 成分および分量
9. 保管および取扱い上の注意
10. 消費者相談窓口
11. 製造業者または輸入販売業者および販売業者の氏名または名称および住所

表 8.7　日本標準商品分類番号

分類	中分類	小分類	詳細分類 細分類	詳細分類 細々分類	詳細分類 6桁分類
分類番号	87	3桁目	4桁目	5桁目	6桁目
商品項目名	医薬品および関連製品	作用部位または目的，薬効	成分または作用部位	用途	成分
インドメタシン カプセル 871145	87 医薬品および関連製品	1 神経系および感覚器官用医薬品	1 中枢神経系用薬	4 解熱鎮痛消炎薬	5 インドメタシン製剤
インドメタシン 外用液 872649	87 医薬品および関連製品	2 個々の器官系医薬品	6 外皮用薬	4 鎮痛，鎮痒，収斂，消炎剤	9 その他

iii．規制区分

　毒薬，劇薬，麻薬，向精神薬，覚せい剤，覚せい剤原料，習慣性医薬品，指定医薬品，処方せん医薬品，生物由来製品，特定生物由来製品など各種の法律で取扱いに規制があるものについてその区分を記載している．

iv. 名　称

　名称には一般的名称と販売名がある．一般的名称については，WHO が定める国際一般名（INN：International Non-proprietary Name）と各国が定める一般名がある．日本では医薬品医療機器総合機構の医薬品名称専門協議を経て決定される．日本の一般名は JAN（Japanese Accepted Name），米国は USAN（United States Adopted Name），英国は BAN（British Approved Name）と呼ばれる．添付文書の一般名は JAN を優先して記載される．

v. 警　告

　「致死的または極めて重篤かつ非可逆的な副作用が発現する場合，または副作用が発現する結果極めて重大な事故につながる可能性があって，特に注意を喚起する必要がある場合」に，本文の冒頭に赤枠・赤字をもって記載する．警告がついている医薬品では添付文書の右肩に赤色の帯をつける．

vi. 禁　忌

　「患者の症状，原疾患，合併症，既往歴，家族歴，体質，併用薬剤等からみて投与すべきでない患者」について，赤枠内に赤色以外の活字で記載する．本来ならば投与禁忌とすべきであるが，診療上とくに必要性があって投与することが考えられる場合は原則禁忌とし慎重に投与する．

vii. 組成・性状

　有効成分の名称（一般的名称）およびその分量ならびに原則としてすべての添加物名を記載している．ただし，香料，pH 調整剤は用途名のみでよく，商取り引き上の機密にあたる成分は記載しなくてよいこととなっている．また，製剤の外観，識別コード，サイズ，顆粒剤や散剤では色，味，臭いなども記載されている．

viii. 効能・効果

　厚生労働省が承認した適応疾患（症状）のみ記載できる．

ix. 用法・用量

　厚生労働省が承認した用法・用量のみ記載できる．

x. 使用上の注意

　慎重投与，重要な基本的注意，相互作用，副作用，高齢者への投与，妊婦・産婦・授乳婦等への投与，小児等への投与，臨床検査結果に及ぼす影響，過量投与，適用上の注意，その他の注意に分かれている．

　慎重投与の項は，「患者の症状，原疾患，合併症，既往歴，家族歴，体質，併用薬剤等からみて，他の患者よりも副作用の発現や重篤化の危険性が高いため，投与の可否の判断，用法・用量の決定等に特に注意が必要である場合，または臨床検査の実施や患者に対する細かい観察が必要とされる場合」に記載される．

　重要な基本的注意の項には，「重大な副作用または事故を防止する上で，用法・用量，効能・効果，投与期間，投与すべきでない患者の選択，検査の実施等に関する重要な基本的注意事項」を記載している．

相互作用は併用禁忌と併用注意に分けて，相互作用を生じる薬剤名または薬効群名，相互作用の内容（臨床症状・措置方法・機序・危険因子等）を記載している．

副作用は副作用発生状況の概要（調査症例数，調査の情報源，調査時期，記載時期を明記）を冒頭に記載し，さらに「重大な副作用」および「その他の副作用」に分けて記載している．重大な副作用は当該医薬品にとって特に注意を要する副作用等を記載し，副作用の発現機序，発現までの期間，具体的方策，処置方法，初期症状等を記載している．

臨床検査結果に及ぼす影響は，医薬品を使用することによって，明らかに器質障害または機能障害に起因しない，臨床検査値の見かけ上の変動が起こる場合に記載される．

過量投与には自殺企図や誤用などによって過量に投与した際に起こる中毒症状と処置法が記載されている．

適用上の注意には，投与経路，剤形，注射速度，投与部位，調製方法，薬剤交付時等に関して必要な注意事項が記載されている．

その他の注意には評価の確立していない文献情報や，動物実験での毒性情報などで安全対策上必要な情報が記載されている．

xi．薬物動態

ヒトでの吸収，分布，代謝，排泄に関するデータが記載されている．ヒトのデータがない場合には動物実験のデータで補足する．TDM（therapeutic drug monitoring）が必要な医薬品については，各種パラメータが記載されている．

xii．臨床成績

承認された用法・用量で行われた効能・効果を裏付ける試験の結果が記載されている．

xiii．薬効薬理

効能・効果を裏付ける薬理作用および作用機序について記載している．

xiv．有効成分に関する理化学的知見

一般的名称，化学名，分子式，化学構造式，核物理学的特性（放射性物質の場合）等が記載されている．

xv．承認条件

承認にあたって，製造販売後調査等で試験の実施等の条件を付された場合に，その内容が記載されている．

以上に医薬品添付文書（以下，添付文書）の主な項目について解説した．

PL法（製造物責任法）では，製薬企業が添付文書に注意事項の記載を怠ったために発現した副作用等の責任については，製薬企業が責任を問われる．一方，医療従事者については添付文書の注意事項や使用法を遵守せずに発現した副作用等について，民法上の責任が問われる可能性がある．これらの点に留意して添付文書は慎重に取り扱い，過去の添付文書も証拠として保管することが大切である．

2) 医薬品インタビューフォーム

医薬品インタビューフォーム（以下，インタビューフォーム）は，「医療用医薬品添付文書等の情報を補完し，薬剤師等の医療従事者にとっての日常業務に必要な医薬品の適正使用や評価のための情報あるいは薬剤情報提供の裏付けとなる情報等が集約された総合的な医薬品解説書であり，日本病院薬剤師会が記載要領を策定し，薬剤師等のために当該医薬品の製薬企業に作成および提供を依頼している学術資料」と位置付けられている．インタビューフォームの記載項目を表8.8に示す．添付文書にはなくインタビューフォームのみの項目には☆を付けた．

インタビューフォームは，製薬企業の医薬情報担当者（MR）等へのインタビューや独自の調査からの情報を加えて内容を充実させ，より利用性の高いものにしていくことが重要である．また，添付文書の改訂情報等についても随時追記していく必要もある．

なお，薬事法の規制や製薬企業の機密等に関わる情報，製薬企業の製剤意図に反した情報および薬剤師自らが評価・判断・提供すべき事項等はインタビューフォームの記載対象とはならない．

3) 医療用医薬品製品情報概要（以下，製品情報概要）

製薬企業が医薬品の普及と適正使用の推進を目的に作成している医薬品の概要説明書であり，MRが医薬品の有効性・安全性について医師等に説明する際に利用する．従来はパンフレットと呼ばれてきた．

4) 新医薬品の使用上の注意の解説

製薬企業が作成するもので，各医薬品の「使用上の注意」に関して周知徹底するため，その根拠となるデータを示しながら解説したものである．

5) 緊急安全性情報

予期せぬ重大な副作用等で，重要で緊急に伝達すべき副作用について，厚生労働省の指示により，製薬企業が印刷して配布する．指示があって4週間以内に医療機関に提供しなければならない．黄色に赤の縁どりで印刷されている．

6) 医薬品安全対策情報（DSU：Drug Safety Update）

添付文書の使用上の注意の改訂内容について，定期的に伝達するための情報誌であり，厚生労働省が監修し日本製薬団体連合会が発行している．

7) 新薬承認情報

個々の新医薬品の承認に係る情報として，「審査報告書」，「審議結果報告書」，「申請資料概要」がある．「審査報告書」および「審議結果報告書」は，当該医薬品の審査経過，評価結果等を取りまとめたものである．前者は独立行政法人医薬品医療機器総合機構が，後者は厚生労働省が作成したものである．「申請資料概要」は，申請資料の最終版を承認取得者（企業）が取りまとめたもので，承認取得者（企業）が作成したものである．これらの新医薬品の承認に係る情報は，医薬品医療機器情報提供ホームページの承認情報（医薬品・医薬部外品）から参照できる．

8) 医薬品の一般情報（医薬品集類）

これらの情報源は医薬品集と呼ばれていることが多い．流通している医薬品について基本情報，

表8.8 医薬品インタビューフォームの記載項目

  0. 表紙
  1. 改訂年月（版数）
  2. 日本標準商品分類番号
  3. 薬効分類名
  4. 規制区分
  5. 販売名
  6. 剤形
  7. 規格・含量
  8. 一般名
  9. 販売名の欧文名
☆ 10. 製造・輸入承認年月日
 11. 薬価基準収載年月日
 12. 発売年月日
 13. 開発・製造・輸入・発売・提携・販売会社名
☆ 14. 担当者の連絡先・電話番号・FAX 番号

Ⅰ. 概要に関する項目
☆ 1. 開発の経緯
☆ 2. 製品の特徴および有用性

Ⅱ. 名称に関する項目
 1. 販売名
 2. 一般名
 3. 構造式または示性式
 4. 分子式および分子量
 5. 化学名（命名法）
☆ 6. 慣用名，別名，略号，記号番号
☆ 7. CAS 登録番号

Ⅲ. 有効成分に関する項目
 1. 有効成分の規制区分
 2. 物理化学的性質
☆ 3. 有効成分の各種条件下における安定性
☆ 4. 有効成分の確認試験法
☆ 5. 有効成分の定量法

Ⅳ. 製剤に関する項目
 1. 剤形
 2. 製剤の組成
☆ 3. 製剤の各種条件下における安定性
☆ 4. 他剤との配合変化（物理化学的変化）
☆ 5. 混入する可能性のある夾雑物
☆ 6. 生物学的試験法
☆ 7. 製剤中の有効成分の確認試験法
☆ 8. 製剤中の有効成分の定量法
☆ 9. 容器の材質
☆ 10. その他

Ⅴ. 治療に関する項目
 1. 効能または効果
 2. 用法および用量
 3. 臨床試験

Ⅵ. 薬効薬理に関する項目
☆ 1. 薬理学的に関連ある化合物または化合物群
 2. 薬理作用

Ⅶ. 薬物動態に関する項目
 1. 血中濃度の推移・測定法
☆ 2. 薬物速度論的パラメータ
 3. 吸収
☆ 4. 分布
 5. 代謝
 6. 排泄
☆ 7. 透析等による除去率

Ⅷ. 安全性（使用上の注意等）に関する項目
 1. 警告内容とその理由
 2. 禁忌内容とその理由（原則禁忌を含む）
 3. 効能・効果に関連する使用上の注意とその理由
 4. 用法・用量に関連する使用上の注意とその理由
 5. 慎重投与内容とその理由
 6. 重要な基本的注意とその理由および処置方法
 7. 相互作用
 8. 副作用
 9. 高齢者への投与
 10. 妊婦・産婦・授乳婦等への投与
 11. 小児等への投与
 12. 臨床検査結果に及ぼす影響
 13. 過量投与
 14. 適用上および薬剤交付時の注意（患者等に留意すべき必須事項等）
 15. その他の注意
 16. その他

Ⅸ. 非臨床試験に関する項目
☆ 1. 一般薬理
☆ 2. 毒性

Ⅹ. 取扱い上の注意等に関する項目
 1. 有効期間または使用期限
 2. 貯法・保存条件
 3. 薬剤取扱い上の注意点
 4. 承認条件
 5. 包装
☆ 6. 同一成分・同効薬
 7. 国際誕生年月日
 8. 製造・輸入承認年月日および承認番号
 9. 薬価基準収載年月日
 10. 効能・効果追加，用法・用量変更追加等の年月日およびその内容
 11. 再審査結果，再評価結果公表年月日およびその内容
☆ 12. 再審査期間
 13. 長期投与の可否
☆ 14. 厚生労働省薬価基準収載医薬品コード
☆ 15. 保険給付上の注意

Ⅺ. 文献
 1. 引用文献
 2. その他の参考文献

☆ Ⅻ. 参考資料

☆ ⅩⅢ. 備考

すなわち名称，適応症，用法・用量，副作用，相互作用，作用機序，体内動態，適用上の注意などが記載されている．国内の製品情報については，医療用医薬品については「医療薬日本医薬品集（じほう）」，「JAPIC医療用医薬品集（丸善）」，「治療薬マニュアル（医学書院）」，「今日の治療薬（南江堂）」，「薬学生・薬剤師のための知っておきたい医薬品選400（じほう）」などが，一般用医薬品については「一般薬日本医薬品集（じほう）」，「JAPIC一般医薬品集（丸善）」，「大衆薬事典（じほう）」がある．米国の製品情報については，「AHFS Drug Information（ASHP）」，「Physicians' Desk Reference（THOMSON）」があるが，前者は米国医療薬剤師会が薬剤師の目で評価した情報が収載され，一方，後者は米国の製薬企業が共同で作成している．世界各国の製品情報については「Martindale The Complete Drug Reference（Pharmaceutical Press）」があるが，本書は国際一般名，各国の一般名および製品名，治験番号などから検索できる．

9）副作用・相互作用の情報

副作用および相互作用の総括的参考書として，「Meyler's Side Effects of Drugs 14th ed.（Elsevier Science）」，その日本語訳の「メイラー医薬品の副作用大事典 第12版（西村書店）」がある．薬効群別の副作用の解説とその群に属す代表的な医薬品の個別の副作用解説から成り，索引に医薬品名索引と併せて副作用名索引があることが特徴である．

相互作用を取り上げた主な情報源には，「医薬品相互作用ハンドブック（じほう）」，「Hansten/Horn Drug Interactions Analysis and Management（Facts and Comparisons）」，「Drug Interaction Facts（Facts and Comparisons）」などがあり，問題となる相互作用の組み合わせについて，相互作用の内容，発現機序，対応法，臨床的意義などを解説している．飲食物との相互作用については，「飲食物・嗜好品と医薬品の相互作用（じほう）」がある．

10）妊婦・授乳婦への薬物投与の情報

「実践妊娠と薬／10,000例の相談事例とその情報（じほう）」，「薬剤の母乳への移行（南山堂）」，「授乳婦と薬（じほう）」，「Drugs in Pregnancy and Lactation（Williams & Wilkins）」などがある．「実践妊娠と薬」には虎の門病院が独自に開発した妊娠時の危険度評価，相談事例，対応法が記述されている．「Drugs in Pregnancy and Lactation」では妊娠・授乳でのアドバイスを記載している．

11）服薬指導の情報源

医薬品の全般的な項目について服薬指導する際に参考となる情報源として，「医師・歯科医師・薬剤師のための医薬品服薬指導情報集（じほう）」があり，各医薬品について，効果，安全性，保管法，体内動態などに関する情報が収載されている．本書は対象が医療用医薬品で，解説は医療従事者向けと患者向けのものが並記されている．

患者に対して重大な副作用を説明する際には，「重大な副作用回避のための服薬指導情報集」が参考になる．本書は添付文書の重大な副作用について患者に自覚できる初期症状が説明されているだけでなく，症例，対処法，発現機序が解説され，服薬指導時のみならず副作用の情報源としても利用可能である．

12) データベース類

「日本医薬品集 DB（じほう）」は，医療薬日本医薬品集，一般薬日本医薬品集，保険薬事典，医療用／医薬品識別ハンドブックの情報をリンクし，医療用および一般用の医薬品添付文書情報と薬価について調査可能で，製剤識別もできる．CD-ROM で提供されている．「今日の診療（医学書院）」は，今日の治療指針，今日の診断指針，今日の整形外科治療指針，今日の小児治療指針，今日の救急治療指針，臨床検査データブック，治療薬マニュアルの 8 種の情報源を検索できるデータベースで，CD-ROM，DVD-ROM，およびインターネットで提供されている．MICROMEDEX Healthcare Series（MICROMEDEX INC.）は医薬品集としての機能をもつ DRUGDEX を中心に様々な情報源を組み合わせて使用できる．MICROMEDEX 社が出している AltMedDex（代替医療情報），DISEASEDEX（疾病情報），IDENTIDEX（製剤識別），POISINDEX（中毒処置情報），TOMES（化学物質毒性情報）などとともに，PDR，Martindale The Complete Drug Reference，Drug Points®，Detailed Drug Information for the Consumer も利用できる．組み合わせる情報源が増えると価格も増す．PDR，Martindale The Complete Drug Reference については個別に CD-ROM やインターネットサービスもある．Up To Date は臨床医がもつ診療上の疑問に対して最新の実践的な回答を得られるデータベースである．米国の主要医学会のメンバーが共同で執筆している．病名，症状，医薬品名などで検索できる．参考文献は MEDLINE の抄録にリンクされている．

8.1.2 医薬品情報の収集

医薬品情報の収集には製薬企業などから提供される情報を受動的に収集する場合と自ら求めて能動的に集める場合がある．後者では情報検索と呼ばれる手法が必要になる場合もある．

1 受動的収集

ここでは医療機関の立場での受動的な医薬品情報収集について解説する．

主に製薬企業からもたらされる新製品，添付文書の改訂，包装・表示の変更，製造・販売中止，不良品回収，再審査・再評価結果などの情報については確実に収集することが求められる．これらのうち新製品情報以外の情報は企業によっては提供が遅れたり提供されないこともあり，注意が必要である．提供に問題のある企業には是正を求めることも大切である．これらの情報が提供された際には，受取った年月日をひかえておくことも重要である．

緊急安全性情報は厚生労働省の指示があってから 4 週間以内に製薬企業が直接医療機関に提供することが義務付けられているが，できるだけ早期に提供されることが望ましく，あまり時間がかかる企業には改善を強く求めるべきである．なお，これについては医薬品医療機器情報提供ホームページでも入手ができる．

新製品を採用する前には，添付文書，製品情報概要，インタビューフォーム，使用上の注意の

解説はすべて入手することが必要である．時に，インタビューフォームや使用上の注意の解説が提供されないことがあるが，紙面の都合で添付文書では解説されていない重要または詳細な情報がこれらには解説されており，薬学的管理を適切に実施するためにはこれらの情報は不可欠である．

医薬品医療機器等安全性情報は，厚生労働省から医薬品医療機器等安全性情報協力施設には直接配布されるが，そうでない場合は，医師や薬剤師の職能団体が発行する雑誌（日本医師会雑誌，日本薬剤師会雑誌，日本病院薬剤師会雑誌）や医薬品医療機器情報提供ホームページからも収集できる．

2 能動的収集

情報の利用者が自ら求めて収集する能動的収集の代表的なものとして，医薬品に関する疑問への対応のための情報調査がある．

図 8.2 に医薬品に関する疑問への回答をみつける際の医薬品情報の調査の流れを示す．通常，医薬品に関してはまず添付文書やインタビューフォームあるいは新薬の承認に関する情報などの製薬企業や行政から無料で提供されている医薬品情報源を調査する．これらで疑問に答えが得られなかった場合，医薬品集やその他の専門書籍などの三次資料を調査する．添付文書も含めていわゆる三次資料を使う場合は，その執筆者によって結論が異なる場合もあるので，名称や分子量のように定型的な情報は別にして，異なる 2 種類以上の情報源を見ることが大切である．三次資料で適切な回答がなければ二次資料を検索して研究論文のような一次資料を入手する．一次資料は論文を批判的に吟味し内的妥当性と外的妥当性を評価した上で臨床適用することが重要である．

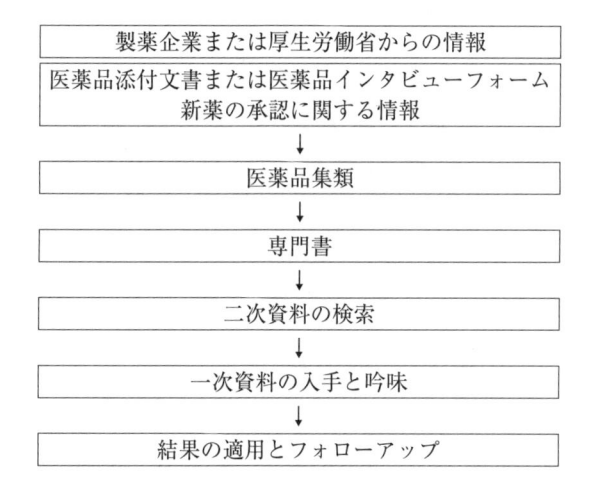

```
製薬企業または厚生労働省からの情報
医薬品添付文書または医薬品インタビューフォーム
    新薬の承認に関する情報
            ↓
        医薬品集類
            ↓
          専門書
            ↓
       二次資料の検索
            ↓
      一次資料の入手と吟味
            ↓
     結果の適用とフォローアップ
```

図 8.2 医薬品に関する疑問の調査の流れ

3 文献検索

　二次資料を使って一次資料を検索する場合には二次資料ごとにキーワードの体系が異なっていることに注意する．ここでは無料で利用でき繁用されているPubMedシステムを利用したMEDLINE検索について紹介する．

　文献検索を行う際には自分の求める情報の主題を代表するキーワードを使う．キーワードには，シソーラスと呼ばれる索引語辞典で統制され，同義語を包括する用語であるディスクリプタを用いたり，フリータームといって統制されていない非ディスクリプタ（自由語）を用いる．フリータームの場合は，同義語についての検索は行えないので検索漏れが生じる可能性がある．一方，統制用語であるディスクリプタを用いると，同義語も同時に検索されるため漏れは少なくなる．

　データベースを作成する際には，書誌事項，抄録，出版国，言語，Publication Type（論文の分類）などとともにディスクリプタが入力される．MEDLINEではシソーラスとしてMeSH（Medical Subject Headings）を採用しているため，ディスクリプタはここから選定され入力されている．このMeSH用語をキーワードとして検索すると漏れが少ない検索ができるが，MeSH用語を登録している部分のみを検索するため，データベース作成時にキーワードの索引者が適切にMeSH用語を入力していない場合には漏れが生じる．このため，実際にはMeSH用語の登録領域だけでなく，抄録や論文のタイトルの領域にそのキーワードが入っているかどうかも検索することのほうが多い．また，1つのキーワードだけの検索では，自分の目的とする情報以外の文献も数多く検索されるため，様々な機能を利用して検索論文を絞り込む．絞り込み方法の1つは，複数のキーワードによる検索結果から演算論理により論理積や論理差を求める方法（図8.3），Limit，Subheadingsなどの機能を用いて絞り込む方法がある．

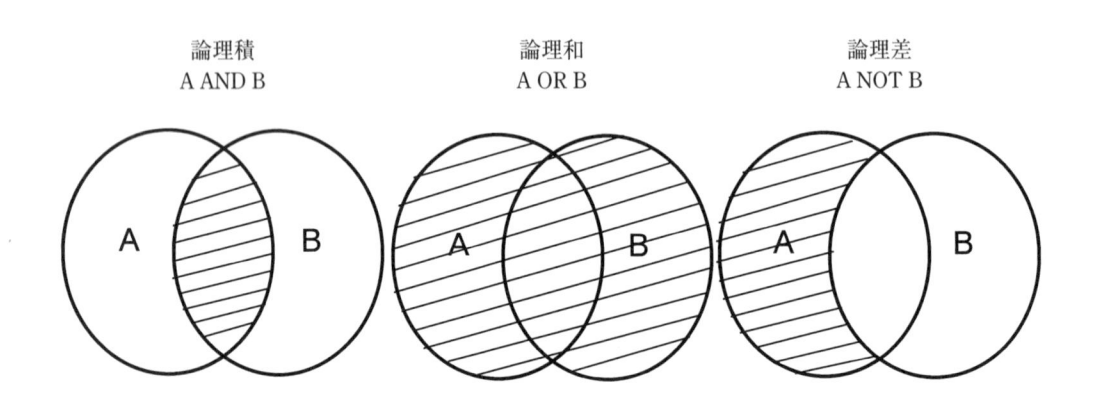

図8.3　演算論理による絞り込み

　「インフルエンザに罹患した65歳以上の高齢者に対するリレンザの予防投与の効果について」について，PubMedシステムで検索する場合を例にとって具体的に図説する（図8.4〜8.9）．

まず，この質問を検索するにあたり，キーワードを考える．

・インフルエンザ（influenza）
・リレンザ（Rilenza）
・65 歳以上の高齢者（65 and over 65 years）
・予防（prevention）

がキーワードとしてあげられる．次にこれらを検索式でどのように組み合わせるかということになる．1つの方法としては，すべてのキーワードを個別に検索し，その論理積を求めるという方法が考えられる．論理積を求める場合に各キーワードを半角スペースを空けながら，すべて並べることで，それらのキーワードの論理積を得ることも可能である．ここでは個別に検索する方法について説明する．まずキーワードの検討であるが，Rilenza は販売名であり検索には適さないので，その一般名である zanamivir を使用する．また，65 歳以上の高齢者については，Limits 機能の中に Ages という項目があり，これを使うほうが効率的である．また，予防については influenza の予防ということで，Subheadings の influenza/prevention and control を利用することも考えられる．

すなわち，
・インフルエンザ（influenza）
・リレンザ（Rilenza）→ 一般名：zanamivir
・65 歳以上の高齢者（65 and over 65 years）→ Limits 機能の Ages が使える
・予防（prevention）→ Subheadings の/prevention and control を使うことも可

このようなこと検討した上で，PubMed システムで検索を開始する．図 8.4 のように検索ボックスに influenza をキーワードとして入力し，Go ボタンを押すと検索が実効される．その時，どのような検索が行われたかは Details をクリックすると見ることができる．図 8.4 に示されたように，MeSH 用語の influenza と，さらにフリーワード（Text Word）の influenza も検索し，MeSH 用語の登録領域だけでなく，抄録や論文のタイトルの領域にそのキーワードが入っているかも検索していることがわかる．

PubMed システムでは，MeSH 用語が初めからわかっていなくても想定されるキーワードを入力すると mapping 機能が働き，自動的にそのキーワードに近い MeSH 用語を検索してくれる．Influenza の場合は，たまたま influenza 自体が MeSH 用語であったということである．

zanamivir と prevention についても同様の方法で検索すると，図 8.5 に示すように＃1の influenza が 47917 件，＃2の zanamivir が 593 件，＃3の prevention が 893918 件ヒットしたことがわかる．これらの論理積を求めるために，検索式：＃1 AND ＃2 AND ＃3 を入力する．このとき，AND の前後は半角空ける．その結果，論理積は 228 件となった．

220 第8章 医薬品情報

　この後，Limits をクリックし，Ages の中から Aged 65 + years を選び Go ボタンを押すと 47 件となる（図 8.6）．これが求める文献になる．先にも述べたように Subheadings を使うことも可能で，MeSH database から influenza を検索し，□ prevention and contorol という Subheadings を使う（図 8.7）．これによって得られる結果は 42 件となり（図 8.8），先の単純な検索結果より 5 件少ない．これら 5 件を精査するとその大半は，1 回目の検索が influenza の予防ではなく influenza に併発する呼吸器系感染症の予防などもヒットさせていたためであった．

　最後に 42 件のすべてが利用できる文献かどうかを検討する（図 8.9）．これについては，Display を Citation にすると書誌事項と Abstract，さらに Publication Types，MeSH 用語などがどのように索引されているかを見ることができる．文献の概要は Abstract（抄録）で見ることができるので，文献タイトルと抄録を見て，取り寄せるべき文献を選択する．また，Type of Article（論文の分類）は Limits 機能の 1 つであるが，Clinical trial，Randomized controlled trial，Meta-analysis，Review などで文献を分類できる．エビデンスレベルを意識して文献を集める際に役立つ．

Q：インフルエンザに罹患した65歳以上の高齢者に対するリレンザの予防投与の効果について
キーワード：influenza，Rilenza（一般名：zanamivir），65歳以上の高齢者，予防投与

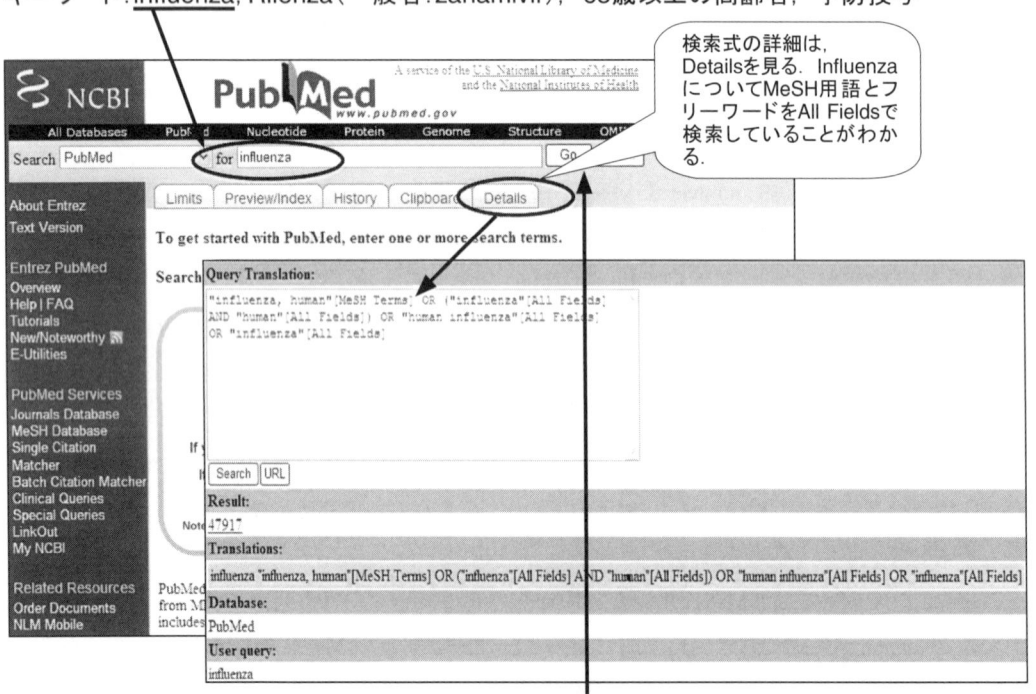

検索式の詳細は，Detailsを見る．InfluenzaについてMeSH用語とフリーワードをAll Fieldsで検索していることがわかる．

・検索カラムにキーワードのinfluenzaを入力し，Goボタンを押す．
・どのような検索が行われたかをDetailsで確認する．
・Rilenzaについても同様に検索するが，この場合，一般名のzanamivirを使用する．
・予防preventionも同様に検索する．

図 8.4

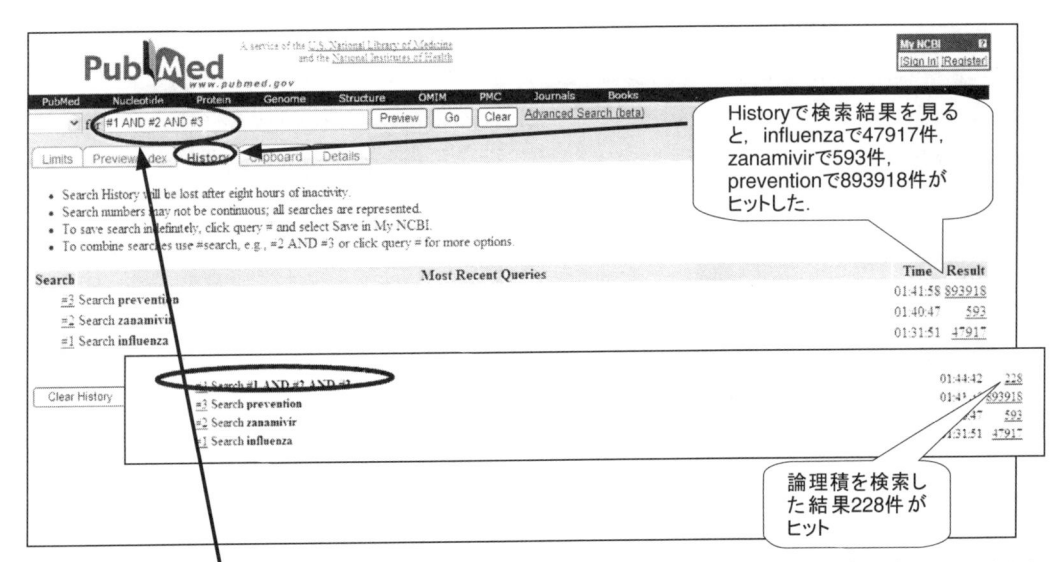

8.1 医薬品情報の収集　221

Historyで検索結果を見ると，influenzaで47917件，zanamivirで593件，preventionで893918件がヒットした．

論理積を検索した結果228件がヒット

・influenzaに対してzanamivirを使用している．すなわち2つのキーワードが同時に出てくる文献を得るため，論理積(#1 AND #2 AND #3)を入力する．

図8.5

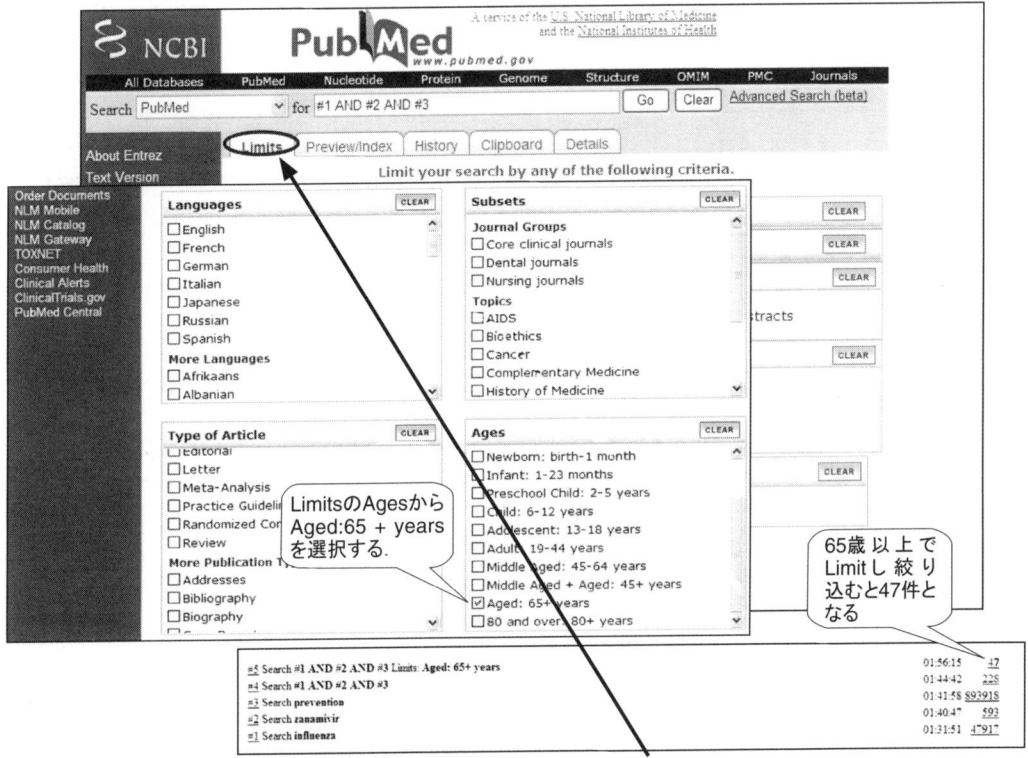

LimitsのAgesからAged:65 + yearsを選択する．

65歳以上でLimitし絞り込むと47件となる

・65歳以上の高齢者を対象とした文献に絞り込むため，Limits機能を使う．

図8.6

222 第8章 医薬品情報

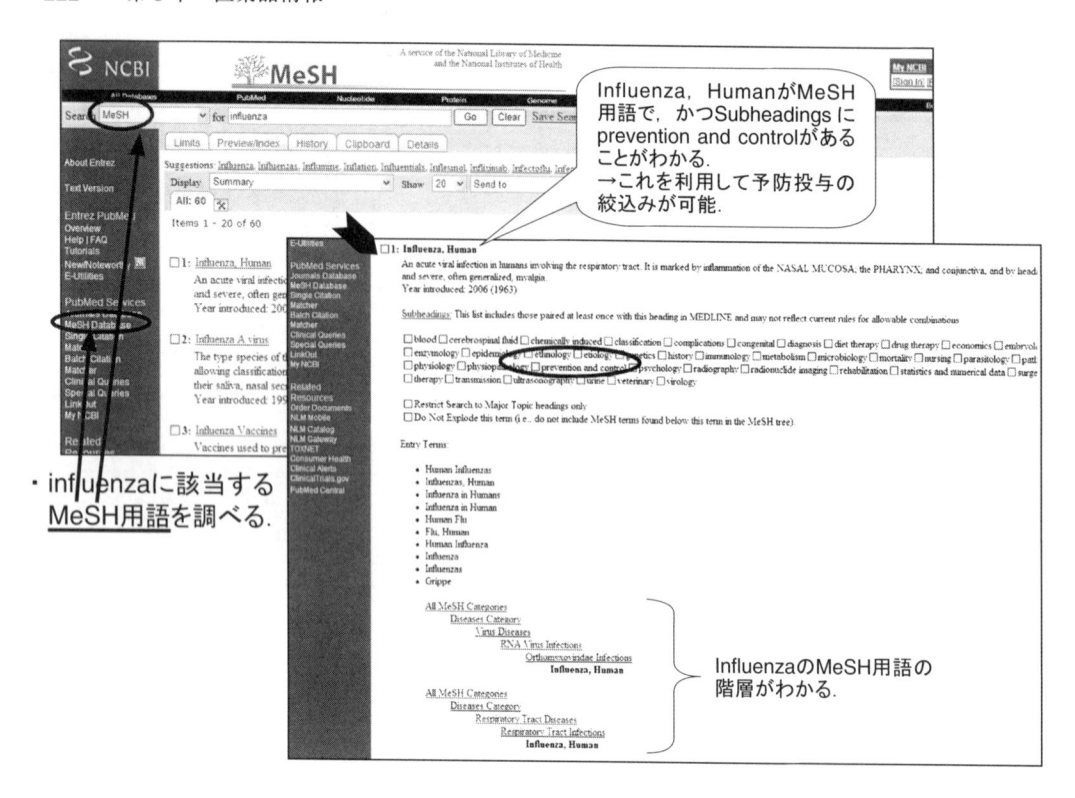

図8.7

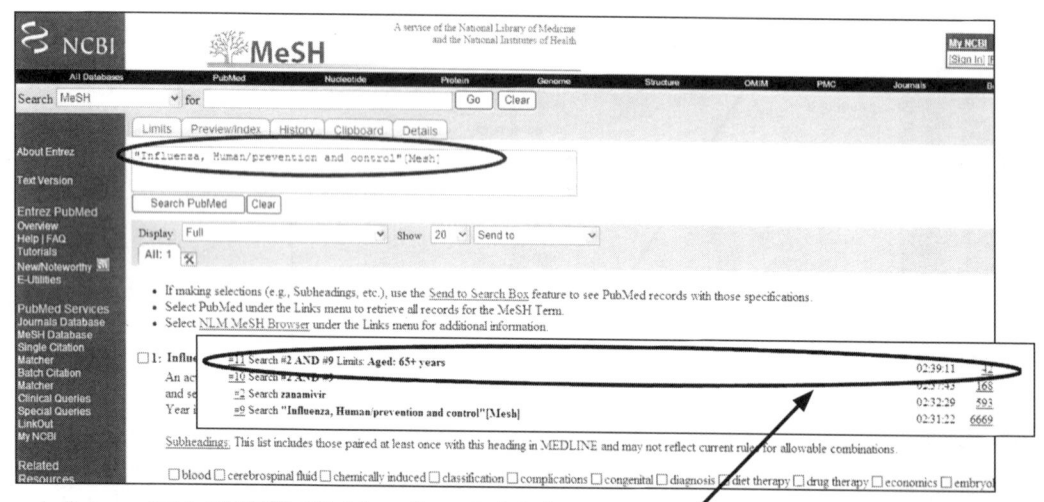

・influenzaのMeSH用語でSubheadingsの中からprevention and controlを選び，検索する．これによって，influenzaの予防に関する文献に絞り込まれる．
・これにzanamivirの検索結果の論理積を出し，Limits機能で65歳以上に絞り込む．
・結果はMeSH用語/Subheadingsを使った場合は，42件がヒットし，各キーワードのフリーワードも検索した場合では47件がヒットし，MeSH用語/Subheadingsの方がより絞り込まれた結果となった．

図8.8

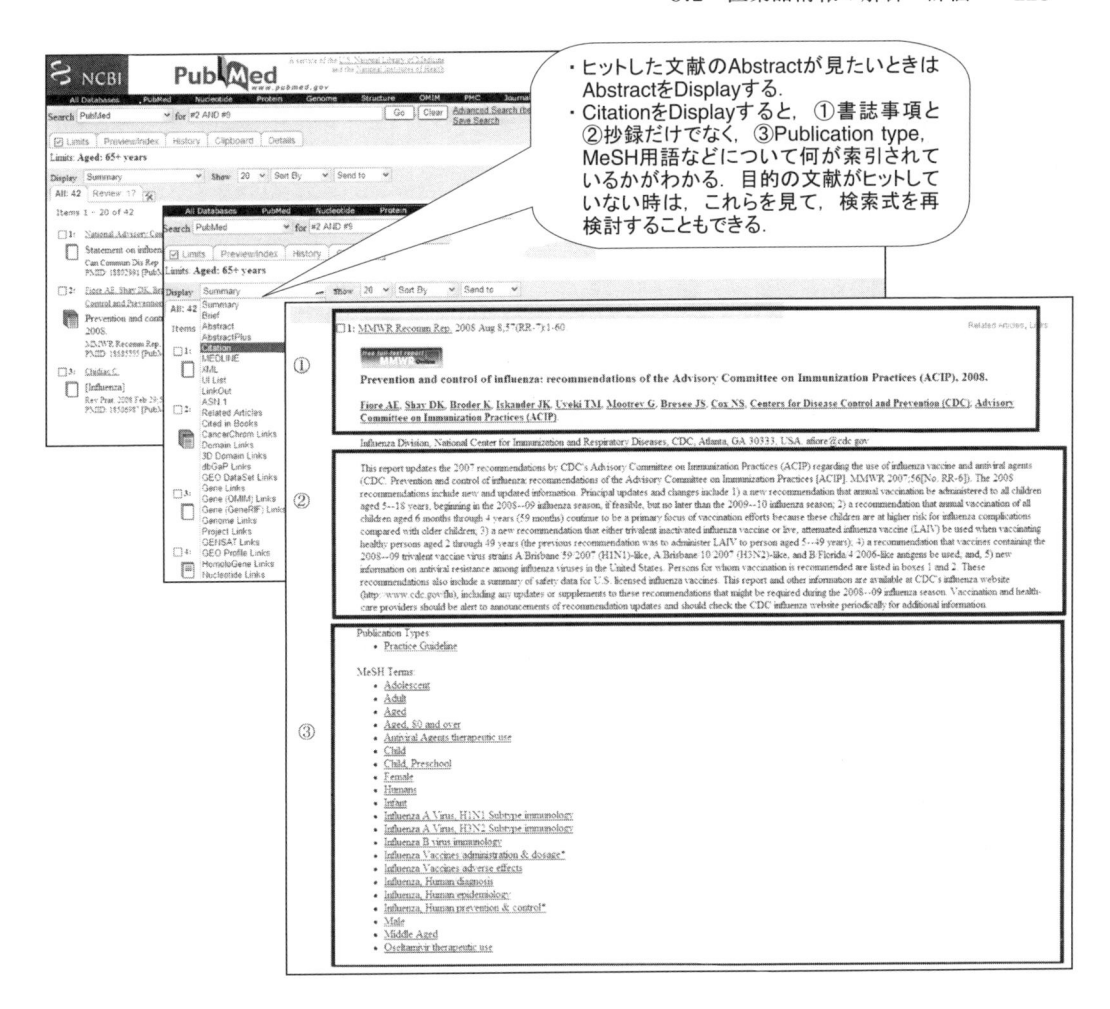

図 8.9

以上のような形で目的に沿った文献（一次資料）を収集して回答を得るわけであるが，文献を利用する際にはその信頼性を評価する必要がある．これについては次の項で解説する．

8.2 医薬品情報の解析・評価

医薬品の有効性，安全性などに関する医薬品情報には，臨床試験や薬剤疫学研究の結果が含まれ，それらの解釈には統計学の知識が必要となる．医療では人を対象とすることから，統計学を医療の場で応用する医療統計学（≒生物統計学）が必要となる．この章では医薬品情報の解析や評価に必要な医療統計学と薬剤疫学に関する基礎的事項について記すとともに，医薬品情報の

評価について解説する．

8.2.1 医療統計学の基礎

1 検定と推定

　医療統計は，医薬品の有効性や安全性の違いを統計学的に評価する．それらの評価方法には，検定と推定がある．例えば，高齢者の血圧の男女差を調べるために，男女の割合が等しい高齢者50人を標本集団として選び，血圧を測定したとする．「高齢者の血圧の平均値に男女間で差がある」という仮説の証明は，まず「男女間に差がない」という仮定（帰無仮説）をおき，本来の「男女間に差がある」という仮説（対立仮説）はいったん伏せておき，「男女間に差がない」とする帰無仮説が矛盾することを証明することにより，差があることを証明する方法が検定（統計的仮説検定）である．検定は標本を基準に母集団の特徴や状態について立てたある統計学上の仮説の妥当性を確率論的に検証する方法である．一方，男女の血圧の平均値にずれが見られ，母集団における平均値の差が，どれくらいの範囲であるかを知りたい場合，信頼区間で求めたりする．このように標本から，母集団を推定することが推定（統計的推定）である．

2 データの性質による分類

　医薬品の有効性や安全性の評価においては様々な評価指標が使用される．評価指標いわゆるエンドポイントやアウトカムと呼ばれるものは，血圧や血清コレステロール値などの臨床検査値や，心筋梗塞の発生数や副作用の発生数などがある．医薬品の臨床試験では，これらの評価指標が医薬品の投与前後でどのように変化するかを評価する．そして変化の有意性を統計学的手法により推定したり検定したりする．推定や検定を適応する際に重要なのは評価指標のデータの性質を知ることである．血圧や血清コレステロール値などは連続的な値をとり，計量データと呼ばれている．一方，心筋梗塞の発生数や副作用の発生数などは離散的な値をとり，計数データと呼ばれている．また，計量データは数量データとも呼ばれ，計数データは質的データとも呼ばれる．

　またデータのもつ情報の詳しさの水準（「データの尺度」と呼ばれる）により，名義（分類）尺度，順序尺度，間隔尺度，比尺度に分類することもある．名義（分類）尺度は男女，生死，心筋梗塞の発生の有無，副作用の有無などのようにカテゴリーに分類されるデータであり，順序尺度は治療効果判定での著効，有効，無効のように順序関係が存在するカテゴリーに分類されるデータである．名義尺度と順序尺度を合わせて計数データとも呼ぶ．間隔尺度は，摂氏や華氏の温度のように，順序関係だけでなく測定値間の距離も意味をもち，真のゼロがないデータであり，比尺度は血圧や血清コレステロール値などのようにその比も意味をもち，真のゼロがあるデータである．間隔・比尺度を計量データとも呼ぶ．

3 仮説検定の考え方

高齢者の男女の血圧を例に取り，仮説検定の考え方を少し詳しく説明する．男性群の血圧の平均値（μ_m）と女性群の血圧の平均値（μ_f）とする．測定の結果，男女間の血圧の平均値が異なっていると考えられたとしよう．この解釈には次の2つが考えられる．その違いが，偶然によるもので本当は男女間に差がない場合（$\mu_m = \mu_f$）と，逆に偶然によるものでなく本当に男女間に差がある場合（$\mu_m \neq \mu_f$）である．検定ではその差の大きさがわかっていないので，直接「差がある」ということを検定することはできない．そこで，その逆の「差がない」ことを検定する（棄却検定法）．このような統計学上の2つの仮説「差がない（$\mu_m = \mu_f$）」を帰無仮説と呼び，H_0で表される．これと反対の仮説「差がある（$\mu_m \neq \mu_f$）」を対立仮説と呼び，H_1で表される．

帰無仮説では，血圧の差の期待値は0となるが，実際にはある大きさをもつ．このμ_mとμ_fの差が偶然によるものではないことを判断する確率を有意水準α（危険率）と呼び，この確率をあらかじめ決めておく．αには通常0.05（5％）や0.01（1％）が用いられる．帰無仮説が正しいにもかかわらず，それを捨てて対立仮説を取ってしまうことを第一種の誤り（Type I error）と呼んでいる．一方，帰無仮説が誤っているにもかかわらず，それを採択してしまうことを第二種の誤り（Type II error）と呼んでおり，それが生じる確率を有意水準βで表す．$1-\beta$は，検出力と呼ばれ，対立仮説が正しいとき，それを採択する確率である．通常，誤りをできるだけおかさないようにしたいのでαを小さく設定する．また研究上の仮説は対立仮説として置かれるので，βもできるだけ小さくしたいと考える．しかしながら，諸条件が一定の場合は，αを小さくするほどβは逆に大きくなる．一般に，αは0.05または0.01とすることが多いので，βを小さくするためには，サンプルの大きさ（n数）を大きくしなければならない．

4 パラメトリック検定とノンパラメトリック検定

通常，我々が医療の場で取り扱うデータの分布は，そのもとにある一定の分布の型（例えば正規分布など）に近い分布をすると経験的に知られているものが多い．母集団の分布型として正規分布のようなある理論分布を想定する検定の方法を，パラメトリック検定と呼ぶ．一方，母集団の分布型を想定しないで検定を行う方法をノンパラメトリック検定（または分布型によらない検定）と呼ぶ．パラメトリック検定を使用する際は，想定した標本の母集団の理論分布が妥当であることを必要とする．データの尺度，データに対応があるかどうか（関連データか独立データか），2群間の比較か多群間の比較か，母集団の分布型を想定するかどうかにより，表8.9に示す統計手法が使用できる．本来パラメトリック検定を使用すべき場合に，ノンパラメトリック検定を使用した場合，検定効率が悪くなることが知られている．

表 8.9　データ尺度と統計手法の例

データ尺度	対応	比較する群の数	統計手法 パラメトリック検定	統計手法 ノンパラメトリック検定
名義（分類）	対応あり	2群（1標本）		・McNemar 検定
		多群		・Cochran の Q 検定
	対応なし	2群（2標本）		・χ^2 検定 ・Fisher の正確な検定 ・Mantel-Haenszel 法
		多群		・χ^2 検定
順序	対応あり	2群（1標本）		・Wilcoxon 符号付順位和検定
		多群		・Friedmann の順位検定
	対応なし	2群（2標本）		・Wilcoxon の順位和検定
		多群		・Kruskal-Wallis 順位和検定
間隔・比	対応あり	2群（1標本）	・paired-t 検定	・Wilcoxon 符号付順位和検定
		多群	・二元配置分散分析	・Friedmann の順位検定
	対応なし	2群（2標本）	・Student の t 検定 ・Welch の t 検定	・Wilcoxon の順位和検定
		多群	・一元配置分散分析	・Kruskal-Wallis 順位和検定

5　推定と検定での結果の解釈の仕方

推定には点推定と区間推定がある．点推定は母集団における上記の高齢者の男女間の血圧の差を 1 点の推定値として推定する方法である．点推定は非常に簡単である反面，データごとによってばらつくことが考えられる．一方，区間推定は，対象となっている母集団における高齢者の男女間の血圧の差を，1 点の推定値としてではなく，だいたいこの範囲にあるだろうと推定されるある幅をもった区間（信頼区間）として推定する方法である．信頼区間（confidence interval：CI）はこの区間推定により推定された区間をいう．例えば，高齢の男女間のそれぞれの平均収縮期血圧が男性で 165 mmHg と女性で 160 mmHg だった場合，男女間の差が 5 mmHg と推定するのが点推定であり，95 %信頼区間を用いて男女間の差が 2.5～7.3 mmHg と推定するのが区間推定である．

推定と検定での結果の関係は，例えば $\alpha = 5$ %であったとき，95 %の信頼区間がゼロを含む場合は，有意水準 5 %で帰無仮説が棄却されないことを，逆に 95 %の信頼区間がゼロを含まない場合は，有意水準 5 %で帰無仮説が棄却されることを意味する．

6　生物学的同等性

医療用医薬品には，先発品の特許消滅後に上市される先発品と同じ成分・規格，同じ薬効の製剤で先発品に比較して安価なものがあり，これを後発医薬品またはジェネリック医薬品と呼ぶ．近年の医療費の高騰に伴い，医療費抑制策の 1 つとして後発医薬品の使用を WHO や厚生労働省は推奨している．後発医薬品の承認申請には，吸収・分布・代謝・排泄に関する資料として，す

でに製造販売されている医薬品との生物学的同等性試験の結果を必要とする．生物学的同等性とは，異なる製品間のバイオアベイラビリティが同一であることをいい，生物学的同等性試験においては，その結果が母集団における，製品間のバイオアベイラビリティの差が許容範囲にあると推定できれば，それらの製品は生物学的に同等であることを主張できる．このように生物学的同等性試験では差があることを示す一般の比較試験と異なり，製品間に差がないことを示す．バイオアベイラビリティの評価には，パラメータとして最高血中濃度（C_{max}），AUC を用い，健康成人を対象に空腹時投与による交差試験（クロスオーバー試験）によって行われる．

生物学的同等性試験の解析方法として，① 検出力アプローチ，② 信頼区間法，③ 2つの片側検定法，④ Hauck & Anderson の方法，⑤ ベイジアン・アプローチ，などがある．これらの中でよく用いられるのが信頼区間法である．経口通常製剤及び腸溶性製剤の後発医薬品の生物学的同等性の評価法を表 8.10 に示す．

表 8.10 後発医薬品の生物学的同等性の評価法～経口通常製剤及び腸溶性製剤の例～

同等性評価パラメータ	① 血液が検体の場合 ● 単回投与試験では，AUC_t 及び C_{max} ● 多回投与試験では，ACU_τ 及び C_{max} とする ● C_{max} は実測値，AUC は台形法で計算した値を用いる ② 尿が検体の場合 ● Ae_t，Ae_τ，Ae_∞，U_{max} 及び U_τ
生物学的同等の許容域	① AUC 及び C_{max} が対数正規分布する場合 ● 試験製剤と標準製剤のパラメータの母平均の比が 0.80～1.25 ② AUC 及び C_{max} が正規分布する場合 ● 試験製剤と標準製剤のパラメータの母平均の差が標準製剤の母平均に対する比として -0.20～$+0.20$
統計学的解析	● 原則として，対数変換をして解析する（t_{max} を除く）． ● 90% 信頼区間（非対称，最短区間）で生物学的同等性を評価する． ● 有意水準 5% の 2つの片側検定（two one-sided tests）で評価してもよい．
同等性の判定	● 試験製剤と標準製剤の生物学的同等性判定パラメータの対数値の平均値の差の 90% 信頼区間が，$\log(0.80)$～$\log(1.25)$ の範囲にあるとき，試験製剤と標準製剤は生物学的に同等と判定する． ● なお，上記の判定基準に適合しない場合でも，試験製剤と標準製剤の生物学的同等性判定パラメータの対数値の平均値の差が $\log(0.90)$～$\log(1.11)$ であり，且つ，ガイドラインに従った溶出試験で溶出挙動が類似していると判定された場合には，生物学的に同等と判定する．ただし，本試験で総被験者数 20 名（1 群 10 名）以上，あるいは本試験及び追加試験を併せて総被験者数 30 名以上が用いられた場合．

（後発医薬品の生物学的同等性試験ガイドライン平成 9 年 12 月 22 日医薬審第 487 号より文章を一部抜粋）
AUC：血中濃度−時間曲線下面積，AUC_t：最終サンプリング時間 t までの AUC
AUC_τ：定常状態に達した後の一投与間隔（τ）内の AUC，C_{max}：最高血中濃度
Ae_t：最終サンプリング時間 t までの累積尿中排泄量，Ae_τ：定常状態に達した後の一投与間隔（τ）内の累積尿中排泄量，Ae_∞：無限大時間までの累積尿中排泄量
U_{max}：最大尿中排泄速度，U_τ：定常状態における投与後 τ 時間での尿中排泄速度

7　臨床的同等性・非劣性

　これまで新薬の承認時には，新薬の有効性が既存の標準薬の有効性と同程度あれば，医薬品としての製造販売承認が与えられることが多かった．この場合，新薬と標準薬の有効性に統計学的有意差がない場合に有効性を同等とみなす．このような考え方は新薬が既存の標準薬と有効性においてすぐれておらず有効性は同等であったとしても，新薬が既存薬にはないすぐれた点（例えば，薬のアドヒアランス，使いやすさ）をもつならば市販する価値があるとの考え方に立脚している．

　ここで注意したい点が1つある．統計学的有意差あり・なしという結果は，次のように標本サイズによって人為的に操作することができるという点である．①標本サイズを大きくすれば「臨床的に有意とはいえない差」を「統計学的に有意」にできる．逆に②標本サイズを小さくすれば「臨床的に有意な差」を「統計学的に有意差なし」にできる．このようなことから，「統計学的に有意差なし」の結果は，臨床的に同等ということを意味しない．したがって，有意差検定では臨床的同等性を調べることができず，臨床的同等性検定（または，非劣性検定と呼ばれる）を用いなければならない．

　従来の検定では，「臨床的に有意とはいえない差」であっても，標本サイズを大きくすれば，標準誤差は限りなく小さくなるため，検定結果はあるところ以上では常に「統計的に有意」となる．つまり，どんなに小さな差であっても，統計的に有意とできる標本サイズが存在する．このような問題を解決するための1つの方法として，臨床的に意味のある最小の差Δを用いる必要がある．臨床的に意味のある最小の差Δを用いて，①「臨床的には意味のない差が統計的には有意」となる現象をさけ，優越性（Δ以上の差）があることを積極的に主張する，②同等である

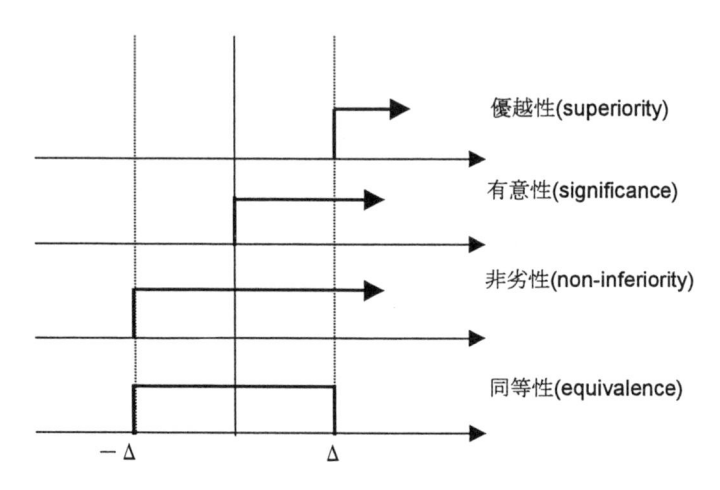

図 8.10　統計的有意性，優越性，非劣性，同等性の定義の概念

（丹後俊郎（2003）無作為化比較試験，朝倉書店より引用）

（Δ以内の差である）ことを積極的に主張する，③非劣性（Δ以上は劣っていない）であることを主張する，ことを検定により行えばよい．統計的有意性，優越性，非劣性，同等性の定義の概念を図8.10に示した[1]．

8.2.2 薬剤疫学

薬剤疫学は，人の集団における薬物の使用とその効果や影響を研究する学問であり，創薬段階（臨床開発）で得られた限られた医薬品情報ではなく，主として育薬段階，すなわち市販後での使用によって医薬品の適正使用に関する情報（有効性と安全性）を幅広く集積して研究する．このように薬剤疫学で扱う医薬品に関連する事象には，有害事象だけでなく有益な事象も含まれるが，ここでは，薬剤疫学の基礎知識について医薬品の有害事象に関して記述する．

1 研究デザイン

疫学研究で用いられる研究デザインの分類法は，視点により，いくつかに分けられる．1つには有害事象発生例を単純に記述する記述疫学と特定のリスク要因（薬剤の暴露など）と特定のアウトカム（有害事象など）との関連性を事前の仮説について検討する分析疫学に分類する方法である．

一方，観察研究と介入研究に分ける方法もある．前者は，研究者が何の介入もせず，自然の経過をありのままに観察する非実験的研究であり，後者は研究者が研究デザインなどを用いて，実験的介入（試験薬の投与など）を行い，アウトカム（有害事象の発生など）を比較する研究である．ただし，有害事象の発生を介入研究により検討することは倫理的な問題から一般的ではない．

観察研究には，コホート研究，ケース・コントロール研究，断面研究，生態学的研究などがあるが，薬剤疫学研究ではコホート研究とケース・コントロール研究がよく用いられている．コホート研究は，ある定義された対象の個人をリスク要因への曝露の有無により曝露群と非曝露群に分け，ある一定期間にわたり経時的に観察し，有害事象の発生を比較する．有害事象の発生を前向きに評価することが一般的であるが，医療記録，質問表あるいは面接で過去の曝露を再生することにより，検討対象の有害事象の発生後に後向きに評価することもある．ケース・コントロール研究（症例対照研究）は，有害事象の発生の有無により，発生のあった者（ケース）と発生のなかった者（コントロール）に分け，一般に過去に遡ってコントロール群に比べてケース群で，ある特定のリスク要因への曝露歴が多いかどうかを比較して，リスク要因と有害事象との因果関係を推理する．

調査の時間的関係からみた横断研究，後向き研究（retrospective study），前向き研究（prospective study）（追跡研究）という分類もある．薬剤疫学研究の主な種類を図8.11に示した．

```
                    薬剤疫学研究
                   ／        ＼
            記述疫学          分析疫学
         （すべて観察研究）      ／    ＼
                          観察研究     介入研究
                    ・ケース・コントロール研究（後向き）
                    ・コホート研究（前向き，後向き）
                    ・断面研究*1)
                    ・生態学的研究*2)
```

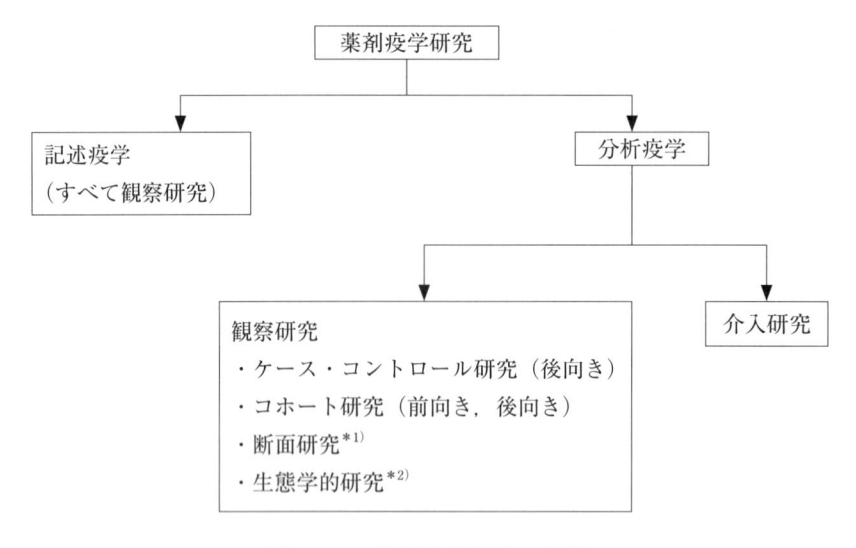

図 8.11　薬剤疫学研究の種類

*1) 一時点における要因間の関連より，因果関係を論じる研究
*2) 集団としての関連を分析し，因果関係を論じる研究
（RAD-AR 薬剤疫学セミナー　第3回基礎講座 薬剤疫学の基本的概念と実際的応用，日本 RAD-AR 協議会を改変）

2　リスクの評価指標

　薬剤疫学では有害事象の発生頻度を観察する．有害事象の因果関係について薬剤疫学的に検討する場合，非曝露群を設け，曝露群との比較を行う必要がある．比較の指標には，「比」を用いる相対的尺度と「差」を用いる絶対的尺度があり，前者には相対リスク（relative risk）が，後者には寄与リスク（attributable risk）がある．相対リスクは危険因子への曝露群と非曝露群との発生頻度の比をとり，寄与リスクは危険因子への曝露群と非曝露群との発生頻度の差をとるものである．因果関係を考える際は，相対リスクの方が寄与リスクより重要である．一方，公衆衛生への影響の大きさを考える際は，寄与リスクの方が重要である．

　コホート研究では，有害事象の発生率や発生割合を測定することができるため，比較の指標として相対リスク（発生率比，リスク比）と寄与リスク（発生率差，発生割合差）の両方を使用することができる．コホート研究で用いられる相対リスクは，非曝露群での有害事象の発生率に対する曝露群での有害事象の発生率との比であり，この値が1より大きければ，曝露者では非曝露者に比べ，有害事象発生のリスクが大きいことを意味し，逆に1より小さければ，曝露者では非曝露者に比べ，有害事象発生のリスクが小さいことを意味する．相対リスクが1のときは，曝露者と非曝露者の有害事象発生に対するリスクは同じであり，曝露との間に関連性がないことを意味する．

　ケース・コントロール研究では発生率の大きさがわからないため，相対リスクと同様に寄与リ

ケース・コントロール研究
⇩

		アウトカムの発生		計
		あり （ケース）	なし （コントロール）	
リスク要因	あり （曝露）	A	B	A + B
	なし （非曝露）	C	D	C + D
	計	A + C	B + D	N (= A + B + C + D)

コホート研究 ⇒

コホート研究；
　曝露群でのリスク = A/(A + B)
　非曝露群でのリスク = C/(C + D)
　相対リスク = A/(A + B) ÷ C/(C + D) = A(C + D)/C(A + B)
　寄与割合 = $\dfrac{相対リスク - 1}{相対リスク}$
　寄与リスク = A/(A + B) − C/(C + D)
ケース・コントロール研究；
　ケース群での曝露のオッズ = A/C
　コントロール群での曝露のオッズ = B/D
　オッズ比 = A/C ÷ B/D = AD/BC

図 8.12　コホート研究とケース・コントロール研究でのリスク評価方法

スクを直接算出することはできない．このため，リスク要因と有害事象との関連の指標に，オッズ比（odds ratio）が用いられる．これによって得られた結果は，必要に応じてコホート研究や無作為化比較試験で確認される．バイアスやその他の誤差は，ケース・コントロール研究のほうがコホート研究より入りやすいといわれている．コホート研究とケース・コントロール研究におけるリスク評価指標の算出式の関係を図 8.12 に示す．

　相対リスクあるいはオッズ比は，信頼区間と一緒に記載されることが多い．信頼区間（confidence interval：CI）とは，理論的な母集団の真の相対リスクが存在すると思われる相対リスクの範囲であり，95％信頼区間とは真の相対リスクがこの範囲内にあることを 95％信頼できることを意味する．すなわち，100 回中 95 回は真の相対リスクを含んでいると期待されることを意味する．95％信頼区間が 1 を含まない場合は，その現象が $p < 0.05$ で統計学的に有意であることを意味する．

3　因果関係を歪める因子

　薬剤疫学研究において，観察された相対危険が1とは異なる結果が得られたとしても，それらの間に因果関係があるという結論を下す前に，結果の解釈において，気をつけなければいけない点がある．これらには，バイアス（偏り；bias），交絡（confounding），偶然誤差（変動）が含まれる．このような結果を歪める因子（誤差）が存在するために，見かけ上因果関係があるかのような結果になっている可能性がある．

　バイアスは研究が不適切なデザインである場合，たとえば対照群の設定や選択，情報収集法などに問題がある場合に起こりうる．観察研究で起こりうるバイアスの種類には，診断，患者の記憶，その患者がケース群とコントロール群のいずれかに属するかが，あらかじめわかっているために起こりうる要因予知によるバイアスなどの測定におけるものと所属集団の相違，未受診者，研究者の関心度によるバイアスなどの対象集団あるいは標本の設定におけるものがある．

　交絡とは，研究している危険因子やアウトカムとは別の第三の変数（「交絡因子」または「交絡要因」と呼ばれる）が存在することで，因果関係が歪められることをいう．交絡が起こる2条件として，①比較する曝露にかかわる群間で第三の要因の分布が異なっている，②第三の要因自身がアウトカムと関連する，がある．また，曝露とアウトカムを結ぶ原因経路上に第三の要因がない，という条件を満たすとき，この要因が交絡因子となる[2]．以前，コーヒーをたくさん飲む人に膵臓がん患者が多いとの報告があった．この報告をよく調べた結果，コーヒーをたくさん飲む人にはヘビースモーカーが多く，実際の膵臓がん発生の原因は喫煙によるものと考えられた．見かけ上，コーヒー飲用量と膵臓がんとの間に関連がありそうに見えたのは，第三の要因である喫煙が存在し，これが膵臓がん発生との因果関係であったからである．この場合，喫煙が交絡因子となる．これらの関係を図8.13に示す．研究計画の際には，対象とする危険因子やアウトカムに関連する潜在的な変数を交絡因子として取り扱い，制御することが重要である（交絡因子の制御）．

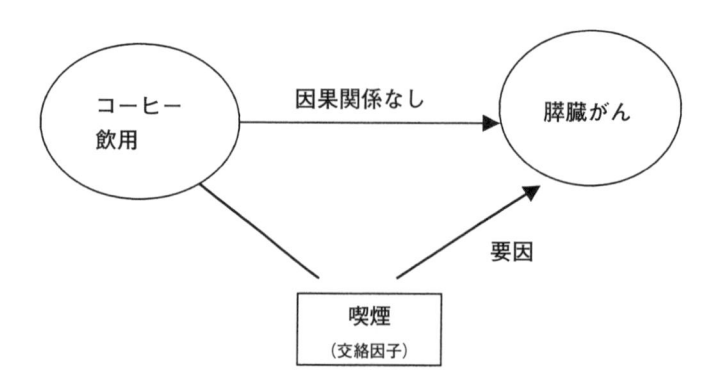

図8.13　コーヒー飲用者と膵臓がんとの関連における交絡因子

表 8.11 因果関係の立証に注意すべき事項と対策

注意事項	対策
バイアス	適切な研究計画の作成と実施，点検
交絡	① 標本設定時 　　無作為割付（ランダム化） 　　マッチング 　　層化抽出 　　集団の制限 ② 統計解析時；交絡因子の統計的調整 　　標準化（直接法と間接法） 　　層化（Mantel-Haenzel 法など） 　　多変量解析（多重ロジスティックモデル，比例ハザードモデルなど）
偶然変動	統計手法の使用 　　サンプルサイズの設定 　　統計的推測（統計的検定，統計的推定）

（RAD-AR 薬剤疫学セミナー　第3回基礎講座 薬剤疫学の基本的概念と実際的応用，日本 RAD-AR 協議会を改変）

偶然誤差（変動）は，非系統的，無作為な変動によるものであり，少ないサンプルサイズでの集団間での発生率について，大きな違いが観察されうる．統計的な手法を使い，観察された結果がまったくの偶然によって起こる変動の大きさを評価する必要がある．

観察された相対リスクについてこれらの3つの誤差をすべて除外でき，これらでは説明できないことが証明できたとき，真の因果関係の存在が示唆される．つまり，因果関係の証明は，これらの誤差による因果関係を否定することにより証明するという方法（背理法）をとる．因果関係の立証に注意すべき事項と対策を表 8.11 に示した．

4　因果関係の立証

因果関係の立証については，介入研究が可能な場合は比較的容易である．しかし，被験者へのリスクを考え，有害事象の因果関係を検証するために介入研究を行うことはほとんどない．観察疫学的研究の場合は，得られた結果に上述した3つの誤差などが入りうるため，因果関係の立証は容易ではない．因果関係の立証には，観察された結果についてすべての誤差の可能性を除外できたとき，真の因果関係の存在の可能性が残る．しかし，それだけでは十分でなく，考えられるリスク要因と有害事象の発生との間に因果関係を立証するために，表 8.12 にあげた条件を満たす必要がある．ただし，時間的推移以外は，必ずしも必要ではない．時間的推移の証明は，ケース・コントロール研究，横断的研究，生態学的研究などでは，困難を伴う．

表 8.12　因果関係の判定条件

1. 関連の特異性
　　推定される因子があれば，アウトカムの発生があり，アウトカムの発生があるところには推定される因子が存在する関係があること
2. 関連の強さ
　　関連の強さの指標である相対リスクや寄与リスクなどが十分に大きいこと
3. 用量-反応関係，生物学的勾配
　　対象集団のアウトカムに関連する頻度（罹患率，有病率，死亡率など），相対リスク，寄与リスクなどが推定される因子への曝露量に比例して増減すること
4. 一貫性
　　状況が異なる別の集団においても同じ調査を繰り返した場合，同じ関連性が得られること（再現性）
5. 整合性
　　因果関係がすでに明らかになっている医学的知見（疾病の自然史）や生物学的事実と矛盾しないこと．疫学的観察と動物実験・実験室的分析などの事実とが矛盾しないこと
6. 蓋然性
　　疫学的観察が既存の生物学的知識・理論と合致すること（妥当性）
7. 時間的推移
　　原因と考えられる危険因子への曝露がアウトカムの発生より必ず先にあること

5　薬剤疫学で使用されるその他の統計手法

a）ロジスティック回帰

　ロジスティック回帰分析は，重回帰分析を発展させたものであり，多くの独立変数を使って1つの従属変数を予測する場合，2値の従属変数をモデル化するときの解析法である．たとえば，従属変数が男女，生死などのような名義尺度の2値データ（変数）である場合は，正規分布からのサンプルとして扱えない．その場合，ロジスティック回帰（またはロジット）に変換することにより，可能となる．交絡因子の調整に多重ロジスティックモデルが使用される．

b）生命予後を表す指標：生存率

　患者の死亡をアウトカムとして評価する抗がん剤の臨床試験や前向きのコホート研究では，アウトカムの発生に長期間を要し，試験期間中にすべての対象者のアウトカムを観察できないことがある．このような生存時間（あるいは生存時間データ）を取り扱う統計処理は生存時間解析として知られている．生存時間の特徴は，他のアウトカムと異なり，対象者のすべてのアウトカム（死亡，再発など）を試験期間中に観察できないことがあり，アウトカムが生じる前に観察期間が打ち切られる者（「中途打ち切り例」または「センサリング」と呼ばれる）がある．累積生存率の計算法には，Kaplan-Meier法がよく用いられる．これは観察開始時より死亡発生までの生存率を短いものから長いものへ順次並び替え，各死亡時点および観察打ち切り時点における生存率を順次計算して平均生存率やメディアンなどを算出する方法である．

8.2.3 各種医薬品情報の評価

医薬品の情報源には一次資料，二次資料，三次資料があることは本章のはじめで説明した．これらのうち一次資料と三次資料については情報の信頼性について評価した上，使用することが必要である．

1 三次資料の評価

もっとも使用頻度の高い医薬品情報源は三次資料であるが，そのうち書籍については，①広く多くの機関で使用されている，②何年にもわたって継続的に出版され，版を重ねている，③1人の著者が幅広い領域を執筆しているのではなく，各領域の専門家が執筆している，以上の3点を満足する場合は信頼性が高い情報源であると考えられる（表8.13）．さらに，医療は日々進歩することから，出版年があまりにも古いものは情報が古くなってしまっている可能性があることも考慮したい．三次資料の中でも添付文書など製薬企業の資料については，企業に不利になる情報の記述がなかったり，記述があっても重要性が伝わらない書き方になっている場合がある．製薬企業の情報については裏付けとなる一次資料などを併せて収集し，評価することが重要である．

表8.13 三次資料の評価

・広く多くの機関で使用されている
・継続的に出版され，版を重ねている
・専門家が自分の専門領域を執筆している
・情報内容が新しい

2 一次資料の評価

一次資料のうち，学会の抄録では最新の情報を得ることはできるが，必要な情報（方法論や結果のデータ）が十分に示されていないので，情報の信頼性の評価が適切に行えない．また，情報の真偽も定まってはおらず，臨床適用には注意を要する．とくに安全性に比べて有効性に関しては，慎重に対応すべきである．

一次資料のうち，審査制をとっている雑誌に掲載されている原著論文は，一度専門家の評価を経ていることから，ある程度の信頼性は確保されていると考えられる．しかし，その論文を臨床に適用する場合には自ら論文の批判的吟味を行うことも必要になる．

The Agency for Health Research and Quality（AHRQ）は臨床研究の根拠としてのエビデンスレベルについて表8.14を提案し，「Ⅰa．ランダム化比較臨床試験を用いたメタアナリシス」が最も高く，「Ⅳ．権威の意見や経験」が最も低いとしている．論文の質を吟味する際にはこのような研究デザインの要素と併せて，表8.15の1～6に示す様々な視点で評価する必要がある．こ

表8.14　エビデンスのタイプ分類（AHRQ）

Ⅰa	Evidence obtained from meta-analysis of randomized controlled trials
Ⅰb	Evidence obtained from at least one randomized controlled trials
Ⅱa	Evidence obtained from at least one well controlled study without randomization
Ⅱb	Evidence obtained from at least one other type of well designed quasi-experimental study
Ⅲ	Evidence obtained from well designed non-experimental descriptive studies, such as comparative studies, correlation studies and case control studies
Ⅳ	Evidence obtained from expert committee reports or opinions and/or clinical experience of respected authorities

表8.15　論文の質の評価ポイント

1. 研究デザイン
2. 被験者の選択と割付け
3. 症例数の設定根拠
4. 評価指標
5. 追跡率
6. 結果の提示とデータ解析
7. 臨床的有意と外的妥当性

れが論文の内的妥当性の評価になる．その上で，その論文の内容が臨床に適用する意味があるかどうかを評価する7の視点が必要で，これが外的妥当性の評価になる．これらの視点で評価する際に重要な知識が，前項で説明した臨床統計の知識である．ここでは表に示した評価の視点について簡潔に解説する．もっと詳しく知りたい場合はEBM実践ワークブック（名郷直樹著，南江堂）やEBM実践ガイド（福井次矢編，医学書院）などを読むことを薦める．

a）研究デザイン

先に示したThe Agency for Health Research and Quality（AHRQ）のエビデンスレベルが参考になる．最も信頼性の高いとされるのは，質のよいランダム化比較臨床試験の結果を集約したメタアナリシスであるが，メタアナリシスで使った論文が質のよい論文のみであるとは限らない点に留意する．メタアナリシスに用いている論文を個別に見ていく余裕はないかも知れないが，最低限，解析に用いた論文の採択基準が適切であるかを評価する．Jadad Scale（Jadad AR *et al*.：Controlled Clinical Trials **17**：1-12, 1996）が使用されることが多い．メタアナリシスの次に信頼性の高いデザインは，ランダム化比較臨床試験である．ランダム化比較臨床試験が高く評価されるのは，被験者を比較する各群に無作為（ランダム）に割り付けることから，選択（割付）バイ

アスが解決されているためである．しかし，これでは観察バイアスについては解決できないために二重盲検化が行われる．これは，医師にも被験者にもどちらの薬物が投与されているかがわからない状態で試験する方法である．ランダム化比較臨床試験に続くレベルのデザインは，ランダム化されていない比較試験になる．これらの実験的な介入研究に比べて，非実験的な観察研究はエビデンスレベルは低くなる．観察研究にはいわゆるコホート研究やケース・コントロール研究がある．症例集積報告や1症例報告はさらにその下のレベルになる．有効性についてのエビデンスとしては介入研究がエビデンスレベルは高いとされているが，安全性については介入研究が困難な場合が多く，コホート研究，ケース・コントロール研究がエビデンスとしては高く評価される．

b）被験者の選択と割付け

被験者の選択では，① 疾病の診断が正確に行われているか，② 疾病の重症度，年齢，合併症の有無，併用薬の有無などの選択基準または除外基準は明確であるかについて評価する．これは後に外的妥当性を評価する際にも重要な項目である．また，被験者が治療薬群と対照群に作為なく割付けられているかも大切な評価ポイントである．無作為化が適切に行われていれば，患者の背景（年齢，性別，病気の重症度，合併症，併用薬など）は2つの群の間でほぼ同じとなるはずである．極端に異なる場合は，適切にランダム化が行われなかった可能性があり，また，患者背景の違いが結果に影響することも考えられる．

c）症例数の設定根拠

症例数は臨床統計の項でも述べたように，検出したい差に対して，症例数を増加させれば小さな差についても統計学に有意であるという結果を出すことはできる．一般に試験の計画者は，統計学的な第一種の誤りと第二種の誤りについて，前者を5％，後者を80％に設定して症例数を決定する．症例数の設定が適切でなければ統計学的有意差を示すことはできないことから，通常は設定根拠さえ記述されていれば症例数自体に誤りがあることはまずない．

d）評価指標

評価指標は試験の対象となる医薬品または治験薬の効果を評価するための指標である．血圧降下薬であれば収縮期血圧や拡張期血圧が考えられ，HMG-CoA還元酵素阻害薬であれば血清総コレステロール値や，LDL-コレステロール値などがある．一方，血圧降下薬やHMG-CoA還元酵素阻害薬を投与する真の目的は，心筋梗塞や脳梗塞の発作発現や死亡の防止にある．このような心筋梗塞や脳梗塞の発生率やそれによる死亡率も評価指標と考えられる．前者の各種臨床検査値を代用のエンドポイントと呼び，後者の疾患の発生や死亡を真のエンドポイントと呼び区別し，後者のエンドポイントの方がその医薬品または薬物の真の臨床的評価を与えると考えられている．

e）追跡率

追跡率とは，試験の対象者が試験結果を評価する最後まで適切にフォローアップできているかを意味する．最後まで試験を完遂できなかった症例，すなわち脱落例が多いと，その薬物の正しい評価が行えない．脱落例には，試験への参加を取り消したり，他の治療法に変更せざるを得なかったり，あるいは他の医療機関に移ったりする例などが含まれている．これらの原因には，試験薬が無効であったり，試験薬が飲みにくかったりということも考えられるが，脱落例では原因の評価ができないため，無効例数を低く見積る可能性がある．一般に，追跡率は80〜85％以上が試験の質を確保するためには必要とされている．

f）結果の提示とデータ解析

まず，主要な結果は定量的に数値等が示されていることが重要であり，定性的な表現だけでは不十分である．さらに，適切な統計手法によって得られた差が偶然でないことを証明していることが結果を確実にする．データ解析では，初めに行ったランダム化が解析時にも生かされていることが必要で，脱落例については，脱落の妥当な理由を明記した上で，脱落例も含めてすべてを対象に解析（ITT解析）がなされていることが重要である．ITT解析（intention to treat analysis）は，被験者が予定した治療を遵守したかどうかにかかわらず割付られた群で追跡され，評価され，解析されることをいい，脱落例は全例を最悪シナリオ，すなわち，無効例として解析するのが理想的とされている．しかし，一般的には十分な追跡率が確保されている場合は，不適格例・脱落例を含めない解析（Per-Protocol解析）が行われるが，自ら最悪シナリオでITT解析をしてみて，結果がゆるがないことを確認するとよい．

表8.15の1〜6の評価は内的妥当性の評価であるが，これが満点の評価になることはまずない．臨床試験というのはヒトを対象にしており，計画通りにいかないことも少なくないし，科学的に理想的な計画が実行できない場合もある．したがって，満点の評価でなかったから，その臨床試験論文は使用できないということにはならない．質の低い部分がどれほど結果をゆがめる重大な欠陥であるかを見極めることが必要である．たとえば服用しにくい薬であるため，脱落率が50％に達した薬において，Per-Protocol解析で有効率が70％であったとする論文が見つかったとしよう．これは脱落率が50％もあるし，ITT解析ではないし，誰もが質がとても低いと評価するであろう．その一方で，この薬は服用できる患者では7割に効果が得られる可能性があると考えることもできる．この薬がコレステロール低下薬であったとしたら，ほかにももっとコンプライアンス良く服用でき，この程度の有効率の得られる薬は存在するので，この論文をあえてとり上げる必要はないかも知れない．しかし，もしこれが抗がん薬であった場合，考え方はまた変わるであろうということである．

g）臨床的有意と外的妥当性

統計学的な有意差は先にも述べたように，小さな差も症例数を多くすれば検出可能である．し

表 8.16　NNT（治療必要数）の算出法

	罹病なし	罹病あり
治療薬群	60	40
プラセボ群	45	55

NNT = 1 ÷ (55/100 − 40/100) = 6.67
NNT は小数点以下は切り上げる

たがって，統計学的に差が有意であってもその差は非常に小さいものかも知れない．その差が臨床的にどの程度の意味をもつかを考えるために NNT（Numbers Needed to Treat）という数字を用いることが有用といわれている．この数字は表 8.16 に示すように，プラセボと被験薬の罹病者の割合の差を出し，その逆数をとる．この数字の人数（7人）を治療すると 1人が病気にならないということを現す．逆にいえば，1人を救うために何人を治療する必要があるかを示す数字でもある．このことから NNT を治療必要数という．NNT が小さければ小さいほど，臨床的にはその意味は大きいということになる．

表 8.15 の 1〜6 に示す項目の適切性，いわゆる内的妥当性が適切であったとしても，そのまま患者に適用できるとは限らない．このために行う評価が外的妥当性の評価である．外的妥当性の評価では先の臨床的有意の検討と併せて，① 論文の中の試験で対象とした患者が自分の患者の状態にほぼ等しいか（病気の診断，重症度，年齢，性別），② 試験薬が自分の医療機関で入手できるか，③ その治療法に医療従事者が適切に対処できるか（技術水準やスタッフ数）などについて考察を加え，目の前の患者に適用できるかを検討する．

8.3　医薬品情報の再構築・編集

医薬品情報は同じ主題について様々な情報源から収集することができる．このため，得られる結論や情報の詳しさに一定の幅が生じることはよく経験される．したがって，どの結果をもって結論とするかは十分に検討する必要がある．ここでは医薬品情報の再構築の方法論の 1つとして，メタアナリシスを紹介する．Evidence-Based Medicine（EBM：根拠に基づく医療）の実践が叫ばれて久しくなるが，現在の医療において治療法の選択等に不可欠なのが決断をするための根拠となる情報である．EBM の浸透する中でしばしば登場するようになった言葉として，システマティックレビューとメタアナリシスがある．システマティックレビューとは，ある主題に関して文献検索によって得られた複数の論文について，それらを評価し総括することである．最近は EBM との関係から，コクラン共同計画におけるシステマティックレビューが注目されている．この計画におけるシステマティックレビューは，EBM の実践の様式にのっとり，① 問題の定式化→② 文献検索などによる臨床試験の検索と同定→③ 個々の試験の批判的吟味→④ メタアナ

リシス→⑤結果の公表，という手順をとる．コクラン共同計画におけるメタアナリシスは，システマティックレビューの一過程ということになる．

8.3.1 メタアナリシス

米国のAHRQ（Agency for Healthcare Research and Quality）によるエビデンスレベルの分類において，エビデンスレベルが最も高いとされるメタアナリシスは，解決しようとする疑問（仮説設定）に対して，過去に行われた独立した複数の臨床研究報告を統計手法を用いて統合して結論を導く定量的な解析方法である．メタアナリシスを行う主な目的は，各研究で用いられたサンプルサイズが小さいために，それぞれの結果から明確なエビデンスが得られないことがあるからである．メタアナリシスの結果の信頼性は，解析に用いる論文の質に依存するため，論文の評価も重要となる．メタアナリシスの手順は①仮説設定，②文献検索，③論文の質の評価，④指標の選択，⑤サブグループの設定，⑥統合可能性の評価，⑦統計解析，⑧感度分析，⑨応用，からなる．ここでは，メタアナリシスの統計学的手法を簡単に述べる．

1 メタアナリシスの統計学的手法の概要

メタアナリシスでのデータ統合の基本的な考え方には，母数効果モデル（fixed-effects model）と変量効果モデル（random-effects model）の2種類がある．前者は，各研究で得られた効果の大きさのばらつきはもっぱら偶然誤差であり，各研究における真の効果の大きさは共通であると仮定して統合するモデルである．後者は，各研究で得られた効果の大きさのばらつきは偶然誤差と各研究の偏りからなると仮定したモデルである．メタアナリシスで用いられるデータ統合方法と基本モデルを表8.17に示す．データ統合方法として母数効果モデルではMantel-Haenszel method，Peto method，General variance-based methodが，変量効果モデルではDerSimonian-Laird methodがある．データ統合方法は，取り扱う効果指標と基本モデルにより決まる．

表8.17 メタアナリシスで用いられるデータ統合方法と基本モデル

モデルの仮定	データ統合方法	効果指標
母数効果モデル (fixed-effects model)	Mantel-Haenszel method	比（オッズ比，比率の比，リスク比）
	Peto method	比（オッズ比の近似値）
	General variance-based method	比（すべてのタイプ），値の差
変量効果モデル (random-effects model)	DerSimonian-Laird method	比（すべてのタイプ），値の差

(Diana B. Petitti (2000) META-ANALYSIS, DECISION ANALYSIS, AND COST-EFFECTIVENESS ANALYSIS METHODS FOR QUANTITATIVE SYNTHESIS IN MEDICINE, 2nd Edition, OXFORD より引用)

では，母数効果モデルと変量効果モデルのどちらの統計モデルを使用するかということであるが，これはどちらが良いということはなく，分析すべき問題が両者で異なるということである．例えば，ある薬物の治療効果に関して，「これまでの研究が，平均すると治療効果があったか？」を検討するには母数効果モデルがふさわしく，「ある治療が将来，平均すると治療効果をもたらすか？」を検討するには変量効果モデルがふさわしい．母数効果モデルの前提は，存在するすべての研究間のばらつきを無視して，実際に研究が行われた条件下での効果の推定であるため，統合したデータの母集団は，すべての研究の母集団を足したものに近くなる．そのため，母数効果モデルでは，過去に行われた研究で治療に効果があったかどうかの問題の分析に適している．一方，変量効果モデルの前提は，ある仮の集団から無作為に抽出した対象に対して行った研究について効果の推定を行ったとするもので，すべての研究間のばらつきを加味し，統合したデータの母集団は，より包括的な母集団を仮定したものである．そのため，変量効果モデルは将来的に治療やリスク因子が影響するかどうかの分析に適している[3]．効果の大きさ（effect size）が均質（共通の平均値が存在する）であるか，異質（平均値が研究によって異なる）であるかは，治療効果と研究効果の間の交互作用効果の有無の検討であり，この研究間差，交互作用効果の有無の検定を均質性の検定と呼ぶ[4]．均質性の検定で，異質性が認められた場合は，変量効果モデルによる方法で統合を行う．また，本質的に異なる研究データを統合すべきでないという意見もあるが，いずれにしても異質である理由を明らかにする必要がある．上記のことより，統合方法の選択は均質性の検定の後に行う．

2 Peto 法によるメタアナリシスの実例

次に，2×2 分割表のデータについて利用できるメタアナリシスの代表的方法である Peto 法について簡単に記す．この方法は，母数効果モデルを前提として効果指標にオッズ比を使用する方法である．Peto 法による統合オッズ比とその 95％信頼区間の算出方法を表 8.18 に示す．

ここで，新薬（Drug A）と既存の標準薬（Drug B）の有害事象に関する 8 つの仮想の臨床試験のデータを表 8.19 に示す．Drug A と Drug B の有害事象の発生率について，Study 1 では Drug A は 17.5％であり，Drug B は 5％であった．Study 2 で Drug A は 30.2％であり，Drug B は 23.4％であった．8 つの試験での有害事象の発生率は Drug A では 5〜40％であり，Drug B では 2〜28％であった．これらの試験の統合オッズ比と 95％信頼区間の Peto 法による求め方を次に示す．

まず，各試験の新薬（Drug A）の有害事象の期待値を計算する．

$$E_i = \frac{(e_i \times g_i)}{n_i}$$

$$\text{Study 1}：E_1 = \frac{(40 \times 9)}{80} = 4.5$$

表 8.18 Peto 法による統合オッズ比と 95 ％信頼区間の算出方法

統合オッズ比

$$OR_p = e^{\mathrm{sum}(O_i - E_i)/\mathrm{sum\,variance}_i}$$

または $\quad \ln OR_p = \dfrac{\mathrm{sum}(O_i - E_i)}{\mathrm{sum\,variance}_i}$

$$E_i = \dfrac{e_i \times g_i}{n_i}$$

$$\mathrm{variance}_i = \dfrac{E_i \times f_i \times h_i}{n_i \times (n_i - 1)}$$

	曝露 (治療)	非曝露 (未治療)	計
有害事象あり	a_i	b_i	g_i
有害事象なし	c_i	d_i	h_i
計	e_i	f_i	n_i

95 ％信頼区間

$$95\,\%\,\mathrm{C.I.} = e^{\ln OR_p \pm 1.96\sqrt{\mathrm{sum\,variance}_i}}$$

(Diana B. Petitti (2000) META-ANALYSIS, DECISION ANALYSIS, AND COST-EFFECTIVENESS ANALYSIS METHODS FOR QUANTITATIVE SYNTHESIS IN MEDICINE, 2nd Edition, OXFORD を改変)

表 8.19 新薬 (Drug A) と既存の標準薬 (Drug B) の有害事象発現に関する臨床試験データ

Study	新薬 (Drug A) 総被験者数	新薬 (Drug A) 有害事象発現者数	既存の標準薬 (Drug B) 総被験者数	既存の標準薬 (Drug B) 有害事象発現者数
1	40	7	40	2
2	43	13	47	11
3	11	2	15	2
4	72	19	74	9
5	102	18	103	15
6	103	5	96	2
7	25	10	29	8
8	107	17	89	9

$$\text{Study 2：} E_2 = \dfrac{(43 \times 24)}{90} = 11.5$$

$$\text{Study 3：} E_3 = \dfrac{(11 \times 4)}{26} = 1.7$$

$$\vdots \qquad \vdots \qquad \vdots$$

$$\text{Study 8：} E_8 = \dfrac{(107 \times 26)}{196} = 14.2$$

次に，各試験の新薬 (Drug A) の有害事象の観測値と期待値の差を計算する．

Study 1：$O_1 - E_1 = 7 - 4.5 = 2.5$

Study 2：$O_2 - E_2 = 13 - 11.5 = 1.5$

Study 3 : $O_3 - E_3 = 2 - 1.7 = 0.3$

$\vdots \qquad \vdots \qquad \vdots$

Study 8 : $O_8 - E_8 = 17 - 14.2 = 2.8$

次に各試験の観測値と期待値の分散を推定する．

$$\text{分散} = \frac{(E_i \times f_i \times h_i)}{n_i(n_i - 1)}$$

Study 1 : $\text{variance}_1 = \dfrac{(4.5 \times 40 \times 71)}{80(80 - 1)} = 2.0$

Study 2 : $\text{variance}_2 = \dfrac{(11.5 \times 47 \times 66)}{90(90 - 1)} = 4.4$

Study 3 : $\text{variance}_3 = \dfrac{(1.7 \times 15 \times 22)}{26(26 - 1)} = 0.9$

$\vdots \qquad \vdots \qquad \vdots$

Study 8 : $\text{variance}_8 = \dfrac{(14.2 \times 89 \times 170)}{196(196 - 1)} = 5.6$

次に観察値と期待値の差の総和を計算する．

$\text{sum}(O_i - E_i) = 2.5 + 1.5 + 0.3 + \cdots\cdots + 2.8 = 17.0$

次に分散の総和を計算する．

$\text{sum variance}_i = 2.0 + 4.4 + 0.9 + \cdots\cdots + 5.6 = 30.3$

次に実測値と期待値の差の総和を分散の総和で除し，統合オッズ比（OR_p）の自然対数を推計する．

$\ln OR_p = \dfrac{17.0}{30.3} = 0.56$

次に自然対数をはずして，統合オッズ比を算出する．

$OR_p = e^{0.56} = 1.75$

最後に95％信頼区間を算出する．

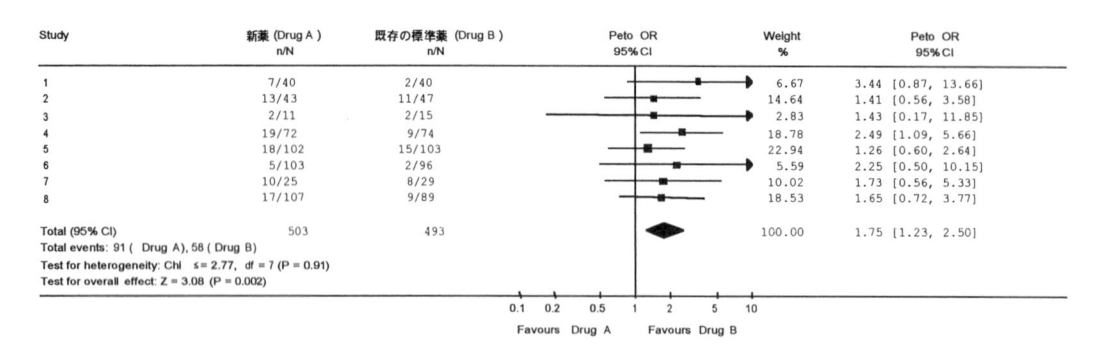

```
Study        新薬 (Drug A)   既存の標準薬 (Drug B)      Peto OR       Weight        Peto OR
                n/N                  n/N               95%CI           %            95%CI
1              7/40                2/40                                6.67      3.44 [0.87, 13.66]
2             13/43               11/47                               14.64      1.41 [0.56,  3.58]
3              2/11                2/15                                2.83      1.43 [0.17, 11.85]
4             19/72                9/74                               18.78      2.49 [1.09,  5.66]
5             18/102              15/103                              22.94      1.26 [0.60,  2.64]
6              5/103               2/96                                5.59      2.25 [0.50, 10.15]
7             10/25                8/29                               10.02      1.73 [0.56,  5.33]
8             17/107               9/89                               18.53      1.65 [0.72,  3.77]

Total (95% CI)   503               493                               100.00     1.75 [1.23,  2.50]
Total events: 91 (Drug A), 58 (Drug B)
Test for heterogeneity: Chi²=2.77, df=7 (P=0.91)
Test for overall effect: Z=3.08 (P=0.002)

         0.1  0.2   0.5   1    2    5   10
                Favours Drug A   Favours Drug B
```

図 8.14 Peto 法によるメタアナリシスの forest plot

$$95\%\text{信頼区間} = e^{\ln OR_p \pm 1.96/\sqrt{\text{sum variance}}}$$
$$\text{上限} = e^{0.56 + 1.96/\sqrt{30.3}} = 2.50$$
$$\text{下限} = e^{0.56 - 1.96/\sqrt{30.3}} = 1.23$$

表 8.19 に示した Drug A と Drug B の有害事象に関する 8 つの仮想の臨床試験のデータを用いて，Peto 法によるメタアナリシスを行った forest plot を図 8.14 に示す．図は 8 つの臨床試験での，それぞれの Peto オッズ比（Peto OR）と最下位に統合オッズ比（図中に菱形で示してある）を示している．均質性の検定では，P = 0.91 と有意差はなく，異質性が認められないので，母数効果モデルによる方法で解析を行っている．統合オッズ比は 1.75 であり，95% CI が 1 をまたいでおらず，1 より大きく図の右側に位置していることから，新薬（Drug A）より既存の標準薬（Drug B）で有害事象の発現が有意に少ないことを示している．

このように個々の臨床試験の結果からは，明確な結論を導き出せない場合でも，メタアナリシスを使用することにより，ある結論に到達することができる．メタアナリシスは，大規模臨床試験が行えない場合や，希少疾患で一施設では十分な患者数を確保できない場合や，有害事象の検討などのように，検証試験を実施することが倫理的に困難な場合に有用である．

3　メタアナリシスにおけるバイアス

しかし，メタアナリシスにも次に示すようないくつかの欠点がある．メタアナリシスの原則は，同じテーマの研究報告をすべて収集することであるが，実際には検索と選択段階において種々のバイアスが存在し，不可能である．よく知られているバイアスとしては，研究者が意図しない研究結果が得られたとき公表されにくい公表バイアス，全体の結果とは異なる場合での層別化によるサブグループ解析バイアス，世界の共通語として使用されることが多い英語のみを取り扱う英語バイアス，使用したデータベースがカバーしている雑誌や領域などの情報量の違いによるデータベースバイアス，有効性の高い報告だけを選択的に見つけてしまう引用バイアス，同一の研究者あるいはグループによる同一試験結果の繰り返しの報告を使用することによる多重公表バイア

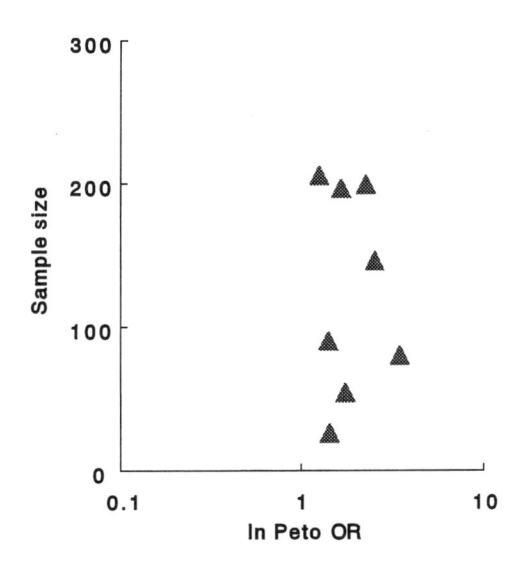

図 8.15 新薬 (Drug A) と既存の標準薬 (Drug B) の有害事象に関する臨床試験のデータについての funnel plot

スなどがある．このような公表バイアスを視覚的に検討する方法として funnel plot がある．funnel plot は，横軸にオッズ比やリスク比などの効果の大きさ (effect size) の推定値を，縦軸には例数や標準誤差の逆数をとりプロットする．同一の母集団から全く同じ条件で繰り返し測定すると，測定値は，母集団から得られる効果の真値の周りに対称にばらつき，例数が多いほど，ばらつきの大きさが小さくなり，真値に近い測定値が得られる．したがって，公表バイアスがなく，研究の数が多ければ，funnel plot は，点のばらつきの様子が漏斗を逆さにした左右対称の形状を示す．もし漏斗の形状の一部が欠けているようであれば，公表バイアスの存在を考えることとなる．メタアナリシスでは同一の母集団から得られたデータのみを統合するとは限らないので，形状が正規分布する保証はない．先の表 8.19 に示した新薬 (Drug A) と既存の標準薬 (Drug B) の有害事象に関する臨床試験のデータについて funnel plot を用いて表したものを図 8.15 に示す．

4 感度分析

メタアナリシスでは，メタアナリシスだけを独立して行うことはまれであり，通常はシステマティックレビューと一貫して行われる．メタアナリシスでは，通常，検証したい仮説にあう文献を検索した後，あらかじめ設けたある一定の基準（適格基準）を満たすものを，統合して検証したい仮説に対する結論を導く．しかしながら，適格基準を変更すれば，当然のことながらメタアナリシスの結果も変わる可能性がある．その検討に関しては感度分析により行う．感度分析は，統合する研究の因子による層別化での統合結果の比較や適格基準の適用の判断が難しい研究の検討，さらに母数効果モデルや変量効果モデルによる統合方法の違いによる統合結果の検討に有用である．

8.4 医薬品情報の提供とその評価

医薬品情報の提供には能動的情報提供と受動的情報提供がある．前者は新規採用医薬品の情報や安全性や品質に関する情報を院内の医師等に積極的に情報提供するような場合を指し，後者は問い合わせなどに対して対応する場合を指す．

8.4.1 情報提供

ほとんどの病院では，緊急安全性情報などが通知された時はすべての院内の医師等に伝達するのが一般的である．これは相手のニーズに関わりなく行われる．このように能動的情報提供は相手のニーズに関わらず行われるため，情報の種類に応じて効果的な方法をとることが必要になる．

一般的に有効性に関する情報は人の興味を引くため，提供手段によらず簡単に伝わることが多い．気をつけなければいけないことは，過大評価につながらないよう配慮した編集を行うことである．すなわち，客観的なデータを示し，結論のみを伝えないことである．医薬品情報の評価の項で示した「臨床的有意」について考察できるように配慮できると理想的である．場合によっては反論を加えることも必要となる．

一方，安全性や品質に関する情報はなかなか伝わりにくいことが多い．緊急安全性情報のように赤枠，黄地の印刷にするなど目を引くデザインにすることも有用である．また，文字数があまり多いと本当に伝えたいことが伝わりにくいこともあるため，情報の重要度で整理して表現することも大切である．最近は病院情報システムが普及し，コンピュータでpush型で情報提供する方法もとられている．例えば，不良品の回収が指示された場合は，医師が処方オーダーに入力するとオーダーがストップしその理由が画面に現れたり，用量に上限が設定されている医薬品で上限を超えてオーダーが出されると警告が表示されるなど様々な方式がある．緊急度と重要度に応じて，定期的な発行物と臨時のお知らせを使いわけることも大切である．

近年のEBMの普及に伴い，従来にも増して医薬品情報室や病棟において医薬品に関連する質疑を受けることが増えてきている．質疑への対応の流れについて，図8.16に示す．

質疑を受けたらまずその質疑内容について確認事項の照会，質疑の分析，主題の分類を行い，検索資料を選定する．質疑の分析に基づき主題が何であるかが明確になると，検索資料も適切に選定できる．主題の分類については表8.20に示す．検索する資料については，まず評価の定まった三次資料を調査する．基本的には製薬企業や厚生労働省からの情報をまず調査し，続いて医薬品集類さらには専門書の順で調査する．これらを調査しても回答が得られない場合や最新の情報を知りたい場合には，二次資料を用いて一次資料を検索する．回答に適した文献が得られた場

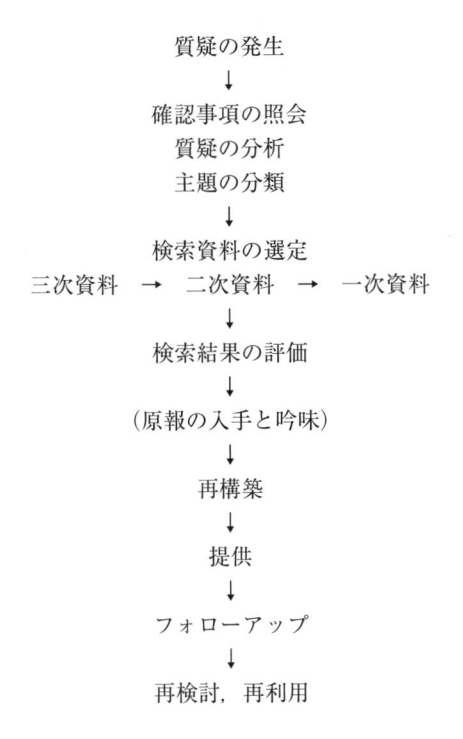

8.4 医薬品情報の提供とその評価

```
質疑の発生
     ↓
確認事項の照会
 質疑の分析
 主題の分類
     ↓
 検索資料の選定
三次資料 → 二次資料 → 一次資料
     ↓
 検索結果の評価
     ↓
(原報の入手と吟味)
     ↓
   再構築
     ↓
    提供
     ↓
 フォローアップ
     ↓
 再検討, 再利用
```

図 8.16 医薬品に関する質疑の流れ

表 8.20 主題の分類

・適応症（効能効果）	・原薬・製剤の物性
・用法用量	・貯法/安定性
・副作用	・配合変化
・相互作用	・製剤識別
・臓器障害時の投与	・薬理
・特殊患者への投与	・毒性/中毒
（高齢者, 小児, 妊婦）	・治験
・体内動態	・診療報酬

合には，その内容を本章 8.2 節で解説した医薬品情報の評価に従って批判的吟味を行った上で利用する．回答した後は，回答の適切性をフォローアップし，不十分な場合はさらなる調査を行う．さらに，質疑応答については再利用できることも多いので，整理して蓄積することも大切である．

医療現場で問われることの多い代表的な質問に対する対応について解説する．

質問 1 「スルピリドは何の薬か（医師/患者）」
主題の分類：適応症または薬理

確認事項：投与されている患者の疾病（合併症も含む）

調査資料：スルピリド製品の医療用医薬品添付文書，医薬品集類

回答時の注意：スルピリドは胃・十二指腸潰瘍，統合失調症，うつ病・うつ状態に適応をもつ．また，回答時には医師からの質問ではそのままを回答できるが，患者またはその家族からの場合，精神疾患に関する回答には注意が必要である．

質問2 「Ro123て何ですか（医師）」

主題の分類：製剤識別または治験薬

確認事項：
① 製品や包装に書いてあった記号番号か → 製剤識別の可能性
② 論文に記載されていたものか → 治験薬の可能性

調査資料：
① の場合，製剤識別コード事典等
② の場合，トライアルドラッグス等

回答時の注意：① は院内採用品であるか，そうでない場合は院内で使用できるか，など追加で調査が必要になることもある．② の場合は，日本に製品のない場合や治験中のため入手困難な場合があるので，入手方法についても検討し，必要に応じて代替品も考える．

質問3 「タケプロン（ランソプラゾール）は脱カプセル可能か」

主題の分類：物性，貯法/安定性，体内動態

確認事項：何のため脱カプセルが必要か

調査資料：製品の医療用医薬品添付文書，医薬品インタビューフォーム

回答時の注意：タケプロンのカプセルの中は胃酸による分解を避けるため，コーティングした顆粒が入っている．大きさのため服用しづらいということであれば，カプセルをはずすだけでも服用可能となる．しかし，鼻腔チューブを通したいという場合には顆粒では詰まる可能性がある．チューブが胃でなく十二指腸まで入っていれば粉砕して投与できるが，胃までのものであれば粉砕すると胃酸で分解されるので投与は不可能である．

質問4 「フェニトインは妊婦に投与してもよいか」

主題の分類：特殊患者（妊婦）への投与，体内動態（胎児への移行），毒性（生殖発生毒性）

確認事項：妊娠の時期，投与前か投与後か（投与後では投与量と期間），妊婦の年齢，何回目の出産か

調査資料：製品の医療用医薬品添付文書，医薬品インタビューフォーム，医薬品集類，実践妊娠と薬，Drugs in Pregnancy and Lactation

回答時の注意：妊娠への影響は，妊娠のどの時期での投与であるかによって，奇形の発現を考

えるか新生児や出産への影響を考えるべきかが変わる．妊娠時に医薬品を使用しないことが原則であるが，母体が健やかであることが妊娠を適切に継続できる基本でもある．このため，FDAや虎の門病院ではリスクとベネフィットを勘案した危険度分類を公表している．投与前であればリスクのできるだけ少ない医薬品を選択し，リスクとベネフィットを十分に説明し理解してもらうことが重要である．一方，投与後である場合はいたずらに患者の不安をあおることのない説明が必要である．また，いずれにしても医師との適切な連携をしながら対応を考える．

8.4.2　EBMの実践

EBMの実践は能動的あるいは受動的情報提供の1つとも考えられる．EBMは臨床上の問題に根拠に基づいて対処するための方法を体系的に組み立てたものである．図8.17にEBMの5つのステップを示す．EBMはこのステップを踏みながら実践するが，第2ステップの最善の根拠を最大の効率で見つけだすという点に関しては，臨床現場の実態に合わせ，すべての場合において一次資料まで遡る必要はない．5つのステップのうち，第2～5までは本章の他節（8.1　医薬品情報の収集，8.2　医薬品情報の解析・評価）において解説しているので，ここでは第1ステップを中心に解説する．

1. 臨床上の問題を回答可能な質問にする（疑問の定式化）
↓
2. 質問に答えるための最善の根拠を最大の効率で見つけだす
↓
3. 根拠の妥当性と有用性を批判的に吟味する
↓
4. 吟味の結果を臨床行為に適用する
↓
5. 臨床行為を評価する

図8.17　EBMの5つのステップ

症例：　38歳，男性　身長166 cm，体重60 kg

現病歴：小児喘息が10歳まであり，季節の変わり目になると発作が時々起きていた．それ以後喘息発作は起きなくなっていたが，風邪をひくと喘鳴が出現していた．2005年1月初旬，風邪に罹患したのを契機に咳嗽，喘鳴，呼吸困難が認められるようになり，近医にて気管支喘息と診断された．以後，吸入ステロイド薬，テオフィリン，サルタノールインヘラーにて治療を受けていたが，喘息症状が慢性的に出現するようになり，サルタ

ノールインヘラーがほとんど毎日必要となった．ここ数日間は喘息症状が毎日持続し，
　　　夜間の症状も多く，日常生活も制限されている．
既往歴：アルコール性肝障害（32歳），それ以来アルコールは飲用してないと言っているが，
　　　時々隠れて飲酒している．
生活歴：アルコール：（＋）過去，1日に缶ビール（500 mL）5本，日本酒3合
　　　タバコ：（＋）　1日1箱　8年
　　　ペット飼育：（＋）　ネコ2匹，ハムスター2匹
アレルギー：（＋）ハウスダスト
薬　歴：フルタイドディスカス（100）　1日2回　1回1吸入
　　　　テオドール（200）　6錠　分3（朝，昼，夕）
　　　　サルタノールインヘラー　1回2吸入　発作時頓用
検査所見：好酸球数（％）：末梢血　16　喀痰＋＋　ECP（μg/L）：血清 29.6　喀痰　71.0
　　　　血漿中テオフィリン濃度（トラフ値）　17.8 μg/mL
　　　　AST　98 IU/L（正常値：11〜40 IU/L）　ALT　102 IU/L（正常値：6〜43 IU/L）

① 疑問の定式化

　臨床上の問題を分析し，Patient（患者），Exposure（暴露または介入），Comparison（比較），Outcome（アウトカムまたは臨床効果）の4つのポイント（PECO）について明らかにする．

　　Patient：38歳男性　気管支喘息，吸入ステロイド薬とテオフィリン投与でコントロールが悪い．
　　Exposure：吸入ステロイド薬とテオフィリン以外の喘息の長期管理薬
　　Comparison：吸入ステロイド薬とテオフィリン以外の喘息の長期管理薬同士の比較
　　Outcome：急性喘息症状の発現の減少，QOLの改善

② 根拠の検索

　疑問の定式化により，どのような情報を集めればよいかが分かる．すなわち，成人の気管支喘息の長期管理薬を調査し，吸入ステロイド薬とテオフィリン以外のものについて，これらに上乗せした場合に効果がどの程度上昇するか，について答えてくれる資料を探せばよい．情報の収集については8.1　医薬品情報の収集の節において説明しているので，ここでは詳細を省く．臨床の場では常に一次資料を調査するのでなく，ガイドラインなどを含めて三次資料という簡便な情報源を有効利用することも重要である．

③ 根拠の批判的吟味

　集めた資料について内的妥当性を評価し，質がある程度担保されたものを優先的に利用する．質的に低いものであっても，他に情報がない場合には，質が低いことを前提にそれを利用することも考慮する．

④ 臨床への適用

　外的妥当性について評価し，患者への適用を考える．この場合，最終的には患者への説明，患

者の選考にも配慮する．

⑤ **臨床行為の評価**

根拠に基づいて実行した医療行為がすべて有効に機能するとは限らない．したがって，実施した医療行為を評価し，問題点は改めて定式化し，EBMのステップを再度踏むということも必要になる．

EBMの所期の目的は，よりよい医療を患者に提供することにある．最善の根拠を見つけだし，それを実際の医療行為に利用するという行動に結びつけることが重要である．したがって，医療関係者は常にこうした理念をもち医療行為を行う，という行動哲学を身につける必要がある．

引用文献

1) 丹後俊郎著（2003）無作為化比較試験　デザインと統計解析，朝倉書店
2) 楠　正監修（2001）薬剤疫学への第一歩　事例と方法　藤田利治，日本RAD-AR協議会編，エルゼビア・サイエンス-ミクス
3) Diana B. Petitti（2000）META-ANALYSIS, DECISION ANALYSIS, AND COST-EFFECTIVENESS ANALYSIS METHODS FOR QUANTITATIVE SYNTHESIS IN MEDICINE, 2nd Edition, OXFORD（この本の1^{st} Editionの訳本として，福井次矢，青木則明監訳（1999）EBMのためのデータ統合型研究，メディカル・サイエンス・インターナショナル，がある）
4) 丹後俊郎（2002）メタアナリシス入門　エビデンスの統合をめざす統計手法，朝倉書店

8.5 確認問題

問1 医薬品情報源は，加工の程度により一次資料から三次資料まで分類される．二次資料の特徴と代表例をあげなさい．

問2 ITT解析（intention to treat analysis）とPer-Protocol解析について説明しなさい．

問3 以下のインフルエンザの予防に対する新薬の有効性について治療必要数（NNT）を用いて述べなさい．

	インフルエンザ罹患あり	インフルエンザ罹患なし
新薬群	2	153
プラセボ群	13	150

問4 EBMの実践に必要な5つのステップを書きなさい.

〈解答と解説〉

問1 [解答]
　二次資料は，一次資料を検索するために加工した資料であり，特定分野ごとにその分野に関する一次資料を収集し，キーワードなどの索引を付し，一次資料の検索を可能とした情報源（データベースや冊子）である．主な電子媒体のものとして，MEDLINE，EMBASE，医中誌データベースなどがある．

問2 [解答]
　ITT解析（intention to treat analysis）とは，被験者が予定した治療を遵守したかどうかにかかわらず割付けられた群で追跡され，評価され，解析されることをいい，脱落例は全例を最悪のシナリオ，すなわち，無効例として解析するのが理想的とされている．一方 Per-Protocol 解析は，当初の研究計画に従って試験が遂行された症例だけを解析対象とし，不適格例・脱落例を含めない解析のことをいう．

問3 [解答]

NNT ＝ 1 ÷ (13/163 − 2/155) ＝ 14.96 ≒ 15 人

この新薬を15人が服用することにより，インフルエンザの予防を1人することができると考える．

問4 [解答]
① 臨床上の問題点を回答可能な質問にする（疑問の定式化）
　　　↓
② 質問に答えるための最善の根拠を最大の効率で見つけ出す
　　　↓
③ 根拠の妥当性と有用性を批判的に吟味する
　　　↓
④ 吟味の結果を臨床行為に適用する
　　　↓
⑤ 臨床行為を評価する

第9章 服薬指導

9.1 服薬指導の意義

医薬品の適正使用とは，個々の患者について
① 的確な診断や種々の患者情報（遺伝子情報，服薬履歴，臨床検査情報を含む）に基づき患者の病態にかなった最適の薬剤，剤形と用法・用量が決定されること．
② ①に基づき処方監査された後，正確に調製（狭義の調剤）されること．
③ 患者に薬剤についての説明が十分行われ，理解されること．
④ 正確に使用（投薬）されること．
⑤ その治療効果や副作用が的確に評価されること．
の5項目からなる一連の作業を指す．

しかし，現実には，薬物治療は，多くの場合で画一的な用法・用量で実施され，このために引き起こされる治療効果・副作用発現における個体差がしばしば問題となっている．不十分な治療効果もしくは予期せぬ副作用の発現を経験し，必然的に用法・用量の見直し，場合によっては治療薬剤の変更が行われることも少なくない．医薬品の適正使用を目的として，薬物投与から治療効果，副作用発現に至るまでに患者自身が対応できることは何か？ここで上述の「③患者に薬剤についての説明が十分行われ，理解されること」以下の項目が必要であり，特にこの「③患者に薬剤についての説明が十分行われ，理解されること」は服薬指導として重要な薬剤師の業務となっている．患者に関する情報を多面的に収集し，管理し，利用できる薬剤師が要求される．そのような能力を背景として，患者に疾病と薬物の関係を理解してもらい，その薬物の薬効を最大限引き出す方法を十分に納得できるまで説明しておくことが必要である．薬剤の適正使用の全

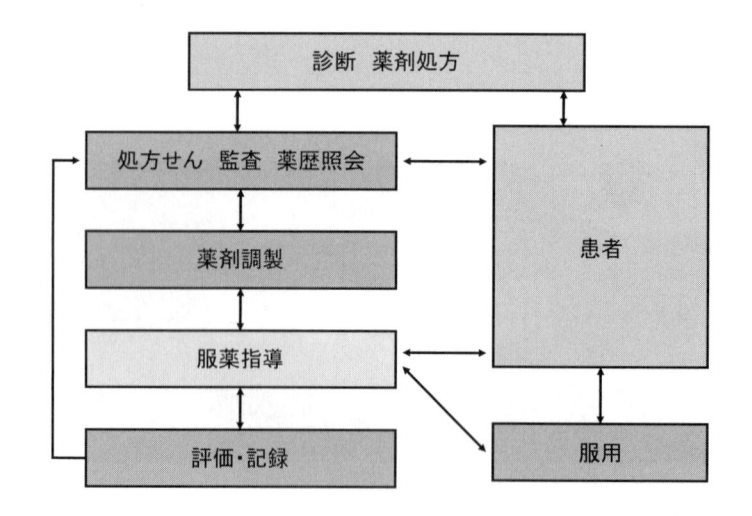

図 9.1　薬剤の適正使用における服薬指導の位置

体像と服薬指導の占める位置関係を示したのが図 9.1 である．

　入院患者に対しては薬剤管理指導業務（いわゆる服薬指導業務）として診療報酬上もかなり高く評価されているが，これは医薬品の適正使用の推進を目的として，期待を込めて薬剤師に付与された経緯をもっている．入院患者に対して担当薬剤師は処方薬の説明はもちろんのこと，診療録や看護記録を閲覧し，また，医師のカンファレンスや回診もしくは看護師の申し送りに参加して，患者情報を収集すると共に，薬歴管理や副作用のチェックを行う．

　薬局においても，調剤報酬における薬学管理料として，薬剤服用歴による服薬状況等の管理指導，情報提供に係る「薬剤服用歴管理指導料」，「長期投薬情報提供料」，「外来服薬支援料」，在宅患者の服薬指導，薬剤管理に係る「在宅患者訪問薬剤管理指導料」，「在宅患者緊急訪問薬剤管理指導料」，「在宅患者緊急時等共同指導料」のほか，退院後に在宅で療養する患者を薬局薬剤師が訪問し，退院後に必要となる薬剤に関する説明および指導を病院スタッフと共同で実施した場合に算定できる「退院時共同指導料」，患者の服薬状況等を医療機関に提供する際に算定できる「服薬情報等提供料」がある．診療報酬の違いはあるが，病院でも薬局でも薬剤師の診療報酬の中で大きな位置を占めるもので，社会的ニーズが高いことを示している．基本的には，薬剤師法第 25 条の 2 に医薬品の適正使用のための情報を患者または看護にあたっている者に伝えることが薬剤師の義務であると規定されていることに根ざしているといえよう．

　以下，服薬指導の実際を紹介すると共に，服薬指導に必要な技能と態度，患者情報の収集，さらにはそれらの記録や保管について詳しく説明する．

9.2　服薬指導に必要な技能と態度
9.3　患者情報の収集
9.4　服薬指導の実際
9.5　服薬指導記録の記載方法

特に「9.4.2 代表的な医薬品の服薬指導」の項では比較的患者の多い代表的医薬品について説明しているが，これらは服薬指導のごく一部であることを理解してほしい．薬剤師は医師と異なり，あらゆる診療科からの処方せんに対応しなければならないので，あらゆる医薬品を調剤（服薬指導を含めて）することが求められる．いわゆる，ジェネラリストとしての対応をしなければならない．しかし，ジェネラリストであれば広く浅い知識で許されるのではなく，最新の知識，技術が求められていることを認識しておく必要がある．ジェネラリストとしての資格を獲得した上で，専門薬剤師に向けての取り組みも求められよう．

9.2 服薬指導に必要な技能と態度

9.2.1 患者の基本的権利

1981年の第34回世界医師会（World Medical Association：WMA）総会（ポルトガル，リスボン）において，患者の権利に関するWMAリスボン宣言が採択された（その後，1995年第47回WMA総会で修正，2005年第171回WMA理事会で編集上修正）．この宣言では，患者の主要な権利として，良質の医療を受ける権利，選択の自由の権利，自己決定の権利，情報に対する権利，守秘義務に対する権利，健康教育を受ける権利，尊厳に対する権利，宗教的支援に対する権利があげられている．この序文においては，「医師および医療従事者，または医療組織は，この権利を認識し，擁護していくうえで共同の責任を担っている．」との記載があることから，薬剤師もこの責任を担っているものとされている．

患者の権利に関するWMAリスボン宣言

1981年9月/10月，ポルトガル，リスボンにおける第34回WMA総会で採択
1995年9月，インドネシア，バリ島における第47回WMA総会で修正
2005年10月，チリ，サンティアゴにおける第171回WMA理事会で編集上修正

序　文
医師，患者およびより広い意味での社会との関係は，近年著しく変化してきた．医師は，常に自らの良心に従い，また常に患者の最善の利益のために行動すべきであると同時に，それと同等の努力を患者の自律性と正義を保証するために払わねばならない．以下に掲げる宣言は，医師が是認し推進する患者の主要な権利のいくつかを述べたものである．医師および医療従事者，または医療組織は，この権利を認識し，擁護していくうえで共同の責任を担っている．法律，政府の措置，あるいは他のいかなる行政や慣例であろうとも，患者の権利を否定する場合には，医師はこの権利を保障ないし回復させる適切な手段を講じるべきである．

原　則
1. 良質の医療を受ける権利
    a. すべての人は，差別なしに適切な医療を受ける権利を有する．
    b. すべての患者は，いかなる外部干渉も受けずに自由に臨床上および倫理上の判断を行うことを認識している医師から治療を受ける権利を有する．
    c. 患者は，常にその最善の利益に即して治療を受けるものとする．患者が受ける治療は，一般的に受け入れられた医学的原則に沿って行われるものとする．
    d. 質の保証は，常に医療のひとつの要素でなければならない．特に医師は，医療の質の擁護者たる責任を担うべきである．
    e. 供給を限られた特定の治療に関して，それを必要とする患者間で選定を行わなければならない場合は，そのような患者はすべて治療を受けるための公平な選択手続きを受ける権利がある．その選択は，医学的基準に基づき，かつ差別なく行われなければならない．
    f. 患者は，医療を継続して受ける権利を有する．医師は，医学的に必要とされる治療を行うにあたり，同じ患者の治療にあたっている他の医療提供者と協力する責務を有する．医師は，現在と異なる治療を行うために患者に対して適切な援助と十分な機会を与えることができないならば，今までの治療が医学的に引き続き必要とされる限り，患者の治療を中断してはならない．

2. 選択の自由の権利
    a. 患者は，民間，公的部門を問わず，担当の医師，病院，あるいは保健サービス機関を自由に選択し，また変更する権利を有する．
    b. 患者はいかなる治療段階においても，他の医師の意見を求める権利を有する．

3. 自己決定の権利
    a. 患者は，自分自身に関わる自由な決定を行うための自己決定の権利を有する．医師は，患者に対してその決定のもたらす結果を知らせるものとする．
    b. 精神的に判断能力のある成人患者は，いかなる診断上の手続きないし治療に対しても，同意を与えるかまたは差し控える権利を有する．患者は自分自身の決定を行ううえで必要とされる情報を得る権利を有する．患者は，検査ないし治療の目的，その結果が意味すること，そして同意を差し控えることの意味について明確に理解するべきである．
    c. 患者は医学研究あるいは医学教育に参加することを拒絶する権利を有する．

4. 意識のない患者
    a. 患者が意識不明かその他の理由で意思を表明できない場合は，法律上の権限を有する代理人から，可能な限りインフォームド・コンセントを得なければならない．
    b. 法律上の権限を有する代理人がおらず，患者に対する医学的侵襲が緊急に必要とされる場合は，患者の同意があるものと推定する．ただし，その患者の事前の確固たる意思表示あるいは信念に基づいて，その状況における医学的侵襲に対し同意を拒絶することが明白かつ疑いのない場合を除く．
    c. しかしながら，医師は自殺企図により意識を失っている患者の生命を救うよう常に努力すべきである．

5. 法的無能力の患者
    a. 患者が未成年者あるいは法的無能力者の場合，法域によっては，法律上の権限を有する代理人の同意が必要とされる．それでもなお，患者の能力が許す限り，患者は意思決定に関与しなければならない．
    b. 法的無能力の患者が合理的な判断をしうる場合，その意思決定は尊重されねばならず，かつ患者は法律上の権限を有する代理人に対する情報の開示を禁止する権利を有する．
    c. 患者の代理人で法律上の権限を有する者，あるいは患者から権限を与えられた者が，医師の立場から見て，患者の最善の利益となる治療を禁止する場合，医師はその決定に対して，関係する法的あるいはその他慣例に基づき，異議を申し立てるべきである．救急を要する場合，医師は患者の最善の利益に即して行動することを要する．

6. 患者の意思に反する処置
    患者の意思に反する診断上の処置あるいは治療は，特別に法律が認めるか医の倫理の諸原則に合致する場合には，例外的な事例としてのみ行うことができる．

7. 情報に対する権利
    a. 患者は，いかなる医療上の記録であろうと，そこに記載されている自己の情報を受ける権利を有し，また症状についての医学的事実を含む健康状態に関して十分な説明を受ける権利を有する．しかしながら，患者の記録に含まれる第三者についての機密情報は，その者の同意なくしては患者に与えてはならない．
    b. 例外的に，情報が患者自身の生命あるいは健康に著しい危険をもたらす恐れがあると信ずるべき十分な理由がある場合は，その情報を患者に対して与えなくともよい．
    c. 情報は，その患者の文化に適した方法で，かつ患者が理解できる方法で与えられなければならない．
    d. 患者は，他人の生命の保護に必要とされていない場合に限り，その明確な要求に基づき情報を知らされない権利を有する．
    e. 患者は，必要があれば自分に代わって情報を受ける人を選択する権利を有する．

8. 守秘義務に対する権利
    a. 患者の健康状態，症状，診断，予後および治療について個人を特定しうるあらゆる情報，ならびにその他個人のすべての情報は，患者の死後も秘密が守られなければならない．ただし，患者の子孫には，自らの健康上のリスクに関わる情報を得る権利もありうる．
    b. 秘密情報は，患者が明確な同意を与えるか，あるいは法律に明確に規定されている場合に限り開示することができる．情報は，患者が明らかに同意を与えていない場合は，厳密に「知る必要性」に基づいてのみ，他の医療提供者に開示することができる．
    c. 個人を特定しうるあらゆる患者のデータは保護されねばならない．データの保護のために，その保管形態は適切になされなければならない．個人を特定しうるデータが導き出せるようなその人の人体を形成する物質も同様に保護されねばならない．

9. 健康教育を受ける権利
    すべての人は，個人の健康と保健サービスの利用について，情報を与えられたうえでの選択が可能となるような健康教育を受ける権利がある．この教育には，健康的なライフスタイルや，疾病の予防および早期発見についての手法に関する情報が含まれていなければならない．健康に対するすべての人の自己責任が強調されるべきである．医師は教育的努力に積極的に関わっていく義務がある．

10. 尊厳に対する権利
    a. 患者は，その文化および価値観を尊重されるように，その尊厳とプライバシーを守る権利は，医療と医学教育の場において常に尊重されるものとする．
    b. 患者は，最新の医学知識に基づき苦痛を緩和される権利を有する．
    c. 患者は，人間的な終末期ケアを受ける権利を有し，またできる限り尊厳を保ち，かつ安楽に死を迎えるためのあらゆる可能な助力を与えられる権利を有する．

11. 宗教的支援に対する権利
    患者は，信仰する宗教の聖職者による支援を含む，精神的，道徳的慰問を受けるか受けないかを決める権利を有する．

9.2.2 自己決定の権利

リスボン宣言の第3項にあるように，患者は自己決定の権利を有している．ここでいう自己決定の権利とは，患者自身が受ける医療を患者自らが選択する権利，さらには医療を受けるか否か

を選択する権利を指す．また，同項には，「患者は自分自身の決定を行ううえで必要とされる情報を得る権利を有する．」と明記されている．したがって，薬剤師を含めた医療従事者は，患者の自己決定の権利を尊重し，かつ，患者が自己決定するために必要としている情報を提供することで，患者の自己決定を支援しなければならない．

9.2.3　インフォームド・コンセント

インフォームド・コンセントとは，その名が示すように説明（informed）と同意（consent）である．先に述べた患者の自己決定権を尊重する考えに基づき，医療従事者は，患者に提供しようとしている医療行為について十分に説明し，患者自身あるいはその代理人が十分理解し，納得し，同意を得たうえで医療を提供しなければならないという考えである．インフォームド・コンセントは，一般の医療行為に限らず治験等においても適用される．治験に代表されるような新規治療法の開発を目指す臨床研究的な性格を含む場合では，インフォームド・コンセントの重要性はさらに高いものとされ，口頭による説明のみならず，文書による説明と同意が必須とされている．

医療の中におけるインフォームド・コンセントの在り方については，平成5年から平成7年までにわたって開催された「インフォームド・コンセントの在り方に関する検討会」で議論され，その内容が報告書としてまとめられているので参照されたい[1]．また，法的には，医療法第1条の4第2項に明文化されている（表9.1）．

表9.1　医療法　第1条の4　第2項

医療法第1条の4 2　医師，歯科医師，薬剤師，看護師その他の医療の担い手は，医療を提供するに当たり，適切な説明を行い，医療を受ける者の理解を得るよう努めなければならない．

9.2.4　守秘義務

薬剤師はその職務を遂行するにあたり，患者の秘密を保有することになる．刑法134条は秘密漏示について次のように定めている（表9.2）．

このように，薬剤師は，職務上知り得た患者の秘密を正当な理由がないにもかかわらず漏示し

表9.2　刑法　第134条　第1項

刑法第134条　第1項 医師，薬剤師，医薬品販売業者，助産師，弁護士，弁護人，公証人又はこれらの職にあった者が，正当な理由がないのに，その業務上取り扱ったことについて知り得た人の秘密を漏らしたときは，六月以下の懲役又は十万円以下の罰金に処する．

表9.3 薬剤師倫理規定 第9条

> 薬剤師倫理規定　第9条
> （秘密の保持）
> 薬剤師は，職務上知り得た患者等の秘密を，正当な理由なく漏らさない．

た場合には，「秘密を侵す罪」として，刑罰を科されることになる．

また，日本薬剤師会制定の薬剤師倫理規定にも守秘義務について表9.3のように定められている．

医療において薬剤師が知り得る患者の秘密は，病名をはじめ多岐にわたるほか，薬剤師はその秘密の情報源である処方せんや薬歴簿などを管理する立場にある．したがって，これら媒体の取り扱いにあたっては，その漏洩を防止するよう努めなければならない．

9.2.5 患者接遇に際して，配慮すべき注意点

これまでは患者のもつ基本的権利や医療従事者が遵守すべきルールについて述べた．すなわち，医療従事者が患者に医療を提供するにあたっては，これらを十分に認識した上で患者に接することが必須である．また，医療従事者は，患者という存在があって初めてその職能を発揮するわけであるが，当然のことながら患者は一個人である．すなわち，医療従事者が患者と接するという場面においては，ルールだけではなく遵守すべきマナーも存在する．

ここでは，患者接遇に際して，配慮すべき注意点について述べる．

1 基本的注意

医療従事者は毎日の業務を通じて複数の患者と接する．一方，患者が医療従事者と接する機会は，医療を受けようとするときのみである．すなわち，患者－医療従事者間の接遇は，医療従事者にとっては「日常的」であるが，患者にとっては「非日常的」に発生する．したがって，医療従事者は患者との接遇にあたり，患者にとって「非日常的」であることを認識したうえで臨む必要がある．

良質な医療を提供するためには，患者との間に良好な信頼関係を構築する必要がある．薬剤師が服薬指導を通じて患者と良好な信頼関係を結ぶためには，その面談において必要とされる技能と態度がある．

A）清潔な身だしなみ
B）適切な姿勢・ふるまい
C）挨拶，自己紹介，患者氏名の確認
D）患者へのインタビューの目的の説明と同意の取得
E）守秘義務の遵守
F）基本的権利の尊重

G）丁寧な言葉づかい

H）わかりやすい言葉

I）共感的態度

J）開かれた質問（open question）

また，患者接遇にあたっては，患者の信頼を得るために，カウンセリングで用いられる基本的技能と態度である，受容，共感，傾聴などを用いることが効果的である．

a）患者の訴えを受け容れる（受容）

b）患者の悩みを分かち合う（共感）

c）患者の訴えに耳を傾ける（傾聴）

2 アドヒアランス，コンコーダンス

従来，患者の服薬状況を示す言葉として，コンプライアンス（compliance）という言葉が用いられていた．コンプライアンスとは，医療従事者の決定（処方）に従って患者が薬剤を服用しているかという意味を示していた．しかしながら，近年，患者を中心とした医療の提供という概念やインフォームド・コンセントの理解が浸透したことから，アドヒアランス（adherence）あるいはコンコーダンス（concordance）という言葉が用いられるようになっている．

アドヒアランスは，わが国においてHIV感染症患者やがんの治療に関して用いられることが多い用語であるが，治療方針の決定に患者が積極的に参加し，患者自身が決定した治療を実行し，継続することをいう．したがって，医療従事者の一方的な決定を遵守するというコンプライアンスと異なり，医療従事者によるインフォームド・コンセントを基盤として，患者の自己決定権を尊重した考え方である．

また，コンコーダンスは，調和あるいは一致を意味する言葉であり，イギリス薬剤師会を中心に打ち出された概念である．コンコーダンスとは，患者とのパートナーシップに基づく薬の処方と使用のプロセスのことをいう．

9.3 患者情報の収集

9.3.1 服薬指導に必要な患者情報

平成9年4月に施行された改正薬剤師法25条の2において，「薬剤師は，販売又は授与の目的で調剤したときは，患者又は現にその看護に当たっている者に対し，調剤した薬剤の適正な使用のために必要な情報を提供しなければならない.」と規定されたことにより，薬剤師には，患

者に対しての服薬指導が義務付けられている．この法改正の背景には，平成8年の高松高裁における判決事例がある．この事案は，抗てんかん薬であるフェニトインを内服中の患者が，医師から「何かあったら連絡しなさい」と説明を受けていたが，服薬中に皮膚の瘙痒感，発疹に引き続いて中毒性表皮壊死症（TEN）を発症し，死亡に至ったものである．この判例では，医師による「何かあったら連絡しなさい」という説明では，その内容が不十分であったとして医師の過失が問われた．この事例を受けて，改正された薬剤師法25条の2には，医薬品による健康被害，特に，重大な副作用の発現を最小限にするためには，薬剤師が適正な服薬指導をすることが重要であるという意味を含んでいる．

　薬局，病院を問わず，薬剤師が調剤業務を通じて患者情報を得るための第一の情報源としては処方せんがあげられる．処方せんには，患者氏名，年齢（生年月日），性別などの情報と，その患者に処方されている医薬品の名称，用法・用量などが記載されているが，処方せんから得られる情報のみを用いて適正な服薬指導を行うことは不可能な場合が多い．したがって，薬剤師は，処方せん以外の媒体から，あるいは患者自身へのインタビューによって，服薬指導に必要な患者情報を収集する必要がある．服薬指導に必要な患者情報は多岐にわたる．したがって薬剤師は，服薬指導に先立ち，これらの情報を効率よくかつ過不足なく収集する必要がある．

　ここでは，服薬指導に必要な患者情報の種類とその情報源，および注意点について，また，それら情報の共有化の重要性について述べる．

1　服薬指導に必要な患者情報の種類

a）入院あるいは外来受診の目的

　入院目的は，疾病の治療目的での入院と精査目的の入院の2種に大別される．精査目的での入院のほうが治療目的の入院と比較して，入院期間が短くなることもある．薬局においては，いずれかの病院・診療所を受診した患者が処方せんを持参するため，何らかの疾病に罹患し，その治療を目的としたものと考えることができる．患者のニーズにあった服薬指導を実施するためには，これらの目的を的確に把握しておくことが重要である．

b）既往歴

　既往歴とは，それまでにどのような疾患に罹患し，どのような治療を受けたかということである．既往歴には，入院時あるいは受診時において治療を継続しているものと治癒しているものがある．医薬品によっては，その疾病に罹患歴がある患者に対して投与禁忌となっている場合もあるため，当該疾病にかかる罹患期間および転帰についても確認しておくことが重要である．

c）服用歴および持参薬

　入院あるいは受診以前の服用歴および現在の服用状況を確認しておくことも重要である．食道がんや胃がんなどに用いられるテガフール・ギメラシル・オテラシルカリウム配合剤（ティーエ

スワンカプセル）は，添付文書の警告欄に「他のフッ化ピリミジン系抗悪性腫瘍剤やこれら薬剤との併用療法，あるいは抗真菌剤であるフルシトシンとの併用により，重篤な血液障害等の副作用が発現するおそれがあるので，併用を行わないこと」と記載されているが，さらに重要な基本的注意の欄には，「本剤投与中止後，他のフッ化ピリミジン系抗悪性腫瘍剤あるいは抗真菌剤フルシトシンの投与を行う場合は少なくとも7日以上の間隔をあけること」と記載されている．すなわち，服用歴を確認する際には，薬品名のみならず，その服用期間も確認することが重要である．

また，持参薬についても，その薬品名，用法・用量に加えて，どの医療機関から処方された医薬品かを確認するほか，相互作用あるいは重複投与の防止のために，入院あるいは受診後に服用を継続するかについて，医師から指示を受けているかを確認することも重要である．

d）副作用歴・アレルギー歴

副作用歴・アレルギー歴の確認は，当該患者の治療中における副作用発現を防止するために極めて重要である．過去に一度でも副作用が発現したことがある場合には，再度その医薬品あるいは構造が類似した医薬品を服用したときに副作用が発現する可能性が高いためである．また，アレルギー歴は，医薬品のみならず食品などについても収集する必要がある．リゾチーム塩酸塩は卵白由来のタンパク質であり，卵白アレルギーを有する患者においてアナフィラキシーショックを含む過敏症状を引き起こす可能性があるため，卵白アレルギーのある患者には禁忌である．

e）嗜好品

喫煙・飲酒といった嗜好品の有無により，医薬品の作用が増強あるいは減弱される場合もある．気管支拡張薬であるテオフィリンは，主に肝臓のCYP1A2で代謝されるが，喫煙によりCYP1A2が誘導され，肝クリアランスが上昇することでテオフィリンの血中濃度は低下する[2]．また，抗トリコモナス剤であるメトロニダゾールは，アルコールの代謝過程においてアルデヒド脱水素酵素を阻害するため，飲酒との併用により血中アセトアルデヒド濃度を上昇させることから，メトロニダゾールの投与期間中は飲酒を避けることとされている[3]．

f）一般用医薬品およびサプリメント

一般用医薬品の中には，他の医薬品との間に相互作用を引き起こすものもある．また，近年の規制緩和により，医療用医薬品から一般用医薬品にスイッチされた，いわゆる「スイッチOTC」が増加している．一般用医薬品としても販売されている胃酸分泌抑制薬であるファモチジンと，アゾール系抗真菌薬であるイトラコナゾールの併用により，イトラコナゾールの吸収は低下し，血中濃度の低下を引き起こす[4]．

また，サプリメントと医薬品の間にも相互作用が存在する．サプリメントとして広く販売されているセント・ジョーンズ・ワートは，薬物代謝酵素であるCYP3Aを誘導するため，CYP3Aで

代謝される併用薬の血中濃度を低下させる．心臓移植後にシクロスポリンにて拒絶反応を予防していた患者が，セント・ジョーンズ・ワートを併用したことで，シクロスポリンの血中濃度の低下を引き起こし，拒絶反応を示した症例も報告されている．このように，サプリメント服用の有無に関する情報収集も重要である[5]．

g）コンプライアンス

入院あるいは受診以前の服薬コンプライアンスを確認しておくことも重要である．特に急性期入院患者には，服薬コンプライアンスを遵守していないがために症状の増悪をきたし，入院に至るケースも多い．一般的に服薬コンプライアンスは，自覚症状がない疾患を有する患者ほど悪いとされている．コンプライアンスの確認の際には，たとえ服薬コンプライアンスが悪い患者であってもその席では非難せず，正確な情報を収集することが大切である．

2 情報源

前節のように，服薬指導に必要な患者情報は多岐にわたるが，その情報が一元的に集約されている資料は存在しない．したがって，これら情報の収集に当たっては，必要な情報がどの媒体に存在するかを理解した上で取り組む必要がある．

a）患者へのインタビュー

患者への直接的なインタビューで得られる情報として，既往歴，服用歴および持参薬，副作用歴，アレルギー歴，嗜好品，一般用医薬品あるいはサプリメント服用の有無，コンプライアンスなどがある．患者が小児あるいは高齢者の場合には，付き添いの家族からも情報を得ることが重要である．医薬品の中には，名称が類似している，あるいは同一銘柄でも多規格が販売されているものも存在するので，服用歴あるいは持参薬については，患者あるいはその家族からの口頭によるインタビューに加えて，薬剤の実物を確認するべきである．近年，薬剤情報提供文書やおくすり手帳といった媒体が活用されていることから，入院あるいは受診前におけるこれら媒体を活用することで，より客観的な視点からの情報収集が可能となる（図9.2，図9.3）．

患者インタビューで重要な点は，聞き取りの際に難解な言葉を用いず，わかりやすい言葉を使用することである．例えば，「アレルギーの既往はありますか？」という質問ではなく，「これまでにおくすりや食べ物で体に合わなかったものはありますか？」というように質問することが重要である．

さらに，入院前の薬剤管理が本人でない場合もあるため，コンプライアンスについての質問をする際には，入院前あるいは受診前に誰が薬の管理を行っていたかを確認し，患者本人による管理ではない場合には，実際に薬剤の管理を行っていた人からコンプライアンスを確認することが重要である．

【 お 薬 に つ い て 】

神大　太郎様

お薬の名前	リピトール錠（１０㎎）					
飲み方/使い方	朝　医師の指示通り					
日数/回数	起床時	朝	昼	夕	就寝前	1回量
		○				（錠）

作用・薬効
・血液中のコレステロールを下げる薬
相互作用
・この薬は特定の薬と併用すると、効果が弱まったり思わぬ副作用がでることがあるため、服用していることをあらかじめ医師または薬剤師に伝えて下さい。
副作用
筋肉が痛い、手足の力が入らない、尿の色が濃い（赤褐色になる）、手足がだるい、腕があげづらい、いつもと異なる黄褐色尿、発熱、発しん、発しん・かゆみ等を伴う皮膚症状、水ぶくれ、のどの渇き、多尿

お薬の名前	アムロジピン（ノルバスク錠５㎎）					
飲み方/使い方	朝　医師の指示通り					
日数/回数	起床時	朝	昼	夕	就寝前	1回量
		○				（錠）

作用・薬効
・狭心症の発作を予防する薬
・血圧を下げる薬
一般的注意
・めまいが起こることがあるので、自動車の運転等危険を伴う機械の操作や細心の注意を必要とする仕事は避けてください。
副作用
いつもと異なる黄褐色尿、発熱、発しん、低血圧によるめまい、動悸、脈の乱れ、過敏症（発しん、かゆみ、皮膚が赤くなる、日光に当たった部分の発疹、発熱、紫のあざ、顔や手足のはれ、じんましん）、歯ぐきのはれ

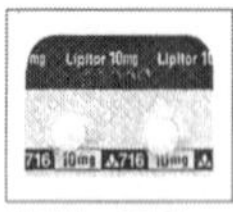

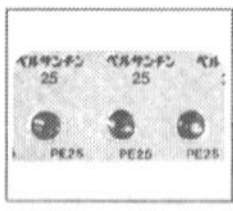

お薬の名前	ペルサンチン錠（２５㎎）					
飲み方/使い方	朝、昼、夕　　食後					
日数/回数	起床時	朝	昼	夕	就寝前	1回量
		○	○	○		（錠）

作用・薬効
・狭心症の発作を予防する薬
・尿中の蛋白を減少させる薬
・血栓ができるのを抑える薬
副作用
胸痛、息切れ、冷や汗、ものが見えにくい、胃やみぞおちのもたれや痛み、黒く粘った便、頭痛、はきけ、鼻や歯ぐきの出血、のどがヒューヒュー鳴る、顔や手足のはれ、過敏症（じんましん、発しん）

副作用はその初期症状を記載しています。
何かいつもと違うことがあれば、
すぐに医師、薬剤師へご連絡ください。

1/1

神戸大学医学部附属病院 薬剤部
兵庫　花子　電話078（382）○○△△

図 9.2　薬剤情報提供文書の一例

b）診療録

診療録とは，いわゆる「カルテ」のことであり，患者背景，診察および検査の結果，治療の経過などを医師が記録するものである．近年，この診療録を電子化した「電子カルテ」を導入する医療機関も増加しており，これら医療機関では，院内の各クライアントと呼ばれる端末から診療録をはじめ様々な媒体を閲覧することが可能である．しかしながら現状では，診療録から患者情報を収集することができるのは，病院あるいは診療所の薬剤師に限られている．

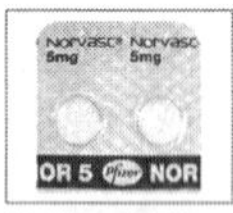

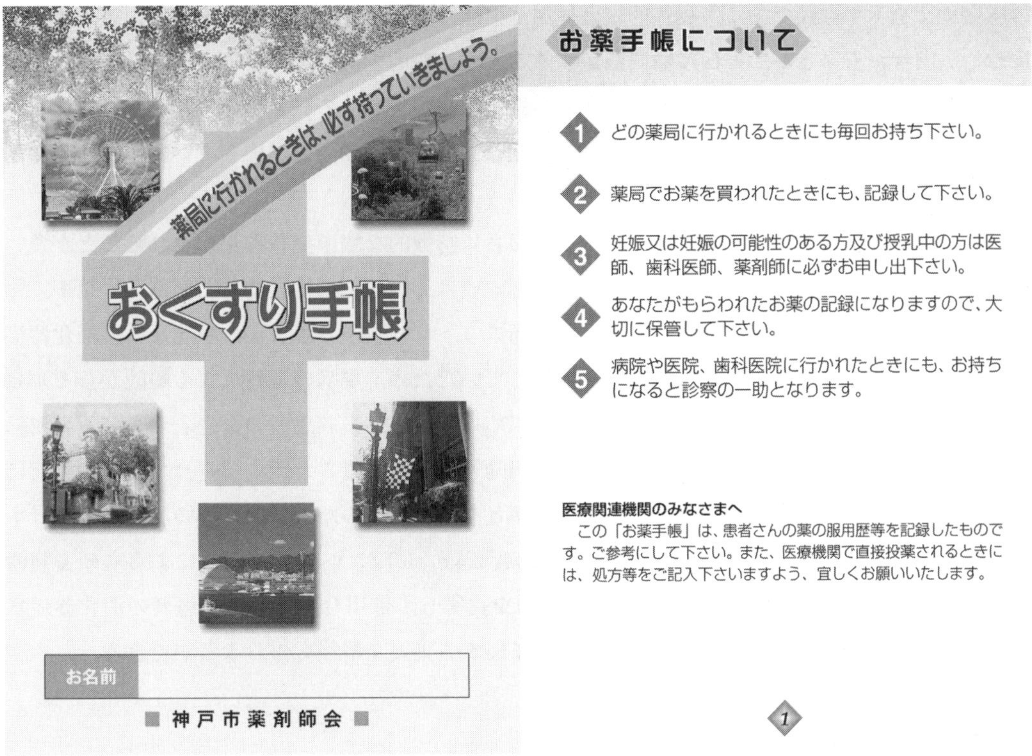

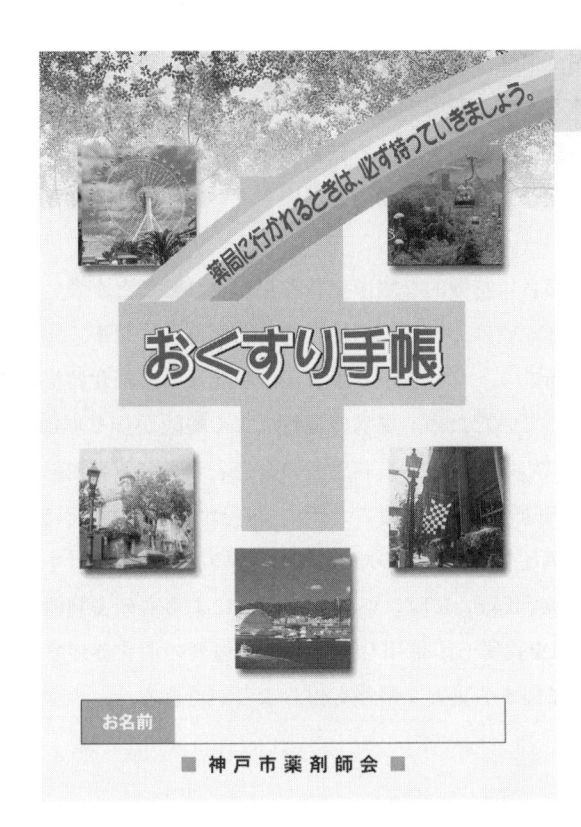

図 9.3 お薬手帳（神戸市薬剤師会）

c) 薬　歴

　薬歴とは，その患者の服薬歴を記載したものであり，書式は各医療機関によって異なる．病院あるいは診療所の場合には，原則としてその医療機関にて処方された医薬品のみが記載されているが，薬局の場合には，当該患者がその薬局に持ち込んだすべての処方せんに記載された医薬品が一元的に記載されている．したがって薬歴は，患者の服用歴を効率よく収集するために適した媒体である．

d) 看護記録

　看護記録とは，患者が病院あるいは診療所に入院している間の経過について，看護師が記録するものである．薬物療法に関連する患者の訴えのうち，処方薬の飲みやすさあるいは飲みにくさなどは，看護記録に記載されることが多い．また，看護記録から副作用の初期症状を発見することもある．例えば，薬剤師が不在である夜間などにおいてせん妄状態が現れた場合などは，患者本人に確認することも困難な場合が多く，看護記録からの情報収集が有用である．

e) 経過表

　経過表とは，患者のバイタルサインなどが記載されたものである．バイタルサインとは，患者

の生命維持を示す徴候であり，具体的には体温，血圧，脈拍，呼吸状態などを指す．患者の重症度や治療内容にもよるが，一日に数回測定することが一般的であるため，他の情報源と比較して，短い時間ごとの経過を確認することができる．例えば，肺炎などの発熱性疾患で入院している場合，経過表をもとに体温の推移をチェックし，投与中の薬剤が効果を発揮しているか否かの確認ができる．

経過表には，バイタルサインのほかに，当該患者に特徴的な臨床症状も追記されることが多い．これらの情報から，医薬品による副作用の把握あるいはその防止に役立つことがある．以下，一例をあげる．モルヒネ塩酸塩坐薬にてがん性疼痛コントロール中の患者が，嘔吐などの消化器症状に悩まされていた．当該患者は脳転移も併発していたため，現病の進行による嘔吐か，モルヒネ塩酸塩の副作用による消化器症状かの鑑別が求められたが，当該患者の経過表および看護記録をもとに，患者が嘔吐する時間とモルヒネの体内動態を比較することで，モルヒネの血中濃度に依存して消化器症状が増悪していることが明らかとなった．このため，副作用の原因がモルヒネによる化学受容器引き金帯（chemoreceptor trigger zone：CTZ）への過剰刺激によるものと判断し，担当医師にドパミン D_2 受容体遮断薬の併用を提案し，併用したところ，患者の消化器症状は軽快した．このように，経過表からは副作用に関する重要な情報も得ることができる．

f）種々の医療チームからの報告書

近年におけるチーム医療の推進により，病院内で感染制御チーム（infection control team：ICT），栄養サポートチーム（nutrition support team：NST），緩和ケアチームなどが組織されることが多くなった．これらのチームは，医師，薬剤師，看護師，臨床検査技師，放射線技師，管理栄養士など種々のスタッフにより構成されており，他職種から様々な視点で患者を取り巻く状況を解析し，より良質な医療の提供に寄与している．多くの場合，これらの医療チームはカンファレンスや回診を通じて，当該患者の治療に対する提案を含む報告書を作成していることがある．これらの報告書も，服薬指導に必要な情報源となることがある．

g）カンファレンス

病院あるいは診療所では，入院患者を対象として，その治療方針を決定するために定期的にカンファレンスを開催する．カンファレンスには，医師のみならず薬剤師や看護師も出席することが多い．この理由としては，それぞれの視点から当該患者の治療方針に対する意見を述べ，議論することでよりよい医療の提供に結びつかせるためものである．また，他職種が一堂に会するカンファレンスは，効率的に情報を得ることができるという点でも重要性が高い．

3 医師，看護師などとの情報の共有化

医師，看護師といった薬剤師以外の医療従事者も，当然のことながら患者情報を収集し，診察，治療，看護といった業務にあたる．通常は，自らの業務遂行のために必要な情報を収集するため，

その内容は職種により異なることが多い．また，収集する情報の種類は同一であっても，内容のきめ細かさが職種により異なることが多い．一方，患者としては病院内の様々な職種のスタッフから同一の質問を受け，その都度回答するということは，患者という存在がなんらかの疾病を有しているということを考慮すると，非常に重荷であるほか，医療機関内において職種間の連携がとれていないのではないかという疑問あるいは不信感を抱かせる結果に結びつく．

患者からの情報収集に当たっては，同一機関内における各医療従事者の役割分担を決めておくことも一つの方法である．これは，チーム医療の一部ともいえる．また，同一の内容を収集する際には，その目的を明確に述べたうえでの面談と情報収集が必要とされる．したがって，薬剤師が服薬指導のために収集した情報は，薬剤師だけが占有するのではなく他の医療従事者と共有することが大切である．

a）医薬品による副作用・有害事象の初期症状

医薬品による副作用・有害事象を防止することは，薬剤師はもとより，全医療従事者の重大な責務である．医薬品による副作用・有害事象は，医薬品服用中における患者の様子を観察すること，臨床検査値の推移，あるいは患者自身とのコミュニケーションを通じて発見されることが多い．したがって，各職種の医療従事者が医薬品による副作用・有害事象の情報，特に重大な副作用の初期症状を把握しておく必要があることから，医師あるいは看護師をはじめとする他の医療従事者と，これらの情報を共有するための方策を構築しておく必要がある．具体的には，服薬指導記録を共通で閲覧できるような体制を整えること，カンファレンス等での注意喚起などがあげられる．

b）医薬品の投与手技に関する情報

近年の製剤技術の進歩により，これまで薬剤学的な要因により製剤化が困難であった医薬品が製品化されているほか，従来と異なる投与経路による製剤等も発売されている．その反面，複雑な投与手技を要する医薬品も増加していることは否めない．また，患者の状態によっては，医薬品の服用に際して介助が必要な場合が存在する．このような場合，入院中であれば看護師が，在宅でケアを受けている場合にはその家族などがその服薬補助を行うことが多い．したがって，特殊な手技を要する医薬品については，実際に服薬介助を担当する看護師などに，これらの情報を提供しておく必要がある．

c）配合変化および医療用具に関する情報

入院患者に対しては，医薬品を経静脈的に投与する目的で注射薬が用いられる場合が多い．しかしながら，注射薬によっては，その物理化学的性質から配合変化を引き起こす場合がある．近年の薬剤管理指導業務の推進に伴い，薬剤師が注射薬を調剤する施設が増えているが，医師あるいは看護師が注射薬を調製するケースも存在する．注射薬による配合変化は力価の低下により期

待した治療効果が得られなくなるだけでなく，凝集あるいは結晶化した医薬品が直接体内に入ることによる有害事象の原因にもなり得る．したがって，薬剤師は注射薬の配合変化などの情報を医師や看護師に対して提供しておく必要がある（表9.4）．

また，医薬品によっては，点滴セットなどの医療用具との間に相互作用を有するものが存在する．これらの相互作用には，点滴セットの材質への医薬品の吸着（表9.5，図9.4）や点滴セットに用いられている可塑剤の溶出などがあげられる（表9.6）．前者の場合は，期待した治療効果が得られず，後者においては溶出する可塑剤が原因の有害事象に結びつく可能性がある．このように，薬剤師は医薬品自体に係る情報のみならず，その周辺に存在する情報についても，医師，看護師といった他の医療従事者と共有しておくことが重要である．

表9.4 注射薬の主な配合変化

薬剤A	薬剤B	配合変化	備考
ヘパリンナトリウム	ガベキサートメシル酸塩	混合直後に混濁	播種性血管内凝固症候群の際に併用されることが多いが，同一ルートからの投与により混濁する．
シスプラチン	低塩化物イオン溶液，アミノ酸輸液，乳酸ナトリウム含有溶液	薬剤Aの活性低下や分解	塩化物イオン濃度の低い輸液と混合するとシスプラチンの活性低下を起こす．また，アミノ酸輸液や乳酸ナトリウム含有輸液と混合するとシスプラチンが分解される．したがって，生理食塩液に混和する．
オキサリプラチン	塩化物含有溶液	薬剤Aが分解される	塩化物イオンの存在によりオキサリプラチンが分解されるため，生理食塩液などと配合することを避ける．
パミドロン酸二ナトリウム	カルシウム，マグネシウム含有製剤	白濁	カルシウム，マグネシウム含有製剤と混合すると白濁するため，注射用水，生理食塩液またはブドウ糖注射液（5%）に溶解し，総量として500 mL以上の生理食塩液またブドウ糖注射液（5%）に希釈する．
オメプラゾール	生理食塩液，ブドウ糖注射液5%以外の製剤	結晶析出，変色，含量低下	生理食塩液，ブドウ糖注射液5%以外の製剤と混合すると結晶析出，変色，含量低下を引き起こすため，原則として他剤との混合を避ける．

表9.5 ポリ塩化ビニルへの吸着

適用上の注意
1. 輸液セットへの吸着
　硝酸イソソルビドは，一般に使用されているポリ塩化ビニル製の輸液容器及び輸液セットに吸着するが，ガラス製，ポリエチレン製の容器，器具には吸着しない．硝酸イソソルビドのポリ塩化ビニル製輸液セットに対する吸着率は，点滴速度とポリ塩化ビニル管の長さに影響される．図はニトロール注50 mgを用いて，ポリ塩化ビニル管220 cmにおける点滴速度5 mL/時間，10 mL/時間とした場合の残存率を示す．また，硝酸イソソルビドの吸着率は，輸液セットが長い程高くなるので注意すること．

（ニトロール注添付文書より引用）

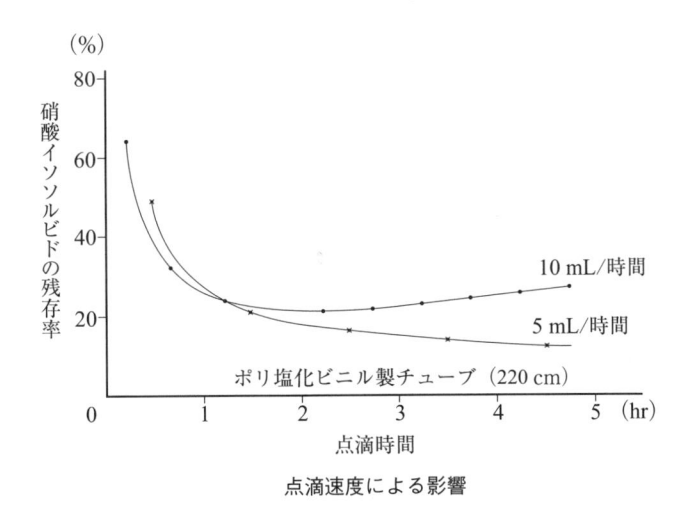

図 9.4　輸液セットに対する硝酸イソソルビドの吸着
(ニトロール注添付文書より引用)

表 9.6　可塑剤の溶出

適用上の注意 4. その他 (1) ポリ塩化ビニル製の輸液セット等を使用した場合,可塑剤である DEHP［di-(2-ethylhexyl) phthalate：フタル酸ジ-(2-エチルヘキシル)］が製剤中に溶出することが報告されている.

(パルクス注添付文書より引用)

9.3.2　臨床検査値の解釈とその理解

　近年におけるチーム医療の推進によって薬剤師がより幅広い業務を担当することに伴って，臨床検査値を活用する機会が飛躍的に増加している．病院や診療所で得られた臨床検査値が患者に還元されるケースが増加しており，さらには定期健康診断などでは患者自らが臨床検査値を得ることができる．このように，患者が能動的な行動をとらなくても受動的に自らの臨床検査値を得ることができる時代へとシフトしている．必然的に，臨床検査値に関する患者の関心度も高くなり，お薬手帳にその値を記載することで健康手帳として役立てる患者もいる．このような背景から，患者が薬剤師に対して臨床検査値に関する質問をする機会が増加するほか，患者の臨床検査値を把握することで，治療効果の判定や副作用発現のチェックも可能となる．すなわち，薬学的ケアを多角的に行うための重要な情報源ともなりうるのである．また，チーム医療をスムーズに推進するためにも，臨床検査値を正しく理解しておくことは，医師や看護師，その他医療スタッフとの間で円滑なコミュニケーションをとることにつながるほか，診療録などに記載された内容の正しい理解にもつながる．したがって，薬剤師は臨床検査値に関する最低限の知識を有しておかなければならない．

1 臨床検査の概要

臨床検査には非常に多くの種類が存在するが，検体検査，生理機能検査，画像検査の3種に大別することができる．検体検査とは，患者から得た血液，尿，便，分泌物，組織といった「検体」を対象とする検査をいう．生理機能検査とは，心電図や脳波など生体の生理的機能を測定するためのものである．画像検査とは，X線検査，CT検査，MRI検査など生体をさまざまな方法で，画像情報を得るものである．これらの検査には，種々の診断薬が用いられる．例えば，X線造影剤は悪性腫瘍の検索における造影CTや心臓の冠動脈造影に必須であるし，放射性医薬品は各種シンチグラフィーに不可欠である．また，耐糖能検査の一つであるブドウ糖経口負荷テスト（oral glucose tolerance test：OGTT）に用いられるブドウ糖も医薬品である．このように臨床検査と医薬品は密接に関連している．

本書では，多数ある臨床検査のうち，検体検査から得られる臨床検査値について述べるが，紙面の都合上，服薬指導に特に必要である基礎的項目についてのみ取り上げる．他の検査については，詳細な専門書を参照されたい．

2 臨床検査値の解釈

主な臨床検査とその基準値を表9.7に示す．

a）肝機能検査

肝臓は，生体内における代謝反応の中枢である．そのため，肝細胞では多くの酵素が合成され，その酵素によって肝細胞内に局在するものと肝細胞から血中に分泌されるものの2種類に分類することができる．また，肝臓は酵素のみならずアルブミンをはじめとする種々の血清タンパク質も合成し，血中へと分泌している．したがって，これらの酵素類やタンパク質を測定することで，肝機能を測定することができる．

肝細胞内に多く存在する酵素としては，ALT，AST，LDHなどがあげられるが，肝細胞が傷害されることにより，これら酵素が血中へと放出される．このような酵素を逸脱酵素と呼ぶ．ALT，AST，LDHなどが上昇している患者では，肝細胞の壊死が起こっているため，肝機能が低下しているととらえることができる．

また，肝臓は胆道を介しての排泄器官としても機能している．胆道からはビリルビンなどを含む胆汁が分泌されているが，臨床検査では，間接ビリルビンと直接ビリルビンを測定する．間接ビリルビンは血中のタンパク質と結合しているビリルビンを指し，直接ビリルビンは肝臓でグルクロン酸抱合を受けて水溶性となったビリルビンをいう．したがって，間接ビリルビンの上昇はビリルビンの供給過多あるいは肝細胞における処理能の低下を示し，直接ビリルビンの上昇は肝細胞の壊死や胆汁のうっ滞を示す．また，γ-GTP，ALPなどは胆道系酵素と呼ばれ，胆汁うっ滞時に上昇する酵素である．肝機能と薬物代謝能および薬物排泄能は密接に関連しており，肝機

表 9.7 主な臨床検査とその基準値

検査項目名	名称（英名）	名称（和名）	略名	基準値
肝機能検査	alanine aminotransferase	アラニンアミノ基転移酵素	ALT	6〜43 IU/L
	aspartate aminotransferase	アスパラギン酸アミノ基転移酵素	AST	11〜33 IU/L
	lactate dehydrogenase	乳酸脱水素酵素	LDH	200〜400 IU/L
	total bilirubin	総ビリルビン	T-Bil	0.2〜1.0 mg/dL（アルカリアゾビリルビン法） 0.2〜1.2 mg/dL（酵素法，比色法）
	indirect bilirubin	間接ビリルビン	I-Bil	0.1〜0.8 mg/dL（アルカリアゾビリルビン法） 0〜0.8 mg/dL（酵素法，比色法）
	direct bilirubin	直接ビリルビン	D-Bil	0〜0.3 mg/dL（アルカリアゾビリルビン法） 0〜0.4 mg/dL（酵素法，比色法）
	γ-glutamyl transpeptidase	γ-グルタミルトランスペプチダーゼ	γ-GTP	成人男性：10〜50 IU/L 成人女性：9〜32 IU/L
	alkaline phosphatase	アルカリホスファターゼ	ALP	80〜260 IU/L
腎機能検査	blood urea nitrogen	尿素窒素	BUN	9〜21 mg/dL
	serum creatinine	血清クレアチニン	Cr	男性：0.65〜1.09 mg/dL 女性：0.46〜0.82 mg/dL
	creatinine clearance	クレアチニンクリアランス	CL_{Cr}	91〜130 mL/min
	estimated glomerular filtration rate	推算糸球体ろ過値	eGFR	90 mL/min/1.73 m^2（<60 mL/min/1.73 m^2 が慢性腎臓病と定義されている）
血液学的検査	white blood cell count	白血球数	WBC	4000〜8000/μL
	red blood cell count	赤血球数	RBC	男性：427〜570 万/μL 女性：376〜500 万/μL
	platelet count	血小板数	PLT	15〜35 万/μL
	albumin	アルブミン	Alb	3.7〜4.9 g/dL
	prothrombin time	プロトロンビン時間	PT	凝固時間：11〜13 秒，INR：0.9〜1.1
	C-reactive protein	C反応性タンパク	CRP	0.3 mg/dL 以下
	hemoglobin A1c	ヘモグロビン A1c	HbA1c	4.6〜6.2%（NGSP），4.3〜5.8%（JDS）
電解質検査	sodium	血清ナトリウム	Na	135〜149 mEq/L
	potassium	血清カリウム	K	3.5〜4.9 mEq/L

（黒川清，春日雅人，北村聖編（2006）臨床検査データブック 第3版，医学書院，日本腎臓病学会編：CKD 診療ガイド 2012 および金井正光編（2005）臨床検査法提要改訂 第32版，金原出版より引用）

能が低下している患者では肝薬物代謝能が低下しており，肝クリアランスが減少していると見るべきである．したがって，薬剤師は患者の肝機能の把握しておく必要がある．

薬剤性肝障害では，肝実質性肝障害では ALT，AST，LDH などが上昇し，胆汁うっ滞型では γ-GTP，ALP などが上昇する．肝機能障害を起こす可能性のある薬剤を投与中の患者においては，これらの値を注意深くモニターする．

b）腎機能検査

腎臓は老廃物の排泄を行う臓器であり，薬物の消失過程においても重要な役割を果たしている．すなわち，薬物自身あるいは肝臓などで代謝を受けた代謝物を尿とともに体外に排泄する働きを有している．腎機能の悪化は薬物消失速度の低下をもたらすことから，患者の腎機能を把握することは，服薬指導を含めた薬学的ケアには必須である．

腎機能のうち，糸球体ろ過能は，特に薬物の消失過程と密接に関連しているものの一つである．これは，多くの薬物が糸球体ろ過によって原尿中に移行するためである．糸球体ろ過能の指標となる臨床検査は BUN や血清クレアチニン（Cr）などがある．このうち，Cr は筋肉から血中へ放出される物質であるため，筋肉量の少ない高齢者は血清 Cr 値が低いことに留意する．また，糸球体ろ過量（GFR）を推定するための指標として，Cr クリアランス（CL_{Cr}）がある．これは Cr が糸球体でろ過されるにもかかわらず尿細管で再吸収されないという特徴を利用したものである．CL_{Cr} は，血清 Cr と蓄尿中の Cr から，式（9.1）を用いて計算することができる．

$$CL_{Cr}(mL/min) = \frac{尿中 Cr 濃度(mg/dL) \times 1 分間の尿量(mL/min)}{血清 Cr(mg/dL)} \quad (9.1)$$

CL_{Cr} は薬物の投与量を設定する際にも使用される．例えば，抗悪性腫瘍薬であるカルボプラチンは，その投与量を設定する際，カルボプラチン投与後の血中濃度曲線下面積（AUC）を指標とする．これをターゲット AUC と呼ぶ．期待した AUC を得るために必要な投与量を算出する際に CL_{Cr} が用いられる．カルボプラチンの投与量，ターゲット AUC および GFR との間には，Carvert の式（式 9.2）が成立するといわれている．

$$カルボプラチンの投与量(mg) = ターゲット AUC \times [GFR(\fallingdotseq CL_{Cr}) + 25] \quad (9.2)$$

また，年齢と血清 Cr 値から推算できる糸球体ろ過値推算値（eGFR）が腎機能の指標として用いられる場合もあり，日本人向けの GFR 推算式は，式（9.3）で表される．

$$eGFR (mL/min/1.73 m^2) = 194 \times 血清クレアチニン値^{-1.094} \times 年齢^{-0.287} （女性の場合は，\times 0.739） \quad (9.3)$$

c）血液学的検査

血液は，白血球，赤血球，血小板という血球成分と，フィブリノゲンと血清という血漿成分とから構成されている．血球成分のうち，白血球は顆粒をもつ顆粒球と顆粒のない無顆粒球に分類され，さらに顆粒球は好中球，抗酸球，抗塩基球に，無顆粒球はリンパ球と単球に分類される．

一方，血漿成分のうち，血清は，水分，血清タンパク，脂質，電解質，ブドウ糖，その他で構成されている．これらの臨床検査値は，治療効果の判定や医薬品による副作用発現のチェックに加え，薬物の体内動態を予測する上で役立つ．

医薬品による副作用のうち，血液に対する副作用は多岐にわたるが，ここでは血球成分に対する副作用について中心に述べる．血球成分を減少させる薬物の代表例は抗がん剤である．血球成分は造血幹細胞より分化することで生成されるが，造血幹細胞はその細胞分裂速度の速さゆえ抗がん剤に対する感受性が高い．そのため，抗がん剤の投与により血球成分は減少する．この副作用は，血球細胞の前駆体である造血幹細胞に対しての作用がほとんどであるため，血球成分のライフサイクルに依存して減少することに留意する．すなわち，白血球や血小板は抗がん剤投与後7～10日後に減少のピークを迎えるのに対して，赤血球の減少はより穏やかに進行する．もし，ライフサイクルと合致しない血球成分の減少を示した場合には，造血幹細胞ではなく成熟した血球細胞に対する毒性の発現を疑うべきであり，医薬品による溶血性貧血などがこれに該当する．

また，血清タンパクの変動は，薬物の分布過程に直接影響を及ぼす．一般的に，酸性薬物はアルブミンに，塩基性薬物は α_1 酸性糖タンパクに結合しやすい．このため，肝障害，ネフローゼ症候群や加齢ではアルブミンが減少し，炎症時には α_1 酸性糖タンパクが増加するため薬物の分布容積が変動することに留意する．

d）電解質検査

血清に存在する種々の電解質は，血漿浸透圧の維持や pH の調整，神経細胞をはじめとする種々細胞の電気生理学的恒常性の維持に不可欠のものである．したがって血清電解質の変動は，重大な影響を及ぼす．

ナトリウムは浸透圧の維持や pH 調整において重要な役割を担っているが，経静脈的な NaCl の大量投与などによって上昇するため，輸液中のナトリウム量を計算しながらの投与設計が必要となる．また，ホスホマイシンナトリウム注射薬をはじめとする一部の医薬品には，ナトリウムが多く含まれていることに留意する．逆に，下痢や嘔吐といった消化器障害や，ある種の悪性腫瘍に続発して発生する抗利尿ホルモン分泌異常症候群などによって，ナトリウム値は低下する．

生体内に存在するカリウムは，そのほとんどが細胞内に存在しており，血清中のカリウムはごく少量である．そのため，カリウム値の変動は重大な作用を引き起こす．高カリウム血症は，腎不全やカリウム保持性利尿薬の投与などによって引き起こされるが，心臓の刺激伝導系に重大な影響を及ぼし，最悪の場合，心停止を引き起こす．一方，低カリウム血症は，不整脈の誘発要因になるほか，ジギタリス製剤投与中の患者では，ジギタリス中毒の危険因子となる．この場合，カリウム保持性利尿薬やアンジオテンシン変換酵素阻害薬を併用することでジギタリス中毒の危険性を低下させることができる．

他の電解質にも共通することであるが，中心静脈栄養施行中の患者においては，特に電解質バランスに注意する．

e）腫瘍マーカー

　腫瘍マーカーとは，腫瘍細胞から血中へ放出される生体内因子のことを指し，正常細胞からの放出が腫瘍細胞のそれよりも低いために，がんの進行を示す指標の一つとして用いられている．がん種によって異なる腫瘍マーカーが上昇するが，がんが進行しても変動しにくい腫瘍マーカーもあるため，がんの診断や治療効果の判定の決め手になるものではないが，ある程度の目安にはなりうる．しかし，画像検査におけるがんの進行と腫瘍マーカーの上昇に相関がみられる患者の場合には，治療効果が得られた場合に腫瘍マーカーも低下する症例が多いため，治療効果の判定に役立つことが多い．代表的ながん種と腫瘍マーカーを表9.8にまとめた．

表9.8　代表的がん種と，それに伴い上昇する腫瘍マーカー

がん種	上昇する腫瘍マーカー
小細胞性肺がん	NSE，ProGRP
非小細胞性肺がん	CEA，SCC，SLX，CYFRA
乳がん	CEA，CA15-3，ST439
胃がん	CEA，CA19-9
大腸がん	CEA，CA19-9
肝細胞がん	AFP，PIVKA-Ⅱ，AFP-L3分画
卵巣がん	CA125
前立腺がん	PSA

NSE：neuron-specific enolase（神経特異的エノラーゼ），ProGRP：pro-gastrin releasing peptide（ガストリン放出ペプチド前駆体），CEA：carcinoembryonic antigen（がん胎児性抗原），SCC：squamous cell carcinoma related antigen（扁平上皮がん関連抗原），SLX：sialyl Lewis^{x}-i antigen（シアリルLe^{x}-i抗原），CYFRA：cytokeratin 19 fragment（サイトケラチン19フラグメント），CA15-3：carbohydrate antigen 15-3（糖鎖抗原15-3），ST439：national cancer center-stomach-439，CA19-9：carbohydrate antigen 19-9（糖鎖抗原19-9），AFP：α-fetoprotein（α-フェトプロテイン），PIVKA-Ⅱ：protein induced by vitamin K absence or antagonist-Ⅱ，AFP-L3分画：L3-lectin binding α-fetoprotein（α-フェトプロテインレクチン分画），CA125：carbohydrate antigen 125（糖鎖抗原125），PSA：prostate-specific antigen（前立腺特異抗原）

9.4 服薬指導の実際

9.4.1 服薬指導において伝えるべき情報

　患者に対し適切な服薬指導を行うためには，その患者に処方されている医薬品の情報を収集し，

整理し，評価し，さらには患者にわかりやすいように加工する必要がある．
　「9.3.1　服薬指導に必要な患者情報」で述べたように，薬剤師法第25条の2の規定に従い，薬剤師は患者への情報提供の義務を負っている．以下，服薬指導において患者に提供しなければならない情報について述べる．

1 薬品名

　医療分野における情報開示の推進により，今ではほぼすべての患者に薬品名を伝えるようになった．この背景には，患者の基本的人権の尊重やインフォームド・コンセントの推進などがある．また，患者への薬品名の開示は，患者の薬に対する意識の向上にもつながり，コンプライアンスやアドヒアランスの向上にも寄与できる．さらに，患者が他科受診する場合あるいは一般用医薬品やサプリメントを購入する際に，患者自身が現在服用中の薬品名を正確に医師や薬剤師に伝えることで，重複投与や相互作用を未然に防止することにもつながる．したがって，患者が薬品名を正しく理解できるように指導することは，医療事故防止にも寄与できる．
　一方，プラセボ効果を期待して処方されている薬剤の場合，あるいはがん患者などで家族が患者本人に対しての情報開示を望まない場合などは，薬品名を伝えることが，薬物療法を妨げてしまうケースも存在する．したがって，特に初回の服薬指導においては，患者あるいはその家族に，医師から説明を受けている内容について確認する必要がある．

2 効能・効果

　医薬品の効能・効果を説明することは，患者の薬物療法に対する理解を深めるために重要である．複数の医薬品によって薬物療法を受けている患者においては，個々の医薬品がそれぞれどのような目的で使用されていることを理解することで，コンプライアンスやアドヒアランスの向上あるいは維持にもつながる．
　医薬品の中には複数の異なる適応をもった医薬品がある．例えば，抗ドパミン薬であるスルピリドは，投与量の違いによって適応が大きく異なる医薬品である．胃・十二指腸潰瘍に対しては「通常成人1日150 mgを3回に分割経口投与する」となっているが，うつ病やうつ状態には「通常成人1日150～300 mgを分割経口投与する（上限は600 mg）」，また，統合失調症に対しては「通常成人1日300～600 mgを分割経口投与する（上限は1200 mg）」とされている．さらにこれらの投与量はいずれも「年齢・症状により適宜増減する」となっている．また，適応外使用の場合やβ遮断薬であるプロプラノロールのように，同じ用法用量で狭心症と不整脈という異なる疾患に用いられる場合もある．したがって，患者への効能・効果の説明に先立ち，医師から受けている説明を十分に確認し，患者の疾患名をある程度推定した上で効能・効果について説明する必要がある．これを怠ると，誤った薬効を伝えてしまうことになり，患者の信頼を失うことにもつながるので，注意が必要である．

3　用法・用量および服用方法

　薬剤師が正しく調剤した薬剤を患者に提供したとしても，患者が服用方法を間違えてしまっては，医薬品の適正使用ができないにとどまらず，重大な医療事故を誘発する恐れもある．したがって，処方された医薬品の用法・用量を患者に説明することは，服薬指導において必須である．患者への用法・用量を伝達する方法としては，調剤の過程で作成する薬袋・薬札を用いることが一般的であるが，最近では，薬剤情報提供文書に記入されることも多い．

　また，医薬品によっては，その使用方法が複雑なものがあり，この場合は，服用手技の指導が必要となる．具体的には，吸入薬，貼付薬，坐薬，注射薬などがある．

4　副作用

　医薬品による副作用は，軽症のものから生命を脅かすほどの重大なものまで多種多様である．また，その発現頻度についても，高頻度に起こるものもあれば，非常にまれにしか起こらないものがある．医薬品の服用以前に副作用が発現するか否かがあらかじめわかれば理想的ではあるが，現在のところ副作用発現の有無について完全に予測することは困難な状況である．特に，添付文書中の「重大な副作用」は，文字通り重篤な症状あるいは転帰につながる恐れがあるため，防止策を講じなければならない．「9.3.1　服薬指導に必要な患者情報」で述べた高松高裁での判例では，「何かあったら連絡しなさい」という指導では不十分であり，医師法第23条「療養の方法その他保健の向上に必要な事項の指導」を怠ったとして，医師の過失が問われることとなった．したがって，当該患者に処方されている医薬品の「重大な副作用」を防止するためには，その具体的な初期症状を伝えておく必要がある．この際，注意することは，指導内容を患者にわかりやすい平易な言葉を用いて行うことである．例えば，スティーブンス・ジョンソン症候群や中毒性表皮壊死症などは，その早期発見と迅速な対処が必要とされている重大な副作用の一つである．しかしながら，これら副作用の名称をそのまま患者に伝えても，ほとんどの患者は理解できない．したがって，「皮膚が赤くなったり，くちびるや口内があれたり，発熱や関節が痛くなった場合は，すぐに連絡するように」といったような，わかりやすい言葉で指導する必要がある[6]．

　また，重大な副作用に限らず，その他の副作用についても患者に伝えておく必要がある．例えば，抗ヒスタミン薬や抗不安薬などでは眠気が高頻度に現れるが，日常生活においてはさほど問題にはならない．しかしながら，毎日車を運転する職業に就いている患者の場合では，眠気が原因で交通事故を引き起こし，結果的に重篤な転帰をたどることにもなりうる．このように，患者背景を把握し，的確な言葉を選んで服薬指導をする必要がある．

5　保存方法

　調剤した医薬品を患者に交付したあとは，当然のことながら患者自身あるいはその家族などが薬剤を保管する．したがって，その保存方法についても指導する必要がある．多くの医薬品は，

室温にて保存すれば安定であるが，高温多湿という環境は好ましくない薬剤も多い．そのため，「直射日光を避け，湿度の低いところで保管する」よう指導する．湿度に対して非常に敏感な医薬品もあり，例えば，カベルゴリン錠のように湿度と光に対して極端に不安定な医薬品では，専用の保管袋を交付する場合もある．一方，注射薬や坐薬などは，冷所保存が必要であるため，冷蔵庫で保管するよう指導する．特にインスリンなどの注射薬は，冷凍庫や冷蔵庫の深部に保管すると凍結してしまい，薬効が失われる場合があるため，単に冷蔵庫に保管するようにではなく，冷蔵庫の扉の近く（卵の保管部分など）に保管するよう指導する必要がある．また，冷所保存しておいた坐薬や点眼薬は，冷蔵庫から取り出した直後に使用すると，坐薬では直腸刺激による排便，点眼薬ではめまいを惹起するため，室温に戻してから使用するよう指導する．

6 飲み忘れたときの対処法

処方された医薬品を患者が飲み忘れてしまうケースは，頻繁に発生する．飲み忘れたときの対処法は，その医薬品のもつ性質によって異なる．基本的には飲み忘れに気づいた時点で服用すればよいが，例えば，非ステロイド系抗炎症薬を1日3回服用している場合では，空腹時に服用することで，消化性潰瘍の発生リスクが増大することに留意する必要があるため，食後2時間以内に気づいた場合には服用し，それ以降は飲み忘れた分を飛ばして，次回から服用すること，その際，2回分服用しないように注意すると指導する．1日1回服用している降圧剤の場合には，空腹時に服用してもデメリットが少ないため，飲み忘れた時点で服用するよう指導するが，この場合も次回服用時との間隔には注意するよう指導する．また，α-グルコシダーゼ阻害薬のように，服用時期を誤ることで薬効が期待できない医薬品の場合では，飲み忘れた分は飛ばして，次回から服用するよう指導する．このように，個々の医薬品のもつ薬効や副作用の発現機序を十分に理解した上での，具体的な理由を含めた指導が必要である．

7 尿や便の色調変化

一部の医薬品では，尿や便の色調変化を起こすことがある．末梢神経障害の予防薬であるエパルレスタットは，それ自体あるいはその代謝物が黄色あるいは赤色であり，その消失経路が腎排泄であるため，黄褐色または赤色の着色尿が現れることがある．患者がこの情報を知らずに服用を続け，着色尿が現れた場合，患者に不必要な不安を与えるほか，ノンコンプライアンスを引き起こす原因にもなりうる．したがって，このような薬剤の服薬指導時には，着色尿が現れることがあるが，心配ないことを患者に指導する必要がある．このほか，鉄剤などでは，便の色調変化を起こす可能性があるので，同様に指導する．

8 日常生活上の注意

医薬品の服用にあたっては，日常生活において注意すべき項目も存在する．例えば，高齢者では若年者に比べて，医薬品による眠気やふらつきといった副作用が発現しやすい．したがって，

これら副作用が発現する可能性のある医薬品が処方されている場合には，階段の昇降は避けてエレベーター等の利用を勧める．また，アルコールや喫煙といった嗜好品との相互作用を引き起こす医薬品が処方されている場合には，禁酒や禁煙の必要性についても指導する．さらに，学童の場合では，学校への登校から下校までの間に服薬が必要な場合の対応なども指導する必要がある．また，ニューキノロン系抗菌薬やケトプロフェン貼付薬のように，光線過敏症を呈する可能性がある医薬品では，直射日光を避けるよう指導する．

9 他科受診時あるいは一般用医薬品，健康食品，サプリメント併用時の注意

慢性疾患ですでに薬物治療を受けている患者が，他の疾患，例えば感冒や歯科領域疾患を併発した場合など，患者が複数の医療機関を受診するケースが存在する．その際，患者自身が，医師あるいは歯科医師に現在服用中の医薬品を正しく伝えることが必要である．これは，医薬品の重複投与あるいは相互作用を防止するためであるが，患者が現在服用中の医薬品の名称，用法・用量などを正確に記憶しているケースは非常にまれである．

したがって，何らかの媒体を用いて，服用中の医薬品を伝える必要があるが，その際に有用なものにお薬手帳や薬剤情報提供文書がある．保険薬局において調剤した医薬品に関して必要な情報を記載した簡潔な文書（シール等）を交付することで薬剤情報提供料を算定できるようになった背景から，お薬手帳は急速に活用頻度が高まった．さらに，平成20年度診療報酬改定において，保険薬剤師は，調剤を行う場合は，患者の服薬状況および薬剤服用歴を確認しなければならないとされた．また，患者が複数のお薬手帳を所有している場合には，一冊に取りまとめること，患者がお薬手帳を持参しなかったために薬歴の確認ができなかった場合には，シール等を交付しても薬剤情報提供料が算定できないなど，お薬手帳の活用推進に向けての法改正も行われている[7]．

また，他科受診に限らず，一般用医薬品の購入時や，健康食品，サプリメントについても，相互作用等が問題になることがある．日常的に服用している一般用医薬品や健康食品，サプリメントの有無について確認し，相互作用の検索を行うことは必須である．ワルファリン服用中の患者は，納豆やクロレラ食品，青汁などビタミンK含有食品やサプリメントを摂取しないこと，カルシウム拮抗薬を服用中の患者はグレープフルーツ（ジュース）の摂取を避けるといった食品との相互作用についての注意点を指導する．このように，当該患者の背景に関する情報を過不足なく把握し，調剤した医薬品に関する情報とともに有機的な服薬指導を行わなければならない．もちろん，患者への服薬指導時に，他科受診時や一般用医薬品の購入時には現在服用中の薬について医師や薬剤師に知らせること，その際にお薬手帳や薬剤情報提供文書を活用するよう指導することが必要であることはいうまでもない．

10 その他

いくら服薬指導を綿密に行っても，医薬品による有害事象の発生頻度をゼロにすることは不可

能である．医薬品による有害事象が発現してしまった場合，これを最小限にとどめるためには，可能な限り迅速に対処する必要がある．したがって，服薬指導を通じて患者に具体的な注意点を伝えたうえで，緊急連絡先をお薬手帳に記載するなどして連絡してもらうように注意しておく．

9.4.2　代表的な医薬品の服薬指導

　平成24年現在，わが国において承認されている医療用医薬品は14,000種類を超え，さらに増加を続けている．薬のプロフェッショナルである薬剤師であっても，これらの情報をすべて網羅するのは至難の業である．そこで，数多くある医薬品をある程度分類し，その情報を整理した上で服薬指導に臨む必要がある．ここでは，基本的な薬効ごとに分類したうえで，比較的汎用されている医薬品について，服薬指導に際して注意すべき点，特に副作用や相互作用などを中心に述べる．もちろん，個々の医薬品ごとの特徴的な性質を理解する必要もあるが，情報量が膨大すぎるため，ここでは割愛する．成書等で適宜補っていただきたい．

　服薬指導は薬剤師が患者に対して行うものであるが，副作用や相互作用はもちろん，患者の生活習慣，コンプライアンスやアドヒアランスなど服薬指導によって得られた情報を薬剤師が評価し，医師にフィードバックすることも薬剤師の重要な業務である．

1　非ステロイド系抗炎症薬（NSAIDs）

　非ステロイド系抗炎症薬（NSAIDs）は，本来の薬理作用であるシクロオキシゲナーゼの阻害作用により消化管障害を惹起することがある．特に空腹時に服用することでその発生リスクが増大するため，食後に服用するように指導する．整形外科領域などでは，NSAIDsを長期間にわたり服用することがあるが，その場合は特に注意するよう指導する．消化性潰瘍を発症した場合は激烈な痛みを伴うことが多いが，症状が軽症の場合は自覚症状を呈さない患者もいる．この場合，消化管内での出血に伴い黒色タール便を示すことがある．また，消化性潰瘍の場合は，腹部ではなく胸部に痛みを感じる患者も多くいるため，NSAIDs服用患者の服薬指導では，「胸からおなかにかけて痛みを感じた場合や，便が黒色になった場合にはすぐ連絡するように」と指導する．NSAIDsによる消化性潰瘍に対しては，ミソプロストールあるいは一部のプロトンポンプ阻害薬が有効である．このほか，アスピリン喘息の既往について確認する必要があるが，NSAIDs内服のみならず，貼付剤によって惹起されることもあるので，注意を要する．

2　痛風・高尿酸血症治療薬

　尿酸を低下させる医薬品は，尿酸産生抑制型と尿酸排泄促進型に大きく分類される．前者の代表であるアロプリノールは，キサンチンオキシダーゼ阻害作用により尿酸の産生を抑制する．そのため，キサンチン系薬剤であるテオフィリンやアザチオプリン，メルカプトプリンなどの血中濃度を上昇させる．したがって，併用薬についての確認を十分に行うほか，他科受診の際は特に

注意するよう指導する．また，添付文書の重要な基本的注意にもあるように，急性痛風発作の場合はその発作がおさまるまでアロプリノールは服用せずにコルヒチン，インドメタシン等を併用すること，投与初期に，尿酸の移動により痛風発作の一時的な増強をみることがある点を指導する．

後者の代表であるベンズブロマロンは，尿細管における尿酸の再吸収を抑制することで，尿酸の尿中排泄を促進するが，添付文書の警告にもあるように劇症肝炎等を含む重篤な肝障害を発生する場合がある．したがって，肝障害の初期症状である全身倦怠感，腹痛，下痢，食欲不振，消化器症状が現れた場合には服用を中止し，ただちに受診するよう指導する．この際，「次第に強くなる全身のだるさ」，「体がかゆい」，「皮膚や白目が黄色くなる」というように，専門用語の使用を避け，患者が理解しやすい言葉を用いて服薬指導を行うことが重要である[8]．

3 睡眠導入薬

睡眠導入薬の服薬指導において重要なのは，薬剤服用後の転倒である．転倒により硬膜外血腫などが引き起こされる場合がある．そのため，なるべく就寝直前に服用し，服用後は行動を控えるよう指導する．

睡眠導入薬は，作用持続時間によって超短時間型から長時間型に分類される．超短時間型であるトリアゾラムは，一過性の健忘が報告されているため注意を要する．また，中〜長時間作用型の場合，翌日まで効果が持続するハングオーバー現象を起こすことがある．ハングオーバーは，日中における転倒といった事故の危険性を生じるほか，患者のQOL（quality of life）を損なう可能性がある．したがって，服薬指導時に睡眠状態を確認し，処方されている医薬品がその患者に適していないと判断した時には，処方医と相談することが必要である．また，アルコールの摂取は睡眠導入薬の作用を増強するため，飲酒を避けるよう指導する．

4 抗てんかん薬

抗てんかん薬は作用機序の異なる多数の医薬品が存在するが，てんかん発作の予防を目的としたものである．そのため，薬物の血中濃度を維持することが重要であり，決められたとおりに服薬を続けることを指導する．特にフェニトインは，Michaelis-Menten型の非線形性薬物動態を示す代表的な薬物であり，有効血中濃度付近での投与量のわずかな増減で血中濃度は大きく変化する．このため，服用量を誤ると血中濃度が容易に中毒域まで達してしまうため，正確に服用するよう指導する．

5 パーキンソン病治療薬

パーキンソン病治療薬は，ドパミン補充薬，ドパミンD_2受容体刺激薬，抗コリン薬，ドパミン放出薬，モノアミンオキシダーゼ-B阻害薬など多数存在する．これらが複合的に処方される場合が多いため，それぞれの薬効について説明するほか，症状を抑えるためには継続的に服用す

表9.9 プラミペキソール塩酸塩水和物錠の警告

> 前兆のない突発的睡眠及び傾眠等がみられることがあり，また突発的睡眠等により自動車事故を起こした例が報告されているので，患者に本剤の突発的睡眠及び傾眠等についてよく説明し，本剤服用中には，自動車の運転，機械の操作，高所作業等危険を伴う作業に従事させないよう注意すること．

（ビ・シフロール錠添付文書より）

ることが重要であることを指導する．ドパミン補充薬であるレボドパは，wearing-off 現象や on-off 現象が現れることがあるため，治療中における変化を注意深く観察し，必要に応じて医師に相談するよう指導する．ロピニロール塩酸塩やプラミペキソール塩酸塩水和物といった新規 D_2 受容体刺激薬によって，前兆のない突発性睡眠および傾眠等がみられることがあり，これが原因で自動車事故を起こしたという症例が報告されているため，服用中は自動車の運転をはじめ危険を伴う作業を行わないよう指導する（表9.9）．

6 強心薬

ジゴキシンなどの強心配糖体は，心不全や頻脈の治療に用いられる．最も注意しなければならないのはジギタリス中毒である．ジゴキシンの有効血中濃度域は 0.5〜2 ng/mL と非常に狭く，これを超えると中毒発現の危険性が高まる．ジギタリス中毒は，高度の徐脈，二段脈，多源性心室性期外収縮，発作性心房性頻拍などの不整脈，さらには重篤な房室ブロック，心室性頻拍症あるいは心室細動に移行することがある．初期症状として，食欲不振や悪心・嘔吐といった消化器症状，視覚異常，めまい，頭痛といった神経障害があるが，これに先行して不整脈が現れることもある．したがって，これら初期症状が現れた場合や，脈に異常を感じた時はすぐに受診するよう指導する．また，ジゴキシン中毒のリスクファクターである低カリウム血症を予防するためにカリウム製剤等が併用される場合があるが，ジゴキシンの副作用を防止するために必要であることを説明し，正しく服用することが重要であることを指導する．

また，ジゴキシンは半減期が長い医薬品であるため，定常状態に達するまでに時間を要する．そのため，急速飽和療法が行われることがある．しかしながら，ジゴキシンの体内動態は個人差があり，急速飽和療法によって過量投与になることもあるため，注意深く観察する必要がある．

7 狭心症治療薬

狭心症は，心臓の冠動脈が狭窄することにより，心筋の虚血状態を引き起こすものである．したがって，薬物治療としては，冠動脈を拡張する薬剤による対症療法，冠動脈の動脈硬化による狭窄の場合はその進展予防（血小板凝集抑制など）および脂質異常症や糖尿病をはじめとするリスクファクターに対する治療などが行われる．

冠動脈を拡張する薬剤の代表例として，硝酸薬があげられる．硝酸薬の投与方法としては，経口投与のほかに，経皮投与，舌下投与がある．経口投与の場合は，長時間安定した血中濃度を得

ることを目的として徐放性製剤が用いられる．硝酸薬の経皮投与は，経口投与よりも安定した血中濃度を維持できるため，汎用されている．同一部位に貼付し続けることで，皮下の血管拡張によりかゆみや発赤を起こすことがあるため，貼りかえるときには前回貼付した部位を避けて貼付するよう指導する．また，発作を予防するための薬剤であって，発作時に使用しても効果がないことを説明しておく．近年，自動体外式除細動器（AED）の普及が著しい．一部のニトログリセリン貼付薬は，その支持体がアルミニウムでできているため，AED作動時に破裂する恐れがある．そのため，AEDの妨げにならないような部位に貼付するよう指導するほか，通常の電気的除細動，高周波療法，MRIを受ける際には，前もって除去するよう指導する．

発作時に用いるニトログリセリン製剤には，錠剤と定量噴霧式・舌下スプレー剤がある．これらはいずれも舌下に投与することで，初回通過効果を回避するとともに即効性に優れているという利点をもつ．しかしながら，ニトログリセリンは揮発性が高いため，特に錠剤では保管方法によって力価の低下をきたしやすい．また，スプレー剤は引火性を有するほか，初回使用時には6～7回，しばらく使用していない場合は数回の空噴射が必要である．そのため，正しい保管方法と使用方法を指導しておく必要がある．ニトログリセリン舌下錠は，力価が保たれている場合は，投与時にピリピリとした刺激感を与える．複数瓶のニトログリセリン錠が処方されている場合，1本は携帯し，残りは冷蔵庫で保管すること，使用した時にピリピリ感がなければ効き目がなくなっている可能性があるため，残っている錠剤は廃棄し，冷蔵庫に保管している新しいものを使用するよう指導する．硝酸薬の舌下投与は，その速やかな吸収に伴って急激な血管拡張を引き起こすため，顔面紅潮（フラッシング）や頭痛を呈することがあるので，この点についても注意を促す．

また，生活改善薬であるシルデナフィルクエン酸塩，バルデナフィル塩酸塩水和物，タダラフィルと硝酸薬の併用により過度の血圧低下を起こすことがあるので，患者の薬歴について十分に確認し，これら薬剤を併用しないよう指導する．

8　β遮断薬

β遮断薬は，高血圧，狭心症といった循環器障害に用いられ，一部のβ遮断薬は，拡張型心筋症などの心不全に対して，その予後を改善する目的で処方される．気管支喘息の既往歴をもつ患者には併用禁忌であることに留意する．β遮断薬は，適応疾患によって投与量が異なる．そのため，処方監査を注意して行うほか，服薬指導に先立って患者がどのような説明を受けているかを確認し，適切な服薬指導を行う必要がある．

9　カルシウム拮抗薬

カルシウム拮抗薬も，高血圧や狭心症などの循環器障害に対して広く用いられる．ジヒドロピリジン系カルシウム拮抗薬の多くはCYP3A4で代謝されるが，グレープフルーツジュースと併用することにより，バイオアベイラビリティが増加する．これにより過度の血圧低下をきたすこ

とがあるので，グレープフルーツジュースの摂取を控えるよう指導する．さらに，ふらつき等が現れることがあるので，自動車の運転など危険な作業に従事しないよう指導する．

10 抗不整脈薬

　抗不整脈薬は，Vaughan-Williams 分類によってクラス I からクラス IV までに分類され，クラス I はさらに I a，I b，I c に分類される．それぞれの患者の有している不整脈に適した薬剤が選択されるが，近年は，より詳細で論理的な分類として Sicilian Gambit 分類が用いられるようになっている．詳しい説明は成書を参照していただきたいが，心臓の電気生理に加えこれらの分類方法を正しく理解しておくことは，服薬指導において必須である．Vaughan-Williams 分類でクラス I に分類されている医薬品は，有効血中濃度域が狭いため TDM の対象となっている．特に I a に分類されるプロカインアミドは，それ自身のみならず代謝物である N-アセチルプロカインアミドもほぼ同程度の抗不整脈作用を有するため，両者を測定する必要がある．I b に分類されるメキシレチンは，不整脈のみならず糖尿病性神経障害に伴う自覚症状の改善に適応を有する．また，適応外使用ではあるが，がん性疼痛コントロールにおいて，オピオイド製剤では取り除くことのできない痛みを取り除く効果があるとされ，鎮痛補助薬として使用されることがあることにも留意しておく必要がある．

11 利尿薬

　最も強力な利尿効果を有するものとしてループ利尿薬があげられるが，Na の排泄とともに K の排泄も促進するため，電解質異常，特に低カリウム血症を起こしやすい．利尿薬は心不全に対してよく用いられるが，同じ心不全に使用されるジギタリス製剤によるジゴキシン中毒症状のリスクファクターの一つに低カリウム血症がある．このため，ループ利尿薬とジギタリス製剤が併用される際には，カリウム保持性利尿薬を併用することが多くある．服薬指導に当たっては，これら併用薬の関連についても指導しておくことで，コンプライアンスが高まる．また，患者の QOL 維持の観点から，夜間の排尿を避けるために午前中に服用するよう指導する．さらに，ふらつき等が現れることがあるので，自動車の運転など危険な作業に従事しないよう指導する．

12 脂質異常症治療薬

　スタチン系薬剤は，コレステロールの生合成過程における律速酵素である HMG-CoA 還元酵素を阻害することで，高コレステロール血症を改善するが，横紋筋融解症という重大な副作用を引き起こすことがある．これはフィブラート系薬剤でも起こりうるが，横紋筋融解症は，「足が痛くなる，階段を上るときに過度の疲労を感じる」などの初期症状を呈するため服薬指導時にこれら初期症状を説明する必要がある．

13 アレルギー治療薬

抗アレルギー薬のうち，抗ヒスタミン薬に特徴的な副作用が眠気である．これは中枢神経系におけるヒスタミン H_1 受容体の阻害に基づくものと考えられている．近年，脳内移行性の低い抗ヒスタミン薬が開発され，これらは眠気を起こしにくいといわれている．しかしながら，眠気を自覚しなくても，運動機能に影響を及ぼす「インペアードパフォーマンス」を引き起こすことも報告されている．この点に留意して服薬指導を行う必要がある．具体的には，患者が受験生の場

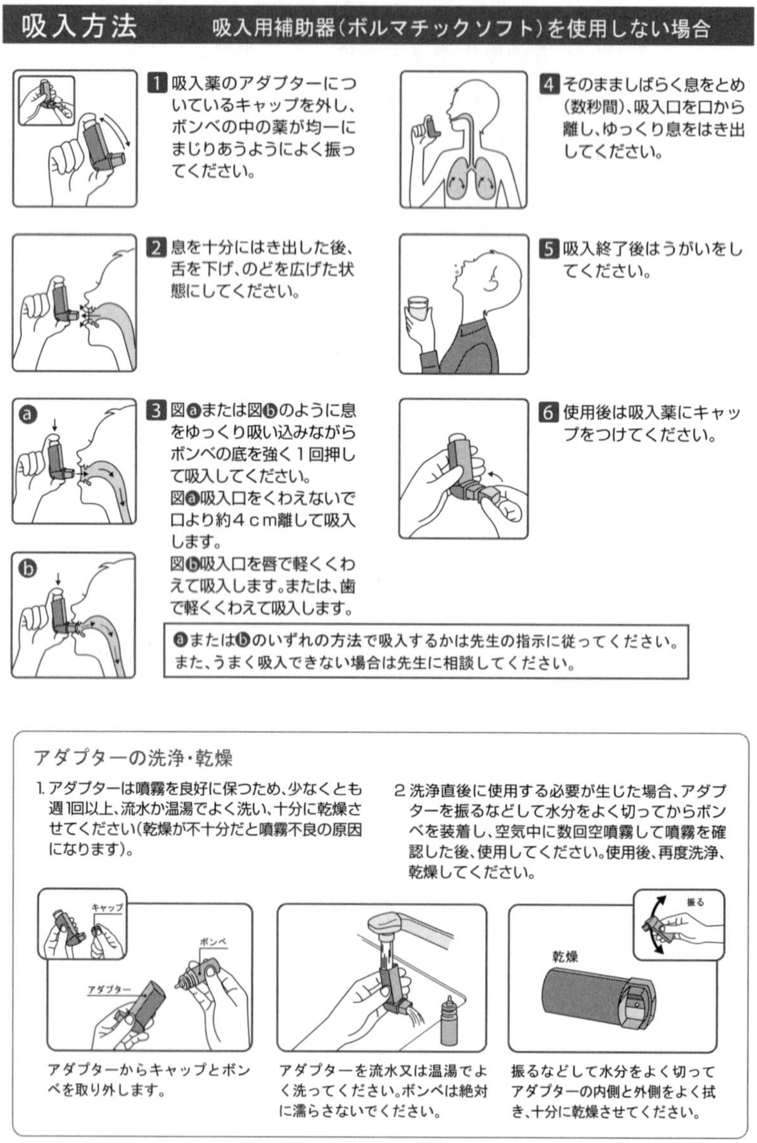

吸入方法 吸入用補助器（ボルマチックソフト）を使用しない場合

1. 吸入薬のアダプターについているキャップを外し、ボンベの中の薬が均一にまじりあうようによく振ってください。

2. 息を十分にはき出した後、舌を下げ、のどを広げた状態にしてください。

3. 図ⓐまたは図ⓑのように息をゆっくり吸い込みながらボンベの底を強く1回押して吸入してください。
図ⓐ 吸入口をくわえないで口より約4cm離して吸入します。
図ⓑ 吸入口を唇で軽くくわえて吸入します。または、歯で軽くくわえて吸入します。

4. そのまましばらく息をとめ（数秒間）、吸入口を口から離し、ゆっくり息をはき出してください。

5. 吸入終了後はうがいをしてください。

6. 使用後は吸入薬にキャップをつけてください。

ⓐまたはⓑのいずれの方法で吸入するかは先生の指示に従ってください。
また、うまく吸入できない場合は先生に相談してください。

アダプターの洗浄・乾燥

1. アダプターは噴霧を良好に保つため、少なくとも週1回以上、流水か温湯でよく洗い、十分に乾燥させてください（乾燥が不十分だと噴霧不良の原因になります）。

2. 洗浄直後に使用する必要が生じた場合、アダプターを振るなどして水分をよく切ってからボンベを装着し、空気中に数回空噴霧して噴霧を確認した後、使用してください。使用後、再度洗浄、乾燥してください。

アダプターからキャップとボンベを取外します。

アダプターを流水又は温湯でよく洗ってください。ボンベは絶対に濡らさないでください。

振るなどして水分をよく切ってアダプターの内側と外側をよく拭き、十分に乾燥させてください。

図 9.5　フルチカゾンプロピオン酸エステル吸入用エアゾール剤の使用説明書

9.4 服薬指導の実際　**285**

合にはインペアードパフォーマンスを起こしにくい薬剤への変更を医師に提案するなど，患者背景に応じた服薬指導が必要とされる．

14 喘息治療薬

　気管支喘息は，慢性の気道炎症による気道狭窄と位置付けられている．気管支喘息の治療は，この考えに基づいて，抗炎症薬が第一選択薬とされている．しかしながら，NSAIDs はそれ自身が喘息のリスクファクターであるため，副腎皮質ステロイドの吸入薬が用いられる．喘息で用い

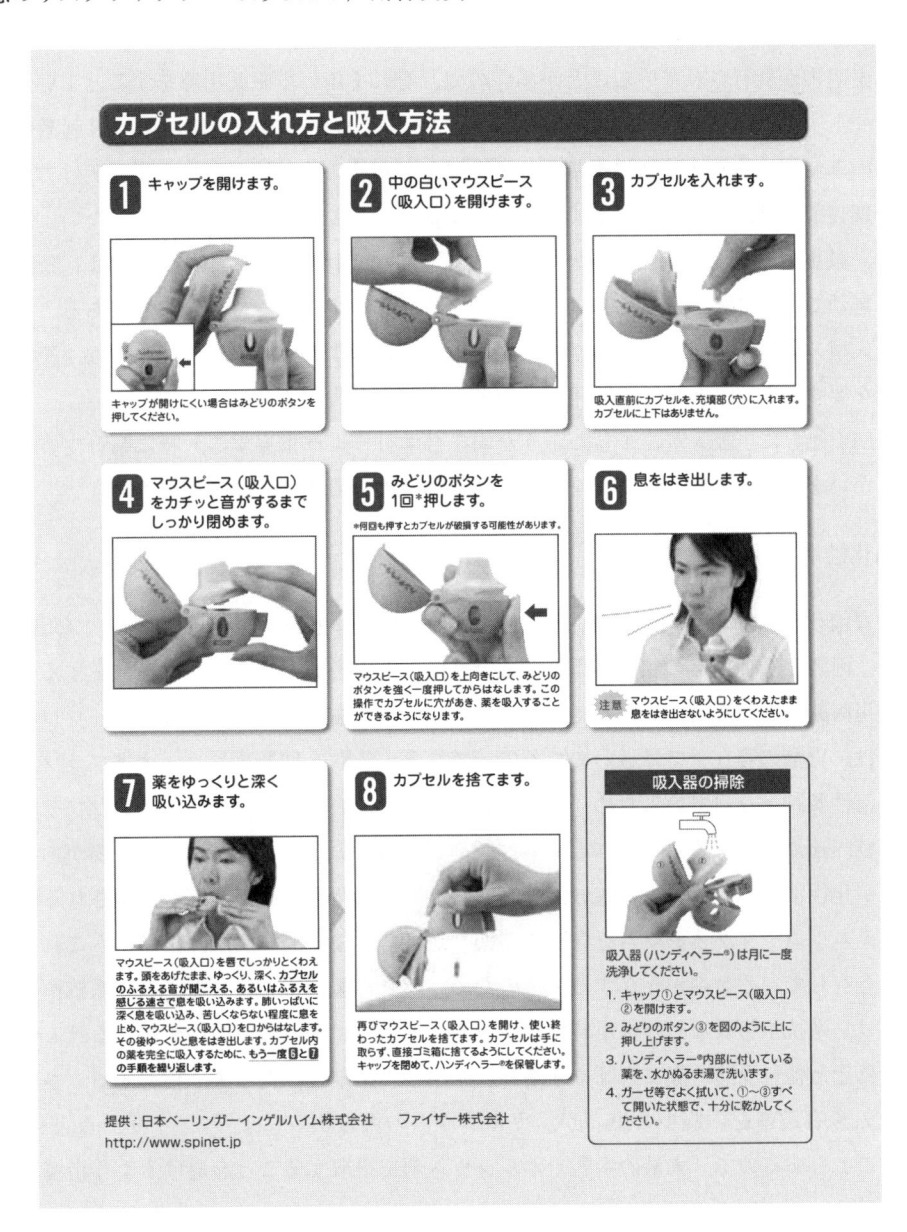

図 9.6　チオトロピウム臭化物水和物吸入剤の使用説明書

られる吸入薬は，剤型別では，定量噴霧式吸入薬（metered dose inhaler：MDI）とドライパウダー式吸入薬（dry powder inhaler：DPI）に，目的別では，長期管理薬（コントローラー）と急性発作の治療に用いる発作治療薬（リリーバー）に分けることができる．

MDIは，圧縮ガスの力を利用して薬剤を霧状に噴霧することで気道に薬物を送達するが，気道到達性の低い薬剤の場合は，吸入補助器（スペーサー）を用いることもある．スペーサーには複数の種類が存在するが，服薬指導時にその正しい使い方を説明しておく必要がある．

一方，DPIは微粒子状の粉末を吸入することで気道に薬物を送達する．DPIの場合はスペーサーを用いる必要がなく，一般的にMDIよりも手技は容易である．MDI，DPIのいずれも，製薬会社から説明書が発行されていることが多いので，それを用いて服薬指導をするとよい．

薬効を正しく説明しておくことも必須である．発作治療薬（短時間作用型のβ刺激薬）は，発作時にのみ使用するために常に携帯するようにしておくこと，特に喘息発作は明け方に頻発するので，就寝前に枕もとに置いておくようにすること，必要ないときには使用しないよう指導する．一方，長期管理薬（副腎皮質ステロイド，長時間作用型のβ刺激薬など）は，発作時に使用しても無効であること，継続的に使用することで発作を予防することが目的であることを説明する．吸入型ステロイド剤やクロモグリク酸ナトリウムのような抗アレルギー薬は，その作用発現に時間を要するため，長期継続服用が必要であることも説明する．

MDI，DPIともに，吸入が終了したらうがいを必ず行うよう指導する．特に副腎皮質ステロイドは，うがいを怠ると口腔カンジダを引き起こすことがあるので，注意を促す．

15 消化性潰瘍治療薬

代表的な消化性潰瘍治療薬として，ヒスタミンH_2受容体遮断薬，プロトンポンプ阻害薬があげられる．両者とも他剤との相互作用が問題となることが多いため，併用薬に注意するほか，前者は一般用医薬品としても販売されているため，重複投与を避けるよう指導する．プロトンポンプ阻害薬は，胃酸の存在下ではきわめて不安定である．これを回避すべく，オメプラゾールの錠剤は，腸溶性製剤となっているため，服用時に噛み砕かないよう指導する．ランソプラゾール製剤には口腔内速崩錠があるが，これも腸溶性製剤となっていることに留意する必要がある．

また，消化性潰瘍治療には，胃酸分泌抑制薬に加えて消化管粘膜保護薬が併用されるが，これらはアルミニウムやマグネシウムを含有する薬剤が多い．また，一般用医薬品にもこれら金属カチオンを含有している製剤が存在する．そのため，これら製剤とニューキノロン系抗菌薬やテトラサイクリン系抗生物質などの併用時には，キレート形成による吸収阻害が起こる．このため，併用薬の確認と他科受診の際に医師や薬剤師に服用中の薬剤を伝えるよう指導する．さらに，マグネシウム含有製剤を内服中の患者が，カルシウムの大量摂取によって，milk-alkali syndromeを起こすこともあるので，大量の牛乳やカルシウム剤を摂取することを避けるよう指導する．

16 糖尿病用薬

　糖尿病用薬で注意すべき点は，低血糖の予防と低血糖状態に陥ったときの対処である．低血糖症状の初期症状は，「寒気，大量の冷や汗，手足の震え」などがあげられるが，このような場合には，速やかに糖分を取って休息をとることが必要と指導する．α-グルコシダーゼ阻害薬を服用中の患者では，ショ糖を服用しても無効であるため，ブドウ糖を服用するよう指導する．低血糖が現れると意識を失う患者もいるため，患者本人のほかに家族などに対処方法を説明しておくことも重要である．低血糖症状は，糖尿病の薬物療法を評価するのに有用である．したがって，低血糖が起こったときの状況（時間，場所，何をしている最中に起こったか，など）について記録しておき，診察時に医師や薬剤師に伝えるよう指導する．薬剤師も薬歴簿などに記録しておく．

　妊婦やインスリン非依存性糖尿病患者の一部，インスリン依存性糖尿病患者には，インスリンの皮下注製剤が処方される．このような患者の場合，皮下注の手技について説明する．9.4.1節の 5 でも述べたように，インスリンは冷所保存であるので，その点についても指導する．

　インスリン抵抗性が原因でインスリン非依存性糖尿病になっている患者に対しては，インスリン抵抗性改善薬が処方される．現在のところ，これに該当する医薬品はピオグリタゾンのみであるが，循環血液量の増加による心不全や浮腫が現れることがあるので注意する．

　また，近年，2 型糖尿病の治療ターゲットとしてインクレチンが注目されており，このインクレチンの作用を増強する dipeptidyl-peptidase-4（DPP-4）阻害薬と glucagon-like peptide-1（GLP-1）アナログ製剤が発売されている．これらの薬剤は，単独では低血糖を起こしにくいといわれているが，SU 剤との併用による重篤な低血糖や膵炎などが報告されているため，注意が必要である．

17 副腎皮質ホルモン製剤

　副腎皮質ホルモンは，糖質コルチコイドと鉱質コルチコイドに大別されるが，糖質コルチコイドは，プレドニゾロンをはじめとして数多くの誘導体が臨床応用されている．

　プレドニゾロンの適応は多岐にわたる．内科領域では，副腎皮質機能不全などの内分泌疾患，関節リウマチなどのリウマチ疾患，全身性エリテマトーデスなどの膠原病，ネフローゼなどの腎不全，うっ血性心不全，気管支喘息などのアレルギー性疾患，重症感染症，白血病などの血液疾患，潰瘍性大腸炎などの消化器疾患，がん末期などの重症消耗性疾患，肝硬変などの肝疾患，結核性疾患，重症筋無力症などの神経疾患，悪性リンパ腫などの悪性腫瘍などがある．このほか外科領域，整形外科領域，産婦人科領域，泌尿器科領域，皮膚科領域，眼科領域，耳鼻咽喉科領域にも用いられる．また，投与量の幅も広く，薬品名から疾患名を類推するのが困難な医薬品の代表例である．

　服薬指導上注意することは，決められたとおり服用することを徹底させることである．自己判断による休薬は，副腎不全を引き起こすことにつながるので注意する．プレドニゾロンの場合は，

漸減しながらの減量が多いが，隔日投与などの場合もあるので，処方内容を確認し，必要に応じて疑義照会を行いながら服薬指導を行う．

18 骨粗鬆症・骨代謝改善薬

骨粗鬆症に対しては，活性型ビタミンD製剤，ビタミンK製剤，カルシウム補充剤，ビスフォスフォネート剤が用いられる．閉経後骨粗鬆症に対しては，ホルモン補充療法を併用することもある．ビスフォスフォネート剤であるリセドロン酸ナトリウム水和物は，空腹時に服用しないと吸収されないため，起床時に服用する．またその際，水以外の飲料（Ca，Mg等の含量の特に高いミネラルウォーターを含む）や食物あるいは他の薬剤と同時に服用すると，リセドロン酸ナトリウム水和物の吸収が妨げられることがあるので，起床後，最初の飲食前に服用し，かつ服用後少なくとも30分は水以外の飲食を避けるよう指導する．さらに，食道潰瘍を避けるため，立位あるいは座位で十分量の水とともに服用し，服用後30分間は横にならないよう指導する（図9.7）．

19 抗生物質，抗菌薬

細菌感染症に対して用いられる抗生物質や抗菌薬の服薬指導では，症状が安定したからといって自己の判断で服薬を中止しないように指導する．特に深部感染症の場合は，自覚症状消失後の服用が必要であり，自己判断で中止することは耐性菌の出現にもつながりうるので注意する．

特に長期間にわたり，抗生物質の内服を継続する例もある．マクロライド系抗生物質のエリスロマイシンの少量長期投与は，びまん性汎細気管支炎に有効である．

また，結核に対する薬物療法では，その治療初期の正しい服薬が治療成績や耐性菌の出現防止に有効である．近年，結核治療において，直接服薬確認療法（directly observed treatment, short-course：DOTS）を実施する薬局も増加している．

20 抗真菌薬

抗真菌薬は，他剤との相互作用で問題となることが多い．特に，アゾール系抗真菌薬はCYP3A4を強く阻害するため，ピモジド，キニジン，トリアゾラム，シンバスタチン，アゼルニジピン，ニソルジピン，エルゴタミン酒石酸塩，ジヒドロエルゴタミンメシル酸塩を投与中の患者には禁忌である．したがって，服薬指導においては，併用薬剤の検索と他科受診時に注意するよう指導する．近年，多くの抗真菌薬が一般用医薬品に転用（スイッチ）されてきている．水虫治療薬として販売されている一般用医薬品はそのすべてが局所作用を期待した経皮適用製剤であるため，他剤との相互作用が問題となることは少ないが，腟カンジダに対して用いられるミコナゾール硝酸塩腟錠の一般用医薬品の場合には，全身循環系への吸収が認められるため，注意が必要である．

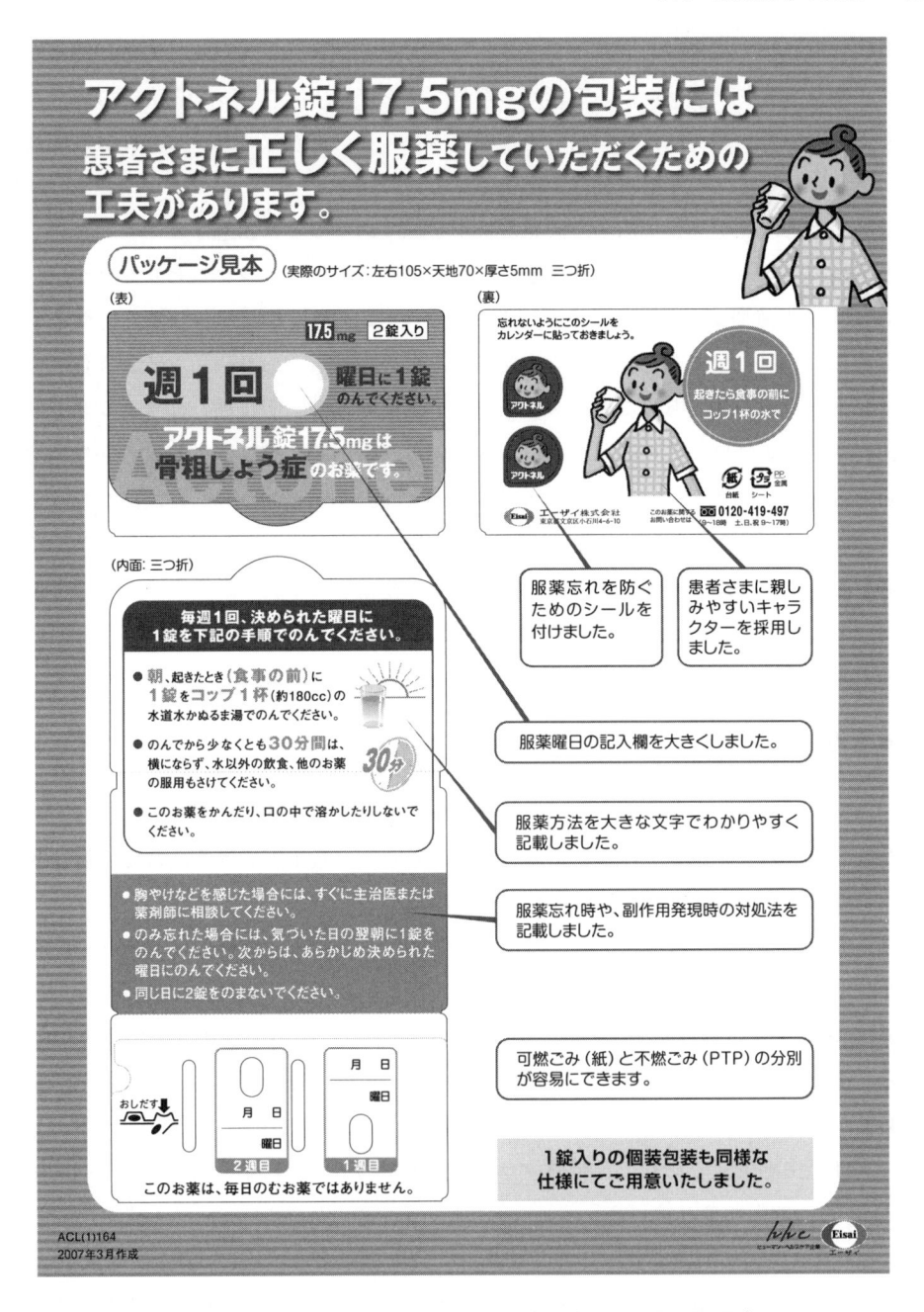

図9.7　リセドロン酸ナトリウム水和物錠の服用説明書

21　抗ウイルス薬

ウイルス感染症に対する薬物療法は，肝炎ウイルス，単純ヘルペスウイルス，水痘・帯状疱疹ウイルス，ヒト免疫不全ウイルス（human immunodeficiency virus：HIV），サイトメガロウイルスなどに対して行われる．

C型慢性肝炎に対する薬物治療として，リバビリンとインターフェロンαの併用療法がある．特に近年，ポリエチレングリコールで修飾したペグインターフェロンαが開発され，それまで連日投与であったものが週1回投与で済むようになった．インターフェロンは，間質性肺炎や自殺企図といった副作用を発現する可能性がある．さらに，インターフェロンと小柴胡湯の併用により間質性肺炎の危険性が高まるため，両者が併用禁忌であることに留意する．

単純ヘルペスウイルスや水痘・帯状疱疹ウイルスに対しては，アシクロビルなどが用いられる．アシクロビルは半減期が非常に短いため，1日4〜5回に分割して投与される．抗ウイルス作用を得るためには，血中濃度を持続させる必要があるため，指示どおり服用するよう指導する．

HIVはレトロウイルスであるため，ヌクレオシド系逆転写酵素阻害薬，非ヌクレオシド系逆転写酵素阻害薬，HIVプロテアーゼ阻害薬などが用いられる．HIV感染症に対する薬物療法は，これらを組み合わせて治療を行うHAART (highly active antiretroviral therapy) 療法を行うことを原則としている．HAART療法を行う際に注意するのが，耐性ウイルスの出現である．HIVは高頻度に変異を起こすが，抗ウイルス薬が低い血中濃度で存在することで耐性ウイルスの出現を惹起しやすい．したがって，HAART療法では厳密なコンプライアンスが要求される．この点に留意しながらの服薬指導を行う必要がある．

22 寄生虫・原虫用薬

わが国においては，衛生環境の向上により寄生虫による疾患は減少している．一方で海外渡航者を中心に，輸入感染症としての寄生虫病が増加しているのも事実である．寄生虫病は多種存在するが，ここでは疥癬とマラリアについて取り上げる．

疥癬は，疥癬虫（俗称：ヒゼンダニ）によって引き起こされる皮膚感染症であり，皮膚に強いかゆみを生じる．治療法としては，γ-BHC軟膏やイベルメクチンの内服などがある．しかしながら，γ-BHCは保険適応外であるため，治療を行う以前にその旨を説明し，同意を得ておく必要がある．また，疥癬は，衣服や寝具を介して感染するため，患者とともに同居者や配偶者も治療する必要がある．

マラリアは原虫感染症であり，熱帯熱マラリア（原虫は *Plasmodium falciparum*），三日熱マラリア（*P. vivax*），卵形マラリア（*P. ovale*），四日熱マラリア（*P. malariae*）の4種類からなる．最も重篤な症状を示すものは熱帯熱マラリアであり，海外渡航者を中心に罹患例，死亡例が後を絶たない．わが国において承認されている抗マラリア薬は，キニーネ塩酸塩水和物とメフロキンの2種類のみであり，そのほかの薬剤は「熱帯病・寄生虫症に対する稀少疾病治療薬の輸入・保管・治療体制の開発研究」班が保管している．キニーネ塩酸塩水和物では不整脈の発現に注意が必要である．メフロキンは，キニーネやキニジン，クロロキン，ハロファントリンといった他の抗マラリア薬と併用禁忌であるほか，半減期が400時間と非常に長いため，この点に注意する．

現段階では，わが国におけるマラリアの発生率は低いが，地球温暖化の影響で近い将来わが国においてもマラリアの流行が懸念されている．現時点でも，全世界での年間罹患者数は4〜5億

人，死亡者数は150~200万人という重大な感染症である．さらに，既存薬剤に対する耐性をもったマラリア原虫が高頻度に出現していることも報告されている．したがって，薬剤師はこれら疾患に対する知識についても習得しておく必要がある．

23 抗がん剤

がん治療において，抗がん剤の占める役割は非常に大きい．しかしながら，抗がん剤は多様な副作用を引き起こす（表9.10）[9]．したがって，抗がん剤の服薬指導においては，基本的な服薬指導に加えて，副作用をいかにして防ぐかがキーポイントになる．

がん細胞に特異的に働く抗がん剤は理想的であるが，現在の抗がん剤は，一部の分子標的薬を除き，正常細胞にも影響を及ぼす．通常は生体が許容しうる範囲，すなわち抗がん剤によって引き起こされる副作用に生体が耐え得る用量で治療が行われる．この際に指標となるのが用量規制因子であり，抗がん剤ごとに設定されている．用量規制因子とは，投与量の限界を示す副作用のことをいい，「この症状が発現したら投与量を減量すべき」という指標である．したがって，抗がん剤の服薬指導では，処方されている抗がん剤の用量規制因子を把握したうえで適切な服薬指導を行い，副作用の発現について厳密にモニターすることが求められる．

また，がんという性質上，本人に病名が告知されているかどうかという情報を慎重に集めたうえでの服薬指導が要求される．必要に応じて，処方医などに問い合わせを行う．

さらに過去には，誤って抗がん剤を連日投与した結果，重篤な副作用が発現し，患者が死亡するという医療事故も起こっている．薬剤師は抗がん剤の服薬指導を通じて，副作用を最小限にとどめること，重大な副作用の初期症状が疑われる場合には，医師に注意を喚起する必要がある．

表9.10 抗がん剤の毒性

1. 一般的な毒性：抗がん剤に共通して現れる毒性	2. 個々の薬剤に特異的な毒性
血液毒性（白血球減少，血小板減少，貧血を伴う骨髄抑制） 悪心・嘔吐および他の消化器症状 粘膜潰瘍 脱毛	アントラサイクリン系：心筋障害 ブレオマイシン：肺線維症 シスプラチン：腎毒性，神経毒性 シクロホスファミド，イホスファミド：出血性膀胱炎 マイトマイシン：溶血性尿毒症症候群 モノクローナル抗体製剤：過敏性反応 パクリタキセル：神経毒性，急性過敏性反応 ビンカアルカロイド：神経毒性

24 免疫抑制剤

平成9年に公布・施行された臓器の移植に関する法律により，わが国における臓器移植はさらに推進されることになった．臓器移植では，拒絶反応を防止するために免疫抑制剤が用いられる．代表的な免疫抑制剤として，タクロリムスやシクロスポリンが用いられるが，有効血中濃度域が狭いため，TDMを行いながらの薬物治療となる．血中濃度の低下は拒絶反応へ，さらには移植

した臓器を除去することにつながるため，指示通り服用するよう指導する．多くの薬物や一部の食品（セントジョーンズワートなど）と相互作用を引き起こすほか，免疫抑制状態に伴う易感染性にも配慮して服薬指導を行う．

25 眼科用剤

　点眼剤は眼疾患の治療に必要不可欠である．点眼剤は眼内局所的に作用させることを目的としているが，使用方法を誤ると全身的な作用を引き起こすことがある．緑内障治療には，β遮断薬の点眼剤が用いられるが，点眼後に涙点から流出すると，眼内局所で期待していた効果が得られないだけでなく，循環血中に取り込まれる．その結果，β遮断作用による全身的な副作用発現につながることがある．したがって，点眼剤を用いるときには，点眼後にしばらくまぶたを閉じるか，目頭を押さえるよう指導する．また，点眼剤は無菌製剤であるため，汚染を防ぐこと，具体的には，点眼前によく手を洗うこと，まぶたやまつげなどに点眼容器の先を接触させないこと，点眼時には眼球に容器を接触させないことなどを指導する．

　点眼容器から滴下される容積は，1滴約50マイクロリットルであるが，眼球の面積を考慮すると1滴で十分に眼球表面を満たすことができる．複数滴の点眼は涙点からの流出を促進し，副作用の原因になるため1滴で十分であることを説明する．点眼剤は冷所保存のものも存在するが，低温のまま点眼するとめまいなどを引き起こすこともあるので，室温に戻してから点眼するよう指導する．さらに，複数の点眼剤を同じ時間に点眼するときは，点眼間隔を5～10分あけるよう指導する．この際，懸濁型の点眼剤が処方されている場合には，その製剤学的特徴を考慮して，最後に点眼するよう指導する．

26 麻　薬

　日本人の死亡原因第一位が「悪性新生物」いわゆる「がん」に置き換わって久しい．がん治療においては，外科的切除や放射線治療，抗がん剤による化学療法という3種の治療法に注目が集まるが，忘れてはいけないのが緩和医療である．これまで緩和医療は，いわゆる「治療の限界」を迎えてはじめて行われるものと誤認されてきた．しかしながら，患者中心の医療，患者のQOLの向上をモットーとする現在の医療では，非常に重要な位置を占めている．

　がん患者に対する緩和医療においては，WHOが提示した3段階ラダーが一般的に用いられる．このうち，第2段階と第3段階に位置づけられているのがオピオイド製剤，いわゆる麻薬である．わが国では，緩和医療に用いることのできる麻薬は，コデインとモルヒネの2種類しかない時代が続いたが，オキシコドン錠，フェンタニルパッチという新製剤が発売され，緩和医療における選択肢は急速に広まりをみせている．これに伴い，これまでよりもオピオイドローテーションの選択肢も増えた．

　麻薬が処方されている患者に対する服薬指導においてまず取り組むことは，麻薬に関する誤解を解くことである．前述したように，「治療の限界」に基づいて投与が開始されるのではなく，

痛みを和らげることで患者のQOLを高めるために使用するものであることについて，患者自身およびその家族に十分に理解していただかなければならない．

しかしながら，副作用が問題となるケースが多いことも事実である．このため，初回の服薬指導時に副作用についても十分に説明しておくこと，副作用の発現状況を注意深くモニターし，適切に対処することが求められる．具体的な服薬指導については，「9.4.4 代表的な症例についての服薬指導」で述べる．

9.4.3 患者背景への配慮

これまでは，薬効群ごとに服薬指導上の注意点を述べたが，服薬指導を受ける患者は，文字通り千差万別である．ここでは，画一的な服薬指導を行うのではなく，患者背景を配慮した上で服薬指導を行うために，最低限配慮すべき項目について解説する．

1 高齢者

腎機能や肝機能と薬物の体内動態は密接に関連している．このうち，腎機能は年齢を重ねていくにしたがって，低下していく傾向が強い．したがって高齢者では，腎機能が低下している可能

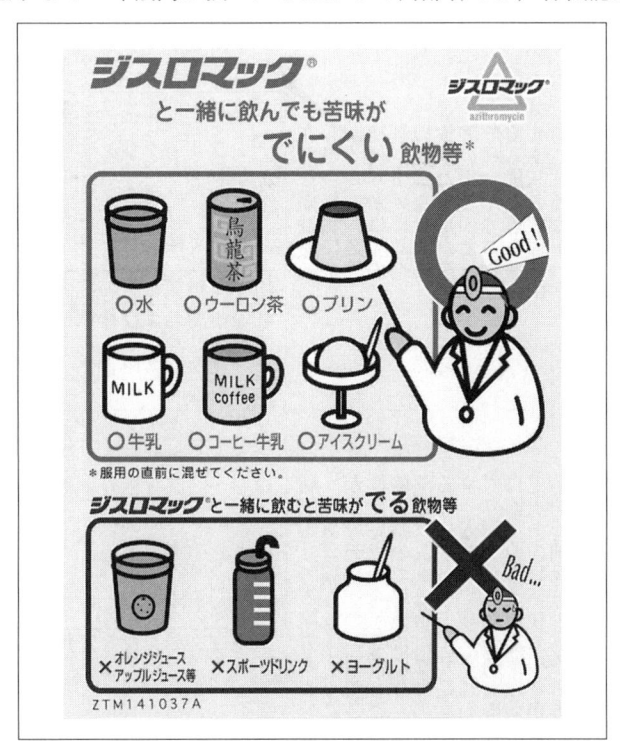

図9.8 アジスロマイシン水和物細粒の服用説明書

表9.11 FDAによる薬剤の胎児への危険度分類基準

カテゴリー	説　明	代表的薬物
A	ヒトにおける対照比較試験（well-controlled study：randomized control trail (RCT)，またはRCTではないがよく吟味された対照群が設けられている）によって胎児への危険性のないことが証明されている薬物．全薬剤の1％弱がこのカテゴリーに入る．	葉酸，ピリドキシンなど
B	動物試験によって，胎仔に対する危険性のないことが認められているが，ヒトにおいて対照試験は行われていない．あるいは，胎仔に対する危険性が動物試験によって認められているが，対照ヒト試験では認められていない薬物．動物生殖試験では胎仔への危険性は否定されているが，ヒト妊婦での対照試験は実施されていないもの．全薬剤の20％弱がこのカテゴリーに入る．	イブプロフェン，インドメタシン，スクラルファート，セフォキシム，ファモチジン，アカルボース，エリスロマイシン，シクロベンゾジアゼピンなど
C	適切な動物試験またはヒトにおける試験は行われていないか，胎児に対する有害作用（催奇形性，胎仔毒性など）が動物試験において認められているが，ヒトのデータは入手されていない薬物．ここに分類される薬剤は，利益が胎児への危険性よりも大きい場合にのみ使用すること．全薬剤の約66％がこのカテゴリーに入る．	コレラ，A型・B型肝炎，麻疹，インフルエンザ，破傷風－ジフテリア，水痘などの不活化ワクチン プロプラノロール トリアムシノロン，フェロジピン，オメプラゾール，メトプロロール，リファンピシン，アマンタジン，フロセミド，エナラプリル（妊娠初期），カプトプリル（妊娠初期），リシノプリル（妊娠初期），シクロフロキサシン，ゲンタマイシン，クラリスロマイシン，ジゴキシンなど
D	ヒト胎児に対する危険性の証拠が存在するものの，ある種の状況，例えば，生命を脅かす状態，またはより安全な薬剤を用いることができないか，無効である重篤な疾患等の場合には，利益がリスクを上回ることがある場合に使用が容認される薬物．全薬剤の約7％がこのカテゴリーに入る．	6-メルカプトプリン，シクロホスファミド，クロラムブシル，ブスルファンなどの抗腫瘍薬 プロピルチオウラシル，メチマゾール テトラサイクリン ストレプトマイシン，トブラマイシン，カナマイシン バルプロ酸，フェノバルビタール，フェニトイン，プリミドンなどの高用量の抗けいれん薬服用や4種類以上の抗けいれん薬の併用 妊娠中期および後期におけるエナラプリル，カプトプリル，リシノプリルなどのアンジオテンシン変換酵素阻害薬 リチウム
X	証明された胎児に対する危険性が，利益の可能性を上回り，妊婦または妊娠する可能性のある婦人には禁忌である薬剤．全薬剤の約7％がこのカテゴリーに入る．動物またはヒトでの試験で胎児異常が証明されている場合，あるいはヒトでの使用経験上胎児への危険性の証拠がある場合，またはその両方の場合で，この薬剤を妊婦に使用することは，他のどんな利益よりも明らかに危険性の方が大きいもの．ここに分類される薬剤は，妊婦または妊娠する可能性のある婦人には禁忌である．	プラバスタチン，シンバスタチン メトトレキサート はしか，流行性耳下腺炎などの生ワクチン エトレチナート ビタミンA，ビタミンD エルゴタミンなど麦角アルカロイド 男性ホルモン，女性ホルモンなど ミソプロストール

（岡野善郎，駒田富佐夫，手嶋大輔編（2007）NEW医薬品情報，p.162-163，表1.3，廣川書店）

（FDA Pregnancy Category）と代表的薬物

症状など	機序，その他
	イブプロフェン，インドメタシンは，妊娠後期において，カテゴリーD
これらワクチンの接種に関しては，感染の危険がある場合には，施行しても差し支えない．	
徐脈と低血糖を起こし，成長遅延	
動物で催奇形作用や胎仔毒性	これらの薬物は母乳中に移行
成長遅延，下顎発育不全，口蓋裂，頭蓋骨形成不全，耳欠損，内反足などの胎児異常	胎児組織はきわめて早い分化・成長を示すため，DNA代謝率が高く，抗腫瘍薬に対して非常に感受性が高い．
甲状腺腫	
歯のエナメル質形成不全や骨成長の遅延	胎盤を通過して濃縮されて胎児の骨や歯に蓄積し，そこでカルシウムと結合する．
第8神経障害	
口蓋裂，心臓奇形，頭蓋顔面の奇形，内臓異常や精神遅滞	妊婦に抗てんかん薬を投与する場合，最小有効量のできる限り最少併用薬剤数の投与を綿密な計画のもとに行う．
腎機能不全，羊水過少，頭蓋顔面変形，四肢拘縮，胎児肺発育不全	
心臓奇形など	特に分娩直前に血清リチウム濃度の異常上昇
骨などに対する先天性奇形	
抗がん剤の副作用に類似	
代謝産物であるエトレチンも脂肪組織に蓄積し，服用中止後も催奇形性を有する．	精子形成能に異常を起こすことがあるため，男性の場合にも，投与中及び投与中止後少なくとも6か月間は避妊．催奇形性があり副作用の頻度が高いので，投与中及び投与後少なくとも2年間は献血を行わない．
ビタミン過剰症	
子宮収縮	
心臓・四肢等の先天異常や女児の外生殖器に男性化を起こす．さらに，胎児が成長し思春期に達した後，女性では，排卵前期の粘液の異常，子宮内膜腔，月経機能不全，自然流産，子宮頸形成不全などを起こしたり，男性では尿道狭窄と尿道下裂が認められる．	
妊婦で完全または不完全流産および子宮出血	子宮収縮作用

表9.12 オーストラリア医薬品評価委員会の分類基準

カテゴリー	説　明
A	多数の妊婦および妊娠可能年齢の女性に使用されてきた薬だが，それによって奇形の頻度や胎児に対する直接・間接の有害作用の頻度が増大するといういかなる証拠も観察されていない．
B1	妊婦および妊娠可能年齢の女性への使用経験はまだ限られているが，この薬による奇形やヒト胎児への直接・間接的有害作用の発生頻度増加は観察されていない．動物を用いた研究では，胎児への障害の発生が増加したという証拠は示されていない．
B2	妊婦および妊娠可能年齢の女性への使用経験はまだ限られているが，この薬による奇形やヒト胎児への直接・間接的有害作用の発生頻度増加は観察されていない．動物を用いた研究は不十分または欠如しているが，入手しうるデータは胎児への障害の発生が増加したという証拠は示されていない．
B3	妊婦および妊娠可能年齢の女性への使用経験はまだ限られているが，この薬による奇形やヒト胎児への直接・間接的有害作用の発生頻度増加は観察されていない．動物を用いた研究では，胎児への障害の発生が増えるという証拠が得られている．しかし，このことがヒトに関してもつ意義ははっきりしていない．
C	その薬理効果によって，胎児や新生児に有害作用を引き起こし，または，有害作用を引き起こすことが疑われる薬だが，奇形を引き起こすことはない．これらの効果は可逆的なこともある．
D	ヒト胎児の奇形や不可逆的な障害の発生頻度を増す，または，増すと疑われる，またはその原因と推測される薬．これらの薬にはまた，有害な薬理作用があるかもしれない．
X	胎児に永久的な障害を引き起こすリスクの高い薬であり，妊娠中あるいは妊娠の可能性がある場合は使用すべきでない．

（岡野善郎，駒田富佐夫，手嶋大輔編（2007）NEW医薬品情報，p.164，表1.4，廣川書店）

性を視野に入れて服薬指導を行う．腎機能の低下は，腎排泄型の薬物のクリアランスを低下させる．このため，腎排泄型薬物による副作用が発現しやすい．高齢に伴って心不全を呈している患者では，ジゴキシン等の強心薬が使用されることが多いが，ジゴキシンが腎排泄型薬物であること，体内半減期が長いこと，有効血中濃度域が狭いこと，ジゴキシンの腎排泄にトランスポーターが関与しており，競合阻害を起こす薬物と併用した時にはさらにジゴキシンが蓄積する可能性があることなどを考慮して服薬指導を行わなければならない．また，腎機能ほど年齢に依存したものではないが，高齢者は肝機能が低下し，肝クリアランスが低下している場合がある．この際，肝代謝型薬物の初回通過効果の減少や半減期の延長を引き起こす．

　一般的に高齢者は，多剤を併用している場合が多い．したがって，相互作用や重複投与の確認は慎重に行う必要がある．また，一概には言えないが，高齢に伴って理解力が低下してしまうこともしばしばある．この場合には，患者本人のみならず，その家族や実際にケアを担当している人を交えて服薬指導を行う必要がある．

2　小　児

　小児患児に対する服薬指導では，実質的に保護者に対しての服薬指導を行うことになる．小児患児は錠剤やカプセル剤といった大きな製剤を服用できないため，散剤や顆粒剤，水剤，坐剤な

どが処方される.

また，保護者が上手に服薬させるための方法も服薬指導で行う必要がある．乳幼児に散剤や顆粒剤を飲ませる一つの方法としては，「少量の水で練り，上あごにつける」などがあげられる．また，幼児に対する方法としては，アイスクリームなどに混ぜて服用する方法もあるが，乳児の場合，ミルクに混ぜるとミルク嫌いになることもあるので注意する．また，アジスロマイシンのように，特定のものに溶かすことで苦味を呈するものもあるので注意するよう指導する．

坐薬も小児に多く用いられる剤型であるが，坐薬の投与に伴う刺激によって排便を起こしてしまい，投与量が不明になるケースがある．

3 妊 婦

妊婦への薬物治療において注意することは，胎児および妊婦の安全性の確保である．過日，妊婦に対するジクロフェナクナトリウム投与により胎児が死亡した例が社会問題となったが，ジクロフェナクナトリウムに限らず，妊娠中の投与を避ける必要のある薬剤は多数存在する．妊婦に対する薬剤投与の危険性に関しては，米国 Food Drug Administration（FDA）の「Pregnancy Category」やオーストラリア医薬品評価委員会（Australian Drug Evaluation Committee：ADEC）の「妊娠中の投薬とそのリスク評価基準（Prescribing medicines in pregnancy：An Australian categorization of risk of drug use in pregnancy）」に記載がある．両者の分類基準では，薬剤の胎児に対する影響度を A，B，C，D，X と分類しており，妊婦に対する薬物療法を行う際の指標となる（表9.11，表9.12）[9]．また，わが国では医薬品添付文書に明記されている．したがって，それらの客観的情報をもとに判断する必要がある．妊娠可能な女性に対するインタビューでは，妊娠の可能性の有無についても確認しておく必要がある．

また，妊娠はそれ自身が母体に対する負荷になる．特に代謝，排泄過程で負荷がかかる点に留意する．

4 授乳婦

母乳中に移行する医薬品も多数存在する．特に脂溶性薬物は，母乳中に移行しやすい性質をもつ．やむを得ずこのような医薬品を授乳婦に投与する場合には，母乳を避け，粉ミルクに切り替えるよう指導する．その際，その患者に処方されている医薬品の体内動態を考慮して，服用を中止してからどのくらいの期間をおいて授乳を開始してもよいかについても指導しておく必要がある．

5 嚥下障害

耳鼻咽喉科疾患や高齢などにより嚥下障害を呈する患者も存在する．医薬品を服用するときに誤嚥すると，気道内に薬物が留まる．すると気道粘膜上で局所的に高濃度の医薬品にさらされることになり，これが原因で気道粘膜を傷害することになる．嚥下障害を有している患者に対して

9.4.4 代表的な症例についての服薬指導

1 気管支喘息

処方例

Rp.　1. テオロング錠 200 mg（theophyline）　　　　　　1回1錠（1日2錠）
　　　　　　1日2回　朝食後，就寝前　14日分
　　　2. キプレス錠 10 mg（montelukast sodium）　　　　1回1錠（1日1錠）
　　　　　　1日1回　就寝前　14日分
　　　3. フルタイド 200 ディスカス（fluticasone propionate）　　1個
　　　　　　1回1吸入　1日2回　朝夕
　　　4. メプチンクリックヘラー10 μg（procaterol hydrochloride hydrate）　1本
　　　　　　発作時頓用　1回2吸入

解説

　気管支喘息に対して，テオフィリン，抗アレルギー薬，副腎皮質ステロイド吸入剤，発作時に使用するβ刺激薬の吸入が処方されている．

　テオフィリンは，有効血中濃度域が5〜20 μg/mLと狭い薬物である．一過性の血中濃度の上昇を抑え，かつ安定した血中濃度を得るために，徐放性製剤であるテオロングなどが用いられる．したがって，服薬時に噛み砕かないように指導する．テオフィリン中毒の初期症状は，悪心嘔吐といった消化器症状や頭痛，不眠，けいれんなどの精神神経症状，頻脈などの心血管症状などであるため，これら症状が現れたときには，ただちに医師や薬剤師に連絡するか速やかに受診するよう指導する．また，テオフィリンはCYP1A2で主に代謝されるが，喫煙によってCYP1A2が誘導され，テオフィリンのクリアランスが増大する．さらに，喫煙自体が喘息を悪化させる可能性があるため，禁煙するよう指導する．

　モンテルカストナトリウムは抗アレルギー薬であり，継続服用することで喘息の発作を予防する．したがって，喘息が良好にコントロールされているときでも服用を継続すること，発作時に服用しても無効であることを十分に説明しておく．重大な副作用として，アナフィラキシー様症状，血管浮腫，肝機能障害が報告されているので，これら副作用の初期症状も説明しておく．

　フルチカゾンプロピオン酸エステル吸入薬は，副腎皮質ステロイド吸入薬であり，気道炎症を抑える目的で使用される．吸入操作が上手にできないと，期待した薬効が得ら

れないだけではなく，口腔内へ薬剤が付着することによって，口腔カンジダなどの原因となる．したがって，薬剤師による吸入指導が必要となる．この際，薬剤に添付されている説明書を利用しながら，服薬指導時に実際に吸入操作を行わせ，正しく吸入できているかどうか薬剤師が評価することもある．吸入速度が低いために上手に吸入ができない場合には，タービュヘイラーなど他剤への変更を医師に提案する．また，吸入後のうがいを忘れずに行うこと，発作を緩解する薬剤ではないので，発作時に使用しても無効であること，継続的に使用することで喘息の発作を予防する薬剤であることについて指導する．

プロカテロール塩酸塩水和物の吸入薬は，気管支拡張薬であり，喘息発作時にのみ使用する．喘息発作が発現した時に2吸入し，原則として1日に4回までとするよう指導する．これは，過度の使用により不整脈や心停止といった重篤な副作用が発現する危険性があるためである．発作が頻回に続くときには，ただちに受診するよう指導する．

2 狭心症

処方例

Rp.　1.　バイアスピリン錠 100 mg（aspirin）　　　　　　1回1錠（1日1錠）
　　　　　1日1回　朝食後　30日分
　　2.　リピトール錠 10 mg（atorvastatin calcium hydrate）　1回1錠（1日1錠）
　　　　　1日1回　就寝前　30日分
　　3.　ニトロダーム TTS（nitroglycerin）　　　　　　　　30枚
　　　　　1日1回　1枚貼付
　　4.　ニトロペン舌下錠 0.3 mg（nitroglycerin）　　　　　1回1錠
　　　　　胸痛時頓用　20回分

解　説

狭心症は，アテローム性動脈硬化が原因であるものと血管スパスムが原因の2種に大別されるが，この処方は前者に該当する処方である．

アスピリンはもともと抗炎症薬として開発されたが，少量投与により血小板凝集抑制作用を発揮する．冠動脈への血小板凝集を抑制し，心筋梗塞への進展を予防する目的で投与されるが，一方で出血しやすくなっているため，怪我などに注意するよう指導する．また，歯科受診時などには，アスピリンを服用中である旨を申し出るよう指導する．

アトルバスタチンは HMG-CoA 還元酵素阻害薬であり，アテローム性動脈硬化の原因である血清コレステロール値を低下させる．コレステロールの生合成は夜間に亢進するため，夕食後あるいは就寝前の服用が効果的であることを説明し，飲み間違いがないよう指導する．また，コレステロール値を低下させるためには，薬物療法のみならず食

事療法も並行して行う必要性を説明する．HMG-CoA還元酵素阻害薬に特徴的である重大な副作用が横紋筋融解症である．その初期症状は，「手足がしびれる，筋肉の痛みやこわばり，尿の色が赤褐色になる」などであるため，これら症状が現れたときには，医師や薬剤師に連絡するよう指導する．横紋筋融解症では，血管内に逸脱したミオグロビンにより尿細管が傷害され，急性腎不全を併発する可能性があるので注意を要する．

　ニトログリセリン製剤が2種類処方されているが，9.4.2節の7でも述べたようにその目的は大きく異なる．ニトログリセリン貼付薬は，皮膚を介したニトログリセリンの持続的な吸収によって冠動脈が狭窄するのを予防する目的で使用される．この製剤を貼付する際には，貼付後の脱落を防ぐために貼付部位の皮膚を拭い，清潔にしてから貼付すること，皮膚刺激を避けるため，毎回貼付部位を変えること，創傷面に貼付しないこと，AEDの妨げにならないように貼付部位を考慮するよう指導する．ニトログリセリン貼付薬は，使用中に耐薬性を生じ作用が減弱することがあるが，休薬期間を置くことにより耐薬性が軽減できたとの報告もあるため，服薬指導を通じて耐薬性が疑われた場合には，医師と休薬について協議する必要がある．一方，ニトログリセリン舌下錠は，狭心症発作を緩解する目的で使用される．狭心症発作に対して舌下服用すると，通常は数分間で効果が現れるため，数分間は安静にする．効果が現れないときにはもう一度服用してみる．それでも症状が軽快しない場合には心筋梗塞の可能性があるため，ただちに受診するよう指導する．

3　高血圧症

処方例

Rp.　1.　アムロジン錠 5 mg（amlodipine besilate）　　　1回1錠（1日1錠）
　　　　　1日1回　朝食後　30日分
　　　2.　ブロプレス錠 8 mg（candesartan cilexetil）　　　1回1錠（1日1錠）
　　　　　1日1回　朝食後　30日分
　　　3.　ミニプレス錠 0.5 mg（prazosin hydrochloride）　1回1錠（1日3錠）
　　　　　1日3回　朝昼夕食後　30日分

解説

　高血圧症に対して，カルシウム拮抗薬，アンジオテンシンⅡ受容体拮抗薬，α遮断薬が処方されている．

　高血圧症の治療においては，血圧の日内変動をできる限り防ぐことが重要である．したがって，処方された薬剤を指示された通り服用することが重要であることを強調して指導する．加えて，飲み忘れをしたときの対処方法についても指導しておく．ここで注意するのは，各降圧薬の特徴と体内動態である．アムロジピンベシル酸塩は，半減期が

約36時間という薬剤である．したがって，この処方では1日1回朝食後服用となっているが，もしも昼食後に飲み忘れに気づいたときには，その時点で服用すれば問題ない．一方，プラゾシン塩酸塩の半減期は約2時間である．もし朝食後の薬剤を服用し忘れて，昼食後に気づいたときに，もともとの昼食後の分と合わせて2錠服用してしまうと，過度の血圧低下を引き起こしかねない．このように各薬剤の特徴を理解した上で服薬指導に臨む必要がある．

　ここで処方されている薬剤の重大な副作用は，アムロジピンベシル酸塩では，肝機能障害や黄疸，血小板減少，白血球減少，房室ブロック，カンデサルタンシレキセチルでは，血管浮腫，ショック，失神，意識消失，急性腎不全，高カリウム血症，肝機能障害，黄疸，無顆粒球症，横紋筋融解症，間質性肺炎，低血糖，プラゾシン塩酸塩では，失神や意識喪失，狭心症などがある．これら重大な副作用の初期症状を説明しておかなければならないのは，これまでの通りである．この処方に含まれる医薬品による重大な副作用の初期症状のうち，アムロジピンベシル酸塩の肝機能障害や黄疸，白血球減少，カンデサルタンシレキセチルの無顆粒球症，間質性肺炎はいずれも発熱という初期症状が共通して現れる．したがって，発熱という初期症状の説明を行うことで，異なる薬剤の異なる重大な副作用の説明ができる．

4　糖尿病

処方例

Rp.　1.　オイグルコン錠 1.25 mg（glibenclamide）　　1回1錠（1日2錠）
　　　　　　1日2回　朝夕食後　30日分
　　　2.　ベイスンOD錠 0.3 mg（voglibose）　　　　　1回1錠（1日3錠）
　　　　　　1日3回　朝昼夕食直前　30日分
　　　3.　キネダック錠 50 mg（epalrestat）　　　　　　1回1錠（1日3錠）
　　　　　　1日3回　朝昼夕食前　30日分

解説

　インスリン非依存性糖尿病に対する処方であり，インスリン分泌を刺激するスルホニルウレア剤，食後過高血糖を抑制するα-グルコシダーゼ阻害薬，末梢神経障害を予防するアルドース還元酵素阻害薬が処方されている．

　糖尿病の治療においてもっとも注意することは，低血糖である．特にスルホニルウレア剤は重篤かつ遷延性の低血糖を起こすことがある．対処方法について十分に指導しておく必要がある．特にこの処方ではα-グルコシダーゼ阻害薬が併用されているため，低血糖発現時にはショ糖ではなくブドウ糖を摂取する必要があることを指導する．

　グリベンクラミドは，低血糖のほかに無顆粒球症や溶血性貧血，肝炎，肝機能障害，

黄疸といった重大な副作用を起こすことがある．また，相互作用を起こす薬剤が多いため，他科受診や一般用医薬品購入時に現在服用中の薬剤を伝えるよう指導する．ボグリボースは，低血糖のほかに，腹部膨満や放屁の増加に引き続く腸閉塞様症状，劇症肝炎，肝機能障害，黄疸が現れることがある．また，ここで処方されているボグリボース製剤は口腔内崩壊錠である．すなわち，水なしで服用が可能である製剤であるが，口腔内から吸収されるわけではないので，必ず飲み下すよう指導する．

　一方，エパルレスタットは，糖尿病が原因の末梢神経障害を予防するために用いられる．重大な副作用として血小板減少や劇症肝炎，肝機能障害，黄疸，肝不全があるが，このほか，9.4.1 節の 7 で述べたように着色尿が現れることがあるため，着色尿が現れても心配ないことを説明しておく．

　ここで注意しなければならないことのもう一つが，服用時期である．すなわち，食前，食直前，食後の意味をしっかりと理解させておく必要がある．

5　潰瘍性大腸炎

処方例

Rp.　1.　ペンタサ錠 250 mg（mesalazine）　　　　　　　　　　　1 回 2 錠（1 日 6 錠）
　　　　　　1 日 3 回　朝昼夕食後　30 日分
　　　2.　ステロネマ注腸 3 mg（betamethasone sodium phosphate）　30 個
　　　　　　1 日 1 回　朝 1 回 1 個　直腸内注入

解説

　潰瘍性大腸炎に対する処方であり，メサラジンの経口剤とベタメタゾンリン酸エステルナトリウム注腸剤が処方されている．

　両薬剤とも抗炎症作用を有しているが，メサラジンが経口投与であるのに対して，ベタメタゾンリン酸エステルナトリウムは注腸投与である．注腸剤の場合は，その使用方法を誤ると期待した効果が得られないほか，副作用の原因にもなりうるため，患者に正しい使用方法を理解させておく必要がある．注腸剤使用の際に注意することは，① 外袋のまま温湯につけ，体温程度に温めてから容器を取り出す，② 挿入する部位に潤滑剤を塗ってから挿入する，③ 左腰を下にした体位で慎重にチューブを挿入する，④ 容器後方部を高くしながらゆっくりと注入する，などである．左腰を下にして注入する理由は，標的部位である大腸内に薬物を送達するためである．右腰を下にした体位で注入すると，直腸下部に薬剤が貯留し，吸収された薬物が全身循環系へ到達してしまうためである．特に直腸下部からの薬物吸収では，初回通過効果が回避され，全身循環系へ直接移行する．そのため，副腎皮質ステロイドの全身的副作用の原因になるため注意する．注腸製剤の服薬指導にあたっては，製品に添付されている説明書を利用するとよい（図

〈ステロネマおよびステロネマ50の使い方〉

本品は薬液の完全密封式構造になっています．ご使用の際は下記に従い，お使い下さい．

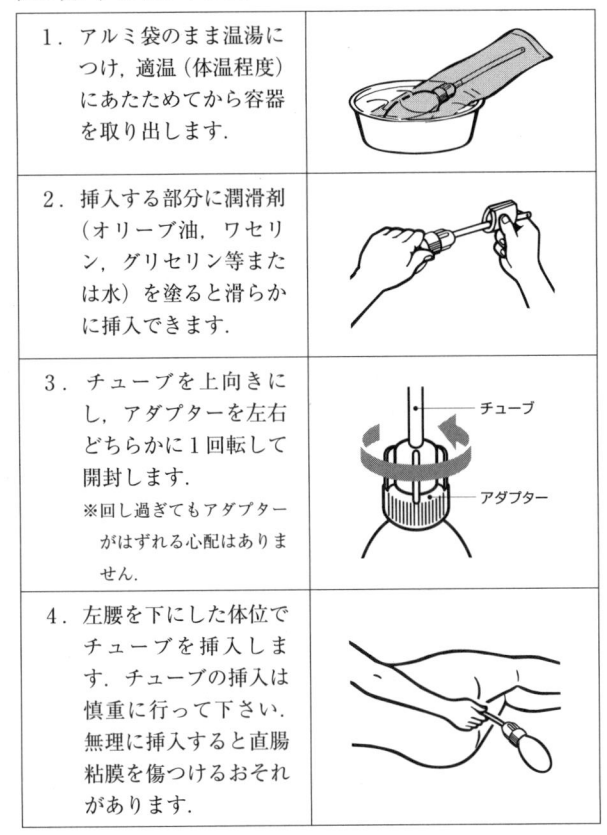

1．アルミ袋のまま温湯につけ，適温（体温程度）にあたためてから容器を取り出します．	
2．挿入する部分に潤滑剤（オリーブ油，ワセリン，グリセリン等または水）を塗ると滑らかに挿入できます．	
3．チューブを上向きにし，アダプターを左右どちらかに1回転して開封します． ※回し過ぎてもアダプターがはずれる心配はありません．	
4．左腰を下にした体位でチューブを挿入します．チューブの挿入は慎重に行って下さい．無理に挿入すると直腸粘膜を傷つけるおそれがあります．	

図9.9 ベタメタゾンリン酸エステルナトリウム注腸剤の使用説明書

9.9)．

　メサラジンは，過敏性肺障害，心筋炎，心膜炎，胸膜炎，間質性腎炎，ネフローゼ症候群，腎機能低下，急性腎不全，再生不良性貧血，汎血球減少，無顆粒球症，血小板減少症，肝炎，黄疸，膵炎と多くの重大な副作用が添付文書に記載されている．また，ベタメタゾンリン酸エステルの重大な副作用も，アナフィラキシー様症状，誘発感染症，感染症の増悪，続発性副腎皮質機能不全，糖尿病，消化性潰瘍，消化管穿孔，膵炎，精神変調，うつ状態，痙攣，骨粗鬆症，大腿骨および上腕骨等の骨頭無菌性壊死，ミオパチー，緑内障，後嚢白内障，血栓症，喘息発作の増悪と多い．このような場合は，副作用の種類は異なっても，本節3.高血圧症の項でも述べたように，その初期症状が共通していることがあるので，それらをうまく組み合わせた服薬指導を行うことで，患者に過度の不安を与えないよう配慮する．

6　がん性疼痛緩和

処方例

Rp. 1. デュロテップパッチ 2.5 mg（fentanyl）　　　　　　　　　　4枚
　　　　　1回1枚貼付　3日ごとに貼り替え
　　 2. ロキソニン錠 60 mg（loxoprofen sodium hydrate）　1回1錠（1日3錠）
　　　　　1日3回　朝昼夕食後　14日分
　　 3. メキシチールカプセル 100 mg（mexiletine hydrochloride）
　　　　　　　　　　　　　　　　　　　　　　　　1回1カプセル（1日3カプセル）
　　　　　1日3回　朝昼夕食後　14日分
　　 4. オプソ内服液 10 mg（morphine hydrochloride hydrate）　1回1包
　　　　　疼痛時　10回分

解説

　がん性疼痛の緩和を目的とした処方である．フェンタニルパッチは，経皮吸収型の麻薬性鎮痛薬である．1度貼付すると3日間にわたり効果が持続するが，患者が何日の何時に貼付したかが不明になるのを避けるために，貼付日時を記載することができる専用のシールと共に交付する．フェンタニルパッチの使用にあたっては，製薬メーカーから多くの説明用資料が提供されているので，これを用いるとよい（図9.10）.

　ロキソプロフェンナトリウムはNSAIDsであり，WHO 3段階ラダーでは第一段階に位置づけされている．しかしながら，骨転移症例など，オピオイド製剤ではとることのできない痛みを和らげる効果があるため，これら症例にはよく併用される．また，メキシレチン塩酸塩は，がん性疼痛のうち，やはりオピオイド製剤でとることのできない痛みとされている神経因性疼痛に有効である場合がある．このような薬剤を，鎮痛補助薬という．しかしながら，メキシレチン塩酸塩は元来抗不整脈薬として使用されるものであり，がん性疼痛に対しては適応外使用となることは留意しておく必要がある．

　もう一つのオピオイド製剤として，モルヒネ塩酸塩水和物の内用液剤が処方されている．がん性疼痛緩和では，しばしば突出痛の出現に悩まされることが多いが，その場合には作用発現時間が短いオピオイド製剤を追加服用することで，疼痛緩和を図る．これをレスキューと呼ぶ．レスキューとして使用する際には，持続性製剤に含まれる成分と同一の医薬品を用いることが理想的であるが，フェンタニルは注射剤と経皮適用製剤しか市販されていないため，モルヒネを用いる．作用発現時間の短いオピオイド製剤は，ときに意識消失などを引き起こすことがあるため，レスキュー服用後は近親者などにしばらく付き添ってもらうよう指導する．

　がん性疼痛緩和は，患者のQOL向上が最大の目的である．服薬指導を通じて患者の

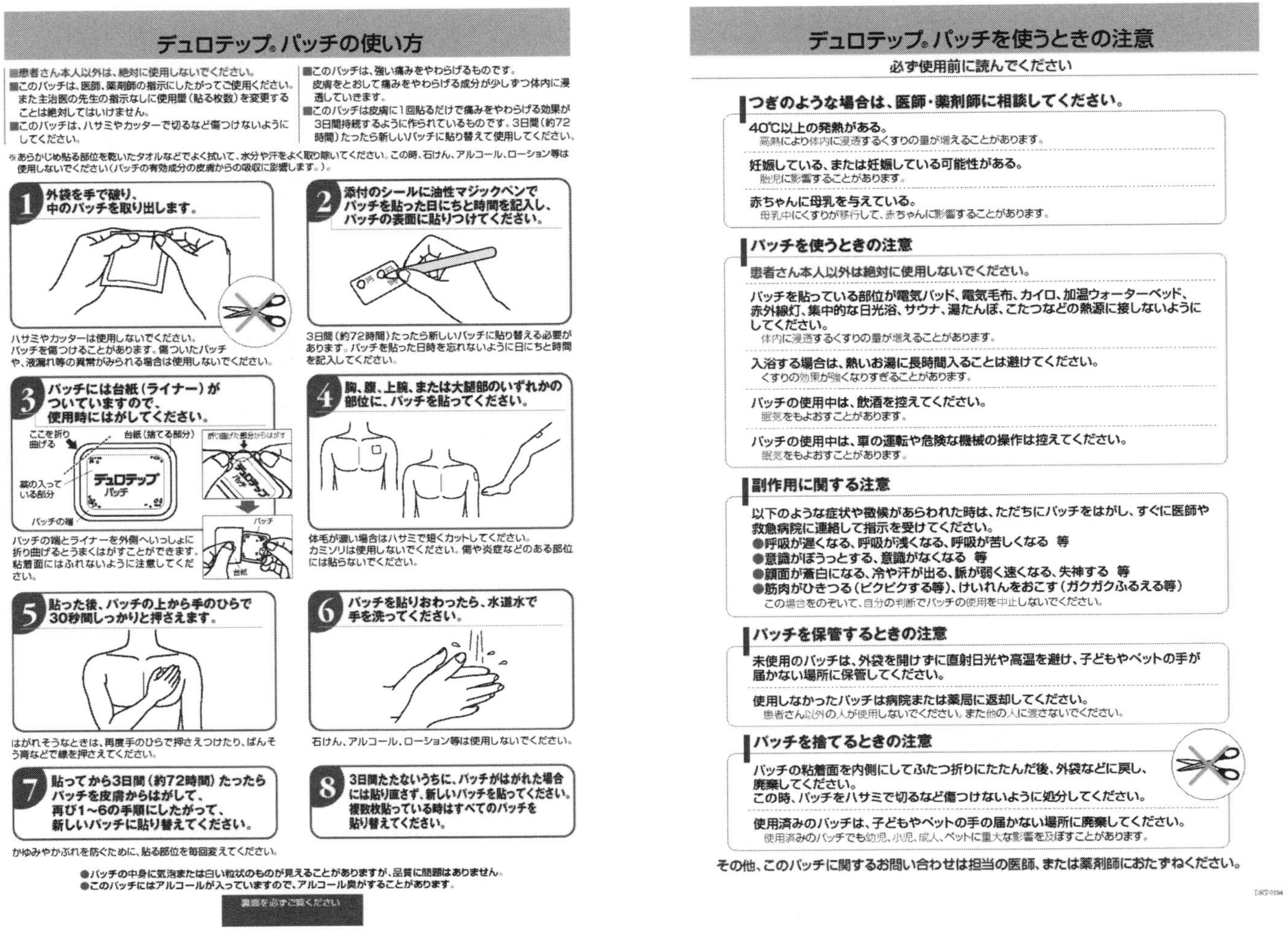

図 9.10 フェンタニルパッチの使用説明書

疼痛の程度を確認しながら，患者と共に治療を行う必要がある．患者が抱える痛みの程度を測定するためには，Wong-Baker face scale や visual analogue scale などを用いることが有用である．これらスケールを活用して，患者の痛みの経過を記録してもらい，その記録をもとに患者およびその家族，薬剤師，医師，その他医療スタッフが協力して，その患者に適した緩和医療を提供できるよう努める必要がある．

7 アトピー性皮膚炎

処方例
Rp. 1. プロトピック軟膏 0.1％ （tacrolimus hydrate） 30 g
　　　　1日2回　患部に塗布

解説

　これまでは副腎皮質ステロイド外用薬がアトピー性皮膚炎の主たる治療薬であったが，免疫抑制剤であるタクロリムス外用薬が登場し，アトピー性皮膚炎治療薬の選択肢が増えることとなった．しかしながら，タクロリムス軟膏は，ステロイド外用薬等の既存療法では効果が不十分または副作用によりこれらの投与ができないなどの場合に使用するものであることに留意する．また，添付文書の警告欄にあるように，リンパ腫や皮膚がんの発現が報告されていることから，タクロリムス軟膏の使用にあたっては十分なインフォームド・コンセントが必要である．さらに，潰瘍，明らかに局面を形成しているびらんへの塗布によって血中濃度が高くなり，腎障害等の副作用が発現する可能性があるため，潰瘍，明らかに局面を形成しているびらんが改善してから使用するよう定められている．アトピー性皮膚炎は，治療中においても症状の増悪により潰瘍やびらんを形成することもあるので，タクロリムス軟膏使用中に症状が悪化したときには，医師や薬剤師に連絡するよう指導する．

　また，タクロリムス軟膏は，使用後に一過性の皮膚刺激感やほてりなどを呈することがある．多くの場合，皮疹の改善とともに皮膚刺激感も消失するが，患者にこのような症状が発現した場合，使用を中止してしまう可能性がある．したがって，あらかじめ一過性の皮膚刺激感が現れる可能性について説明しておくとともに，皮膚刺激感が発現しても使用を継続するよう指導する．

8 ネフローゼ症候群

処方例

Rp.
1. プレドニン錠 5 mg（prednisolone）　　　　　　　　　　　　　　　1日6錠
　　　　1日2回　朝食後4錠　昼食後2錠　7日分
2. ベネット錠 2.5 mg（sodium risedronate hydrate）　　　　　　　　1回1錠（1日1錠）
　　　　1日1回　起床時　7日分
3. ラシックス錠 40 mg（furosemide）　　　　　　　　　　　　　　　1回1錠（1日1錠）
　　　　1日1回　朝食後　7日分
4. リピトール錠 10 mg（atorvastatin calcium hydrate）　　　　　　　1回1錠（1日1錠）
　　　　1日1回　就寝前　7日分
5. ミカルディス錠 40 mg（telmisartan）　　　　　　　　　　　　　　1回1錠（1日1錠）
　　　　1日1回　朝食後　7日分

解説

　ネフローゼ症候群は，大量のタンパク尿を呈する疾患であり，特に微小変化型ネフローゼ症候群では，副腎皮質ステロイド薬や免疫抑制剤が第一選択薬となる．この際，副腎皮質ステロイド薬は，一過性に大量に投与（パルス投与）され，徐々に減量していく．この処方の場合も，漸減中とみるべきである．また，この処方でもあるように，通常副腎皮質ステロイド薬は，サーカディアンリズムに合わせた投与を行う．処方例では朝4錠，昼2錠となっているが，これを夕食後や就寝前に服用すると，不眠などの副作用の原因になる．したがって，服薬指導時には，定められた用法を守って服用する重要性を説明する．一方，副腎皮質ステロイドの副作用の一つとして，骨粗鬆症がある．リセドロン酸ナトリウム水和物は，これを予防するためにしばしば併用される．服薬指導上の注意点については，9.4.2 節の 18 を参照されたい．

　ネフローゼ症候群では，多くの場合浮腫を呈する．そのため，利尿薬が用いられるが，これも夜間の排尿を避けるためには朝食後に服用することが重要であることを説明する．また，ネフローゼ症候群では，代償的なタンパク合成の亢進に伴い，脂質異常症を呈することが多い．そのため，HMG-CoA 還元酵素阻害薬が併用されている．

　さらにアンジオテンシンⅡ受容体拮抗薬であるテルミサルタンが併用されている．テルミサルタンの適応症は高血圧症であるが，アンジオテンシンⅡ受容体拮抗薬やアンジオテンシン変換酵素阻害薬には腎保護作用があり，しばしば併用される．さらにテルミサルタンは胆汁排泄型のアンジオテンシンⅡ受容体拮抗薬であるため，ネフローゼ症候群をはじめとする腎疾患患者に適した薬剤である．

　この処方例に代表されるように，薬物療法では疾病に対する主たる治療薬のみではな

く，その疾病の主たる治療薬の副作用を防止するための薬剤やその疾病に随伴して現れる症状に対する薬剤，さらにはその疾病の進行を抑える薬剤というように，様々な目的に応じて様々な薬剤が処方される．薬剤師が服薬指導を行う際には，それぞれの薬効とその意義について患者にわかりやすく説明することで，コンプライアンスやアドヒアランスの維持に貢献することができる．

9.5 服薬指導記録の記載方法

9.5.1 問題志向型システム (problem oriented system：POS)

　薬剤師が患者に服薬指導を実施した場合には，その指導内容を記録しておく必要がある．しかしながら，どのような形で服薬指導内容を記録するかによって，その有用性は大きく異なってくる．服薬指導記録は，薬局では薬歴簿に，病院では薬剤管理指導記録として記録しておくことが多い．ここで重要なことは，薬局では他の薬剤師が，病院では他の薬剤師に限らず医師，看護師をはじめとする種々の医療スタッフが服薬指導記録を閲覧することで，どのような服薬指導が行われたのかを理解でき，かつその情報を有機的に活用することで，チーム医療のさらなる推進にもつながる．

　このような理由から，米国の L. L. Weed らが提唱した POS の導入が推進されている．POS とは，医療従事者が自らの専門的立場から個々の患者の抱える医療上の問題点を明確にし，その問題点を一つ一つ解決していくシステムのことである．POS は服薬指導に限らず，すでに診療録や看護記録といった種々の医療行為を記録するために用いられており，POS に従った医療記録は問題志向型診療記録 (problem oriented medical record：POMR) と呼ばれている．

　POMR は，患者情報などの基礎データ，プロブレムリスト，初期計画，経過記録の4要素から構成されている．各医療従事者が作成した POMR は，他の医療従事者あるいは記録者自身によって監査 (audit) される．その結果，医療上の欠陥や誤りを発見し，修正あるいは改良を加えていくことで，問題点を改善する．

9.5.2 SOAP 方式

　POMR の経過記録の記載方法としては，SOAP 方式が有効である．SOAP は，患者の主訴といった主観的情報である subjective，臨床検査値や薬歴などの客観的情報である objective，得られた情報の評価である assessment，問題解決のための具体的な計画である plan から構成される．

```
Problem list
#1  MI (post-PTCA)
#2  DM
```

```
10/3
    #1 MI (post-PTCA)
    S：やっと起き上がれるようになりました。昨日から薬が増えましたね。
    O：10/2 MIによりPTCA施行し、硝酸イソソルビド、ヘパリンナトリウムの持続静注とhydration、アトルバスタチン、塩酸
        チクロピジン、アスピリンの内服開始。10/3に硝酸イソソルビド、ヘパリンナトリウムの持続静注とhydrationは終了。
        10/2〜下記処方開始
        アトルバスタチン錠10mg  1回1錠（1日1錠）1日1回夕食後
        チクロピジン塩酸塩錠100mg  1回1錠（1日3錠）1日3回朝昼夕食後
        アスピリン錠100mg  1回1錠（1日1錠）1日1回朝食後
        WBC: 4700 /μL、PLT: 26.2 ×10⁴/μL、ALT: 20 IU/L、AST: 17 IU/L、γ-GTP: 15 IU/L、LDH: 83 IU/L、
        BUN: 17 mg/dL、Cr: 0.9 mg/dL
        胸痛（−）、心電図：異状なし
    A：PTCA後の再狭窄は認められていない。#2のDMもあり、造影剤投与後の腎障害が懸念されたが、本日の検査デー
        タからは腎機能は正常。チクロピジン塩酸塩開始に伴う血小板減少、肝障害もいまのところ現れず。
    P：アトルバスタチン、チクロピジン塩酸塩、アスピリンの必要性を説明し、アドヒアランスの維持に努める。チクロピジン
        塩酸塩による血小板減少、肝障害、アトルバスタチンによる横紋筋融解症などを中心に副作用を注意深くモニターす
        る。CKなどを、検査項目に追加することを医師に提案。
10/5
    #1 MI (post-PTCA)
    #2 DM
    S：特に変わりはありません。
    O：アトルバスタチン、チクロピジン塩酸塩、アスピリンの内服開始後4日経過。
        WBC: 4200 /μL、PLT: 25.1 ×10⁴/μL、ALT: 27 IU/L、AST: 30 IU/L、γ-GTP: 25 IU/L、LDH: 120 IU/L、
        BUN: 15 mg/dL、Cr: 0.9 mg/dL、CK: 83 IU/L
        胸痛（−）、心電図：異状なし
        #2 DMに対しては、スライディングスケールにて対応中  朝食前BS: 120 mg/dL
    A：10/3と比べ、肝実質酵素、胆道系酵素とも軽度上昇。チクロピジン塩酸塩による肝障害の可能性もあるが、有意な
        上昇とは言えない程度。血球系は正常。腎機能は問題なし。BSコントロールも良好。
    P：本日家族が同席していたため、家族も含めて再度薬剤の説明を行う。チクロピジン塩酸塩による肝障害の疑いもあ
        り、注意深くモニターを続ける必要があるため、本日より#3チクロピジン塩酸塩による肝障害の可能性を追加。BS
        コントロールも良好であるが、低血糖発現時には、スタッフを呼ぶように指導。
```

図 9.11 SOAP 記載例

MI：心筋梗塞，PTCA：経皮的冠動脈形成術，DM：糖尿病，WBC：白血球数，PLT：血小板数，ALT：アラニンアミノトランスフェラーゼ，AST：アスパラギン酸アミノトランスフェラーゼ，γ-GTP：γ-グルタミルトランスペプチダーゼ，LDH：乳酸脱水素酵素，BUN：尿素窒素，Cr：クレアチニン，BS：血糖，CK：クレアチンキナーゼ

基本的には，プロブレムリストにあるそれぞれのプロブレムごとにSOAPを作成するが，複数のプロブレムが関連している場合には，それらをまとめたSOAPを作成することもある．

図9.11に，SOAPによる記載例を示す．

参考文献

1) http://www.umin.ac.jp/inf-consent.htm#sec-4

2) テオドール錠インタビューフォーム

3) フラジール内服錠 250 mg 添付文書

4) ガスター10 添付文書

5) F. Ruschitzka, P. J. Meier, M. Turina, T. F. Leuscher, G. Noll (2000) Acute heart transplant rejection due to

Saint John's wort., *Lancet*, **355**, 548-549
6) 日本病院薬剤師会編（1997）重大な副作用回避のための服薬指導情報集 1, p. 177-179, 薬業時報社
7) http://www.mhlw.go.jp/topics/2008/03/dl/tp0305-1g.pdf
8) 日本病院薬剤師会編（1997）重大な副作用回避のための服薬指導情報集 1, p. 49-52, 薬業時報社
9) 古江尚ら訳（2005）癌化学療法ハンドブック第 5 版, p. 28-31, メディカル・サイエンス・インターナショナル
10) 岡野善郎, 駒田富佐夫, 手嶋大輔編（2007）NEW 医薬品情報, p. 161-165, 廣川書店

9.6 確認問題

問 1 服薬指導に関する記述のうち，正しいのはどれか．1 つ選べ．
1. エパルレスタットが処方されている患者に，食後に服用するよう指導した．
2. アムロジピンベシル酸塩が処方されている患者に，高所作業，自動車の運転等危険を伴う機械を操作することを避けるよう指導した．
3. ワルファリンカリウム内服中の患者から，サプリメントとの飲み合わせについて質問されたが，問題ないと回答した．
4. アロプリノール内服中の患者に，痛風発作が現れた場合にはアロプリノールを速やかに内服するよう指導した．
5. ボグリボースが処方された患者に，低血糖が現れたときは角砂糖やペットシュガーを服用し，しばらく安静にしておくよう指導した．

問 2 患者への服薬指導に関する記述のうち，**誤っている**のはどれか．2 つ選べ．
1. テオフィリン徐放錠を服用中の患者に，「悪心，嘔吐，頭痛，不眠，頻脈などの症状が現れたら，速やかに医師や薬剤師に連絡する」よう指導した．
2. ケトプロフェン貼付薬が処方された患者に，「使用中は天候にかかわらず，戸外の活動を避けるとともに，日常の外出時も，貼付部を衣服，サポーター等で遮光する」よう指導した．
3. フェニトイン内服中の患者に，「発熱や関節の痛み，皮膚が赤くなる，口内があれるなどの症状が現れた場合には，速やかに医師や薬剤師に連絡する」よう指導した．
4. ロキソプロフェンナトリウム服用中の患者に，「胃が痛くなったときには速やかに服用する」よう指導した．
5. プロカテロール塩酸塩吸入剤が処方された患者に，「発作が現れた時に吸入し，症状が治まるまで吸入を繰り返す」よう指導した．

〈解答と解説〉

問1 解答 2

解説　1　誤：エパルレスタットは食前に内服することで，効果を発揮する．
　　　2　正：アムロジピンベシル酸塩は，降圧作用に基づくめまい等を引き起こすことがあるので，高所作業，自動車の運転等危険を伴う機械を操作することを避けるよう指導する．
　　　3　誤：ワルファリンカリウムは，ビタミンK含有のサプリメントやセント・ジョーンズ・ワート含有食品との併用により薬効が低下するため，これらとの併用は避けるよう指導する．
　　　4　誤：痛風発作が現れた場合にアロプリノールを内服することで症状が悪化する可能性があるため，発作時にはアロプリノールの服用は避け，コルヒチンやインドメタシンを内服するよう指導する．
　　　5　誤：α-グルコシダーゼ阻害薬であるボグリボースを服用中の患者に低血糖が現れたときは，ブドウ糖を服用し，しばらく安静にしておくよう指導する．

問2 解答 4，5

解説　1　正：テオフィリン中毒の初期症状は，悪心，嘔吐，頭痛，不眠，頻脈などであるため，これら症状が現れた場合には，速やかに医師や薬剤師に連絡するよう指導する．
　　　2　正：ケトプロフェン貼付薬の副作用に光線過敏症があるため，「使用中は天候にかかわらず，戸外の活動を避けるとともに，日常の外出時も，貼付部を衣服，サポーター等で遮光する」よう指導する．
　　　3　正：フェニトインによる重大な副作用にStevens-Johnson症候群があるため，発熱や関節の痛み，皮膚が赤くなる，口内があれるなどの初期症状が現れた場合には，速やかに医師や薬剤師に連絡するよう指導する．
　　　4　誤：ロキソプロフェンナトリウムの重大な副作用に消化管出血があるため，その初期症状である胃痛などの症状が現れた場合には，速やかに医師や薬剤師に連絡するよう指導する．
　　　5　誤：プロカテロール塩酸塩吸入剤は，過度の使用によって不整脈や場合によっては心停止を起こすおそれがあるため，喘息の発作が重篤であり，吸入投与の効果が不十分な場合には，可及的速やかに医療機関を受診し，治療を受けるよう指導する．

第10章 薬物療法と処方

　主要死因別にみた死亡率の年次推移を図10.1に示す．人口10万当たりの総死亡者数は，1960年の756.4人に対して2010年では947.1人と2.5割程度増加しており，その内訳にも大きな変化がみられる．すなわち，1960年以降，結核による死亡者数は激減し，一方で心疾患や悪性新生物による死亡は増加傾向にある．また，1970年以降には高血圧に対する対策・啓蒙が進んだ結果，脳血管疾患は減少している．結核による死亡率の減少には，栄養状態の向上も寄与しているが，大きな要因として抗結核薬の開発があげられる．また，高血圧や心疾患，脳血管疾患，あるいは糖尿病等いわゆる生活習慣病においては，予防とともに薬物治療の寄与するところが大き

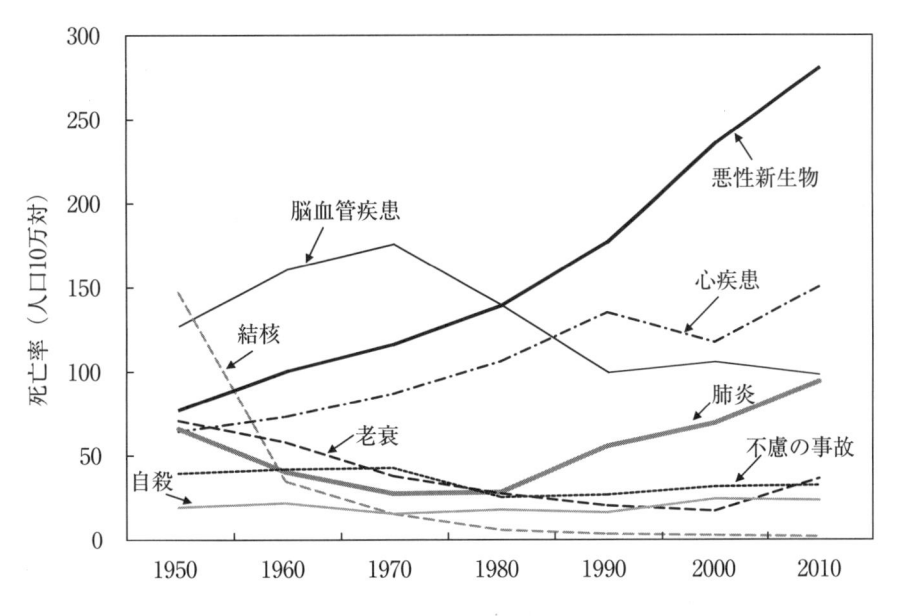

図10.1　主要死因別にみた死亡率の年次推移
(厚生労働省「人口動態統計」より)

い．がん治療においては，1980年以降の白金抗がん剤の臨床使用や，1990年代末から臨床使用されるようになった分子標的薬剤によって，がん治療の成績は向上しつつあるが，多くのがん腫では未だコントロールが難しい状況にある．

近年では，治療効果や副作用，予後に関する大規模臨床試験結果に基づき医療を行うという「根拠に基づく医療（evidence-based medicine：EBM）」が主流となっており，標準的治療方針をまとめた診療ガイドライン（clinical guideline）が学会等を中心に作成されている．2012年の診療報酬改定では，薬物療法に対する薬剤師の関与について「病棟薬剤業務実施加算」が新設されるなど評価がされており，薬剤師は調剤時の処方監査に加えて，患者個人に応じた薬物療法への積極的関与が期待されている．薬学教育モデル・コアカリキュラムにおいては，「C14 薬物治療」として疾病に伴う症状と臨床検査値の変化や，患者個々に応じた薬の選択，用法・用量の設定および使用上の注意について到達目標が設定されている．本章では，主な疾患の病態生理，治療方針について紹介するとともに，代表的処方を通して服薬指導のポイントと薬剤師としてモニタリングすべき事項について述べる．

10.1 循環器疾患の薬物療法と処方

10.1.1 心不全

1 病態生理

心臓は，全身へ血液を駆出するポンプとして重要な役割を担っている．心不全とは，様々な原因によって心臓のポンプ機能が障害され，その結果，主要臓器への血液供給が低下した病態を示す．心不全を引き起こす基礎疾患は，虚血性心疾患，高血圧症，弁膜症，心筋症，心筋炎などあらゆる心臓疾患であり，心不全は心疾患の終末的な病態といえる．なかでも，虚血性心疾患，高血圧症の単独あるいは両者の合併によって引き起こされる割合が高く，高齢化によって，心不全患者数は急速な増加傾向にあるといわれている．主な症状は，血液供給の減少によって，尿量減少や活動能力の低下が現れる．さらに，労作時呼吸困難，息切れ，浮腫などにより，日常生活に障害が生じる．多くの場合進行性で，治療の継続が必要となり，生存期間の短縮が引き起こされる．

心不全の病態は，原因が異なっていてもその結果としてみられる現象には共通性が認められる．心臓のポンプ機能が障害されるとその代償として，神経体液因子（交感神経系，レニン・アンジオテンシン・アルドステロン系など）が活性化される．生体はこれらの活性化を通じて体液を貯

10.1 循環器疾患の薬物療法と処方

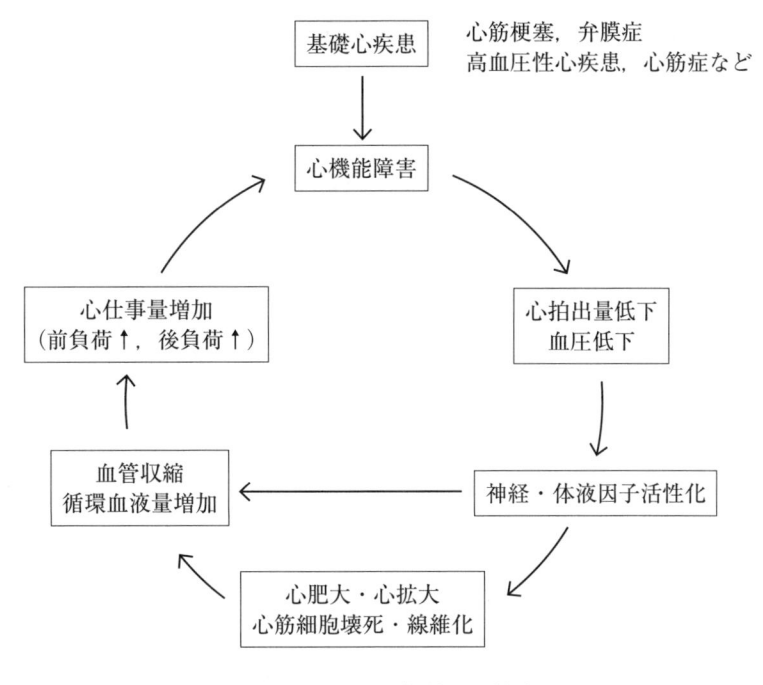

```
基礎心疾患 ── 心筋梗塞，弁膜症
              高血圧性心疾患，心筋症など
    ↓
心機能障害
    ↓
心拍出量低下
血圧低下
    ↓
神経・体液因子活性化
    ↓
心肥大・心拡大
心筋細胞壊死・線維化
    ↓
血管収縮
循環血液量増加
    ↓
心仕事量増加
（前負荷↑，後負荷↑）
    ↓
（心機能障害へ戻る）
```

図 10.2　心不全増悪の機序

留し，血管を収縮することによって血圧と重要臓器への血液供給を維持する．一時的に心拍出量の増大と血圧維持が得られても，これらの代償機序は前負荷・後負荷をさらに増大させ，左室機能障害がさらに進行するという悪循環に陥る（図10.2）．心臓レベルでみると，心筋細胞は肥大化し心臓の内腔は拡大する．機能の低下した心臓が拡大を始めるとさらに拡大が進行する悪循環に陥る．このプロセスを心臓リモデリングという．アンジオテンシンIIがこの過程に関与しているといわれている．

心不全を分類する場合，急性心不全と慢性心不全，左心不全と右心不全，拡張不全と収縮不全等に分けられる．急性心不全とは，それまで問題のなかった人が急に心疾患を発症し，循環不全に陥り，入院し専門的治療が必要になる病態をいう．慢性心不全は，長年の心疾患の結果として引き起こされた病態で，長期の受診と薬物治療が必要となる．全身に血液を送り出すのは左心室であり，通常心不全という場合，左心不全を指す．肺高血圧等，肺循環に問題のある場合は，右心不全となる．

心不全の重症度評価には，New York Heart Association（NYHA）の心機能分類が，しばしば用いられる（表10.1）．自覚症状のないもっとも軽症なI度から，安静にしていても症状の持続する重症IV度の4段階に分類される．さらに患者のQOLを定量的に推定する身体活動能力質問票（Specific Activity Scale：SAS）によって問診を行い，その活動性を（Metabolic Equivalents：METs）で表現することもある．

表10.1　New York Heart Association (NYHA) 心機能分類

機能分類	
Ⅰ度	心疾患を有するが，身体活動に制限はなく，通常の身体活動では，疲労，動悸，呼吸困難，狭心痛を生じない．
Ⅱ度	心疾患のために，身体活動に少しの制限はあるが，安静にすると楽に生活できる．通常の身体活動で疲労，動悸，呼吸困難，狭心痛を生ずる．
Ⅲ度	身体活動に強い制限のある患者であるが，安静にすると楽に生活できる．通常以下の身体活動で疲労，動悸，呼吸困難，狭心痛を生ずる．
Ⅳ度	心疾患を有し，いかなる身体活動をするときにも苦痛を伴う．心不全，狭心症徴候が安静時にも認められることがある．いかなる身体活動によっても苦痛が増強する．

2　治療方針

2-1　急性心不全

　専門施設へ入院の上，集中管理が必要である．安静，酸素投与などとともに Swan-Ganz カテーテルガイド下で診療し，Forrester 分類に準じて血行動態を安定させる（図10.3）．Ⅰ群は正常血行動態，Ⅱ群は肺うっ血と容量過負荷状態であり，利尿薬を投与する．Ⅲ群は容量不足・脱水による末梢循環不全で輸液を投与する．Ⅳ群は，うっ血と駆出力低下の両方が合併した重症心不全であり，利尿薬，血管拡張薬，強心薬が必要となる．強心薬にはカテコラミン製剤および phosphodiesterase (PDE) Ⅲ阻害薬がある．後者は心収縮力増強作用とともに血管拡張作用があるため好んで用いられる．

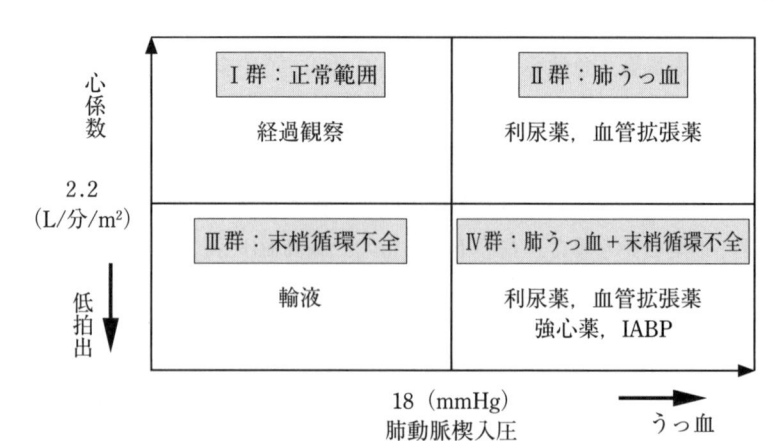

	Ⅰ群：正常範囲 経過観察	Ⅱ群：肺うっ血 利尿薬，血管拡張薬
	Ⅲ群：末梢循環不全 輸液	Ⅳ群：肺うっ血＋末梢循環不全 利尿薬，血管拡張薬 強心薬，IABP

心係数 2.2 (L/分/m²)　低拍出↓　　18 (mmHg) 肺動脈楔入圧　うっ血→

IABP：intra-aortic balloon pumping，大動脈内バルーンパンピング法

図10.3　Forrester の血行動態分類

a）利尿薬

- ラシックス注（furosemide）：1回 20 mg　静注，必要に応じて適宜追加する．
- ハンプ注（carperitide）：0.1 μg/kg/min を持続静注．投与量は血行動態をモニターしながら適宜調節するが，患者の病態に応じて1分間あたり 0.2 μg/kg/min まで増量可．

b）血管拡張薬

- ミリスロール注（nitroglycerin）：0.05〜0.1 μg/kg/min で投与を開始し，目的とする血行動態を得るまで血圧，左心室充満圧などの循環動態をモニターしながら5〜15分ごとに 0.1〜0.2 μg/kg/min ずつ増量し，最適点滴速度で維持する．
- ニトロール注（isosorbide dinitrate）：1.5〜8 mg/hr を持続静注する．投与量は患者の病態に応じて適宜増減するが，増量は 10 mg/hr までとする．

c）強心薬

- イノバン注（dopamine hydrochloride）：1〜5 μg/kg/min を持続静脈投与し，患者の病態に応じ 20 μg/kg/min まで増量できる．
- ドブトレックス注（dobutamine hydrochloride）：1〜5 μg/kg/min を持続静注する．患者の病態に応じて適宜増減し，必要ある場合には 20 μg/kg/min まで増量できる．
- ミルリーラ注（milrinone）：0.25〜0.75 μg/kg/min の範囲で適宜増減する．

2-2　慢性心不全

　心不全は，あらゆる心疾患の終末像で，基礎疾患に対する有効な治療ができない場合の予後はきわめて不良である．心不全治療の究極の目的は生命予後の改善である．

a）アンジオテンシン変換酵素（ACE）阻害薬

　ACE 阻害薬は，心不全患者の生命予後を改善することがさまざまな大規模臨床試験で証明されており，心不全治療の第一選択薬とされる．重症心不全患者に限らず，軽症の患者や今後心不全になることが予想される患者に対しても予後改善効果があることが認められている．その作用は，レニン-アンジオテンシン系の抑制により，降圧による減負荷に加えて，心肥大の抑制効果（リモデリングの抑制）によるものと考えられている．

- レニベース錠（enalapril maleate）：5〜10 mg を 1 日 1 回，ただし腎障害を伴う患者または利尿剤投与中は 2.5 mg から開始．ジギタリス製剤，利尿剤等と併用すること．
- ロンゲス錠（lisinopril）：5〜10 mg を 1 日 1 回，ただし腎障害を伴う患者では 2.5 mg から開始．ジギタリス製剤，利尿剤等と併用すること．

b）アンジオテンシンⅡ受容体拮抗薬（ARB）

ARB の心不全に対する効果は ACE 阻害薬と同等あるいはそれ以上の期待がもてる．ACE 阻害薬にみられる空咳の副作用はないので使用しやすい．

・ブロプレス錠（candesartan cilexetil）：1 日 1 回 4 mg から開始，8 mg まで増量できる．

収縮期血圧が 120 mmHg 未満の患者，腎障害を伴う患者，利尿剤を併用している患者，心不全重症度の高い患者では 2 mg/ 日から投与を開始し，増量をしていく．

c）β遮断薬

β遮断薬は心不全患者の予後改善と心不全悪化を抑制する薬として広く認知されている．心不全に対する代償機序として交感神経系が賦活されるが，交感神経系の亢進が持続すると，逆に心不全の進行を促すこととなる．β遮断薬は，この活性化を抑制することによって心不全の進行を抑制するものと考えられる．カルベジロール，ビソプロロール，メトプロロールを用いた大規模臨床試験によって，有効性が証明されている．なかでも，保険適応を取得し，なおかつエビデンスの多いカルベジロールが使用されることが多い．本来は，心機能を抑制する薬物であるため，使用開始時は慎重に行う必要がある．少量から開始し血圧等の様子を見ながら，徐々に増量していく．初期量は，血圧に対して使用される 1/10 程度からとする．

・アーチスト錠（carvedilol）：1 回 1.25 mg，1 日 2 回食後から開始する．様子を見ながら徐々に増量，通常維持量は 1 回 2.5〜10 mg を 1 日 2 回食後経口投与．
・メインテート錠（bisoprolol fumarate）：1 日 1 回 0.625 mg から開始．様子を見ながら徐々に増量，通常維持量は 1 日 1 回 1.25〜5 mg を経口投与する．

d）利尿薬

前負荷を軽減する意味で利用薬が使用される．ループ利尿薬（フロセミド）が利尿効果が強力なため汎用される．アルドステロン拮抗薬であるスピロノラクトンは，利尿作用の点では弱いが，大規模臨床試験で心不全の予後改善作用が認められており，心不全改善を目的にいれて使用される．

・ラシックス錠（furosemide）：1 日 1 回 40〜80 mg を連日または隔日経口投与
・アルダクトン A 錠（spironolactone）：1 日 50〜100 mg を分割経口投与

e）強心薬

古くから使用されるジギタリス製剤は，心不全の悪化を阻止し，生活の質を改善するが，生命予後改善作用のエビデンスは得られていない．頻脈傾向の患者に使用される場合が多い．

・ジゴシン錠（digoxin）：1 日 1 回 0.125〜0.25 mg，腎排泄型薬剤であるため，高齢者や腎機能低下者では用量を減じて使用する．血中濃度のモニタリングを行う（0.5〜2 ng/mL）．
・アカルディカプセル（pimobendan）：初期量 1 回 1.25〜2.5 mg を 1 日 2 回，維持量は 2.5〜

5 mg

f）アミオダロン

致死性不整脈に対してはアミオダロンが使用される．

・アンカロン錠（amiodarone hydrochloride）：導入期1日400 mg，1～2回に分服，1～2週間，その後維持期1日200 mg，1～2回に分服

g）ワルファリン

・ビタミンKに拮抗して，抗凝固作用を示す．血栓・塞栓症の治療および予防に使用される．不整脈患者では，心原性脳塞栓予防の目的で使用される．投与量は血液凝固能検査によって決められる．疾患によって目標とする治療域に差があるが，プロトロンビン時間（PT（INR））2～2.5でコントロールされる場合が多い．必要投与量は個人差が大きい．またワルファリンは多くの薬剤や食品によって効果が影響される．
・ビタミンKを含む食品（納豆，クロレラ，青汁，大量の緑色野菜，海草など）や薬剤（総合ビタミン剤，骨粗鬆症に使われるメナテトレノンなど）によってワルファリンの効果は減弱する．
・薬物代謝酵素を誘導する薬物（リファンピシン，フェノバルビタールなど）の併用によってワルファリンの効果が減弱する．
・抗生物質は腸内でのビタミンKの産生を抑制するのでワルファリンの効果が増強する．
・活性体である（S体）は，主として肝薬物代謝酵素CYP2C9によって代謝される．CYP2C9活性を抑制するような薬剤との併用で効果が増強する可能性がある．
・ワルファリン錠（warfarin）：1～5 mg　1日1回

3　代表的処方・処方解析

処方例

Rp.			
1)	ブロプレス錠8 mg（candesartan cilexetil）	1回1錠	1日1回朝食後
	アルダクトンA錠25 mg（spironolactone）	1回1錠	1日1回朝食後
	ラシックス錠40 mg（furosemide）	1回1錠	1日1回朝食後
	アンカロン錠100（amiodarone hydrochloride）	1回1錠	1日2回朝夕食後
2)	アーチスト錠2.5（carvedilol）	1回2錠	1日2回朝夕食後
3)	ワーファリン錠1 mg（warfarin potassium）	1回2錠	1日1回夕食後

解説

慢性心不全患者に対する処方例である．心不全の第一選択薬であるACE阻害薬の代わりに同等の効果が期待できるARBであるカンデサルタンが処方されている．さらにβ遮断薬カルベジロール，利尿薬フロセミド，スピロノラクトンも処方されている．こ

れら心不全に対する薬に加え，不整脈抑制を目的にアミオダロンが処方されている．さらに心原性脳塞栓予防の目的でワルファリンが処方されている．

4 患者への説明とモニタリング

心不全は予後不良の疾患であり，薬物治療はほぼ一生涯続く．服薬を中断すると慢性心不全の急性増悪を引き起こすことになる．正しく服用されるように，患者のみならず家族を含めた服薬指導とモニタリングの継続が必要である．

a）アンジオテンシン変換酵素阻害薬（ACE 阻害薬）

［患者への説明］心臓に負担となるホルモンの生成を抑え，心不全を改善する．血圧を下げると同時に心臓や腎臓などを保護する作用がある．空咳がでることがある．降圧作用に基づくめまい，ふらつきが起こることがあるので，高所作業や車の運転などに注意すること．

［特徴］血圧低下作用以外に，腎臓・心臓などの臓器保護作用をもつ．心不全，高血圧症，糖尿病性腎症に有効．

［副作用］
・咳嗽，めまい，ふらつき，急性腎不全，血清カリウム上昇，肝障害など．頻度はまれであるが血管浮腫．
・咳は ACE 阻害薬に特徴的で発生頻度は高い．

［注意事項］
・アフェレーシスや血液透析時に使用する膜によってはショックを起こすことがあるので，ACE 阻害薬を使用できないときがある．
・妊娠または妊娠している可能性のある婦人には投与禁忌である．

b）アンジオテンシンⅡ受容体拮抗薬（ARB）

［患者への説明］血管を収縮させる物質の働きを抑えて，血圧を下げる．同時に心臓や腎臓などを保護する作用がある．降圧作用に基づくめまい，ふらつきが起こることがあるので，高所作業や車の運転などに注意すること．

［特徴］心不全の薬として ACE 阻害薬と同様の効果が期待できる．咳のため ACE 阻害薬が使用できない人でも使用可能．咳の副作用がないので使用しやすい．

［副作用］めまい，ふらつき，血清カリウム上昇．急性腎不全など，頻度はまれであるが血管浮腫．妊娠または妊娠している可能性のある婦人には禁忌である．

c）β遮断薬

［患者への説明］心臓，循環系の過剰な活動，緊張を抑える．高血圧，頻脈性不整脈，狭心症の発作を抑える．心不全に対して使用する場合は，心臓の機能を回復させることを目的とし，少量

から投与を開始し，様子をみながら徐々に増量していく．

［特徴］高血圧，頻脈性不整脈，狭心症，心不全と適応は広い．β_2 遮断作用のあるものは気管支収縮作用があるので，喘息患者には禁忌である．

［副作用］徐脈，心不全，気管支喘息など．血圧が下がりすぎ，だるくなることがある．めまい，悪夢，抑うつ，中性脂肪・コレステロール値上昇，倦怠感，性機能低下などがある．

［注意事項］喘息，糖尿病，心不全，高脂血症，レイノー病，動脈硬化の強い患者などでは注意が必要である．

d）利尿薬

［患者への説明］体内の余った塩分（ナトリウム）を，水とともに尿として排泄させる．血圧を下げ，心臓の負担を軽くする．

［特徴］
- ループ利尿薬，チアジド系利尿薬は，尿とナトリウムの排泄を促進させる．
- スピロノラクトン（アルダクトンA）は，抗利尿ホルモンのアルドステロンの働きを抑えて効果を発揮する．血中カリウム濃度は上昇する．心不全患者の生命予後改善作用が証明されている．
- 血圧を下げる目的ではチアジド系利尿薬，心不全における利尿目的ではループ利尿薬とスピロノラクトンを組み合わせて使用することが多い．

［副作用］電解質異常，腎障害（BUN上昇，クレアチニン上昇）など．スピロノラクトンでは女性化乳房．

［注意事項］耐糖能の低下，血中尿酸値，コレステロール値の上昇など代謝面への悪影響があるため，痛風，糖尿病，高脂血症，血栓症，腎臓の悪い人には使用できない場合がある．

e）強心薬（ジギタリス製剤）

［患者への説明］心臓の収縮力を高める．脈を整える働きをもつ．吐き気，食欲不振，視覚異常（黄視，まぶしさなど）のあるときは，受診すること．

［特徴］ジゴキシンは有効血中濃度域が 0.5〜2 ng/mL と狭く，過量投与により中毒になりやすい．血中濃度を測定するのが望ましい．特に高齢者，腎機能障害者では要注意．イトラコナゾール，マクロライド系抗生物質，アミオダロン，ベラパミル等との併用で血中濃度が上昇することがあるので注意が必要．

［副作用］中毒時には，悪心・嘔吐，食欲不振，視覚異常（黄視，まぶしさ），不整脈，高カリウム血症が現れる．これらの症状が生じたら，ただちに受診するように指導する．

f）ワルファリン

［患者への説明］血管内で血液が固まるのを防ぐ薬で，血栓などの治療・予防に用いる．多くの

ワーファリン

血液を固まりにくくして、血の固まり（血栓）を防ぎます。

<作　用>

心不全では心臓のポンプ機能が弱いために血液の流れが悪くなっており、血の固まり（血栓）ができやすい状態にあります。また心房細動のような不整脈でも血栓はできやすくなっています。血栓が心臓や脳で血管を詰まらせると心筋梗塞や脳梗塞になる恐れがあります。血液凝固ではビタミンKが重要な働きをしています。ワーファリンはこのビタミンKの働きを抑えて血管内で血液が固まるのを防ぐお薬です。

<副作用>

出血（鼻血、歯ぐきからの出血、皮膚の内出血など）皮膚壊死、肝機能障害など

<注意事項>

・血が止まりにくくなっています。
　けがをしない生活をこころがけましょう。歯磨きやひげ剃りの際も注意しましょう。

・この薬を飲む錠数と回数は、血液検査の結果に基づいて決められます。決められた錠数と回数を守って使用してください。

・食物との相互作用があります。
　納豆やクロレラ、青汁はビタミンKが多く含まれておりワーファリンの作用を弱めますので食べないで下さい。またパセリ、ほうれん草、ブロッコリーなどの緑色野菜もビタミンKが比較的多く含まれています。適度な量はかまいませんが、一度に大量に摂取することは避けて下さい。

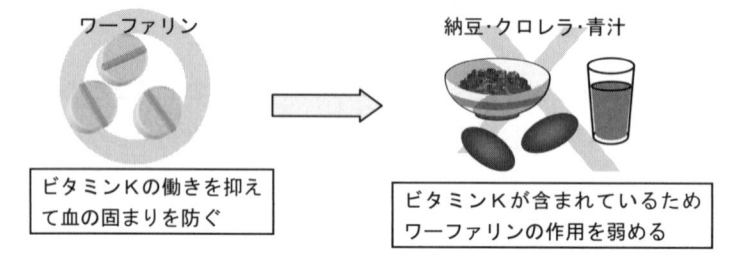

ワーファリン	納豆・クロレラ・青汁
ビタミンKの働きを抑えて血の固まりを防ぐ	ビタミンKが含まれているためワーファリンの作用を弱める

・ワーファリンを飲んでいることを伝えてください
　併用を注意すべき薬が多数あります。(この薬の効果が強くなったり弱くなることがあります。また、併用した薬の効果が強くなることもあります。)他の薬を使用している場合や、新たに使用する場合は、必ず医師または薬剤師に相談してください。また、手術・歯を抜くときはワーファリンを服用していることを必ず伝えてください。

・妊婦または妊娠の可能性がある人は使用できません

図 10.4　心不全患者向けワルファリンの説明書

薬剤や食品によって効果が影響されるので，ビタミンKを含む食品（納豆，クロレラ，青汁，大量の緑色野菜，海草など）を大量に摂取しないこと．また薬物相互作用を避けるため，他に受診する場合は本剤を服用していることを知らせること（パンフレット等を利用して，説明する）．

[特徴] 投与量は血液凝固能検査によって決められる．定期的な検査が必要．
[副作用] 出血の危険性があるので，安全な生活を心がける．催奇形性がある．

10.1.2 狭心症

1 病態生理

狭心症は，心筋の酸素需要と供給のバランスが崩れることにより生じる一過性の心筋虚血である．発生機序から，労作性狭心症と安静時狭心症に大別される．労作性狭心症は，冠動脈硬化による冠予備能の減少と労作による心筋酸素消費の増加によって，心筋への酸素供給が不足することで引き起こされる．安静時狭心症では，冠動脈攣縮による冠血流の減少によって引き起こされる．病状の安定性から分類すると，安定狭心症と不安定狭心症になる．不安定狭心症は，冠動脈粥腫の破裂とそれに伴って生じる血栓形成が病態の本質であり，心筋梗塞や突然死を引き起こす可能性が高く，速やかな対応が必要である．安定狭心症は，発作の回数が安定しており，薬物によって十分コントロールできる狭心症である．

最近では，不安定狭心症，急性心筋梗塞，虚血性心臓突然死などの急性心筋虚血による一連の疾患は，冠動脈粥腫の破綻とそれに伴って生じる血栓形成，内空閉塞という共通の病態が明らかにされてきたため，急性冠症候群（acute coronary syndrome）と総称される．死亡率も高く，早期受診・早期治療が重要である．

虚血性心疾患の発症と進展には，冠動脈の粥状動脈硬化が大きく関与しており，代表的な生活習慣病と考えられている．その危険因子として，糖尿病，肥満，高脂血症，喫煙，家族歴などがあげられる．予防に関しては，薬物療法のみでなく，生活習慣の改善や危険因子の修正が非常に重要である（表 10.2）．

2 治療方針

狭心症の治療には，薬物療法，経皮的冠動脈形成術（PCI），冠動脈バイパス術の 3 種の方法があり，疾患の状態によりいずれかが選択される．治療の目的は，狭心症発作の緩解，狭心症発作の予防による QOL の改善，心筋梗塞や突然死への移行を阻止し，生命予後を改善することであ

表 10.2 安定狭心症の治療に必要な 10 大要素

| A：アスピリンと抗狭心症薬　Aspirin and Antianginal Therapy |
| B：β 遮断薬と血圧　Beta-Blocker and Blood Pressure |
| C：喫煙とコレステロール　Cigarette Smoking and Cholesterol |
| D：食事と糖尿病　Diet and Diabetes |
| E：教育と運動　Education and Exercise |

る．ここでは薬物療法について述べる．

　狭心症発作の緩解には硝酸薬，予防には持効型硝酸薬，β遮断薬，カルシウム拮抗薬が使用される．また，狭心症の不安定化，心筋梗塞への移行および心臓突然死には血小板凝集と血栓形成が重要な役割を果たしているので，不安定狭心症の患者には抗血小板薬が使用される．PCI 後の血栓性ステント閉塞の予防目的でも抗血小板薬は必ず必要とされる．また，積極的に脂質を低下させることが，動脈硬化の進展を抑制し，予後を改善することが明らかにされているので，積極的にスタチン系高コレステロール血症治療薬が使用される．

a）硝酸薬

　静脈系血管を拡張し前負荷を減少させ，心臓の負担を軽くする．冠動脈を拡張し心筋への血流増大をはかる．労作性狭心症，安静時狭心症ともに有効である．

　不安定狭心症には持続静注，発作の寛解には舌下錠あるいはスプレー剤の舌下投与，または静注，発作の予防には長時間作用型の内服剤あるいはテープ剤を用いる．連用によって耐性が生じるといわれている．発作が最も起こりにくい時間帯に使用を中断するのも一方法である．

b）β 遮断薬

　交感神経受容体の β 受容体を遮断し，心拍数を減らし心拍出量を低下させることによって血圧を低下させる．心臓の酸素消費量は減少し狭心症発作を予防する．欧米で実施された大規模臨床試験の結果，β 遮断薬は成人心血管病の 2 次予防に有用であることが証明されている．

　β 遮断薬は，安定労作狭心症には第一選択薬である．冠攣縮性狭心症は悪化させることがある．狭心症のほかに，高血圧，頻脈性不整脈，本態性振戦にも使用される．また慢性心不全に対しても使用されることが多くなった．その場合は，少量から開始し徐々に増量していく方法がとられる．

c）カルシウム拮抗薬

　細胞膜のカルシウム透過性を抑えて，細胞内カルシウム濃度を低下させ，血管の収縮を抑制する．禁忌症もほとんどなく，降圧薬として，あるいは狭心症発作予防薬として広く使用されている．特に冠攣縮性狭心症の予防に適している．ジヒドロピリジン系薬剤は血管選択性が強く血圧の高い症例に好んで使用される．ただし，成人心血管病の 2 次予防に有用であるとの結果は得られていない．

d）ATP 感受性カリウムチャネル開口薬

　ニコランジルは，硝酸薬に似た構造をもち，冠動脈や末梢動静脈拡張作用により抗狭心症作用を示す．安定狭心症に対して予後改善効果が示されている．

e）抗血小板薬

狭心症の不安定化，心筋梗塞への移行および心臓突然死には血小板凝集と血栓形成が重要な役割を果たしているので，不安定狭心症の患者には抗血小板薬が使用される．アスピリン，チクロピジン，クロピドグレル，シロスタゾールが使用されるが，最もよく使用されるのは少量のアスピリンである．クロピドグレルの効果はアスピリンよりも強力で，作用は持続的である．PCI 後の亜急性血栓性ステント閉塞予防の目的で，アスピリン，クロピドグレルが使用される．特に薬剤放出性ステントの場合は血栓性閉塞の起こる可能性が高いため，クロピドグレルは 6～8 カ月間使用される．

f）スタチン系高コレステロール血症治療薬

狭心症に対する治療として，LDL コレステロールを低下させることが推奨されている．

3　代表的処方・処方解析

3-1　労作性狭心症の予防

1) 硝酸薬
   - ニトロール R カプセル 20 mg（isosorbide dinitrate）1 回 1 カプセル　1 日 2 回
   - アイトロール錠 20 mg（isosorbide mononitrate）1 回 1 錠　1 日 2 回，1 回 40 mg まで増量可
   - ニトロダーム TTS 25 mg（nitroglycerin）1 回 1 枚　1 日 1 回　貼付　2 枚まで増量可
2) ATP 感受性カリウムチャネル開口薬
   - シグマート錠 5 mg（nicorandil）1 回 1 錠　1 日 3 回
3) β 遮断薬
   - セロケン錠 20 mg（metoprolol tartrate）1 回 1～2 錠　1 日 3 回
   - テノーミン錠 50 mg（atenolol）1 回 1 錠　1 日 1 回
   - メインテート錠 5 mg（bisoprolol fumarate）1 回 1 錠　1 日 1 回
4) カルシウム拮抗薬
   - アダラート CR 錠 40 mg（nifedipine）1 回 1 錠　1 日 1 回，1 回 60 mg まで
   - ヘルベッサー R カプセル 100 mg（diltiazem hydrochloride）1 回 1 カプセル　1 日 1 回，1 日 200 mg まで

3-2　安静時狭心症の予防

1) 硝酸薬
   - ニトロール R カプセル 20 mg（isosorbide dinitrate）1 回 1 カプセル　1 日 2 回
   - アイトロール錠 20 mg（isosorbide mononitrate）1 回 1 錠　1 日 2 回，1 回 40 mg まで可
   - フランドルテープ 40 mg（isosorbide dinitrate）1 回 1 枚　眠前貼付

（明け方の発作予防のため）

2）カルシウム拮抗薬
- ヘルベッサーRカプセル100 mg（diltiazem hydrochloride）1回1カプセル　1日1回，1日200 mgまで
- アダラートCR錠40 mg（nifedipine）1回1錠　1日1回，1日60 mgまで
- ノルバスク錠5 mg（amlodipine besilate）1回1錠　1日1回（血圧が高いとき）

3）ATP感受性カリウムチャネル開口薬
- シグマート錠5 mg（nicorandil）1回1錠　1日3回

3-3　不安定狭心症に対する処方

1) ・ニトロペン舌下錠0.3 mg（nitroglycerin）1回1～2錠　舌下，数分間で効果があらわれない場合には1～2錠追加
   ・ミオコールスプレー（nitroglycerin）1回1噴霧
   症状の緩解が得られない場合は，
2) ・ミリスロール注（nitroglycerin）0.1～0.2 μg/kg/minより開始・漸増し，1～2 μg/kg/minで維持．無効の場合には20～40 μg/kgの静注を1時間ごとに併用．
   ・ニトロール注（isosorbide dinitrate）2～5 mg/hrを点滴静注，適宜増減．
3) バファリン81 mg錠（aspirin）1回1錠　1日1回
4) ヘパリン注（1000単位/mL）（heparin sodium）10,000～20,000単位/day 点滴静注，APTTを見ながら投与．
5) β遮断薬（冠攣縮性狭心症では避ける），カルシウム拮抗薬の併用．

処方例

Rp.		
1)	ヘルベッサーRカプセル100 mg（diltiazem hydrochloride）　1回1カプセル	1日2回朝・夕食後
2)	フランドルテープ40 mg（isosorbide dinitrate）	1回1枚　朝　貼付
3)	バイアスピリン錠100 mg（aspirin）	1回1錠　1日1回朝食後
4)	リピトール錠10 mg（atorvastatin calcium hydrate）	1回1錠　1日1回夕食後
5)	プラビックス錠75 mg（clopidogrel sulfate）	1回1錠　1日1回朝食後

解説

　　PCI施行後の処方である．薬剤放出性ステント（DES）を留置した場合，亜急性血栓性ステント閉塞を予防するために，強力な抗血小板薬である硫酸クロピドグレルの服用が6～8カ月間必要になる．また，LDL-コレステロールを低値に保つため，スタチン系高コレステロール血症治療薬が使用される．

4　患者への説明とモニタリング

　循環器疾患の治療に使用される薬剤は，他の薬に比べてその作用がはっきりしているのが特徴である．医師の指示どおり正しく使用すればほとんどの薬は安全で，かつ目的の効果を得ることができる．しかし，正しく使用しなかったり急に中止したりすると，かえって症状が悪化することがある．また，狭心症，心筋梗塞などの循環器疾患は入院治療によって改善したとしても，その背景にある危険因子が消失したわけではないので，2次予防のために，あるいは手術後の管理のためにいろいろな薬を飲み続けなくてはならない．患者が退院するまでに，指示どおり薬を正確に使用できるように指導することが服薬指導の目的である．さらに，なぜその薬を飲まなければならないかを理解することが，今後の長い過程において服薬を続けるために必要である．また重大な副作用や頻度の高い副作用については，その初期症状を知らせておき，疑いがあればただちに服用を中止し受診するように指導する．

a）硝酸薬

［患者への説明］狭心症の発作を予防（または緩解）する．心臓の負担を軽減する．使用開始時には，頭痛等のために注意力の低下が起こることがあるので，車の運転等の危険な作業は避けること．
［特徴］血管拡張薬で，労作性狭心症，安静時狭心症ともに有効である．心筋梗塞，その他の虚血性疾患にも使用される．
［副作用］
・血管を拡張するため，頭痛・めまい，立ちくらみ，動悸，頻脈が現れることがある．連用によって慣れてくることが多い．
・テープ剤は皮膚が赤くかぶれることがあるので，皮膚刺激を避けるため毎回場所を変えて貼る．
［注意事項］
・発作緩解用舌下錠やスプレー剤を使用するときは，立ちくらみに備えて座って使用する．めまいやふらつきが起こった場合は，下肢を上げて横になり静かにしていると30分ぐらいで回復する．
・発作緩解用の舌下錠やスプレー剤は，使用しすぎて効果が消失することはないので，我慢せずに使用する．5分間隔で3回まで使用し，それでも治まらない場合はただちに来院すること．
・併用によって過度の血圧低下が起こる可能性があるため，シルデナフィルやバルデナフィルとの併用は禁忌．

b）β遮断薬

［患者への説明］心臓，循環系の過剰な活動や緊張をおさえ，狭心症の発作を抑える．高血圧，頻脈性不整脈を抑える．心不全に対して使用する場合は，心臓の機能を回復させることを目的と

しているが，少量から注意して使用する．
[特徴] β_1 選択性が高いほうが好都合である．β_2 遮断作用のあるものは気管支収縮作用を示す．
[副作用] 徐脈，心不全，気管支喘息など．血圧が下がりすぎ，だるくなることがある．めまいが起こることがある．悪夢，抑うつ，中性脂肪・コレステロール値上昇，倦怠感，性機能低下などがある．
[注意事項] 喘息，糖尿病，心不全，高脂血症，レイノー病，動脈硬化の強い患者などでは注意が必要である．

c）カルシウム拮抗薬

[患者への説明] 狭心症の発作を予防する．血圧を下げる．降圧作用に基づくめまい，ふらつきが起こることがあるので，高所作業や車の運転などに注意すること．不整脈を抑える（ベラパミルのみ）．
[特徴]
・狭心症発作の予防，特に冠攣縮性狭心症（安静時狭心症）に適している．
・心拍数増加のないジルチアゼム徐放剤がよく使用される．ジヒドロピリジン系ではニフェジピン徐放錠（アダラートCR），アムロジピン（ノルバスク，アムロジン），ベニジピン塩酸塩（コニール）などの長時間作用型が使用される．
・ジルチアゼムとベラパミルは心拍数抑制，心筋収縮力低下作用を有する．
[副作用] 頻脈または徐脈，低血圧，頭痛・めまい・ほてり，浮腫など．急に服用を中止すると症状が悪化することがあるので，自己判断で中止しないこと．
[注意事項]
・短時間作用型ニフェジピン（アダラート）では急激な血圧低下が起こるので，最近では舌下投与は好ましくないとされる．
・グレープフルーツジュースは，小腸のCYP3A4を抑制することによって，薬剤の血中濃度を上昇させる．すべてのカルシウム拮抗薬が影響されるのではなく，バイオアベイラビリティの低い薬剤が影響される．アムロジピンはバイオアベイラビリティが高く，グレープフルーツジュースの影響は考えなくてよい．

d）抗血小板薬

①クロピドグレル硫酸塩

[患者への説明] 血を固まりにくくして血栓を予防し，血流を改善する．手足の潰瘍，痛み，冷感等を改善する．発熱・喉の痛み，吐き気・食欲不振・倦怠感・皮膚黄染，出血・あざ等が出現すれば，直ちに受診すること．特に服用開始後2カ月間は，医師の指示に従い検査を受ける必要がある．手術を受ける際は医師に申し出ること．
[特徴] 抗血小板作用が強く，特にPCIにて薬剤放出性ステント（サイファー®）を留置した患

者では，血栓性ステント閉塞予防のために 6～8 カ月の服用が必要である．ノンコンプライアンスがないように十分説明する．

[副作用] 重篤な肝障害，顆粒球減少（無顆粒球症），血栓性血小板減少性紫斑病（TTP），皮疹・瘙痒など．

[注意事項]
・重篤な副作用のほとんどは，投与開始後 2 カ月以内に発現する．
・手術をする場合は，通常 7 日前に服用を中止する．

② アスピリン

[適応] 狭心症，心筋梗塞，虚血性脳血管障害における血栓・塞栓形成の抑制．冠動脈バイパス術（CABG）あるいは経皮経管冠動脈形成術（PCI）施行後における血栓・塞栓形成の抑制．

[患者への説明] 血を固まりにくくし，血栓・塞栓を予防する．

[特徴] 少量のアスピリン（100～200 mg）が使用される．鎮痛解熱には大量（0.5～1.5 g）を用いる．

[副作用] アスピリン喘息，出血，消化器症状など．

[注意事項] アスピリン喘息患者には禁忌である．名称から，痛み止めあるいは風邪薬と認識している人があるので，使用目的をはっきり説明する．

10.2 腎臓疾患の薬物療法と処方

10.2.1 ネフローゼ症候群

1 病態生理

ネフローゼ症候群は，糸球体の障害により大量の蛋白質が尿中へと漏出することによって生じる．主要な病態は，低蛋白血症，浮腫，高脂血症で，循環血漿量低下，血液凝固能亢進をきたしやすい．ネフローゼ症候群の診断基準を表 10.3 に示す．

正常の糸球体基底膜では，蛋白を含む大分子物質を通さないサイズバリアー（size barrier）と，陰性に荷電した物質を通さないチャージバリアー（charge barrier）により，アルブミンを主体とした血漿蛋白の透過性を制御している．ネフローゼ症候群ではこれらのバリアーが破綻し，透過性が亢進して大量の蛋白が尿中に漏出する．ネフローゼ症候群における浮腫は，大量の蛋白喪失による血漿膠質浸透圧の低下によって起こる間質への水の移動と，有効循環血漿量の減少から水・ナトリウム貯留を引き起こすためと考えられている．また，肝でのアルブミン合成の亢進が

表10.3 成人ネフローゼ症候群の診断基準
(平成22年度厚生労働省難治性疾患対策進行性腎障害に関する調査研究班)

1. 蛋白尿：3.5 g/日以上が持続する．
   (随時尿において尿蛋白/尿クレアチニン比が3.5 g/gCr以上の場合もこれに準ずる)．
2. 低アルブミン血症：血清アルブミン値3.0 g/dL以下．
   血清総蛋白量6.0 g/dL以下も参考になる．
3. 浮腫
4. 脂質異常症（高LDLコレステロール血症）

注：1) 上記の尿蛋白量，低アルブミン血症（低蛋白血症）の両所見を認めることが本症候群の診断の必須条件である．
2) 浮腫は本症候群の必須条件ではないが，重要な所見である．
3) 脂質異常症は本症候群の必須条件ではない．
4) 卵円形脂肪体は本症候群の診断の参考となる．

表10.4 一次性および二次性ネフローゼ症候群

一次性ネフローゼ症候群	1. 微小変化型ネフローゼ症候群（MCNS） 2. 巣状糸球体硬化症（FGS） 3. 膜性腎症 4. 膜性増殖性糸球体腎炎（MPGN） 5. 増殖性腎炎
二次性ネフローゼ症候群	1. 全身性疾患：糖尿病，SLE，紫斑病性腎炎，アミロイドーシス，クリオグロブリン血症 2. 感染症：B型およびC型肝炎ウイルス，マラリア 3. 薬物：ブシラミン，ペニシラミン，カプトプリル，金 4. 悪性腫瘍：がん，ホジキン病，悪性リンパ腫，多発性骨髄腫

起こり，結果的に高コレステロール血症となる．同時に，血液凝固能の亢進と線溶系の低下が起こる．

ネフローゼ症候群を引き起こす原因は多岐にわたる．腎臓自体が障害されて起こる一次性ネフローゼ症候群と，他の全身性疾患あるいは明らかな原因による二次性ネフローゼ症候群とに分けられる（表10.4）．治療方針決定のためには，腎生検等による正確な診断が必要である．

2 治療方針

ネフローゼ症候群の治療は，蛋白尿の軽減と腎機能保持とを目標とする．食事療法や生活指導は治療の基本である．浮腫，高血圧，脂質異常（高LDLコレステロール血症）などの治療を行い，一次性ネフローゼ症候群においては，組織診断に基づいてステロイド薬や免疫抑制薬などによる免疫抑制療法を行う．副腎皮質ホルモン薬が治療の第一選択薬となり，内服ではプレドニゾロン，パルス療法ではメチルプレドニゾロンが使用されることが多い．ステロイド抵抗性の場合や何らかの理由でステロイドが使用できない場合には，免疫抑制薬，主にシクロスポリンが使用

される．凝固系の亢進が見られるときは抗血小板薬や抗凝血薬を併用する．浮腫が続き利尿が得られない場合はループ利尿薬やアルブミン製剤を用いる．高血圧，脂質異常症に対しても薬を使用するが，降圧薬としては腎保護作用のある ACE 阻害薬もしくはアンジオテンシンⅡ受容体拮抗薬が第一選択薬となる．カルシウム拮抗薬もよく使用される．

糖尿病性腎症によるネフローゼ症候群では，血圧と血糖のコントロールを行うことによって腎機能の低下を抑え，透析導入の時期を遅らせることを目標として治療を行う．

a）副腎皮質ホルモン薬

細胞内ステロイド受容体に結合し作用を発現する．各種炎症性サイトカインやプロスタグランジンの産生を低下させ，抗炎症，免疫抑制，抗アレルギー作用をもたらすものと考えられている．

プレドニゾロンは経口投与後速やかにほぼ完全に吸収され，約 1 時間後に C_{max} に達する．主に肝チトクローム P450 の 1 つである CYP3A4 によって代謝される．

・プレドニン錠 5 mg（prednisolone）：1 日 5～60 mg を 1～4 回に分割経口投与

初期大量，漸減，維持投与を原則とする．通常 30～60 mg 程度を 1～2 カ月使用，以後原則として 2 週間ごとに 5 mg ずつ減量する．維持量は 10 mg/日とすることが多い．投与のタイミングは，副腎からのホルモン分泌の日内変動に合わせ，1 日 1 回投与の場合は朝に，分割投与の場合は朝に多く，昼・夕は少なく投与する．

（メチルプレドニゾロンパルス療法）

・ソルメドロール注（methylprednisolone）：1 日 1 回 500～1,000 mg を点滴静注，3 日間連続を 1 クールとする．経過により，1～2 週の間隔を開けて 1～2 クール追加する．パルス療法は，内服のみでは効果不十分な難治性ネフローゼに対し行われる．

b）免疫抑制薬（シクロスポリン）

ネフローゼ症候群に対して使用される免疫抑制薬には，アザチオプリン，シクロホスファミド，ミゾリビン，シクロスポリン，タクロリムスなどがあるが，シクロスポリンのマイクロエマルション製剤（ネオーラル）が使用されることが多い．シクロスポリンは主にヘルパーT 細胞の活性化を抑制する．結果的に糸球体における免疫複合体の沈着を抑制し，蛋白の尿中排泄や腎炎の進展を抑制すると考えられている．

シクロスポリンの吸収は，個体内および個体間変動が大きい．ときに吸収不良例が存在し，食前投与によって吸収が高まる例が報告されている．代謝は肝および小腸の CYP3A 系による．胆汁を介して排泄される．

（頻回再発型）

・ネオーラルカプセル（ciclosporin）：成人 1.5 mg/kg/day，小児 2.5 mg/kg/day を 2 回に分けて経口投与（ステロイド抵抗性を示す場合）

・ネオーラルカプセル（ciclosporin）：成人 3 mg/kg/day，小児 5 mg/kg/day を 2 回に分けて経口

投与．1日1回食前投与とする場合は初期量を 2 mg/kg/day からとし，血中濃度を測定して，投与量を調節する．C_2 値（2時間後）600〜900 ng/mL が好ましい値と考えられている．6カ月以上使用して効果がみられない場合は中止する．

c）抗血小板薬（ジピリダモール，ジラゼプ塩酸塩）

糸球体腎炎においては，炎症反応に伴い糸球体に微小血栓が形成され，糸球体の蛋白透過性が亢進し，糸球体内血流障害により腎機能低下が生じる．抗血小板薬は凝固亢進を抑制し，尿中に蛋白が漏出するのを防ぐ．

- ペルサンチン-L カプセル 150 mg（dipyridamole）：1回1カプセルを1日2回
  投薬開始後4週間で効果を評価し，投与継続の可否を決める．
- コメリアンコーワ錠 100（dilazep hydrochloride）：1回1錠を1日3回
  腎機能障害が軽度〜中等度の IgA 腎症における尿蛋白減少の目的にのみ使用する．投薬開始後6カ月で効果を評価し，投与継続の可否を決める．

d）アンジオテンシン変換酵素（ACE）阻害薬・アンジオテンシンⅡ受容体拮抗薬（ARB）

血圧を正常に保つことが腎機能を保持する上で非常に重要である．糸球体内圧を低下させる ACE 阻害薬や ARB が腎炎やネフローゼ症候群患者では降圧薬の第一選択薬とされる．ACE 阻害薬は大部分が腎排泄型であるが，そのなかでテモカプリル塩酸塩，ベナゼプリル塩酸塩，トランドラプリルは，腎・肝両経路から消失するため腎疾患時にも使用しやすい．

ACE 阻害薬はアンジオテンシンⅡの合成を阻害することにより，ARB はアンジオテンシンⅡ受容体を遮断することにより降圧作用を示す．これらは特に輸出細動脈を選択的に拡張させ，糸球体内圧を低下させる．その結果，糸球体からの蛋白の漏出を減少させ，糸球体機能を保護する．ただし，腎機能がすでに低下している場合には，腎機能が急激に低下する場合がある．しかしその場合も，長期的にみれば腎機能の低下が緩徐になるといわれている．

- エースコール錠 2 mg（temocapril hydrochloride）：1日1回 2〜4 mg，1 mg から投与を開始し必要に応じ 4 mg まで増量可
- ニューロタン錠 50（losartan potassium）：1日1回 50 mg，100 mg まで増量可
  クレアチニンクリアランスが 30 mL/分以下，または血清クレアチニン値が 3 mg/dL を超える場合には慎重に投与する．

デキストラン硫酸セルロースを用いた吸着器によるアフェレーシスの施行（LDL アフェレーシスなど），およびアクリロニトリルメタリルスルホン酸ナトリウム膜（AN69）を用いた血液透析施行中は，ショックを起こすことがあるので，ACE 阻害薬を使用してはならない．

e）利尿薬（フロセミド）

ループ利尿薬は腎機能低下時にも使用可能で，浮腫に対し第一選択薬である．フロセミド，ア

ゾセミド，トラセミドがあるが，フロセミドがもっともよく使用される．
　ループ利尿薬は，腎尿細管全域（近位，遠位尿細管およびヘンレ係蹄），主としてヘンレ係蹄上行脚におけるナトリウムおよびクロルの再吸収を抑制し，それに伴う水の排泄を増加させる．
・ラシックス錠 40 mg（furosemide）　1日1回 40〜80 mg を連日または隔日
・ラシックス注 20 mg（furosemide）　1日1回 20 mg を静注または筋肉内注射

3　代表的処方・処方解析

処方例
Rp.　1）プレドニン錠 5 mg（prednisolone）　　1回5錠　1日1回朝食後
　　　2）ミカルディス錠 40 mg（telmisartan）　　1回1錠　1日1回朝食後
　　　3）アダラート CR 錠 20 mg（nifedipine）　　1回1錠　1日1回朝食後
　　　4）タケプロン OD 錠 30（lansoprazole）　　1回1錠　1日1回朝食後
　　　5）ワーファリン錠 1 mg（warfarin）　　　　1回3錠　1日1回夕食後
　　　6）リピトール錠 5 mg（atorvastatin）　　　1回1錠　1日1回夕食後
　　　7）イソジンガーグル（povidone-iodine）　うがい

解説
　ネフローゼ症候群にて，腎生検および治療目的にて入院した症例（49歳，男性）．入院時，尿蛋白 22.2 g/day，血清総蛋白 3.5 g/dL，血清アルブミン 2.0 g/dL，血清総コレステロール値 310 mg/dL，血清クレアチニン値 2.0 mg/dL，浮腫と体重増加が顕著であった．フロセミド，アルブミン製剤，ヘパリン静注にて症状を軽減，腎生検にて微小変化群と診断された．プレドニゾロン 40 mg/day から治療を開始し，2カ月後の退院時には尿蛋白 0 g/day，血清総蛋白 6.1 g/dL，血清アルブミン 4.2 g/dL，血清総コレステロール値 182 mg/dL，血清クレアチニン値 1.1 mg/dL と著明な改善がみられた．

4　患者への説明とモニタリング

a）副腎皮質ホルモン薬
［患者への説明］免疫系の異常な活動によって腎臓の糸球体が炎症を起こし障害されることが，ネフローゼの原因である．副腎皮質ホルモン薬は，その原因となっている免疫系の異常を抑制し，炎症を鎮める作用があるので，ネフローゼ治療の中心となる．
［特徴］ステロイド剤には強力な効果があり，治療には欠かせない薬であるが，その反面，さまざまな副作用をもっている．治療効果を上げ，副作用を最低限にくい止めるための指導をする（図 10.5）．
［副作用］
・感染症：発熱，咳，のどの痛み，CRP 上昇，白血球増加

ステロイド剤を服用している患者さんへ

ステロイド剤には強力な効果があり、治療には欠かせない薬です。その反面、さまざまな副作用も持っています。治療効果を上げ、副作用を最低限にくい止めるため次のことを参考にして下さい。

1) **ステロイド剤**の服用は医師の指示に従い、勝手に服用量を増減しないで下さい。服用を勝手に減量したり中止したりすると、病気の再燃を招くばかりでなく、時にはショック状態に陥ることがあり、たいへん危険です。

2) **ステロイド剤**により、胃潰瘍になりやすくなります。空腹時をさけ食後に服用し、処方された**胃薬**はきちんと飲みましょう。

3) **ステロイド剤**を大量に服用しているときは、感染症にかかりやすくなります。なるべく人混みを避け、**マスク**を着用し、**手洗い・うがい**をしましょう。また、傷をつくらないようにし、常に身の回りを清潔にするよう心がけましょう。

4) **ステロイド剤**を服用中は、食欲がでて肥満になりやすいので、暴飲暴食を慎み、カロリー制限に努めましょう。バランスの取れた食事を心がけて下さい。

5) 骨がもろくなりやすいので注意が必要です。転ばないよう注意しましょう。**薬**が出された場合は、きちんと飲みましょう。

6) 血圧上昇、満月様顔ぼう、皮膚症状（ニキビ、多毛症、色素沈着）、不眠などがありますが、ステロイドが減量されれば治るので心配いりません。

ステロイド剤を服用中にからだの異常に気が付いたら、すぐに申し出て下さい。

薬剤部

図10.5　患者向けステロイド剤の説明書

- 糖尿病：血糖値の上昇
- 消化管潰瘍：胃痛，食欲不振，便潜血，ヘモグロビン・ヘマトクリット値の低下
- 精神変調：うつ状態，不眠など
- 骨粗鬆症：骨折，腰痛，骨密度測定のチェック（長期大量の時）
- 骨頭無菌性壊死：歩行時の股関節の痛み
- ミオパチー：脱力感，筋萎縮，歩行困難
- 緑内障・白内障：視力障害，眼科検診によるチェック
- 血栓症：疼痛，吐き気など，血液凝固能検査値の異常

［注意事項］
- 副腎皮質ホルモン薬は，投与量を確実に守ることが大切であり，無断で服薬を中止，または減量すると，疾病の悪化のみならずショックを起こすなど大変危険であることを十分説明する．

・1日1回服用の場合，飲み忘れに気づいたときすぐに服用する．翌日になって気づいたときは，飲み忘れた分はとばして一度に2回分は服用しない．1日2回以上服用の場合は気づいたときにすぐに飲み，以後は指示どおりとする．次に飲む時間になってから気づいたときは2回分を服用する．服用時間がずれても1日分をその日のうちに服用する方がよい．
・何らかの都合で予約日に受診できないこともあるので，数日分は余分に薬をもつよう指導する．

b）免疫抑制薬（シクロスポリン）

[患者への説明] 免疫機能の異常を改善し，ネフローゼ症候群を改善する．

[特徴] 通常は，副腎皮質ステロイドを用いるが，それだけでは不十分な時には本剤を使用する．すでにステロイド治療を繰り返した患者，あるいはステロイドが使用できない患者にはこの薬剤を使用する理由を追加説明する．

[副作用]
・腎障害：腎機能検査値（血清クレアチニン，BUN 等）の変動に注意
・肝障害：AST（GOT），ALT（GPT），Al-P，LDH，ビリルビンの上昇，黄疸
・感染症：発熱，咳，のどの痛み，CRP 上昇，白血球増加
・循環器：血圧上昇
・その他：多毛，頭痛，手指振戦，痙攣，歯肉増殖，悪心，腹痛など

[注意事項]
・血中濃度を測定して投与量をコントロールする．血中濃度を測定する日には服用せずに来院し，採血後に服用すること．
・グレープフルーツジュースは，シクロスポリンの血中濃度を上昇させるので摂取しないこと．健康食品に含まれるセント・ジョーンズ・ワート（セイヨウオトギリソウ）は，逆に血中濃度を低下させるので摂取しないこと．
・免疫機能を抑制するので，感染しやすくなっている．感染症に注意すること．

c）抗血小板薬（ジピリダモール）

[患者への説明] 血を固まりにくくする．特に腎臓の血液の流れを良くし，糸球体腎炎の悪化を抑える．尿中に蛋白が出るのを抑える．

[特徴] 効果発現までに時間を要するので，継続して服用する必要性を説明する．

[副作用]
・狭心症状の悪化：発作の頻度・状態の変化に注意
・出血傾向：眼底出血，消化管出血，脳出血
・過敏症：気管支痙攣，血管浮腫．頻度は低いがただちに対応が必要である
・その他：頭痛，頭重感，ふらつき，頻脈，潮紅，ほてり，悪心・嘔吐，下痢・腹痛など

[注意事項]

- 副作用として，頭痛がかなりの頻度で発生するので，その可能性を伝えておく．軽度の場合はしばらく様子をみてもらうが，重度の場合は少量から再開，またはジラゼプ塩酸塩に変更する．
- 同様の目的で使用されるものにジラゼプ塩酸塩（コメリアン）がある．副作用の心配は少ない．

d）アンジオテンシン変換酵素（ACE）阻害薬・アンジオテンシンⅡ受容体拮抗薬（ARB）

［患者への説明］血圧を下げる．腎臓を保護し，尿中に蛋白が出るのを抑える働きがある．
［特徴］全身の血圧を下げるとともに，特に腎臓の血圧（糸球体内圧）を下げることによって，腎障害の進展を防ぎ，尿中に蛋白が漏出するのを防ぐ作用があることを説明し，重要性を理解してもらう．
［副作用］
- 血管浮腫：顔面，くちびる，舌，口内などが腫れる．呼吸困難
- 肝機能障害・黄疸：発熱，食欲不振，倦怠感，かゆみ，皮膚や眼の黄染
- 血小板減少：出血，紫斑
- 高カリウム血症：不整脈，脱力感，手足のしびれ
- 天疱瘡様症状：強いかゆみ，水疱，びらん
- 汎血球減少症，無顆粒球症，急性腎不全，ネフローゼ症候群
- その他の副作用：咳嗽，めまい，ふらつき，貧血，肝機能異常，BUN上昇，血清クレアチニン上昇，咽頭不快感，CPK上昇，血清カリウム上昇など

［注意事項］
- 咳嗽はACE阻害薬に特徴的である．経験的には，発生頻度は添付文書に記載されたよりも高いように思われる．重篤な場合はARBに変更する．
- 妊娠または妊娠している可能性のある婦人には投与禁忌である（妊娠中期および末期にACE阻害薬を投与された患者で羊水過少症，胎児・新生児の死亡，新生児の低血圧，腎不全，頭蓋の形成不全，顔面の変形等が現れたとの報告がある．ARBについても同様である）．
- 市販のハーブティー・健康食品・民間薬の中には，カリウムなどのミネラルを多く含むものや利尿作用をもつものがあるので注意が必要である．

e）利尿薬

［患者への説明］尿量を増やして，むくみをとる．血圧を下げる．
［特徴］スルホンアミド誘導体に対し過敏症の既往歴があれば，投与できない．
［副作用］
- ショック，アナフィラキシー：潮紅，悪心・嘔吐，尿意，血圧低下，呼吸困難等
- 再生不良性貧血，汎血球減少症，無顆粒球症，赤芽球ろう：紫斑，出血，発熱，喉の痛み
- 水疱性類天疱瘡：強いかゆみ，水疱，びらん
- 難聴：耳が聞こえにくい，耳鳴り

- 皮膚粘膜眼症候群：発熱，頭痛，関節痛，皮膚や粘膜の紅斑・水膨れ
- 心室性不整脈：動悸，脈の乱れ
- 間質性腎炎：顔や手足のむくみ，尿量が少なくなる
- その他：低カリウム血症，高尿酸血症，消化器症状など

10.3 消化器疾患の薬物療法と処方

10.3.1 胃潰瘍

1 病態生理

　胃潰瘍とは胃粘膜の一部が粘膜筋板を越え粘膜下層より深部に及んで欠損した状態をいい，攻撃因子（胃酸，ペプシンなど）と防御因子（胃粘液，重炭酸分泌など）との均衡が崩れた場合に発生するとの概念が広く受け入れられてきた．以前から消化性潰瘍の発生要因にはストレス，アルコール，喫煙，暴飲暴食，薬剤などがあると考えられてきたが，1982 年にヘリコバクター・ピロリ（*Helicobacter pylori, H. pylori*）というグラム陰性桿菌が発見され，その後研究が進むにつれて，*H. pylori* 感染と薬剤投与が 2 大要因として注目されている．特に，胃潰瘍の病態は正酸や低酸の場合が多く，過酸より胃粘膜防御機構の減弱が要因と考えられるため，*H. pylori* 感染や非ステロイド性抗炎症剤（non-steroidal anti-inflammatory drugs：NSAIDs）服用による粘膜の炎症や傷害に焦点があてられている．

　胃潰瘍は急性潰瘍と慢性潰瘍に分けられる．急性胃潰瘍は原因（過度のストレスなど）が特定でき，同様の誘因が加わらない限り再発することがほとんどないのに比べて，慢性型では再発と治癒を繰り返すことが多い．したがって，*H. pylori* 除菌成功例以外の慢性胃潰瘍の治療では，症状緩和，治癒促進のほか，再発予防のための維持療法も重要になる．

　胃潰瘍で最もよくみられる症状は上腹部の疼痛であるが，胸やけ，吐き気，嘔吐などの不定愁訴が主体の場合もある．確定診断のためには，上部消化管内視鏡検査またはバリウムによる X 線造影検査が行われ，*H. pylori* 感染を調べる検査も行われる．

2 治療方針

　治療の中心は薬物療法であり，「消化性潰瘍診療ガイドライン」（2009 年 10 月）[1] に準じた治療がスタンダードになりつつある．まず，治療の初期対応として，潰瘍出血の有無が問題となる．出血があれば内視鏡による止血治療を行い，止血が成功しなかった場合には手術適応となる．出

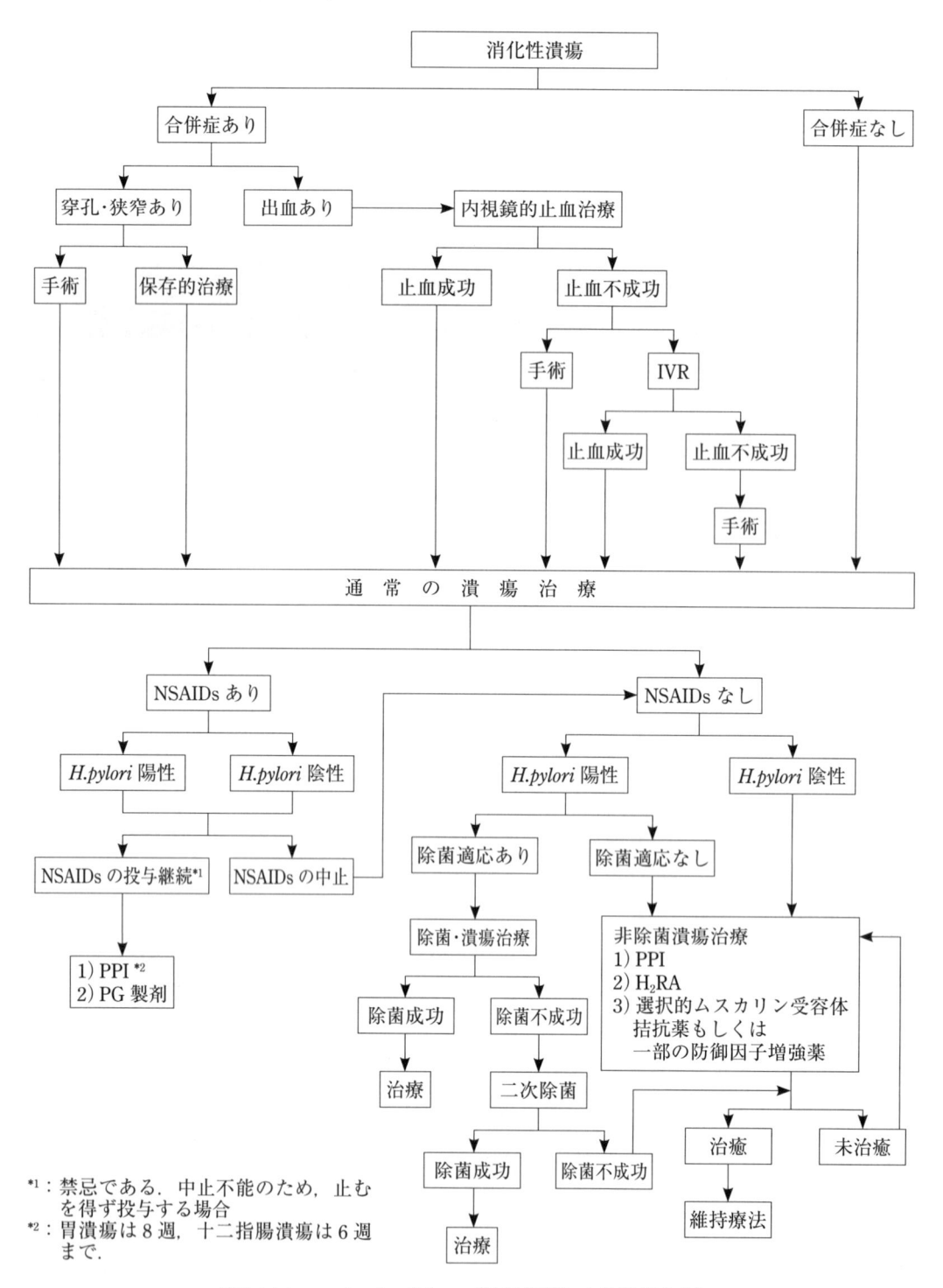

```
                            消化性潰瘍
                    ┌──────────┴──────────┐
                合併症あり              合併症なし
          ┌────────┼────────┐
      穿孔・狭窄あり  出血あり → 内視鏡的止血治療
        ┌──┴──┐       │      ┌──────┴──────┐
      手術  保存的治療  止血成功            止血不成功
                                      ┌──────┴──────┐
                                    手術           IVR
                                              ┌────┴────┐
                                          止血成功   止血不成功
                                                       │
                                                      手術
```

通 常 の 潰 瘍 治 療

```
        ┌──────────────┴──────────────┐
    NSAIDs あり                    NSAIDs なし
    ┌───┴───┐                    ┌────┴────┐
H.pylori 陽性  H.pylori 陰性    H.pylori 陽性   H.pylori 陰性
    │           │              ┌───┴───┐          │
NSAIDs の    NSAIDs の        除菌適応あり 除菌適応なし
投与継続*¹    中止                │             │
                              除菌・潰瘍治療    非除菌潰瘍治療
1) PPI *²                    ┌───┴───┐         1) PPI
2) PG 製剤                 除菌成功 除菌不成功    2) H₂RA
                             │        │        3) 選択的ムスカリン受容体
                            治療    二次除菌        拮抗薬もしくは
                                   ┌──┴──┐          一部の防御因子増強薬
                               除菌成功 除菌不成功
                                   │              治癒   未治癒
                                  治療              │
                                                 維持療法
```

*¹: 禁忌である．中止不能のため，止む
    を得ず投与する場合
*²: 胃潰瘍は 8 週，十二指腸潰瘍は 6 週
    まで．

IVR：interventional radiology（放射線科による治療介入）
H₂RA：H₂ ブロッカー
PG 製剤：プロスタグランジン製剤

図 10.6　胃潰瘍診療のフローチャート[1]

血がないか，止血が成功した場合の治療方針決定には，*H. pylori* 感染の有無と NSAIDs 服用歴が重要な鍵となる．この場合の標準治療の流れを図 10.6 に示す．

慢性胃潰瘍の場合，H_2 受容体拮抗薬（H_2 ブロッカー）やプロトンポンプ阻害薬（PPI）などによる酸分泌抑制によって一時的に潰瘍が治癒しても，胃粘膜に炎症が存在する限り再発の可能性がある．それに対する根本的療法を行うために，成因別に NSAIDs 潰瘍，非 NSAIDs・*H. pylori* 陽性潰瘍，非 NSAIDs・*H. pylori* 陰性潰瘍の 3 つに分類されている．

NSAIDs が使用されていない *H. pylori* 陽性の潰瘍では，原則的に *H. pylori* 除菌治療の適応となる．除菌治療としては，ランソプラゾールまたはオメプラゾールまたはラベプラゾールと，アモキシシリン，クラリスロマイシンの 3 剤併用の 1 週間療法が行われる．除菌によって潰瘍がすみやかに治癒するばかりでなく，再発が抑制されることが明らかになっている．除菌の成功率は 80～90 % とされ，除菌に失敗した場合は再度除菌が行われる．不成功の原因がクラリスロマイシン耐性菌にある場合が多いため，二次除菌ではクラリスロマイシンに代えてメトロニダゾールを使う 3 剤併用療法が効果的とされている．

NSAIDs が使用されていない *H. pylori* 陰性潰瘍では，酸分泌抑制薬（PPI または H_2 ブロッカー）を中心とした治療が行われるが，治癒後も再発予防のための維持療法（H_2 ブロッカーの半量投与）が必要とされている．治療の第一選択は PPI であり，PPI が使用できない場合には，H_2 ブロッカー，選択的ムスカリン受容体拮抗薬もしくは一部の防御因子増強薬を使用する．

NSAIDs 潰瘍では，NSAIDs を中止することが原因療法になる．NSAIDs を中止できれば非 NSAIDs 潰瘍と同様の治療方針となり，NSAIDs が中止できない場合には PPI やプロスタグランジン製剤の投与が推奨されている．

3　代表的処方・処方解析

a）46 歳　男性　胃潰瘍（*H. pylori* 陽性潰瘍）

処方例

Rp.	オメプラール錠 20（omeprazole）	1 回 1 錠
	サワシリンカプセル 250（amoxicillin）	1 回 3 カプセル
	クラリシッド錠 200 mg（clarithromycin）	1 回 2 錠
		1 日 2 回　朝・夕食後　7 日分

解説

H. pylori 除菌治療の処方である．オメプラゾール 1 日 40 mg はランソプラゾール 1 日 60 mg またはラベプラゾール 1 日 20 mg またはエソメプラゾール 1 日 40 mg に変更できる．クラリスロマイシンの 1 日用量は 400 mg の選択も可能である．また，服薬コンプ

ライアンスの確保を目的として，PPI，アモキシシリン，クラリスロマイシンの3剤組合せ製剤（パック製剤）も発売されている．

　除菌治療では，*H. pylori* 除菌率の高い抗生剤の組合せとしてアモキシシリン，クラリスロマイシンが使用され，PPI は酸に不安定な抗生剤を胃内で安定化させ，抗菌活性を増強させる目的で併用されている．アモキシシリンは細菌の細胞壁合成阻害作用，クラリスロマイシンは細菌の70S系リボソームの50Sサブユニットと結合し蛋白合成を阻害する作用を有し，相加的な殺菌作用を示す．アモキシシリン耐性菌が極めてまれであるのに対して，クラリスロマイシン耐性菌は頻度が増加しており，除菌の成否に影響を与える要因となっている．

b）56歳　女性　胃潰瘍

処方例
Rp.　タケプロンカプセル 30 mg（lansoprazole）　1回1カプセル
　　　　　　　　　　　　　　　　　　　　　　　1日1回　朝食後　28日分

解説

　PPI は胃粘膜壁細胞の H^+/K^+-ATPase の活性を阻害することによって酸分泌を強力に抑制する薬であり，初期治療をはじめ，胃潰瘍治療の中心的薬剤である．現在，オメプラゾール，ランソプラゾール，ラベプラゾールの3成分と，オメプラゾールの一方の光学異性体（S体）であるエソメプラゾールが発売されている．胃潰瘍治療では8週間までの使用となる．

c）50歳　女性　胃潰瘍

処方例
Rp.　ガスター錠 20 mg（famotidine）　1回1錠
　　　　　　　　　　　　　　　　　　1日2回　朝食後と就寝前　28日分

解説

　H_2 ブロッカーは胃粘膜壁細胞のヒスタミン H_2 受容体に対してヒスタミンと拮抗することにより酸分泌抑制作用を示す．PPI と異なり投与期間に制限はない．個々の患者における潰瘍の既往歴，大きさ，深さ，症状などに応じて，酸分泌抑制薬として PPI と H_2 ブロッカーのどちらを使用するかが選択される．

d）69歳　女性　胃潰瘍（NSAIDs 潰瘍）

処方例

Rp.　ボルタレン錠 25 mg（diclofenac sodium）　1回1錠
　　　　　　　　　　　　　　　　　　　　　　1日3回　朝・昼・夕食後　28日分

　　　パリエット錠 20 mg（sodium rabeprazole）　1回1錠
　　　　　　　　　　　　　　　　　　　　　　1日1回　朝食後　28日分

　　　サイトテック錠 200 μg（misoprostol）　1回1錠
　　　　　　　　　　　　　　　　　　　　　　1日4回　朝・昼・夕食後と就寝前　28日分

解説

原疾患治療のため NSAIDs（ジクロフェナク）を中止できない症例である．ミソプロストールはプロスタグランジン E_1 の誘導体で，防御因子増強作用と胃酸分泌抑制作用を併せもち，NSAIDs に起因する潰瘍に対して PPI などの酸分泌抑制剤と併用される．

4　患者への説明とモニタリング

a）プロトンポンプ阻害薬

胃酸分泌を抑える作用があることを説明する．オメプラゾールとラベプラゾールは腸溶錠であり，噛んだりつぶしたりせずに服用するように伝える．ランソプラゾールの OD 錠は腸溶顆粒が配合されているため，口腔内で崩壊させた後，唾液または水で飲み込むことができる．

PPI の多くは肝臓のチトクローム P450 の1つ CYP2C19 で代謝されるため，同じ酵素で代謝される他の薬剤との相互作用に注意が必要となる．また，CYP2C19 の遺伝子多型により，Extensive metabolizer（EM）と Poor metabolizer（PM）とでは胃酸分泌抑制効果に差がみられる可能性があるので観察を要する．

b）H_2 受容体拮抗薬

胃酸分泌を抑える薬であることを説明する．維持療法として，H_2 ブロッカーの半量投与が行われている場合には，自己判断による服薬中止を行わないように指導しておく．

H_2 ブロッカーは腎排泄型の薬剤であるため，腎機能障害患者に使用される場合には，腎機能のモニタリングと用量調節が必要となる（表 10.5）[2]．

c）*H. pylori* 除菌治療

胃潰瘍の原因菌であるヘリコバクター・ピロリ菌を除菌するために，2種類の作用機序が違う抗生剤と胃酸の分泌を抑える薬の3剤を一緒に使用することを患者に伝える．その際，服薬コンプライアンスが除菌の成否に影響を与えるため，指示通り忘れずに服用するように指導する．2剤の抗生剤を組み合わせて用いることにより，下痢・軟便などの消化器系副作用が起こりやすい

表 10.5　ファモチジンの腎機能低下患者に対する用法・用量[2]

〈1回 20 mg 1日2回投与を基準とする場合〉

クレアチニンクリアランス (mL/min)	投与法
Ccr ≧ 60	1回 20 mg　1日2回
60 > Ccr > 30	1回 20 mg　1日1回 1回 10 mg　1日2回
30 ≧ Ccr	1回 20 mg　2〜3日に1回 1回 10 mg　1日1回
透析患者	1回 20 mg　透析後1回 1回 10 mg　1日1回

ことをあらかじめ説明しておく．

d）プロスタグランジン製剤

　胃酸の出過ぎを抑えたり，胃の粘膜を守る作用があることを説明する．便がやわらかくなったり下痢が起こることがあるので食後に服用するように指導する．妊娠可能な女性の患者には，子宮収縮作用があるため服用中は妊娠しないように説明しておく．

10.3.2　潰瘍性大腸炎

1　病態生理

　潰瘍性大腸炎は，主として大腸粘膜を侵し，しばしばびらんや潰瘍を形成する非特異性炎症性疾患である．30歳以下の成人に多いが，小児や50歳以上の年齢層にもみられる．通常，直腸から口側に向かって連続性，びまん性に病変がみられ，緩解と再発・再燃を繰り返すことが多い．成因として，自己免疫異常，細菌などの感染症，遺伝的素因などの関与が考えられるが，現在のところ原因は不明であり，難治性特定疾患に指定されている．

　臨床症状としては持続性または反復性の粘液便や血便，腹痛がみられる．診断の確定のためには，大腸内視鏡検査または注腸X線検査，生検組織学的検査を行い，潰瘍性大腸炎に特異的な所見や組織像を伴うことを証明する必要がある．この際，クローン病，腸型ベーチェット病，放射線照射性大腸炎，薬剤性大腸炎，腸結核，感染性腸炎などを除外することも重要となる．

　潰瘍性大腸炎の病期をみると，血便があり内視鏡的にも血管透見像の消失やびらんまたは潰瘍などを認める活動期，血便がなく内視鏡的に活動期の所見がない緩解期がある．臨床経過から分類すると，緩解と再発を繰り返す再燃緩解型，6カ月以上症状が持続する慢性持続型，1回の発作で軽快する初回発作型，激しい症状で発症し，中毒性巨大結腸，穿孔などの重篤な合併症を呈する急性劇症型がある．ほとんどは再燃緩解型で慢性に経過するが，急性劇症型は外科的切除の

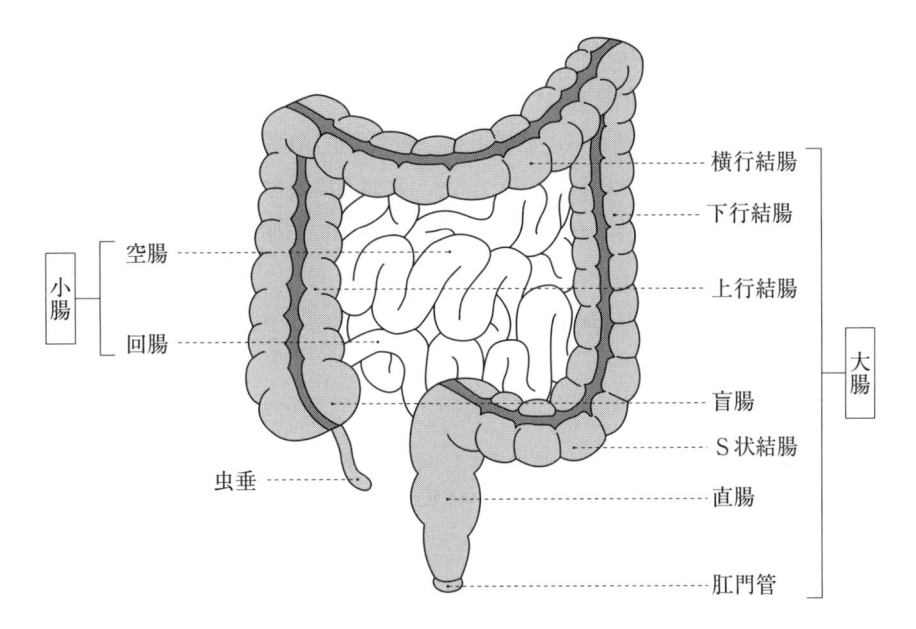

図 10.7 大腸の区分

表 10.6 潰瘍性大腸炎の重症度による分類[3)]

	重症 severe	中等症 moderate	軽症 mild
1) 排便回数	1日6回以上	重症と軽症の中間	4回以下
2) 顕血便, 血性下痢	(＋＋＋)		(＋)〜(－)
3) 発熱	37.5℃以上		(－)
4) 頻脈	90回/分以上		(－)
5) 貧血	Hb 10 g/dL 以下		(－)
6) 赤沈	30 mm/時以上		正常

・軽症の 3) 4) 5) の (－) とは，37.5℃以上の発熱がない，90回/分以上の頻脈がない，Hb 10 g/dL 以下の貧血がない，ことを示す．
・重症とは 1) 及び 2) のほかに全身症状である 3) または 4) のいずれかを満たし，かつ6項目のうち4項目以上を満たすものとする．軽症は6項目すべてを満たすものとする．
・上記の重症と軽症との中間にあたるものを中等症とする．
・重症の中でも特に症状が激しく重篤なものを劇症とし，発症の経過により，急性劇症型と再燃劇症型に分ける．
　劇症の基準は以下の5項目すべてを満たすものとする．
　　1) 重症基準を満たしている
　　2) 15回/日以上の血性下痢が続いている
　　3) 38℃以上の持続する高熱がある
　　4) 10,000 /mm^3 以上の白血球増多がある
　　5) 強い腹痛がある

適応となることが多い．また，10年以上の長期経過例では大腸がん合併のリスクが増加するため，大腸内視鏡検査の定期的な施行が望ましい．

潰瘍性大腸炎は，病変の広がりから，直腸炎型（病変が直腸に限局しているもの），遠位大腸炎型（病変が直腸・S状結腸に限局しているもの），左側大腸炎型（病変が脾彎曲部より肛門側に限局しているもの），全大腸炎型（病変が脾彎曲部を越えて口側に広がっているもの）に分けられ（図10.7），重症度（表10.6）により，軽症，中等症，重症，劇症に分類される[3]がこれらを把握することは治療方針決定のために重要である．

2 治療方針

治療の目標は，第一に緩解導入，次に緩解維持・QOLの向上にある．基本は心身の安静であり，ストレスを避けたり残渣の少ない食事摂取を心がけるように指導する．

「エビデンスとコンセンサスを統合した潰瘍性大腸炎の治療ガイドライン」(2006年1月)によると，重症度や病変部位に応じて薬物の種類とその使用法を選択することになる[4]．治療の基本方針を以下に解説する．

軽症から中等症の活動期の遠位大腸炎型潰瘍性大腸炎（直腸炎型を含む）の緩解導入治療には，アミノサリチル酸（amino salicylic acid：ASA）製剤（サラゾスルファピリジン1日3〜4gまたはメサラジン1日2g以上）の経口か，注腸（メサラジン注腸1日1gまたはステロイド注腸）を用い，改善がみられない場合はこれらを併用する．これでも効果が不十分な場合は，ステロイド（プレドニゾロン1日30〜40 mgから始め，効果が得られれば漸減する）の経口を追加する．緩解導入後は再燃防止のために，維持療法としてASA製剤（サラゾスルファピリジン1日2〜4gまたはメサラジン1日1.5g以上）の経口か，メサラジン注腸1日1gを長期間投与するのが一般的である．

軽症から中等症の活動期の左側・全大腸炎型潰瘍性大腸炎の緩解導入治療には，まず経口ASA製剤（サラゾスルファピリジン1日2〜6gまたはメサラジン1日2g以上）を開始する．左側大腸炎型ではメサラジン注腸1日1gかステロイド注腸でもよい．改善がみられない場合は，経口ステロイド（プレドニゾロン1日30〜40 mgから始め，効果が得られれば漸減する）を追加する．ステロイドの効果が不十分な症例，ステロイドの減量に伴って再燃が起こる離脱困難例，ステロイドの副作用がみられる症例では，免疫抑制剤（アザチオプリン，6-メルカプトプリン〈保険適応外〉）の併用や白血球除去療法を行う．緩解維持療法としては，遠位大腸炎型と同様に経口ASA製剤を用いるが，左側大腸炎型ではメサラジン注腸も有効である．ステロイド不応例・離脱困難例では，維持療法移行後も免疫抑制剤が併用される場合がある．

重症の潰瘍性大腸炎に対する治療では，入院下にて，経静脈的ステロイド（プレドニゾロン換算1〜1.5 mg/kg/日を目安）と経静脈的栄養を行う．7〜10日行って改善がみられない場合は，外科的治療またはシクロスポリン静注，タクロリムス経口，インフリキシマブ点滴静注の適用になる．これらの治療で明らかな効果が認められたら，以後は前述の中等症に準じた治療を行う．

3 代表的処方・処方解析

a）56歳　女性　潰瘍性大腸炎

> **処方例**
> **Rp.**　サラゾピリン錠 500 mg（salazosulfapyridine）　1回2錠
> 　　　　　　　　　　　　　　　　　　　　　　　　　1日3回　朝・昼・夕食後　28日分

解説

　軽症例での処方．サラゾスルファピリジンは，投与量の約1/3は小腸でそのままの形で吸収されるが，大部分は大腸に運ばれ，そこで腸内細菌の作用をうけて5-アミノサリチル酸とスルファピリジンに分解・吸収される（図10.8）．治療活性成分の5-アミノサリチル酸は組織学的に変化の認められる粘膜上皮下の結合組織に対して特異な親和力を示し，炎症性細胞から放出される活性酸素を消去し，炎症の進展と組織の障害を抑制する作用を有する．炎症を抑えることで，下痢，下血，腹痛などの症状は改善する．同時に生成されるスルファピリジンは発熱，肝炎，皮疹，精子運動能低下などの副作用発現に関与するといわれている．

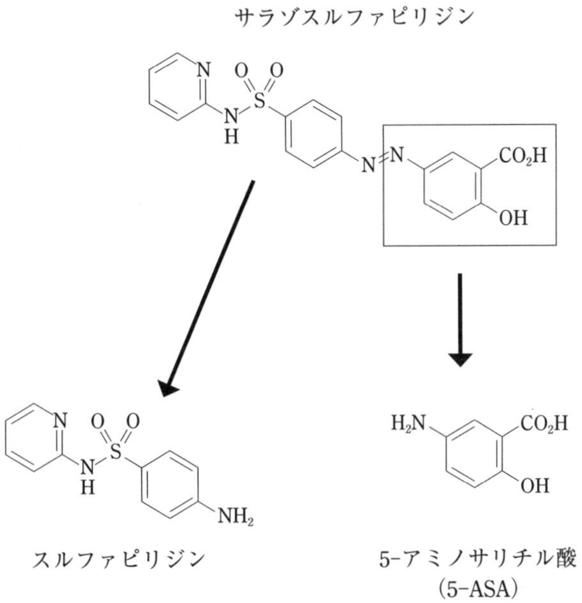

図 10.8　サラゾスルファピリジンの分解

b）23歳　男性　潰瘍性大腸炎

処方例

Rp.　ペンタサ錠 250 mg（mesalazine）　　1回4錠
　　　ビオフェルミン散　1回2g
　　　　　　　　　　　1日3回　朝・昼・夕食後　14日分

　　　プレドニン錠 5 mg（prednisolone）　1回4錠
　　　　　　　　　　　1日1回　朝食後　14日分

　　　プレドニン錠 5 mg（prednisolone）　1回2錠
　　　　　　　　　　　1日1回　夕食後　14日分

　　　イムラン錠 50 mg（azathioprine）　1回1錠
　　　　　　　　　　　1日1回　朝食後　14日分

解説

　中等症例での処方．メサラジンはサラゾスルファピリジンの副作用を軽減するために開発された5-アミノサリチル酸単独の腸内放出調節製剤であり，小腸から大腸までの広い範囲で放出されるように調節されているペンタサ®と，pH依存性の放出制御特性をもつアサコール®がある．ただし，メサラジンは小腸より薬効が始まるため，遠位結腸での効果がサラゾスルファピリジンに比べて低下する可能性がある．ビオフェルミンは下痢等の臨床症状を改善するために使用している．ステロイド剤のプレドニゾロンは強力に炎症を抑える作用があり，中等症から重症例でASA製剤と併用される．ステロイドの長期投与に伴う副作用の問題から緩解維持には使用しないことが原則であり，改善が認められれば徐々に減量していく．アザチオプリン（免疫抑制剤）は，本症例ではステロイドの効果が不十分であったので追加使用されている．

4　患者への説明とモニタリング

　病状の活動性は，血便の量と排便回数に相関しているため観察が大切である．活動の急性期は入院治療を行うが，退院後も再燃を防ぐため生活指導，食事指導を守る必要性を理解してもらう．一般に，症状が落ち着いている緩解期では，暴飲暴食を避けバランスのとれた食事であれば何を食べてもよいとされているが，脂肪の摂りすぎ，香辛料，炭酸飲料などの刺激物は避けたほうが無難である．

a）アミノサリチル酸製剤

　大腸の炎症を抑える薬であることを説明する．緩解期に再燃防止の目的で使用している場合も，用法・用量を守るように指導する．サラゾスルファピリジンでは，尿がアルカリ性の場合は黄赤色に着色することがあり，ソフトコンタクトレンズが着色することもあるので説明しておく．メ

サラジン（ペンタサ®）服用患者には，コーティング剤のエチルセルロースが水に不溶のため，糞便中に白いものがみられることがあることを説明しておく．

b）ステロイド剤

副腎皮質ホルモン剤で，免疫を抑え炎症を鎮める作用があることを説明する．医師の指示通り服用することが重要で，自己判断による調節をしないように指導する．ステロイドの副作用を恐れている患者には，ステロイド投与が結果的には早期の緩解導入・ステロイド離脱につながることを理解してもらう．大量のステロイドを服用中は，感染症予防のためにマスク，手洗い，うがいを励行させる．

プレドニゾロン10～20 mg以上を2週間以上投与した場合は，投与の中止により離脱症状が起こりうる．減量時には離脱症状が起こらないことを確認しながら徐々に減量していく必要がある．長期使用例では副作用（胃潰瘍，糖尿病，骨粗鬆症，多幸，うつ，副腎皮質不全，血栓，高血圧，緑内障など）の頻度が高くなるので，それに対する観察や治療を行う．

c）免疫抑制剤

免疫を抑制する作用があり大腸の炎症を抑える目的で使用することを説明する．

免疫抑制剤を使用することにより，ステロイドの減量が可能であるが，重篤な副作用を引き起こす可能性もあり，緩解維持の第一選択薬ではない．アザチオプリン，6-メルカプトプリンともに，アロプリノールとの併用で作用が増強するので注意する．

10.4 代謝系疾患の薬物療法と処方

10.4.1 糖尿病

1 病態生理

糖尿病はインスリンの作用不足によって慢性の高血糖が持続し，さまざまな代謝異常をきたす疾患である．成因により，1型，2型，その他の特定の機序・疾患によるもの，妊娠糖尿病に分類される（表10.7）[5]．

1型糖尿病は膵β細胞障害が原因で生じ，インスリン分泌の絶対的な欠乏をきたして発症するもので，自己免疫性と特発性に分けられる．自己免疫性1型糖尿病では，膵島細胞抗体（islet cell antibody：ICA）やグルタミル酸脱炭酸酵素（glutamic acid decarboxylase：GAD）抗体などの

表10.7 糖尿病とそれに関連する耐糖能低下の成因分類[5]

```
Ⅰ. 1型（膵β細胞の破壊，通常は絶対的インスリン欠乏に至る）
    A. 自己免疫性
    B. 特発性
Ⅱ. 2型（インスリン分泌低下を主体とするものと，インスリン抵抗性が主体で，
        それにインスリンの相対的不足を伴うものなどがある）
Ⅲ. その他の特定の機序，疾患によるもの
    A. 遺伝因子として遺伝子異常が同定されたもの
        (1) 膵β細胞機能にかかわる遺伝子異常
        (2) インスリン作用の伝達機構にかかわる遺伝子異常
    B. 他の疾患，条件に伴うもの
        (1) 膵外分泌疾患
        (2) 内分泌疾患
        (3) 肝疾患
        (4) 薬剤や化学物質によるもの
        (5) 感染症
        (6) 免疫機序によるまれな病態
        (7) その他の遺伝的症候群で糖尿病を伴うことの多いもの
Ⅳ. 妊娠糖尿病
```

　糖尿病に関連する自己抗体が血中に検出され，ヒト白血球抗原（human leukocyte antigen：HLA）との強い関連がある．1型糖尿病が疑われるが自己免疫機序が証明されない場合は特発性1型糖尿病とされる．1型糖尿病ではインスリン治療が必須である．

　2型糖尿病はインスリン分泌低下とインスリン抵抗性亢進がさまざまな程度に関与してインスリン作用不足を引き起こすもので，糖尿病の大部分（95%前後）を占める．代謝異常が著しい場合以外は，絶対的なインスリン欠乏に至ることはない．遺伝的素因（体質）に加え，加齢，肥満，運動不足などの環境要因が関与して発症する．食事療法や運動療法など生活習慣の改善が基本で，それでも改善が認められない場合に薬物療法を行うことになる．

　その他の特定の機序・疾患による型には，インスリンおよびインスリン受容体遺伝子の異常などによる特殊な糖尿病が含まれる．近年，常染色体優性遺伝で若年発症の2型糖尿病MODY（maturity-onset diabetes of the young）では6種類の原因遺伝子が特定され，5種類は転写因子をコードする遺伝子の異常で，1種類はグルコキナーゼ遺伝子異常であるとわかっている．

　妊娠糖尿病は「妊娠中に発症したか，またははじめて認識された耐糖能低下」と定義され，糖尿病の診断がついている女性が妊娠した場合（糖尿病合併妊娠）とは区別されている．

　糖尿病の典型的な症状は，高血糖の持続に基づく口渇，多飲，多尿，体重減少などである．日本糖尿病学会の診断基準によれば，随時血糖値200 mg/dL以上，早朝空腹時血糖値126 mg/dL（静脈血漿値）以上，75 g糖負荷試験（oral glucose tolerance test：OGTT）の2時間値200 mg/dL（静脈血漿値）以上，HbA1c（NGSP）6.5%以上の4つのうち，いずれかが確認された場合「糖尿病型」と判定され（表10.8），血糖値とHbA1cがともに糖尿病型であることが確認されれば糖尿病と診断できる．

表 10.8　空腹時血糖値および 75 g 糖負荷試験（OGTT）2 時間値の判定基準[5]

	正常域	糖尿病域
空腹時値	< 110	≧ 126
75 g OGTT 2 時間値	< 140	≧ 200
75 g OGTT の判定	両者をみたすものを正常型とする	いずれかをみたすものを糖尿病型とする
	正常型にも糖尿病型にも属さないものを境界型とする	

静脈血漿値 mg/dL
・随時血糖値 ≧ 200 mg/dL の場合も糖尿病型とみなす．
・正常型であっても，1 時間値が 180 mg/dL 以上の場合は，180 mg/dL 未満のものに比べて糖尿病に悪化する危険が高いので，境界型に準じた取り扱い（経過観察など）が必要である．

2　治療方針

　糖尿病は病態により，インスリン依存状態とインスリン非依存状態に分類される（表 10.9）．
　インスリン依存状態（1 型糖尿病の多くと 2 型糖尿病の一部）では，ただちにインスリン注射を開始する．また，インスリン非依存状態においても，感染症，外科手術，妊娠などではインスリンを使用する．1 型糖尿病の治療には，内因性インスリン分泌プロフィールに似せたパターンでインスリンを 1 日 4 回投与する強化インスリン療法が基本となる．一般的には，速効型インスリンの毎食前投与や超速効型インスリンの食直前投与により食後の追加分泌を補い，就寝前に中間型や持続型インスリンを投与して基礎分泌を補充する方法が多く，これにより厳格な血糖コントロールを達成する．強化インスリン療法は持ち運びの便利なペン型注射器が普及し行いやすくなった．原則として，自己注射に加えて患者自身による血糖自己測定（self-monitoring of blood glucose：SMBG）を行う．
　インスリン非依存状態でも代謝失調の程度によっては，経口血糖降下薬を食事療法，運動療法に加えて開始するが，通常（代謝失調が中等度以下の場合）は，まず，食事療法，運動療法を行う．食事療法では適切なエネルギー摂取量を守り，栄養のバランスをとることが基本である．運動はエネルギーを消費させる以外にインスリン抵抗性を改善させる効果もある．これらを 2〜4 カ月間程度継続しても血糖コントロールの目標値を達成できない場合には薬物療法の適応となる．薬物療法は経口薬による治療とインスリンや GLP-1（glucagon-like peptide-1）受容体作動薬の注射薬治療に大別され，2 型糖尿病では経口血糖降下薬が中心となる場合が多いが，患者の病態により適切なものを選択する．例えば，糖尿病の主な病態がインスリン分泌不全にあるのかインスリン抵抗性にあるのか，高血糖のパターンが食前高血糖型か食後高血糖型か，などを考慮して薬剤選択が行われる．スルホニル尿素（SU）薬はインスリン分泌が低下している場合に使用し血糖降下作用が強い．食後高血糖がみられる場合には α-グルコシダーゼ阻害薬や速効型インスリン分泌促進薬を使用する．インスリン抵抗性がある肥満型患者にはビグアナイド薬，チアゾリ

表10.9 糖尿病の病態による分類と特徴[6]

糖尿病の病態	インスリン依存状態	インスリン非依存状態
特徴	インスリンが絶対的に欠乏し，生命維持のためインスリン治療が不可欠	インスリンの絶対的欠乏はないが，相対的に不足している状態．生命維持のためにインスリン治療が必要ではないが，血糖コントロールを目的としてインスリン治療が選択される場合がある．
臨床指標	血糖値：高い，不安定 ケトン体：著増することが多い	血糖値：さまざまであるが，比較的安定している ケトン体：増加するがわずかである
治療	1. 強化インスリン療法 2. 食事療法 3. 運動療法（代謝が安定している場合）	1. 食事療法 2. 運動療法 3. 経口薬，GLP-1受容体作動薬またはインスリン療法
インスリン分泌能	空腹時血中Cペプチド0.5 ng/mL以下	空腹時血中Cペプチド1.0 ng/mL以上

ジン誘導体が勧められる．DPP-4（dipeptidyl-peptidase 4）阻害薬は，血糖依存的にインスリン分泌を促進しグルカゴン分泌を抑制するため，単独投与では低血糖の可能性が少ない．

糖尿病の合併症は，急性合併症（糖尿病性昏睡，感染症）と慢性合併症に大別され，慢性合併症は細小血管障害（網膜症，腎症，神経障害），大血管障害（脳血管障害，心血管障害，下肢閉塞性動脈硬化症）に分類される．慢性合併症の発症予防・進展抑制には，いずれも血糖コントロールが重要であるが，特に大血管障害は動脈硬化を基盤として発生することから体重調節，高血圧，脂質異常症などの治療も必要となってくる．血糖コントロール指標ではHbA1c値を重視（表10.10）し，治療目標は年齢，罹病期間，臓器障害，低血糖の危険性，サポート体制などを考慮して個別に設定する．

糖尿病性昏睡の原因は，糖尿病性ケトアシドーシス，高浸透圧高血糖症候群，低血糖，乳酸アシドーシスがある．前2者の治療の中心は輸液による電解質の補充とインスリンの適切な投与である．低血糖性昏睡はインスリンやSU薬の過剰投与によって生じ，最も頻度が高い．低血糖時の対処法などの患者教育が重要となる．

糖尿病性網膜症は日本人における成人失明原因の上位の疾患であるが，内科と眼科が連携して適切な時期に適切な治療を行うことが重篤な視力障害を防ぐ上で重要と考えられている．治療としては汎網膜レーザー光凝固あるいは硝子体手術が第一選択となる．

糖尿病性神経障害では，末梢神経障害（四肢のしびれ，自発痛，腱反射の低下など），自律神経障害（起立性低血圧，神経因性膀胱など），単神経障害（眼球運動障害など）がみられる．末梢神経障害の治療には，アルドース還元酵素阻害薬，ビタミンB$_{12}$，抗うつ薬（保険適応外），抗痙攣薬（保険適応外），末梢循環改善薬（保険適応外）などが使用される．起立性低血圧の治療には，起立性低血圧をきたす薬剤の中止，弾性ストッキングの着用を行い，無効な場合にはミドドリン塩酸塩などの薬物を用いる．

表10.10 血糖コントロール目標[7]

※この図の HbA1c は NGSP 値

目　標	血糖正常化を 目指す際の目標[注1]	合併症予防 のための目標[注2]	治療強化が 困難な際の目標[注3]
HbA1c（%）	6.0 未満	7.0 未満	8.0 未満

コントロール目標値[注4]

注1）適切な食事療法や運動療法だけで達成可能な場合，または薬物療法中でも低血糖などの副作用なく達成可能な場合の目標とする．
注2）合併症予防の観点から HbA1c の目標値を 7 % 未満とする．対応する血糖値としては，空腹時血糖値 130 mg/dL 未満，食後 2 時間血糖値 180 mg/dL 未満をおおよその目安とする．
注3）低血糖などの副作用，その他の理由で治療の強化が難しい場合の目標とする．
注4）いずれも成人に対しての目標値であり，また妊娠例は除くものとする．

糖尿病性腎症は腎糸球体や尿細管に多彩な病変を生じることによって発症し，蛋白尿，腎機能低下，高血圧，浮腫などの臨床症状を示す．進行すると血液透析や腎移植が必要となるため，患者の生命予後や生活の質に影響を与える重大な合併症である．腎症治療の基本は血糖コントロール，血圧管理，食事におけるタンパク質摂取の制限である．

脳血管障害，心血管障害などの大血管障害発生防止のためには，脂質異常，高血圧など各種危険因子に目標値を定めて是正に努める必要がある．また，下肢閉塞性動脈硬化症は，神経障害による知覚低下と相まって糖尿病性足病変（潰瘍，壊疽）の原因となる．毎日のフットケアが大切であるが，血行障害改善のためにプロスタグランジン製剤（ベラプロストナトリウム，アルプロスタジルなど），血小板凝集抑制薬（シロスタゾール，サルポグレラート塩酸塩など）を使用する．

3　代表的処方・処方解析

a）26歳　男　1型糖尿病

処方例

Rp.　ヒューマリンR注キット（300 U/3 mL）（insulin injection）　4本
　　　1日3回皮下注　朝・昼・夕食30分前　朝6単位，昼4単位，夕4単位
　　ヒューマリンN注キット（300 U/3 mL）（isophane insulin injection）　1本
　　　1日1回皮下注　就寝前2単位
　　　　マイクロファインプラス（70本入）　　　1箱
　　　　グルテストセンサー（25枚入）　　　　　4箱
　　　　ウルトラファインランセット（100本入）　1箱

解説

　1型糖尿病の強化インスリン療法の処方例である．速効型インスリンを毎食前に皮下注射して食後の追加分泌を補う．速効型インスリンは作用発現に0.5～1時間かかるため，食前30分に注射する．また，作用持続時間は6～8時間あるので，これにより昼間の基礎分泌も賄われる．一方，中間型のイソフェンインスリンは夜間の基礎分泌を補充するために就寝前に皮下注射し，作用持続時間は16～24時間である．速効型より作用発現時間，作用持続時間ともに短い超速効型インスリンアナログ（インスリンアスパルト，インスリンリスプロ，インスリングルリジン）や，より持続時間が長く作用にピークのない持効型インスリンアナログ（インスリングラルギン，インスリンデテミル，インスリンデグルデク）の発売により，薬剤選択の幅が広がるとともに，より生理的な基礎分泌の代替が可能となった．

　インスリン製剤と注射器の組合せには，プレフィルド製剤（インスリンがあらかじめセットされているディスポーザブルのペン型タイプ），カートリッジ製剤（ペン型注射器にカートリッジ製剤をセットするタイプ），バイアル製剤の3種類があるが，プレフィルド製剤が主流となってきている．処方中のマイクロファインプラスは，皮下注射時にプレフィルドタイプの注射器に装着する注射針である．

　ウルトラファインランセットは血糖測定時の穿刺針，グルテストセンサーは血糖測定用試験紙で，ともにSMBG用資材である．1型糖尿病患者ではコントロールが安定するまでは1日4回測定し，安定すれば回数を減らすことが多い．

b）64歳　男　2型糖尿病

処方例

Rp.	ダオニール錠 2.5 mg（glibenclamide）	1回1錠
		1日2回　朝・夕食直前　28日分
	グルコバイ錠 100 mg（acarbose）	1回1錠
		1日3回　朝・昼・夕食直前　28日分
	メトグルコ錠 250 mg（metformin hydrochloride）	1回1錠
		1日3回　朝・昼・夕食後　28日分
	アクトス錠 15 mg（pioglitazone hydrochloride）	1回1錠
		1日1回　朝食後　28日分

解説

　インスリン抵抗性のある肥満合併の2型糖尿病患者で食後過血糖が認められる症例である．グリベンクラミドは代表的なSU薬で，膵β細胞のSU受容体に作用してインスリンの分泌を促進させ血糖を降下させる．SU薬は作用の強さや特徴によって第1～

第3世代に分けられるが，繁用されているのは，第2世代のグリベンクラミドやグリクラジド，第3世代のグリメピリドである．

アカルボースはα-グルコシダーゼ阻害薬で，小腸での二糖類の分解を阻害して糖質の吸収を遅延させることによって食後高血糖を改善させる．糖質摂取量が多い日本人では効果的であるとされ，現在，アカルボース，ボグリボース，ミグリトールの3種類が使用できる．

メトホルミンはビグアナイド薬で，肝臓における糖新生を抑制してブドウ糖の放出を抑えるとともに，筋肉や脂肪組織での糖利用促進作用がある．肥満のある場合に特に第一選択となりうる．

チアゾリジン誘導体であるピオグリタゾンはインスリン抵抗性改善薬に分類され，主に筋肉・脂肪組織におけるインスリン感受性を高め，糖取り込み促進に働くとされている．

c）72歳　男　2型糖尿病，糖尿病性神経障害

処方例

Rp.　グリミクロン錠 40 mg（gliclazide）　　　　　　　　1回1錠
　　　　　　　　　　　　　　　　　　　　　　　　　　　1日2回　朝・夕食前　28日分

　　　キネダック錠 50 mg（epalrestat）　　　　　　　　　1回1錠
　　　　　　　　　　　　　　　　　　　　　　　　　　　1日3回　朝・昼・夕食前　28日分

　　　メキシチールカプセル 100 mg（mexiletine hydrochloride）　1回1錠
　　　　　　　　　　　　　　　　　　　　　　　　　　　1日3回　朝・昼・夕食後　28日分

解説

2型糖尿病患者で糖尿病性神経障害を合併している症例である．血糖降下の目的ではSU薬のグリクラジドが使用されている．

エパルレスタットは糖尿病性神経障害に伴う自覚症状（自発痛，しびれ感）の改善を効能とするが，アルドース還元酵素を特異的に阻害し，神経内ソルビトールの蓄積を抑制することにより，糖尿病性神経障害における自覚症状および神経機能異常を改善するとされている．メキシレチン塩酸塩は頻脈性不整脈の薬であるが，糖尿病性神経障害に伴う自覚症状（自発痛，しびれ感）の改善に対しても保険適用が認められている．

4　患者への説明とモニタリング

基本事項として，指示された食事療法・運動療法を守ること，薬の使用・服用方法を守ることを指導する．患者自身が低血糖に気づくことができるように初期症状を伝えた上で，低血糖に備えて砂糖やブドウ糖を携行することを説明する．患者自身による自己管理によりライフスタイル

を適正に保つことが重要であることを認識させる．

a）インスリン製剤

　自己注射および SMBG の手技習得に向けて指導を行う．患者の理解力に合わせて数回に分けて指導する．

　血糖を下げる注射薬で，欠乏しているインスリンを補充するために用いること，注射を怠ると生命に危機が及ぶこと，シックデイ（風邪や胃腸炎などで摂食ができない場合）でもインスリンを中断してはいけないことを説明する．シックデイの対処法は事前に説明しておくが，不明な場合は主治医に連絡するように伝える．低血糖の予防のために，指示されたインスリンの投与量・注射部位・注射時間を守ること，食事量・運動量を変化させないことを指導する．低血糖をきたしたら，すぐに糖分（ブドウ糖，砂糖，糖分を含む清涼飲料水など）摂取が必要であることを患者本人，家族に説明しておく．インスリン製剤の保管について，未使用のインスリンカートリッジやキット製剤は冷蔵庫内に保管するが，使用中は室温でよいことを説明する．ラベル表示や色をよくみて製剤の名前を確認し，種類を取り違えないよう注意する．

　1 型糖尿病でインスリン分泌がほとんど枯渇している場合には，血糖値の変動が激しいので十分なモニタリングが必要になる．

b）経口糖尿病治療薬

　SU 薬はインスリンの分泌を促して血糖を下げる作用があることを説明する．SU 薬は長期間使用していると血糖値が次第に上昇してくる（二次無効）ことがあるので気をつける．副作用として低血糖と体重増加に注意する．

　α-グルコシダーゼ阻害薬は，食後の急激な血糖の上昇を改善する薬であることを説明する．服用時間は食事の直前が望ましいこと，副作用として腹部症状（放屁，膨満感など）が起こりやすいことを伝えておく．低血糖が認められた場合，砂糖ではなくブドウ糖をとる必要があることを理解してもらう．

　ビグアナイド薬は，肝臓で糖をつくるのを抑制したり，筋肉での糖の利用を促したりして血糖を下げる作用があることを説明する．腎機能障害，肝機能障害のある患者や高齢者では，乳酸アシドーシスの危険性があるので投与を避ける．

　インスリン抵抗性改善薬は，筋肉や脂肪組織，肝臓などにおけるインスリンの働きを高めることにより高血糖を改善することを説明する．女性では浮腫を起こしやすいので，少量から投与を開始する必要がある．類薬（トログリタゾン）で劇症肝炎を含む肝機能障害が報告されているので，定期的な肝機能検査を実施する．

　DPP-4 阻害薬は，インクレチンという血糖値を調節するホルモンの分解を防ぐことで血糖を下げる作用があることを説明する．

10.4.2 脂質異常症（高脂血症）

1 病態生理

高脂血症とは，血液中に中性脂肪（トリグリセライド），コレステロールのいずれか，または両者が増加した状態をさす．高脂血症は，原発性高脂血症と続発性（二次性）高脂血症に分けられる．続発性高脂血症は，疾患（糖尿病，甲状腺機能低下症，ネフローゼ症候群など）によるものや薬剤（副腎皮質ホルモン，エストロゲンなど）によるものがみられ，高脂血症全体の約40％を占める．

近年，「高脂血症」では，重要な脂質異常である低HDLコレステロール血症を含む病態の表現として適切でないとして，「脂質異常症」という用語が使用されるようになってきた．

トリグリセライドやコレステロールは，アポタンパクと結合して，水に溶けやすいリポタンパクとして血中に存在するため，高脂血症の本態は血中リポタンパクの増加である．リポタンパクは，密度によりカイロミクロン，超低比重リポタンパク（very low density lipoprotein：VLDL），中間比重リポタンパク（intermediate density lipoprotein：IDL），低比重リポタンパク（low density lipoprotein：LDL），高比重リポタンパク（high density lipoprotein：HDL）に分けられる．これらのリポタンパクは，コレステロール，トリグリセライド，リン脂質の含量や構成アポタンパクなどが異なるため，電気泳動に差がみられる．高脂血症の表現型による分類として，増加しているリポタンパクによるWHO分類が広く用いられている（表10.11）．

リポタンパクの代謝は，食事由来の脂質代謝と肝臓由来の脂質代謝に分けられる．

食物に含まれる脂質（外因性脂質）は小腸で吸収され，トリグリセライドが豊富な大型のリポタンパクであるカイロミクロンとして，リンパ管を経て大循環に入る．その間，脂肪組織や筋肉の毛細血管内皮細胞にあるリポタンパクリパーゼ（lipoprotein lipase：LPL）の作用で，トリグリセライドが脂肪酸に分解され，筋肉のエネルギー源となり，余分は皮下脂肪として蓄積される．カイロミクロンは，比較的トリグリセライド量が減少したカイロミクロンレムナントに代謝され，肝臓にあるレムナント受容体またはLDL受容体により取り込まれる．

肝臓で合成された脂質（内因性脂質）であるVLDLは，大循環に放出されると，カイロミク

表10.11 高脂血症の表現型による分類（WHO）

型		I	IIa	IIb	III	IV	V
増加するリポ蛋白		カイロミクロン	LDL	LDL VLDL	IDL カイロミクロン レムナント	VLDL	カイロミクロン VLDL
血清脂質濃度	コレステロール	↑〜	↑↑↑	↑↑	↑↑	〜↑	↑
	トリグリセライド	↑↑↑	〜↑	↑↑	↑↑	↑↑	↑↑↑

ロンと同様に，LPL によりトリグリセライドが脂肪酸に分解されながら，IDL を経てコレステロールに富む LDL になる．LDL は肝臓やほとんどすべての細胞にある LDL 受容体を介して細胞内に取り込まれ，コレステロールを供給する．コレステロールは細胞膜の成分となり，肝臓では胆汁酸の原料として，副腎ではステロイドホルモンの原料として利用される．細胞には，細胞内コレステロール濃度が上昇すると LDL 受容体数が減少し，コレステロールの流入を抑制するフィードバック機構がある．したがって，血中の LDL 値が上昇した場合，血管壁に蓄積され，そこで活性酸素などにより脂質過酸化が引き起こされ，酸化 LDL が生じる．これがマクロファージのスカベンジャー受容体に取り込まれ，泡沫細胞が形成され，動脈硬化が発症・進展していく．一方，主に肝臓と小腸で合成・分泌される HDL は，末梢組織の細胞膜から余ったコレステロールを受け取る働きをする．HDL のコレステロールの一部は直接 HDL 受容体を介して肝臓に取り込まれるが，大部分はコレステロールエステル転送タンパク（cholesterol ester transfer protein：CETP）の働きで，VLDL，IDL，LDL に転送された後，肝臓に取り込まれる．したがって，HDL コレステロールには抗動脈硬化作用があり，低値が異常といえる．

　原発性高脂血症には，遺伝素因によるもの（家族性）および原因不明のものがあるが，病態の基本はリポタンパクの異常である．リポタンパク代謝経路における種々の酵素，アポタンパク，受容体，転送タンパクなどの異常が高脂血症の原因となる．遺伝子異常が解明された高脂血症の中で冠動脈疾患をきたしやすいものとして，家族性高コレステロール血症，家族性複合型高脂血症，家族性Ⅲ型高脂血症があげられる．これらの高脂血症にはより強力な治療が必要となる．

2　治療方針

　脂質異常そのものは日常生活に支障となるような症状をもたらさない．動脈硬化巣（プラーク）により，血管の狭窄や閉塞が起こると臨床症状が出現する．

　日本動脈硬化学会は，動脈硬化性疾患（粥状硬化を基盤にした冠動脈疾患，脳・頸動脈疾患，閉塞性動脈硬化症）の予防と治療を目標として，「動脈硬化性疾患予防ガイドライン2012年版」を公表している[8]．基本方針を以下に解説するが，高齢者をはじめ個々の患者の治療の最終判断は，直接の臨床医が行う必要がある．

　動脈硬化性疾患の予防と治療の必要な対象をスクリーニングするために，血清脂質異常の基準値が設定されている（表10.12）．また，冠動脈疾患の予防と治療の観点から，絶対リスク評価による患者カテゴリー分類を行い，リスク区分別の脂質管理目標を掲げている（表10.13）．一次予防は病気にならないための対策，二次予防は既往のある人の再発防止であり，HDL コレステロールとトリグリセライドの目標値はどの管理区分でも同じであるが，LDL コレステロールと non HDL コレステロールは4段階の管理区分それぞれのリスク状況に合わせた目標値が設定されている．一次予防のためのカテゴリー分類は，糖尿病，非心原性脳梗塞，慢性腎臓病，末梢動脈疾患がある場合は高リスクのカテゴリーⅢとされるほか，性別，年齢，喫煙の有無，収縮期血圧，低 HDL コレステロール血症，耐糖能異常などにより評価が行われる．

表10.12 脂質異常症：スクリーニングのための診断基準（空腹時採血*）[8]

LDL コレステロール	140 mg/dL 以上	高 LDL コレステロール血症
	120〜139 mg/dL	境界域高 LDL コレステロール血症**
HDL コレステロール	40 mg/dL 未満	低 HDL コレステロール血症
トリグリセライド	150 mg/dL 以上	高トリグリセライド血症

- LDL コレステロールは Friedewald（TC − HDL-C − TG/5）の式で計算する（TG が 400 mg/dL 未満の場合）．
- TG が 400 mg/dL 以上や食後採血の場合には non HDL-C（TC − HDL-C）を使用し，その基準は LDL-C ＋ 30 mg/dL とする．
- *10〜12 時間以上の絶食を「空腹時」とする．ただし，水やお茶などカロリーのない水分の摂取は可とする．
- **スクリーニングで境界域高 LDL コレステロール血症を示した場合は，高リスク病態がないか検討し，治療の必要性を考慮する．

表10.13 リスク区分別脂質管理目標値[8]

治療方針の原則	管理区分	脂質管理目標値（mg/dL）			
		LDL-C	HDL-C	TG	non HDL-C
一次予防 まず生活習慣の改善を行った後，薬物療法の適用を考慮する	カテゴリーⅠ	< 160	≧ 40	< 150	< 190
	カテゴリーⅡ	< 140			< 170
	カテゴリーⅢ	< 120			< 150
二次予防 生活習慣の是正とともに薬物治療を考慮する	冠動脈疾患の既往	< 100			< 130

- 家族性高コレステロール血症，高齢者（75歳以上）については，この管理目標は適用できない．
- 若年者などで絶対リスクが低い場合は相対リスクチャートを活用し，生活習慣の改善の動機づけを行うと同時に絶対リスクの推移を注意深く観察する．
- これらの値はあくまでも到達努力目標値である．
- LDL-C は 20〜30 ％の低下を目標とすることも考慮する．
- non HDL-C の管理目標は，高 TG 血症の場合に LDL-C の管理目標を達成したのちの二次目標である．TG が 400 mg/dL 以上および食後採血の場合は，non HDL-C を用いる．
- いずれのカテゴリーにおいても管理目標達成の基本はあくまでも生活習慣の改善である．
- カテゴリーⅠにおける薬物療法の適用を考慮する LDL-C の基準は 180 mg/dL 以上とする．

　原則として一次予防の対象者はライフスタイルの改善（禁煙，食生活の是正，適正体重の維持，身体活動の増加）から治療を開始し，それでも目標に達しなかった場合に薬物治療を考慮する．食事療法は段階的に進めるが，血清脂質改善や動脈硬化の進展予防だけでなく，冠危険因子である糖尿病，高血圧などに対しても効果的であることを目標とする．適正体重は肥満指数（body mass index：BMI）を指標として評価し，運動は 1 日 30 分以上，週 3 回以上を目指す．なお，BMI ＝ 体重（kg）/[身長(m)]^2 で計算する．

　二次予防の場合は，ライフスタイルの改善だけでは目標値が達成できない場合が多く，積極的に薬物療法の導入を検討する．冠動脈疾患発症後の早期から脂質に対する治療を開始したほうがよいが，患者は脂質異常症以外の疾患に対する薬物治療を受けている場合も少なくないので，薬

物間相互作用などに注意する.

　薬物療法を行う場合は，目的にあわせて薬剤を選択する．単剤で目標に達しない場合は，増量か併用を考慮する．薬剤の特徴は，LDL コレステロール低下作用があるもの（HMG-CoA 還元酵素阻害薬，陰イオン交換樹脂製剤，小腸コレステロールトランスポーター阻害薬，フィブラート系薬，ニコチン酸誘導体，プロブコール），トリグリセライド低下作用があるもの（フィブラート系薬，ニコチン酸誘導体，イコサペント酸エチル），HDL コレステロールを上げる作用をもつもの（フィブラート系薬，ニコチン酸誘導体，HMG-CoA 還元酵素阻害薬）に分けられる.

　家族型（遺伝性）高脂血症には，積極的な薬物治療が必要である．例えば，家族性高コレステロール血症（Ⅱa または Ⅱb 型を示す）は LDL レセプター異常による高 LDL コレステロール血症であり，約 500 人に 1 人の頻度で求められる．治療には HMG-CoA 還元酵素阻害薬が有効であり，陰イオン交換樹脂製剤と併用することもある.

　2005 年に診断基準が発表されたメタボリックシンドロームは，過食による栄養過多や運動不足による肥満（内臓脂肪の蓄積）を基盤とした，耐糖能異常，脂質異常，血圧上昇などが重複した状態であり，高 LDL コレステロール血症と並んで，動脈硬化性疾患を発症する危険な病態と考えられている.

3　代表的処方・処方解析

a）55 歳　男　高コレステロール血症

処方例

Rp.　メバロチン錠 10 mg（pravastatin sodium）　1 回 1 錠
　　　　　　　　　　　　　　　　　　　　　　　1 日 1 回　夕食後　28 日分

解説

　プラバスタチンなどの HMG-CoA 還元酵素阻害薬は，肝臓におけるコレステロール合成の律速酵素である HMG-CoA 還元酵素を阻害し，コレステロール合成を抑制する．それによって，肝細胞内のコレステロール含有量が減少し，LDL 受容体の合成が亢進するので，LDL の肝臓への取り込みが増加する．血中 LDL コレステロールを最も効果的に低下させる薬剤である.

b）52 歳　男　高トリグリセライド血症

処方例

Rp.　ベザトール SR 錠 200 mg（bezafibrate）　1 回 1 錠
　　　　　　　　　　　　　　　　　　　　　　1 日 2 回　朝・夕食後　28 日分

解説

フィブラート系薬は，血清トリグリセライド低下作用が強く，高トリグリセライド血症の第一選択薬である．主としてVLDLの合成・分泌抑制ならびに末梢組織における利用促進作用をもつ．また，HDLコレステロールを増加させる作用もある．ベザフィブラートは，腎機能低下者（血清クレアチニン 2.0 mg/dL 以上）では，横紋筋融解症の危険性が高くなるので投与禁忌である．

c）48歳　男　高度の高コレステロール血症

処方例

Rp.　リピトール錠 10 mg（atorvastatin）　　　　　　　　1回1錠
　　　　　　　　　　　　　　　　　　　　　　　　　　1日1回　夕食後　28日分
　　　コレバインミニ 83 %（1.81 g/包）（cholestimide）　1回1包
　　　　　　　　　　　　　　　　　　　　　　　　　　1日2回　朝・夕食前　28日分

解説

HMG-CoA 還元酵素阻害薬単剤で効果不十分な場合は，それに加えて，陰イオン交換樹脂製剤（コレスチミド，コレスチラミン）などを併用する．陰イオン交換樹脂製剤は，腸管内で胆汁酸を吸着して糞便中に排泄させ，再吸収を阻害することにより，肝におけるコレステロールから胆汁酸への異化を促進する．その結果，肝細胞内のコレステロール含有量が減少し，LDL 受容体が活性化することにより血中 LDL の肝臓への取り込みが増加し，LDL コレステロールが低下する．体内で吸収されないため安全性が高い上に，LDL コレステロール低下作用および HDL コレステロール上昇作用が確実に期待できる薬剤である．しかし，同時に，陰イオン交換樹脂製剤は，肝臓におけるコレステロール合成の律速酵素である HMG-CoA 還元酵素の活性化をもたらし，コレステロール合成亢進を伴うことがあるため，HMG-CoA 還元酵素阻害薬との併用は理論的に合理的である．

4　患者への説明とモニタリング

治療の基本は生活習慣の改善であることを指導する．薬物治療開始後は，効果と副作用を確認するために，定期的な血液検査を行う．

a）HMG-CoA 還元酵素阻害薬

肝臓でのコレステロールの合成を阻害することによって，血液中のコレステロールを下げる薬であることを説明する．一般的に副作用は少ないが，肝機能異常のほか，まれに横紋筋融解症がみられるので，血清クレアチニン値，CK（CPK）値をモニターするとともに筋肉痛などの自覚

症状に注意する．薬剤によって異なるが，代謝にはCYP3A4，CYP2C9が関与したり，肝への取り込みに有機アニオン輸送系が関与したりするので，薬物間相互作用に注意が必要である．

b）フィブラート系薬

肝臓での中性脂肪やコレステロールの合成を抑制することにより，血液中のコレステロールや中性脂肪を下げる薬であること，善玉コレステロール（HDLコレステロール）を増加させる作用があることを説明する．横紋筋融解症の初期症状を伝えて患者に注意を促すとともに，血清クレアチニン値，CK（CPK）値のモニターを行う．

c）陰イオン交換樹脂製剤

消化管で胆汁酸を吸着して排泄を促進することにより，血液中のコレステロールを低下させる効果があることを説明する．コレスチラミンは大量の微粉末剤であり，水に懸濁させて服用する．コレスチミドは十分量（200 mL程度）の水で服用するが，口中に長く留めていると膨らんできて服用できない場合があるので，速やかに嚥下する．また，消化管内で膨潤して効果を発揮するため，副作用として便秘や腹部膨満感のような消化器症状がみられる．陰イオン交換樹脂製剤は，併用薬の吸収を阻害するおそれがあるので，指定された時間を守って服用するように指導する．

10.5 臓器移植時の薬物療法と処方

1997年10月に施行された臓器移植法では，ドナー（臓器提供者）本人の意思表示を臓器提供の大前提とするため，2008年9月までに行われた脳死臓器提供事例は75件と限られていた．2010年7月施行の改正臓器移植法では，本人の意思が不明な場合も家族の承諾があれば臓器提供が可能となったため，脳死後の提供が増加しつつあり，15歳未満からの臓器提供も可能となった．しかし，依然としてドナー不足の状態にあるため，日本では生体臓器移植（腎臓，肝臓，小腸，肺など）が，末期臓器不全患者を救う治療法として一般に行われている．臓器移植後には，拒絶反応を防ぐために免疫抑制剤をほぼ一生服用する必要があり，患者あるいはその家族への服薬指導は特に重要といえる．

10.5.1 生体肝移植

1 生体肝移植について

小児の脳死移植が認められていない我が国では，生体部分肝移植は末期肝疾患小児を救命する

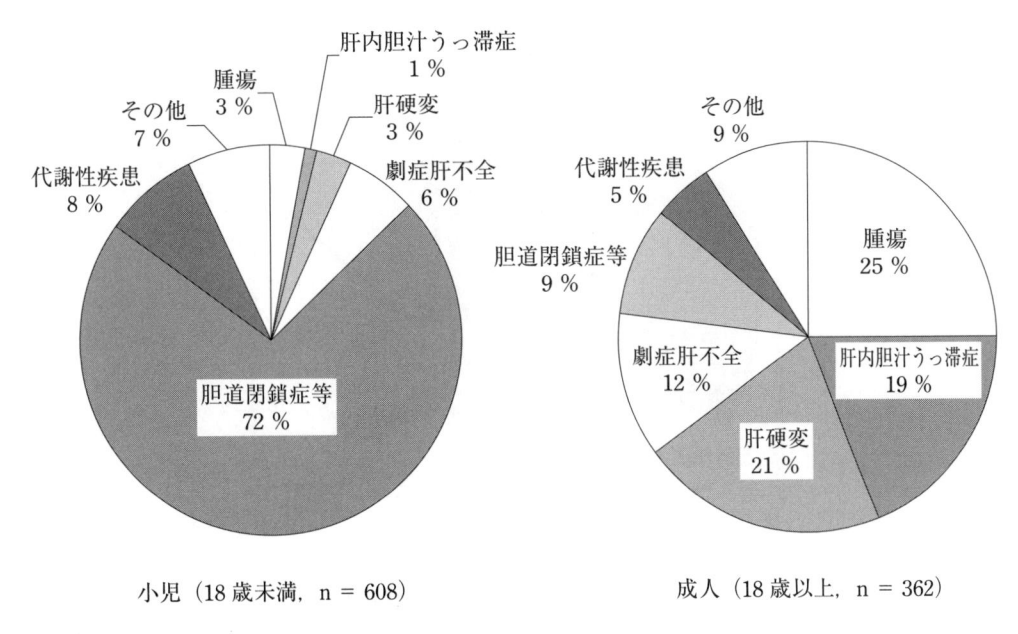

図10.9 生体肝移植の原疾患[9]（京都大学，～2003.12）

小児（18歳未満，n = 608）

- 胆道閉鎖症等 72 %
- 代謝性疾患 8 %
- その他 7 %
- 腫瘍 3 %
- 肝内胆汁うっ滞症 1 %
- 肝硬変 3 %
- 劇症肝不全 6 %

成人（18歳以上，n = 362）

- 腫瘍 25 %
- 肝内胆汁うっ滞症 19 %
- 肝硬変 21 %
- 劇症肝不全 12 %
- 胆道閉鎖症等 9 %
- 代謝性疾患 5 %
- その他 9 %

唯一の方法として，1989年に島根医科大学で初めて行われ，翌年京都大学においても開始された．その後，症例を重ねることによって生体肝移植の安全性が確認され，1993年にはドナー肝の右葉を用いることによって成人患者に対しても部分肝移植の適応が拡大された．2005年末までに国内の55施設で3,783例，うち京都大学ではその30％の生体部分肝移植が行われている．

図10.9には，京都大学で生体肝移植を受けた小児，成人別の原疾患分類を示す[9]．小児では先天性胆道閉鎖症が3分の2を占める．一方，成人では近年肝細胞がんが増加し25％を占め，次いでC型肝硬変，B型肝硬変，肝内胆汁うっ滞症〔原発性胆汁性肝硬変（primary biliary cirrhosis：PBC），原発性硬化性胆管炎（primary sclerosis cholangitis：PSC）〕，劇症肝不全などがあげられ，現在ではほとんどの疾患が保険診療の対象となっている．

生体肝移植では原則的に，親子間や兄弟姉妹，配偶者間など，近親者から自発的な意思で臓器提供の申し出があることが大前提である．ドナー（臓器提供者）候補者が決まれば，血液型適合性，肝機能，画像診断，ウイルス関連抗原抗体，耐術性からみてドナーとしての適正が評価される．生体部分肝移植は，移植肝採取のために健康体であるドナーに手術を施すため，ドナー手術の安全性が必須条件である．レシピエント（患者），ドナーならびに家族に対して，移植を受ける前に繰り返しインフォームド・コンセントが行われる．

2 手術方式について

生体肝移植では，ドナーの肝臓の一部，すなわち左外側区域，左葉，右葉のいずれかがグラフト（移植片）として用いられる（図10.10）．利用する肝臓の種類は，ドナーとレシピエントと

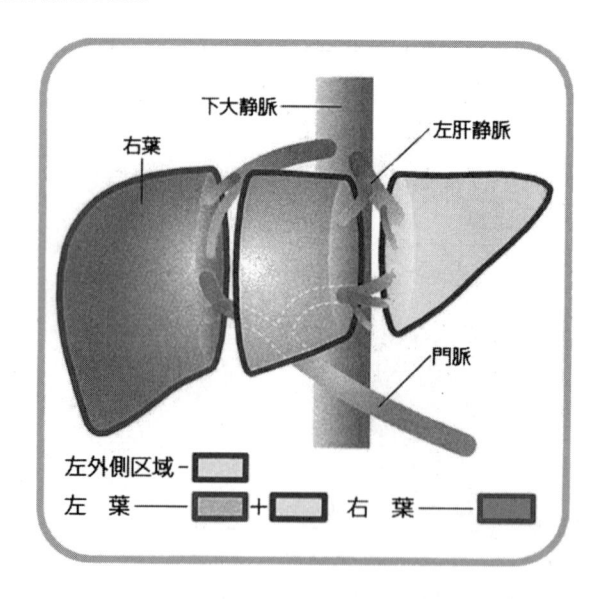

図 10.10　臓器提供者の肝臓切除部位[9]

の体格差により決められる．すなわち，乳児や体重 20 kg までの幼児には外側区域が，体重 20 kg 以上の学童や体重 40 kg 以下の成人には左葉が，それ以上の体重の成人には右葉が用いられる．肝重量は成人の場合は体重の 2.0～2.5 % であるが，肝移植を安全に行うためには，グラフトの重量はレシピエントの体重の 1.0 % 以上であることが望ましい．また，ドナーの安全性の点からは，残存肝は 30 % 以上必要とされている．肝臓は再生能力が高いので，右葉切除後でも手術後数カ月で残った肝臓が提供者に必要な大きさに戻る．ドナーの入院は通常 10 日から 2 週間で，手術直後に一過性の黄疸や肝機能低下が起こることがあるものの，通常 2 週間以内には正常化し，1～3 か月後には社会復帰可能である．

　生体部分肝移植の術式は，下大静脈を温存して全肝摘出後に移植肝を同所性に移植する方法である．手術成功のためには，安全に患者の全肝を摘出すること，腸管損傷を避けること，血管吻合完成後に十分な血流量が得られること，胆道再建術および止血ドレナージが重要で，種々の工夫がされている．特殊な手術方式として患者の肝臓をすべて取り除くのではなく，一部残したままグラフト肝を入れる自己肝温存同所性部分肝移植（APOLT）が選択される場合もある．

3　治療方針

a）術前管理

　術前管理として最も重要なことは，感染巣の管理である．免疫抑制剤使用下では，術前には目立たなかった潜在的感染が容易に顕在・難治化するため，口腔内，耳鼻咽喉から体表の感染巣，気道，尿路，消化管の感染についてスクリーニングし治療する必要がある．必要な場合には，カナマイシンシロップ，ミコナゾールゲル，ラクツロースの経口投与によって，消化管内の細菌や

真菌叢の抑制と消化管内容の排除を行う．

b）免疫抑制療法

生体部分肝移植では，タクロリムス（tacrolimus，プログラフ）あるいはシクロスポリン（ciclosporin，ネオーラル）が免疫抑制の中心である．タクロリムスやシクロスポリンといったカルシニューリン阻害剤は，感作T細胞からのインターロイキン2の産生を抑制し，T細胞の活性化，増殖を抑制することによって，強い免疫抑制作用を発現する．タクロリムスの重大な副作用としては，心毒性，急性腎不全，中枢神経系障害，リンパ腫等がある．タクロリムスの経口投与時の吸収は一定しておらず個人差が大きいため，臨床使用にあたっては血中濃度の測定に基づく投与量の調節が不可欠とされている．

図10.11は，タクロリムス血中濃度と薬効・副作用の関係を示したものである[10]．図中の正常とは副作用等の問題がなく，退院した患者の定常状態におけるトラフ時のタクロリムス全血濃度を示す．拒絶反応が認められた患者の血中濃度は10 ng/mL以下の値を示し，一方，高カリウム血症，腎障害，高血糖といった副作用を認めた患者の血中濃度の多くは20 ng/mL以上を示した．このことから，入院中のタクロリムスの有効血中濃度域は10〜20 ng/mLであることが示された．その後，症例を重ねた検討の結果，現在ではタクロリムス全血濃度について，移植直後から術後2週間はトラフ値で10〜15 ng/mL，術後2〜4週間は10 ng/mL前後，1〜3か月は8 ng/mL前後，その後は5 ng/mL前後を目標濃度としている．

図10.12は，生体肝移植におけるタクロリムスにステロイド剤を加えた免疫抑制療法のプロトコールを示す．さらに拒絶反応が疑われた場合には，ステロイドパルス療法が行われる．具体的にはメチルプレドニゾロン10 mg/kgを3日間連続で静注投与し，その後5 mg/kg，2.5 mg/kgと状況に応じて段階的に減量していく．急性拒絶反応の多くの場合，ステロイドパルス療法

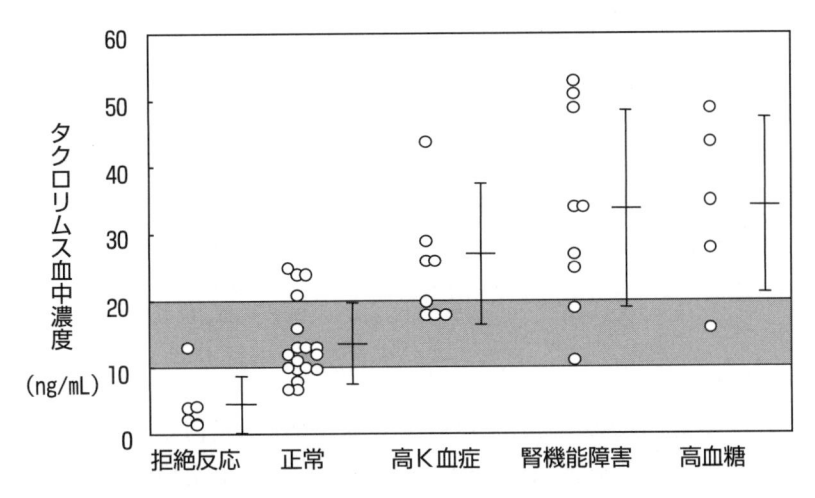

図10.11 生体肝移植患者におけるタクロリムス血中濃度と薬効・副作用の関係[10]

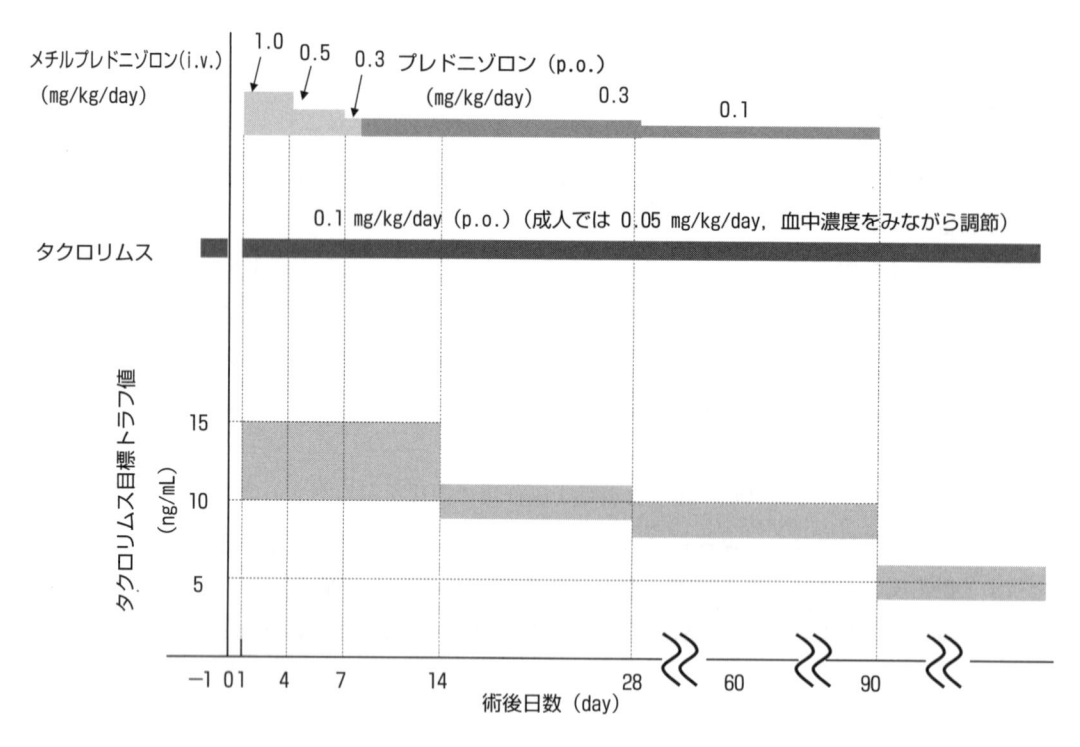

図10.12 肝移植におけるタクロリムス免疫抑制療法の一例

施行により速やかに肝機能の改善が認められる.

　京都大学では移植開始当初より，タクロリムスを免疫抑制療法の中心としているが，タクロリムスで副作用が出現した場合や原疾患によっては，タクロリムスの代わりに同じくカルシニューリン阻害剤であるシクロスポリンが用いられる．また，腎機能低下時や免疫抑制強化時には，ミコフェノール酸モフェチルが併用される．さらに，血液型不適合肝移植の術前には保険適応外であるが，リツキシマブが投与され，術後にはミコフェノール酸モフェチルが併用される．

c）抗凝固療法

　肝移植術直後には，一過性に凝固系の亢進した状態となる．術後出血がなければ，術直後よりプロトロンビン時間（PT（INR））をモニターしながら高濃度ヘパリンを投与する．術後1週間程度で経口抗血小板薬に切り替えていくが，バッド・キアリ症候群や肺内シャント合併症等血栓形成傾向のある症例では，さらにワルファリンの投与を行うこともある．

d）感染症の管理

　感染徴候がなければ，術後の予防的抗生物質の投与は術後48時間で中止し，菌交代症や真菌の出現を防ぐ．感染症の発生頻度では細菌感染症が最も多いが，腹腔内感染症，創感染症，カテーテル感染症は，手術手技の改善と術後管理の改善により減少させることが可能である．真菌感

染症は，細菌感染症に対する抗生物質の長期投与状態，あるいは拒絶反応に対する強力な免疫抑制治療中に発生することが多く，このような状況下では抗真菌剤の予防投与が必須である．サイトメガロウイルス感染症は早期診断法の確立とガンシクロビルの開発によって，その治療は比較的容易となってきた．EBウイルスやヘルペスウイルスに対してはバラシクロビルを用いるが，EBウイルスのリンパ腫への進展は，頻度は低いものの致死率が高いため，特別の注意を要する．

4 代表的処方

肝移植後の成人レシピエント（体重 50 kg）に対する内服処方の一例を以下に示す．

処方例

Rp. 1) プログラフカプセル 1 mg（tacrolimus） 　　1回1カプセル　1日2回
　　2) プレドニン錠 5 mg（prednisolone） 　　　　　1回3錠　　　　1日1回
　　3) バクトラミン錠（sulfamethoxazole・trimethoprim）　1回1錠　　1日1回
　　4) バルトレックス錠 500（valaciclovir hydrochloride）　1回1錠　　1日1回
　　5) ペルサンチン-L カプセル 150 mg（dipyridamole）　1回1カプセル　1日2回
　　6) ウルソ錠 100 mg（ursodeoxycholic acid）　　　1回2錠　　　　1日3回
　　7) パリエット錠 10 mg（sodium rabeprazole）　　1回1錠　　　　1日1回

5 患者への説明

生体部分肝移植患者においては，免疫抑制療法に加え感染に対する防御能が低下しているため，抗生物質，抗ウイルス薬，抗真菌薬等が投与される．また，術後の血栓予防目的の抗凝固薬，消化管用薬など多数の薬剤が処方される．患者への服薬指導にあたっては，全科共通のお薬説明書を用いるとともに，タクロリムスについて特別なリーフレットが使用される場合もある（図10.13）．

特に退院時には，入院中厳密に行われていた投薬が本人あるいは保護者の自己管理に委ねられることになるので，誤った服用による副作用を防止し薬効を確保するために，十分な服薬指導が必要となってくる[12]．このため，肝移植患者の退院時には，薬剤名，薬効，処方目的，服薬方法等を薬剤を示しながら説明し，「おくすり手帳」に処方内容や特記事項を記載し，外来への移行がスムーズに行われるように対応する．以下に，患者への個々の薬剤の説明を示す．

a）タクロリムス

［薬効］免疫抑制剤として，身体が移植された肝臓を拒絶するのを防ぐ．服用量は副作用の程度，拒絶反応抑制効果をみながら，血中薬物濃度をモニターして適当な濃度を保つように決定される．血液中の濃度は薬剤の小腸からの吸収や肝臓での代謝の状態に左右される．

［服用方法・服用量］1日2回，午前9時と午後9時に服用する．指示があるまでは，服用量は

プログラフについて

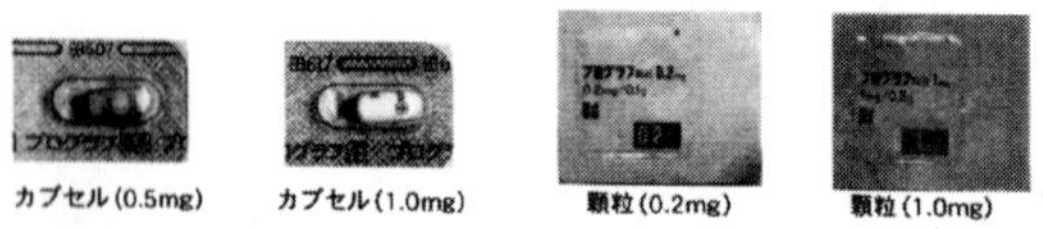

薬の作用
肝移植後の拒絶反応の抑制

注意すること
・薬の吸収、代謝に個人差があるので、血液中の薬の濃度（血中濃度）を測定して薬の量を調節します。薬の量が変わることがありますが、指示された量を決められた時間に飲んでください。
・薬の服用中は免疫の働きが抑えられますので、細菌やウイルス、真菌等に感染しやすくなります。手洗い、うがいを習慣にしましょう。
・予防接種については主治医に相談してください。

副作用
腎障害、高カリウム血症、高血糖、高尿酸血症、手のふるえ　等が起こることがあります。気になる症状があれば主治医または薬剤師に申し出てください。

相互作用
他の薬を一緒に飲むと、薬の作用が強くなったり弱くなったり、副作用が出やすくなったりすることがあります。他の医療機関にかかられるときや、薬局で薬を購入されるときは服用している薬を医師や薬剤師に申し出てください。
・グレープフルーツジュースはプログラフの血中濃度を上昇させることがあるので、控えてください。
・セイヨウオトギリソウ（セント・ジョーンズ・ワート）含有食品はプログラフの血中濃度を低下させるおそれがあるので、控えてください。

外来受診時
通常、プログラフ血中濃度を測定するための採血があります。朝のプログラフは服用せずに来院してください。

京都大学医学部附属病院　移植外科・薬剤部

図10.13　患者向けタクロリムスのリーフレットの一例

変更しない．投与時間は薬剤の吸収を考慮して決められた時間であるので厳守する．特に指示のない限り一生服用することになる．

［相互作用］グレープフルーツやグレープフルーツジュースは，タクロリムスの血中濃度を上げるため摂取しないこと．健康食品に含まれるセイヨウオトギリソウ（セント・ジョーンズ・ワート）は，タクロリムスの血中濃度を下げるため摂取しないこと．

［副作用］病原菌に対する抵抗力が弱くなる．腎機能異常，高カリウム血症，不眠症，手足の震え，頭痛，脱毛・多毛，高血圧症など

b）プレドニゾロン

［薬効］抗炎症作用，抗アレルギー作用のほか，種々の刺激に対する生体の免疫反応を抑制する．

［服用方法・服用量］1日1回，朝食後に他の薬剤と一緒に服用する．術後徐々に服用量を減量し，術後3か月間服用予定である．
［副作用］満月様顔貌，易感染性，発育障害，視力障害など

c）ST 合剤（sulfamethoxazole・trimethoprim）
［薬効］細菌感染を防止する．
［服用方法・服用量］1日1回，食後に他の薬剤と一緒に服用する．術後1年間服用の予定．

d）バラシクロビル
［薬効］ウイルス感染を防止する．
［服用方法・服用量］1日1回，食後に他の薬剤と一緒に服用する．術後6か月間服用の予定．

e）フルコナゾール
［薬効］真菌感染を防止する．
［服用方法・服用量］1日1回，食後に他の薬剤と一緒に服用する．術後3か月間服用の予定．

f）ジピリダモール
［薬効］血小板の凝集を抑え，門脈や肝動脈の血栓を予防する．
［服用方法・服用量］1日2回，食後に他の薬剤と一緒に服用する．術後3か月間服用の予定．

g）ウルソデオキシコール酸
［薬効］胆汁の排泄を促す．
［服用方法・服用量］1日3回，食後に他の薬剤と一緒に服用する．術後1年間服用の予定．

h）フロセミド
［薬効］尿の排泄を促し，腹水を予防する．
［服用方法・服用量］1日1回，食後に他の薬剤と一緒に服用する．経過を見ながら適宜増減する．

i）ラベプラゾール
［薬効］胃酸の分泌を抑え，プレドニゾロンによる胃の副作用を防ぐ．
［服用方法・服用量］1日1回，食後に他の薬剤と一緒に服用する．プレドニゾロンの中止とともに中止する．

　プロトンポンプ阻害剤の中では，オメプラゾールやランソプラゾールはタクロリムスの血中濃度を上昇させる可能性があるため，添付文書において併用注意となっている．これらのプロトン

ポンプ阻害剤は，肝臓において CYP2C19 とともに CYP3A4 によっても代謝を受けるため，CYP3A4 で代謝されるタクロリムスと相互作用する可能性がある．一方，ラベプラゾールの場合には代謝における CYP3A4 の寄与は小さいため，タクロリムスとの相互作用の可能性は低い．

6 相互作用チェックと副作用モニター

a）相互作用

　タクロリムスやシクロスポリンは，主として肝臓に発現する薬物代謝酵素 CYP3A4 によって代謝される．したがって，CYP3A4 を阻害あるいは誘導する薬物との併用により，タクロリムスやシクロスポリンの血中濃度が変化する可能性がある．反対に，シクロスポリンやタクロリムスが CYP3A4 による代謝を阻害することによって，併用薬物の血中濃度を上昇させる可能性もある．また，CYP3A4 は小腸上皮細胞においても発現するため，小腸における代謝過程での薬物相互作用も近年注目されている．薬物トランスポーターである P-糖タンパク質は小腸上皮細胞で発現し，CYP3A4 と類似の基質認識性を示すことから，経口投与されたタクロリムスやシクロスポリンとの相互作用については CYP3A4 と P-糖タンパク質の双方の寄与がある．表 10.14 には，CYP3A4 や P-糖タンパク質を介してタクロリムスやシクロスポリン血中濃度に影響を与える薬物および飲食物を示す．また，タクロリムスを併用時に，シクロスポリンの血中濃度が上昇したとの報告があるため，シクロスポリンからタクロリムスへの切り替えにあたっては 24 時間以上離す必要がある．

　タクロリムスやシクロスポリンでは非特異的に免疫機構を抑制するため，生ワクチンの接種による発症の可能性や，不活化ワクチンの場合に効果が現れない可能性がある．添付文書ではそれぞれ併用禁忌あるいは併用注意となっているが，手術後の経過や免疫抑制剤の投与量にも依存するため，医師と相談するよう患者に説明する必要がある．

　ミコフェノール酸モフェチル（MMF）は，経口投与後速やかに活性代謝物であるミコフェノール酸（MPA）となるが，タクロリムス併用時にはシクロスポリン併用時に比較して MPA の

表 10.14　CYP3A4 や P-糖タンパク質を介してシクロスポリンやタクロリムス血中濃度に影響する薬物および飲食物

	薬物名等
CYP3A4 や P-糖タンパク質を阻害する薬物（血中濃度上昇）	マクロライド系抗生物質：クラリスロマイシン，エリスロマイシンなど アゾール系抗真菌薬：フルコナゾール，イトラコナゾール，ボリコナゾールなど カルシウム拮抗薬：ニカルジピン，ジルチアゼムなど HIV プロテアーゼ阻害薬：リトナビル，サキナビルなど その他：ブロモクリプチン，ダナゾールなど 飲食物：グレープフルーツジュース
CYP3A4 や P-糖タンパク質を誘導する薬物（血中濃度低下）	抗てんかん薬：カルバマゼピン，フェノバルビタール，フェニトイン 抗結核薬：リファピシン 飲食物：セイヨウオトギリソウ（セント・ジョーンズ・ワート）含有食品

AUCは高値を示すことが知られている．したがって，MMF併用時にシクロスポリンとタクロリムスの切り替えを行う際にはMMFの効果の減弱，もしくは血中濃度上昇による副作用の発現に十分注意する必要がある．

b）腎毒性

タクロリムスやシクロスポリンの副作用として，最も重大で頻度の高い副作用として腎毒性がある．血清クレアチニンは適正な腎機能の指標となるため，異常値を示す場合には減量が必要である．多くは減量によって可逆的に改善するが，まれに慢性進行性腎疾患や溶血性尿毒症症候群（hemolytic uremic syndrome：HUS）を併発することもある．また，アムホテリシンB，アミノグリコシド系抗生物質，スルファメトキサゾール・トリメトプリム，非ステロイド性抗炎症剤など腎毒性を有する薬物との併用には注意が必要である．

また，腎機能障害に関連して高カリウム血症を誘発することが知られている．スピロノラクトン，トリアムテレンなどカリウム保持性利尿薬は，シクロスポリンで併用注意，タクロリムスで併用禁忌となっている．

c）高血圧

肝移植直後はhyperdynamic statusを呈する．タクロリムスやステロイドの影響を考慮し，薬物治療が必要な場合にはカルシウム拮抗薬が第一選択となる．

d）神経毒性

シクロスポリン，タクロリムスともに頭痛や振戦，不眠といった神経症状がかなりの頻度でみられる[13]．投与継続のままで自然軽快することもあるが，減量や中止により可逆的に消失する．

e）耐糖能異常

シクロスポリンよりもタクロリムスを併用した移植患者に耐糖能異常が起こりやすい[13]．したがって，糖尿病の既往のある患者に対しては，タクロリムスではなくシクロスポリンが選択される場合もある．

f）感染症

通常肝移植の患者における感染は，内在性の菌種によるものであるが，感染部位は多彩である．術後早期においては，敗血症は発熱や白血球増多などの典型的徴候を示さず低体温，意識レベルの低下，呼吸障害，腎機能低下，肝機能異常などの非特異的徴候しか現さないことがあるので注意を要する[11]．細菌感染や真菌感染を早期に発見するため，術後1〜2か月は無症状でも培養や血中β-D-グルカンの測定を週1回定期的に行う．ウイルス感染では，サイトメガロウイルス感染や，EBウイルス感染，単純ヘルペス，水痘・帯状疱疹ウイルス感染症に注意が必要である．

g）その他

シクロスポリンでは，歯肉増殖や多毛症がみられるのに対し，タクロリムスではこれらはまれで，むしろ脱毛がみられる．

10.5.2 腎移植

1 腎移植について

腎移植は透析療法と並んで慢性腎不全に対する有効な治療手段であり，延命効果はもちろんのこと QOL の高い根治的治療である．日本では，年間 1200 例前後の腎移植が行われており，うち約 200 例が献腎移植で，残りは生体腎移植である．アメリカでは年間 12,000 例の腎移植が行われ，半数以上が献腎移植であることと比較すれば，我が国の腎提供者は極めて少ない状況にあるといえる．

腎移植の適応は透析患者のほとんどで，悪性腫瘍，全身感染症などの合併症のある患者では完治した患者のみが適応となる．ドナーは生体腎ドナーと献腎ドナーに分けられる．生体腎ドナーとしては血縁者が望ましく，年齢は 20～70 歳位までで種々の合併症がなく，一側の腎臓を摘出した後も十分な腎機能が残ると判断される場合に適応となる．献腎ドナーでは年齢は 70 歳以下，腎疾患，悪性腫瘍（脳腫瘍など一部は除く），および全身感染症による死亡者は対象外である．

腎移植前の組織適合性検査として，ABO 血液型，HLA 型，リンパ球クロスマッチテストが行われ，このうち免疫学的絶対禁忌はリンパ球クロスマッチテストが陽性例のみである．ABO 血液型不適合の場合にも，術前に抗 A，抗 B 抗体を取り除いたり，強力な免疫抑制療法を行ったりすることにより移植は可能である．

2 手術方式について

ドナーから摘出された腎は，異所性にレシピエントの腸骨窩の後腹膜腔に植えられる．レシピエントの自己腎は，悪性高血圧，腎がん，慢性腎盂腎炎，および逆流性腎症などの合併症がない限り摘出しない．両側の自己腎摘がなされ，移植腎の機能が廃絶した場合，低血圧，貧血などが進行して透析療法が難しくなるので，安易に摘出すべきではない[14]．

3 治療方針

移植後から 3 カ月は導入期と呼ばれ拒絶反応が起こりやすいため，免疫抑制剤の投与量は多くなる．その後の維持期では拒絶反応も起こりにくくなるため，免疫抑制剤の量も少ない維持量となる．図 10.14 は，生体腎移植におけるタクロリムス免疫抑制療法のプロトコールの一例を示す．免疫抑制療法の中心は，肝移植同様タクロリムスやシクロスポリンといったカルシニューリン阻害剤で，その他にステロイド剤とミコフェノール酸モフェチルにバシリキシマブを加えた 4 剤併

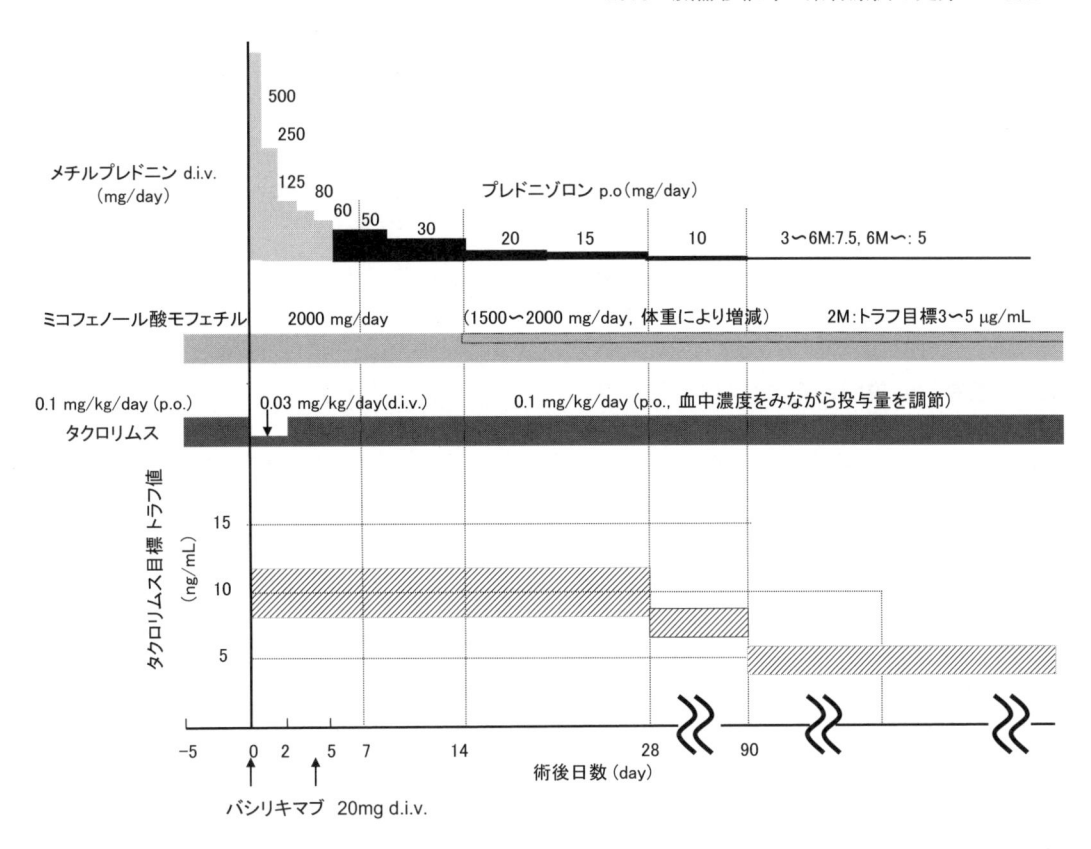

図 10.14 　腎移植におけるタクロリムス免疫抑制療法の一例（ABO 血液型適合例）

用療法が行われる．さらに，ABO 血液型不適合などの場合にはリツキシマブを加えた 5 剤併用療法が行われる．

　拒絶反応は，免疫学的には T リンパ球を中心とした細胞性拒絶反応（cellular rejection）と B リンパ球によって産生される抗体によって引き起こされる液性拒絶反応（humoral rejection）がある．また，臨床的立場から拒絶反応を分類すると，発生時期や反応の強さや性質などから，超急性拒絶反応（hyperacute rejection），促進急性拒絶反応（accelerated rejection），急性拒絶反応（acute rejection），および慢性拒絶反応（chronic rejection）の 4 種類となる[14]．

　拒絶反応時には，発熱，尿量減少，腎機能低下および移植腎腫大等がみられる．細胞性拒絶反応ではステロイドパルス療法が第一選択となり，液性拒絶反応では血中の抗体が原因となるため，血漿交換が適応となる．

　腎移植後の合併症としては，移植後早期には慢性腎不全による合併症や免疫抑制療法に関連した感染症が多いが，それ以降の維持期では生活習慣病に起因する疾患が多くなっている[14]．

4　代表的処方

腎移植患者における退院時処方の一例を示す．

処方例

Rp.
1) プログラフカプセル 1 mg（tacrolimus）　　　　　1回2カプセル　　1日2回
2) プレドニン錠 5 mg（prednisolone）　　　　　　　1回2錠　　　　　1日1回
3) セルセプトカプセル 250（mycophenolate mofetil）　1回1カプセル　　1日2回
4) パリエット錠 10 mg（sodium rabeprazole）　　　　1回1錠　　　　　1日1回
5) イソジンガーグル液 7 %（povidone-iodine）（30 mL）　1本　1日4回　うがい

5 患者への説明とモニタリング

　個々の薬剤の説明およびモニタリングは，肝移植患者に対する処方例で用いた薬剤の場合と同様であるため肝移植を参照されたい．その他の薬剤に関する説明について以下に示す．

a）ミコフェノール酸モフェチル

［薬効］免疫抑制剤として，身体が移植された臓器を拒絶するのを防ぐ．
［服用方法・服用量］1日2回，食後に他の薬剤と一緒に服用する．
［副作用］病原菌に対する抵抗力が弱くなる．下痢．食欲不振．白血球減少．貧血．高尿酸血症など．

10.6 悪性腫瘍の薬物療法と処方

　2011年度の悪性腫瘍の総死亡数は357,185人であり，死亡原因の第1位で約28.5%を占める．悪性腫瘍による死亡をその部位別にみると，男性では肺がんが最も多く，2011年ではがん死亡の23.8%を占めており，ついで胃がん15.4%，大腸がん11.7%の順となっている．一方，女性では大腸がんが最も多く，がん死亡の14.5%を占めており，ついで肺がん13.5%，胃がん11.8%の順となっている．胃がんの死亡率は年々減少しており，早期診断・早期治療などといった医療技術の進歩も関与していると考えられる．

　悪性腫瘍に対する薬物治療は，抗腫瘍効果を期待するもの（化学療法）と，副作用対策や感染症対策などの支持療法とに分けられる．また，上記のように悪性腫瘍の種類は多く，身体のほとんどの組織で発症する．基本的には遺伝子の疾患であるが，その発症メカニズムはほとんど解明されていない．ただ，血液腫瘍に関してはその原因がかなり明らかになっており，その理論に沿って治療薬も開発されているので，代表的な例として解説する．

　血液腫瘍は，薬剤（抗腫瘍剤）による効果が期待できる代表的な悪性腫瘍である．統計によると，血液腫瘍の1つである白血病による死亡率は，年次推移でほぼ横ばいもしくは微増傾向にあ

り，化学療法，骨髄移植などの治療は進歩したものの，患者群の高齢化が影響したものと考えられる．新 WHO 分類によると，造血・リンパ組織の腫瘍（tumors of haemato-poietic and lymphoid tissue）として，

1. 慢性骨髄増殖性疾患（chronic myeloproliferative diseases）
2. 骨髄異形成/骨髄増殖性疾患（myelodysplastic/myeloproliferative diseases）
3. 骨髄異形成症候群（myelodysplastic syndromes）
4. 急性骨髄性白血病（acute myeloid leukemia）
5. B および T 前駆細胞腫瘍（precursor B-and T-cell neoplasms）
6. 成熟 B 細胞腫瘍（mature B-cell neoplasms）
7. 成熟 T および NK 細胞腫瘍（mature T-cell and NK-cell neoplasms）
8. ホジキンリンパ腫（Hodgkin lymphoma）
9. 免疫不全症関連リンパ増殖性疾患（immunodeficiency associated lymphoproliferative disorders）
10. 組織球および樹状細胞腫瘍（histiocytic and dendritic cell neoplasia）
11. 肥満細胞症（mastocytosis）

に分類されるが，ここでは慢性骨髄性白血病（慢性骨髄増殖性疾患の代表的疾患）について説明する．

10.6.1 慢性骨髄性白血病

1 病態生理

慢性骨髄性白血病（chronic myelogenous leukemia：CML）とは，骨髄および末梢血中の白血球（主に顆粒球）が異常に増加する疾患である．すべての年齢層に起こりうる疾患であるが，多くは中年以降にみられる．男女比は 1.3：1 でやや男性に多い．病気の進行は比較的遅く，下記に示す 3 つの病期に分けられる．

a）慢性期

白血球（特に顆粒球）増多（1～2 万/μL から，ときに数 10 万/μL）を認めるが，ほぼ正常に分化するため，芽球と呼ばれる未熟な白血球細胞の割合は少ない状態．脾腫を認める場合もある．数カ月から数年続き，無治療ではいずれ急性転化期に移行する．自覚症状がほとんどないため，最近では慢性期に健康診断等で発見される割合が増加している．

b）移行期

慢性期と次に示す急性転化期の間の病期で，芽球の割合が増加し，治療による白血球数のコントロールが困難になってくる状態．脾腫による腹部膨満感や発熱，貧血，出血傾向を認める場合

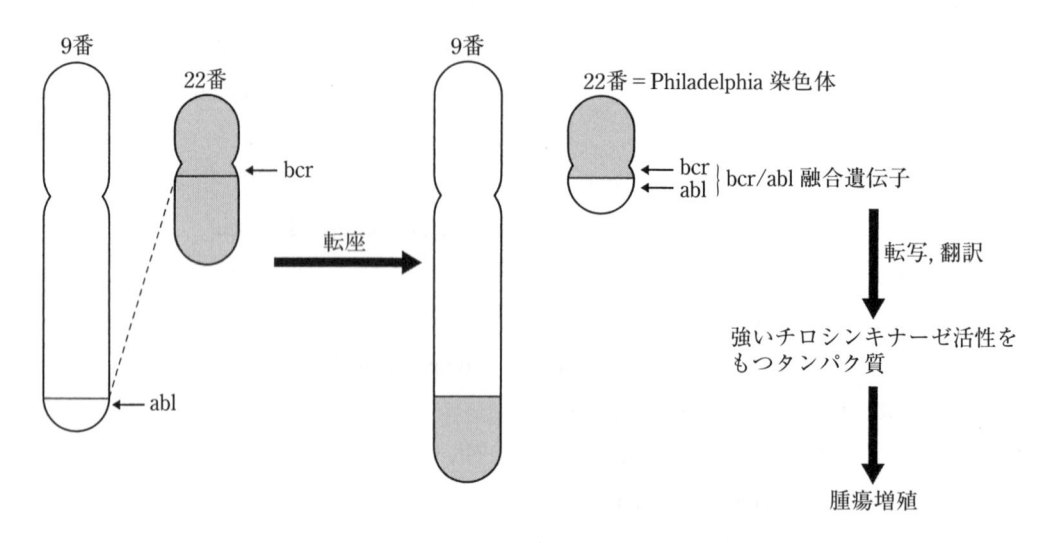

図 10.15　Philadelphia 染色体[15]

もある．一部の患者では移行期を認めず，急性転化期に移行する場合もある．

c）急性転化期

骨髄，末梢血中の芽球が 30％以上に増加し，慢性期の治療では白血球数のコントロールが難しくなる状態．血小板減少，貧血が起こり，臨床的にも急性白血病酷似の症状（発熱や出血傾向など）が起こる．症例の 95％は急性期に死亡する．

疾患の本質は，染色体異常である．9 番染色体に存在する abl 遺伝子と 22 番染色体に存在する bcr 遺伝子が転座を起こし＜t(9;22)＞，Philadelphia（Ph）染色体をつくる（図 10.15）[15]．Ph 染色体には，転座の結果できた bcr/abl 融合遺伝子が存在し，この融合遺伝子からできる蛋白質が強いチロシンキナーゼ活性をもち，白血病細胞（Ph 染色体をもった白血球）の自律的な増殖能に関与している．

2　治療方針

治療方針は，患者の年齢，病期，全身状態に基づいて決定される．治療の大目標は，Ph 染色体の陽性率が消失または減少し，急性転化（急性転化期へと移行すること）を防ぐ，または遅らせることである．

a）慢性期

著増した白血球数と脾腫のコントロールのため，1960 年代からはアルキル化剤のブスルファンが最も有用性の高い経口抗腫瘍薬として用いられてきたが，骨髄抑制の遷延や肺線維症といっ

た副作用のため，1980年代になり代謝拮抗剤のヒドロキシカルバミドが好んで用いられるようになった．しかしながら，これらの抗腫瘍剤は脾腫や白血球の増加を防ぐものの，急性転化を防ぐことはできず，Ph染色体が陰性となる完全寛解をもたらすことはできなかった．1980年代初めに始まったインターフェロン-α療法は，一定の確率でPh染色体を減少あるいは消失させるとして初回治療で広く用いられてきたが，その効果は一部の症例に限定される．治癒が期待できる確立した唯一の治療法として同種造血幹細胞移植があるものの，腫瘍細胞の根絶を目的とした超大量の抗腫瘍剤や放射線照射，移植後の免疫抑制剤の使用が必要になるため副作用も多く，その適応は全身状態のよい若年者に限られていた．

　2001年12月より分子標的薬という新しい作用機序をもつイマチニブが発売され，高い臨床効果だけでなく，長期にわたる有用性と安全性が示され，治療方針が大きく変化した．さらに2009年にはイマチニブ抵抗性・不耐容例に対して効果が期待できる第2世代と呼ばれるニロチニブ，ダサチニブが発売され，治療の選択肢が広がった．以上のことを考慮して個々の患者に最適な治療方針を立てることになる．

1) 分子標的薬

　がん細胞の増殖に関わっている特定のタンパク質や酵素だけを狙い撃ちしてがん細胞の増殖を防ぐ薬剤をさす．現在，イマチニブ，ニロチニブ，ダサチニブが使用可能であり，これら薬剤はPhiladelphia染色体に存在する*bcr/abl*融合遺伝子から作られる異常なタンパク（チロシンキナーゼ）の働きを特異的に妨げることで白血病細胞の増殖を抑え，数を減らす．ダサチニブは，さらに発がんに関連する複数のチロシンキナーゼを阻害する．内服薬であり，重篤な副作用が少なく比較的短期間に高い有用性が期待できることから，現在の治療の第一選択とされている．イマチニブが主に初回治療薬として使用されてきたが，2010年にニロチニブが，2011年にダサチニブが初回治療薬として使用できるようになり，個々の患者の状態に応じて治療薬の選択，変更が可能となった．分子標的薬により白血病細胞の根絶ができるかについて今後の検討が待たれている．

2) 同種造血幹細胞移植

　同種造血幹細胞移植とは，超大量の抗腫瘍剤投与と全身放射線照射による骨髄破壊的前処置を行い，骨髄を含めた体内にあるすべての白血病細胞を正常細胞も含めて破壊し，その後造血幹細胞提供者（ドナー）から採取した正常な造血幹細胞の移植（輸注）によって破壊された骨髄を入れ替え，正常な増殖機能を得る治療法である．骨髄破壊的前処置によって異常染色体の撲滅をはかるため，CMLの完治が期待できる唯一の確立された方法である．現在，特殊な遺伝子変異がある場合や，ダサチニブ，ニロチニブ変更後でも効果が不十分な場合は，造血幹細胞移植が推奨される．造血幹細胞移植には，白血球の型（HLA）のほぼ一致したドナーが必要になる．ドナーは原則として兄弟姉妹または肉親であるが，血縁者にドナーがいない場合には，骨髄バンク，臍帯血バンクから探すこともできる．前処置に関連した副作用や移植後のさまざまな問題から，造血幹細胞移植は全身状態がよく，比較的年齢の若い人に限られてきた．近年，強力な移植前治療を行わない骨髄非破壊的造血幹細胞移植（ミニ移植）という方法が開発された．ミニ移植は，

大量の抗がん剤によらずドナー細胞のもつ免疫力により，白血病細胞を撲滅することを期待した治療法であり，高齢者や全身状態の悪い人にも造血幹細胞移植が実施できるという利点がある．

3）その他の治療法

インターフェロン-α は，分子標的薬が使われる以前には，Philadelphia 染色体を減少させ，生存期間を延長させるとして第一選択として使用されてきた．現在は，妊娠時や分子標的薬が使用できない場合に用いられる．また，古くから用いられてきた抗腫瘍剤であるヒドロシキカルバミドは，分子標的薬が使用できない場合の白血球数など血液の状態を正常に維持する目的や，脾腫に対して用いられる．

b）移行期・急性転化期

高用量のイマチニブまたはダサチニブやニロチニブへ変更することで白血球数を正常にし，慢性期に戻すことをめざす．ただし，ニロチニブは急性転化期には使用できない．分子標的薬の増量や変更によって芽球が一定量以下に減少させることができれば，同種造血幹細胞移植が考慮される．

3 代表的処方と患者への説明

慢性期の患者に対するイマチニブを用いた処方の一例を以下に示す．

a）処方

Rp.　1）グリベック錠 100 mg（imatinib mesilate）　1回4錠　1日1回　夕食後　7日分

b）患者への説明

慢性期には自覚症状がないため，白血球のコントロールを行いながら外来にて経過を観察することとなる．そのため，服用方法や副作用の初期症状，自己管理方法など十分な服薬指導を必要とする．

[薬効] bcr/abl 融合遺伝子による過剰な細胞増殖の命令を抑え，白血病細胞を減少させる．
[服用方法] 1日1回内服する．ただし，イマチニブには消化管刺激作用があるため，食後に多めの水（200 mL 程度）で服用する．嘔気や嘔吐がある場合には，食事の途中で服用してもよい．
[生活上の注意] この薬を飲んでいる間は，肝臓の働きや血液の成分を調べるため定期的な検査を行い，それにより飲む量が変わることがあるので，主治医の指示通りに服用すること．副作用として体液貯留があるため，定期的に体重を測って体重が増えていないかを確認すること．グレープフルーツやグレープフルーツジュースはイマチニブの血中濃度を高め，思わぬ副作用を招く恐れがあるため服用しないこと．健康食品に含まれるセイヨウオトギリソウ（セント・ジョーンズ・ワート）はイマチニブの効果を減弱するため服用しないこと．高用量のアセトアミノフェン

の併用による肝障害が報告されているため，アセトアミノフェンを含む市販の薬を自己判断で服用しないこと．他の薬と相互作用を起こしやすいので，他に薬を飲む場合は必ず医師や薬剤師に飲んでいる薬をすべて知らせること．めまい，眠気，霧視等が現れることがあるので，高所作業，自動車の運転等危険を伴う機械を操作する際には注意すること．

[副作用] 白血球減少，好中球減少，血小板減少，貧血，肝機能障害，体液貯留（むくみ，眼瞼浮腫など），嘔気・嘔吐，皮疹，全身倦怠感，頭痛，腹痛・下痢，筋痙攣・筋肉痛・骨痛・関節痛など

c）副作用モニタリング

　イマチニブによる副作用は，一般的に慢性期に比べ移行期，急性転化期の発現頻度が高いとされる．骨髄抑制による白血球減少，好中球減少，血小板減少，貧血は，イマチニブ投与開始2～6週間後に多い．重篤な好中球減少に伴い肺炎や敗血症等の感染症が現れることがあるので，血液検査を定期的（投与開始前と投与後の1カ月間は毎週，2カ月目は隔週，その後は2～3カ月ごと）に実施し，異常が認められた場合には減量または休薬等，適切な処置を行う必要がある（表10.15）．また，重篤な肝機能障害が現れることがあるため，投与開始前と投与後は1カ月ごと，あるいは患者の状態に応じて肝機能検査（ビリルビン，AST（GOT），ALT（GPT）およびAL-P等）を行い，異常が認められた場合には減量または休薬する（表10.16）．嘔気，嘔吐は約40～60％の症例に認められる．必ず食事の後に服用する，服用後横にならないといった生活上の指導のほか，吐き気止めを併用して対処する場合もある．また，表在性浮腫（眼瞼浮腫，眼窩周囲浮腫等），下肢浮腫などの体液貯留を約20～60％に認める．眼瞼浮腫は経過観察でよい場合もあるが，重篤な体液貯留（胸水，肺水腫，腹水，心膜滲出液，うっ血性心不全，心タンポナーデ等）の報告があるため，定期的な体重測定を行うよう指導するとともに，体重増加を伴う場合は利尿剤の併用を考慮する必要がある．約40％に皮疹を認め，減量や休薬のほか，抗ヒスタミン剤等の対症療法にて投与を継続する場合もある．筋痙攣・筋肉痛に対しては，ビタミンや漢方薬，低下した電解質の補充により改善する場合がある．その他重大な副作用として，出血（脳出血，硬膜下出血，消化管出血），黄疸，肝不全，肺炎，敗血症，重篤な腎障害，間質性肺炎，肺線維症，重篤な皮膚症状（皮膚粘膜眼症候群，中毒性表皮壊死症，剥離性皮膚炎，多形紅斑），ショック，アナフィラキシー様症状，心膜炎，脳浮腫，頭蓋内圧上昇，麻痺性イレウス，血栓症，塞栓症，横紋筋融解症，腫瘍崩壊症候群，肺高血圧症等の報告があるため，観察を十分に行い異常が認められた場合には投与を中止し，適切な処置を行う．

d）相互作用チェック

　イマチニブは主にCYP3A4で代謝されるため，CYP3A4活性を阻害する薬剤またはCYP3A4によって代謝される薬剤により本剤の代謝が阻害され血中濃度が上昇する可能性がある．また，CYP酵素を誘導する薬剤との併用により，本剤の代謝が促進され血中濃度が低下する可能性が

表 10.15　血液検査と用量調節[16]

	好中球数／血小板数	投与量調節
慢性期 （初回用量 400 mg/日）	好中球数＜1,000/mm^3 または 血小板数＜50,000/mm^3	① 好中球数 1,500/mm^3 以上および血小板数 75,000/mm^3 以上に回復するまで休薬する． ② 400 mg/日で治療を再開する． ③ 再び好中球が 1,000/mm^3 を下回るか，または血小板数が 50,000/mm^3 を下回った場合は，①へ戻り，300 mg/日で治療を再開する．
移行期または 急性転化期 （初回用量 600 mg/日）	[注1] 好中球数＜500/mm^3 または 血小板数＜10,000/mm^3	① 血球減少が白血病に関連しているか否かを確認（骨髄穿刺）する． ② 白血病に関連しない場合は 400 mg/日に減少する． ③ 血球減少が 2 週間続く場合には更に 300 mg/日に減量する． ④ 白血病に関連しない血球減少が 4 週間続く場合は好中球数が 1,000/mm^3 以上，及び血小板数が 20,000/mm^3 以上に回復するまで休薬し，その後 300 mg/日で治療を再開する．
注1：原則として，少なくとも1カ月治療を継続後（患者の全身状態に十分注意すること）		

表 10.16　肝機能検査と用量調節[16]

	ビリルビン値/AST（GOT），ALT（GPT）	投与量調節
慢性期 移行期 急性転化期	ビリルビン値＞施設正常値上限の 3 倍超 または AST，ALT 値＞施設正常値上限の 5 倍超	① ビリルビン値が 1.5 倍未満に，AST，ALT 値が 2.5 倍未満に低下するまで本剤を休薬する． ② 本剤を減量して治療を再開する．

ある．一方，本剤は CYP3A4/5，CYP2D6，CYP2C9 を競合的に阻害するため，これらの代謝酵素により代謝される併用薬物の血中濃度を上昇させる可能性がある．表 10.17 に添付文書に記載されている併用に注意する薬剤等の一覧を示す．相互作用を受ける薬剤はこの表に存在する薬剤のみに限られるわけでなく，個々の薬剤については代謝経路を調べ，相互作用一覧表等を参考に相互作用の可能性を確認する必要がある．また患者に対しては，今後新たな情報の更新も予想されるため，新しい薬を服用する際は必ず医師，薬剤師に相談するよう指導する．

10.6.2　胃がん

1　病態生理

胃壁は「粘膜」，「筋肉層」，「漿膜」の3層構造になっており，胃がんは最も内側の粘膜細胞の表面に発生する．それが次第に増殖して粘膜細胞に広がり，筋膜に入り込み，漿膜を破って外に出る．

表 10.17　併用注意すべき薬剤・食品[16]

薬剤名	臨床症状・措置方法	機序・危険因子
L-アスパラギナーゼ	本剤との併用により肝障害の発現率が上昇したとの報告がある.	機序は不明であるが，共に肝障害の副作用を有する.
アゾール系抗真菌剤 エリスロマイシン クラリスロマイシン	本剤の血中濃度が上昇する可能性がある. 本剤とアゾール系抗真菌剤（ケトコナゾール）の併用により，本剤の C_{max} および AUC はそれぞれ 26 % および 40 % 増加した.	これらの薬剤は CYP3A4 活性を阻害することにより，本剤の代謝を阻害し，血中濃度を上昇させる可能性がある.
フェニトイン デキサメタゾン カルバマゼピン リファンピシン フェノバルビタール セイヨウオトギリソウ（セント・ジョーンズ・ワート）含有食品	本剤の血中濃度が低下する可能性がある. フェニトインを長期投与中の患者に本剤を投与した場合，フェニトインを投与していない患者と比べ本剤の AUC は約 5 分の 1 であった. リファンピシン投与中に本剤を併用した場合，単独投与に比べ，本剤の C_{max}, AUC がそれぞれ 54 % および 74 % 低下した.	これらの薬剤等は CYP3A4 を誘導することにより，本剤の代謝を促進し，血中濃度を低下させる可能性がある.
シンバスタチン シクロスポリン ピモジド トリアゾラム ジヒドロピリジン系カルシウム拮抗剤	これらの薬剤の血中濃度が上昇することがある. 本剤とシンバスタチンの併用により，シンバスタチンの C_{max} および AUC は平均でそれぞれ 2 および 3 倍の増加を示した. また，この相互作用には大きな個体差がみられ，C_{max} および AUC における比（併用/単独）の個別値はそれぞれ 0.54〜17.6 および 0.75〜15.7（最小値〜最大値）の範囲であった.	本剤の CYP3A4 阻害作用により CYP3A4 基質薬物の代謝を阻害し，血中濃度を上昇させる可能性がある.
ニロチニブ	本剤およびニロチニブの血中濃度が上昇することがある. 本剤とニロチニブの併用により，本剤の AUC は 18〜39 %，ニロチニブの AUC は 18〜40 % 上昇したとの報告がある.	ニロチニブが CYP3A4 および P 糖タンパクの活性を阻害して本剤の血中濃度を上昇させる可能性がある. また，本剤が CYP3A4 および P 糖タンパクの活性を阻害してニロチニブの血中濃度を上昇させる可能性もある.
ワルファリン	本剤との併用によりプロトロンビン比が顕著に上昇したとの報告がある. 抗凝固剤の投与が必要とされる場合は，ヘパリンの投与が望ましい.	本剤の CYP2C9 阻害作用によりワルファリンの代謝を阻害し，血中濃度を上昇させる可能性がある.
アセトアミノフェン	本剤と高用量のアセトアミノフェン（3〜3.5 g/日）との併用により重篤な肝障害が発現したとの報告がある.	機序は不明であるが，両薬剤による肝障害が増強される可能性がある.
グレープフルーツジュース	本剤の血中濃度が上昇することがある. 本剤投与中は飲食を避けること.	発現機序の詳細は不明であるが，グレープフルーツジュースに含まれる成分が CYP3A4 を阻害することにより，本剤の代謝を阻害し，血中濃度を上昇させる可能性がある.

胃がんの病因としては，ピロリ菌感染，喫煙や食塩摂取が知られている．ピロリ菌の感染と胃がん発症の関連については，これまでの臨床疫学的報告に加えて分子レベルでの証拠が集積されつつある．また，喫煙が胃がんのリスクを高めることは，多くのコホート研究で一致した結果が示されている．食塩や高塩分食品の摂取については，胃がんのリスクを高めるとする疫学研究やそれを支持する動物研究も多い．症状・症候としては，上腹部痛，食欲不振，貧血，体重減少，腹部腫瘤，嘔気・嘔吐，吐血，嚥下困難などがあげられる．

2　治療方針

　胃がんの治療方針を決めるにあたっては，がんの進行度を示す病期分類，すなわちStage分類が必要であり，がんの深さ（深達度：T）（図10.16），リンパ節転移の程度（N）および他の臓器への転移の有無（M）に基づいたTNM分類によってなされる．深達度の模式図を図10.15に示す．日本胃癌学会が取りまとめた胃がん治療ガイドラインには，Stage分類別の治療法が示されている．図10.17に，胃がん治療ガイドラインに記載されている日常診療におけるStage分類別の治療法を示した．StageⅠのような早期がんでは「内視鏡による切除」が，StageⅡやStageⅢのように遠隔転移を伴わない場合には「手術」が，また遠隔転移があるStageⅣの場合には，「抗がん剤による化学療法」が行われる．StageⅡやStageⅢの場合には，手術だけでは再発や転移の可能性があり，そのリスクを減らすために手術の前後に化学療法を行うことが多い（ただし，術前化学療法についてはまだエビデンスは確立されていない）．また，手術を行った後に再発したがんの場合にも，基本的には全身化学療法が適応となる．これまで，フルオロウラシル（5-FU）などさまざまな抗がん剤を使用しても確実な効果が認められず，胃がんには抗がん剤は効かないといわれていたが，2007年発表の臨床試験の結果，TS-1の有効性が示された．

　TS-1は，5-FUのプロドラッグであるテガフールに，5-FUの分解酵素であるジヒドロピリミジンデヒドロゲナーゼ（DPD）の阻害剤ギメラシルと，5-FUのリン酸化酵素（ORPT）の阻害

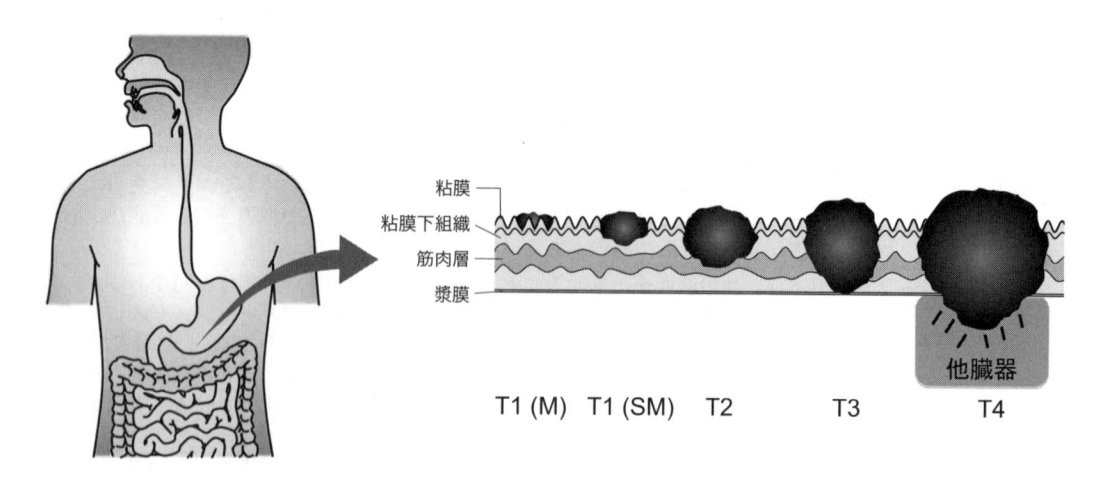

図10.16　胃がんの深達度

10.6 悪性腫瘍の薬物療法と処方

		T1		T2 (mp)	T3 (ss)	T4	
		a (m)	b (sm)			a (se)	b (si)
M0	N0	ⅠA ESD/EMR（一括切除） [分化型，2 cm 以下，UL(−)] 胃切除 D1（上記以外）	ⅠA 胃切除 D1 [分化型 1.5 cm 以下] 胃切除 D1＋（上記以外）	ⅠB 定型手術	ⅡA 定型手術	ⅡB 定型手術 補助化療	ⅢB 定型手術＋ 合併切除 補助化療
M0	N1	ⅠB 定型手術		ⅡA 定型手術 補助化療	ⅡB 定型手術 補助化療	ⅢA 定型手術 補助化療	ⅢB 定型手術＋ 合併切除 補助化療
M0	N2	ⅡA 定型手術		ⅡB 定型手術 補助化療	ⅢA 定型手術 補助化療	ⅢB 定型手術 補助化療	ⅢC 定型手術＋ 合併手術 補助化療
M0	N3	ⅡB 定型手術		ⅢA 定型手術 補助化療	ⅢB 定型手術 補助化療	ⅢC 定型手術 補助化療	ⅢC 定型手術＋ 合併手術 補助化療
M1		Ⅳ 化学療法，放射線療法，緩和手術，対症療法						

胃壁深達度 →
リンパ節転移 ↓
遠隔転移

T：原発腫瘍

T1	T1a	粘膜固有層または粘膜筋板に浸潤のある腫瘍
	T1b	粘膜下層に浸潤のある腫瘍
T2		固有筋層に浸潤のある腫瘍
T3		漿膜下層に浸潤のある腫瘍
T4		漿膜に穿孔，または脾臓，横行結腸，肝臓，横隔膜，膵臓，腹壁，副腎，腎臓，小腸，後腹膜に浸潤のある腫瘍
T4a		漿膜に穿孔する腫瘍
T4b		脾臓，横行結腸，肝臓，横隔膜，膵臓，腹壁，副腎，腎臓，小腸，後腹膜に浸潤のある腫瘍

N：リンパ節転移

N1		1〜2 個の所属リンパ節転移がある
N2		3〜6 個の所属リンパ節転移がある
N3	N3a	7〜15 個の所属リンパ節転移がある
	N3b	16 個以上の所属リンパ節転移がある

M：遠隔転移

M0	遠隔転移を認めない
M1	遠隔転移を認める

図 10.17　日常診療における Stage 分類別の胃がんの治療法

TS-1

テガフール　ギメラシル　オテラシル
1　　　:　　0.4　　:　　1

ユーエフティ

テガフール　ウラシル
1　　　:　　4

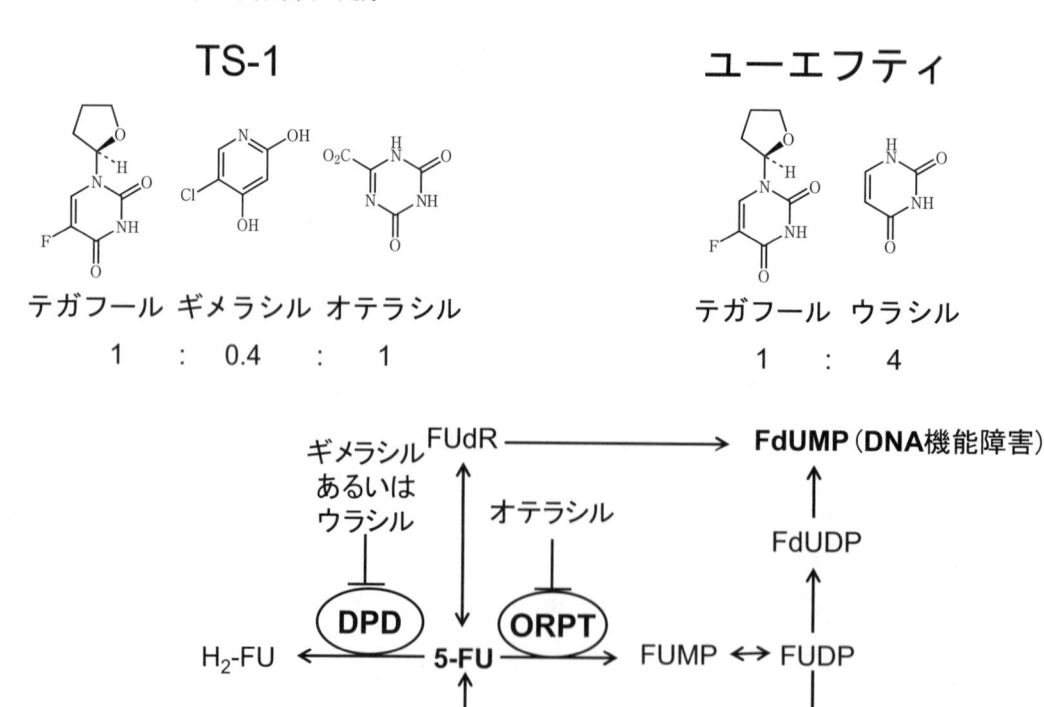

図 10.18　TS-1 とユーエフティの化学構造式と作用機序

剤オテラシルを配合した経口抗がん剤である（図 10.18）．5-FU は主に肝臓等に分布する DPD によって急速に分解されるが，強力な DPD の阻害剤であるギメラシルを併用することで血中の 5-FU 濃度は上昇する．しかし，消化管粘膜での 5-FU 濃度上昇は下痢などの消化器毒性につながることから，5-FU の消化管での活性化を抑制するオテラシルが配合されている．オテラシルは経口投与により主に消化管に分布することから，有効に下痢抑制に働く．5-FU は最終的に FdUMP や FUTP に代謝され，それぞれ DNA と RNA の機能障害を引き起こすと考えられている（図 10.18）．

a）術後補助化学療法

　2001 年から胃がんの手術単独群と，術後に 1 年間 TS-1 を投与された群の比較臨床試験（Adjuvant Chemotherapy Trial of TS-1 for Gastric Cancer（ACTS-GC））が行われた．最終解析を待たず中間解析で TS-1 の有効性が確認されたため，試験の早期中止とその時点での予後データに基づいた解析結果の公表が勧告された．その結果，Stage II および Stage III 胃がんの根治手術後の補助化学療法として，TS-1 の内服が 3 年生存率を向上させることが証明された[17]．この結果を受けて，2008 年 2 月に発表された「胃がん治療ガイドライン」の速報版では，「胃がん術後

補助療法としてのTS-1投与は安全にして有効であり，現在のところStage ⅡおよびStage Ⅲ胃がん手術後の標準治療としてよいとの結論に達した」と記載された．2011年には，ACTS-GCの5年フォローアップデータが公表され，TS-1の内服が5年生存率も向上させることが証明された[18]．

b）切除不能進行・再発胃がんに対する化学療法

単剤で良好な成績を示したTS-1に，これまで5-FUと併用されてきたシスプラチンを併用した臨床試験（SPIRITS試験）が，切除不能進行・再発胃がん症例を対象にして2002年から行われた．すなわち，この試験は，TS-1＋シスプラチン併用療法の有用性を，TS-1単独療法と比較検証することを目的に実施された．その結果，TS-1＋シスプラチン併用療法はTS-1単独療法と比較して生存期間，無増悪生存期間とも有意な延長が認められた[19]．また，HER2過剰発現の進行・再発胃がんを対象に5-FU/カペシタビン＋シスプラチン療法へのトラスツズマブ（ハーセプチン®）上乗せ効果を検討した臨床試験（ToGA試験）において，トラスツズマブ併用群において非併用群と比較し全生存期間，無増悪生存期間の有意な延長が認められた[20]．現在，胃がん治療ガイドラインでは，HER2陰性例では，TS-1＋シスプラチン併用療法が，HER2陽性例では，カペシタビン＋シスプラチン＋トラスツズマブ併用療法が標準治療として位置づけられている．

3 代表的処方と処方監査

a）術後補助化学療法としてのTS-1単剤を用いた処方

処方例
Rp. 1) ティーエスワンカプセル20　1回2cap 1日2回　（朝・夕）食後　14日分

解説

　まず，投与前に併用禁忌薬・前治療薬（経口薬，注射薬，坐剤を含むフッ化ピリミジン系薬剤）の確認を行うことが，最も大切である．TS-1と他のフッ化ピリミジン系剤の併用は，1) 患者の担当医が変わった，2) 患者が転院または転科した，3) これまでに処方されていた他のフッ化ピリミジン系薬剤が患者の手元に残っていた，等の状況で起こる可能性があり，患者面談やカルテを通してこれらの情報を必ず把握しなければならない．次に，投与スケジュールの確認も重要である．添付文書では，単剤投与の場合4週間連続投与し2週間休薬を1クールとしているが，シスプラチンとの併用療法（非小細胞肺がんのみ適応あり）の場合，3週投与2週休薬を1クールとしている．現在TS-1を使用した様々な臨床試験が行われているが，添付文書に記載されている併用療法である3週投与2週休薬のみならず，2週投与1週休薬や3週投与1週休薬など，

様々な服用方法が設定されている．また，TS-1は，抗けいれん薬のフェニトインや抗凝固薬ワルファリンと併用することによって，フェニトインの代謝やワルファリンの効果に影響を及ぼすことが報告されていることから，これらの薬剤との相互作用にも注意が必要である．さらにTS-1を腎障害患者に投与した場合，ギメラシルのクリアランスが低下し，フルオロウラシルの血中濃度が上昇して骨髄抑制等の副作用が強く現れるおそれがあることから，TS-1投与患者の腎機能チェックも重要なポイントである．

4 患者への説明とモニタリング

　TS-1は，比較的服用期間が長く，在宅で患者管理することが多いため，用法遵守と副作用に対して患者自身が予防し，初期症状に早く気がつくよう指導することが重要である．服用方法については，手帳やパンフレットを用いて注意喚起を促している場合が多い．経口剤であるため服用が容易であり，うっかり飲み忘れたり間違って飲み過ぎたりしないように，十分に説明することが大切である．また，処方監査の項目でも記載したが，併用禁忌薬・前治療薬の有無，休薬期間，併用薬物や腎障害については，患者自身からも十分に確認することが大切である．また，TS-1は，オテラシルの配合によって副作用の軽減が図られているが，他の抗がん剤と同様に下記に示す様々な副作用が認められる．図10.19に示すような，TS-1の副作用の現れる時期の目安を提示し，分かりやすい情報提供を行うことも必要である．

a）感染症

　最も注意すべき副作用は，骨髄抑制により好中球が減少し感染症を生じることであり，手洗いやうがいの励行など日常生活上の感染対策を指導する．また感染症が疑われる症状として，38℃以上の発熱，咳，喉の痛みなど患者が自覚しやすい症状を伝えておくことが指導上重要である．

b）粘膜障害

　腹痛があったり，1日4回以上の下痢が続く場合や，飲み始めて数日以内に口内炎と同時に下痢が起こった場合には，服用をやめて速やかに主治医に相談するよう指導する．これは，5-FUの代謝酵素であるDPDに遺伝子多型が存在し，人口の0.5~3％に代謝能が欠損または著しく低

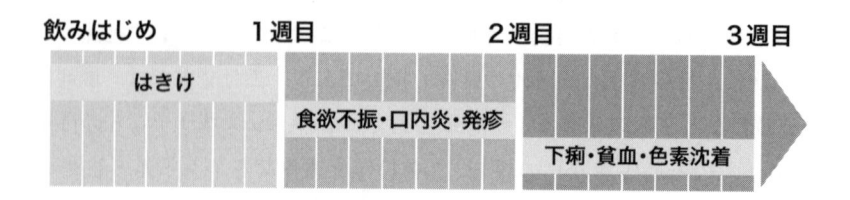

図10.19　TS-1の副作用が現れる時期の目安

副作用（症状）はTS-1を飲みはじめてからおよそ1~3週間までに現れることが多い．なお，現れる副作用（症状）や発現期には個人差がある．

い患者が認められることによる．

c）皮膚症状

TS-1では，皮膚や爪，指先などが黒くなる色素沈着が比較的高頻度に生じ，皮膚症状は直射日光によって助長される．本症状自体は，化学療法の効果や体調に大きく影響しないが，顔色が悪いように見える点は患者のみならず家族も不安に覚えることから，事前に色素沈着があることを説明しておくことが重要である．

d）食欲不振，吐き気

TS-1による食欲不振は，服用期間が休薬期間より長いことから，比較的長期化しやすく，栄養不良に陥るリスクは高い．食事が十分にとれず体力が低下することを防止するためにも，食事は少量でもきちんと摂るよう指導すべきである．食欲不振の原因となる吐き気が頻出する場合には，制吐剤などの対策を検討するためにも症状を経験した際には申し出るよう指導する．

10.6.3 大腸がん

1 病態生理

我が国における大腸がん罹患率および死亡率は年々増加しており，近い将来患者数の最も多いがんになるといわれている．大腸がんも胃がんと同じく粘膜層に発生し，漿膜側へと浸潤していく．

大腸がんの病因としては，高動物性脂肪食と低繊維食を代表とする食生活の欧米化が関係している．すなわち，高脂肪食により胆汁酸の排泄量が増加するとともに，腸内細菌叢による胆汁酸代謝も高まっている．増加した二次胆汁酸量は，大腸がんの発がんプロモーターとして作用していると考えられている．一方，食物繊維は便量の増加と通過時間短縮により胆汁酸を含む発がんに関与する物質の濃度を低下させるとともに，大腸粘膜との接触時間を短縮させ，大腸がんのリスクを低下させる効果があるとされている．また，家族性大腸腺腫症と遺伝性非ポリポーシス性大腸がん家系は，確実な大腸がんのリスク要因である．症状・症候としては，血便，腹痛，便通異常などが代表的であるが，他の大腸疾患や肛門疾患においても一般にみられる症状であり，大腸がんにのみに特徴的な症状は乏しい．

2 治療方針

大腸がんも，Stage毎の治療方針に加えて，血行性転移の治療方針，再発大腸がんの治療方針，化学療法の指針などが大腸癌治療ガイドラインに示されている．図10.20にはStage IV大腸がんの治療方針のアルゴリズムを示している．遠隔転移がある場合でも切除可能な場合には切除が推

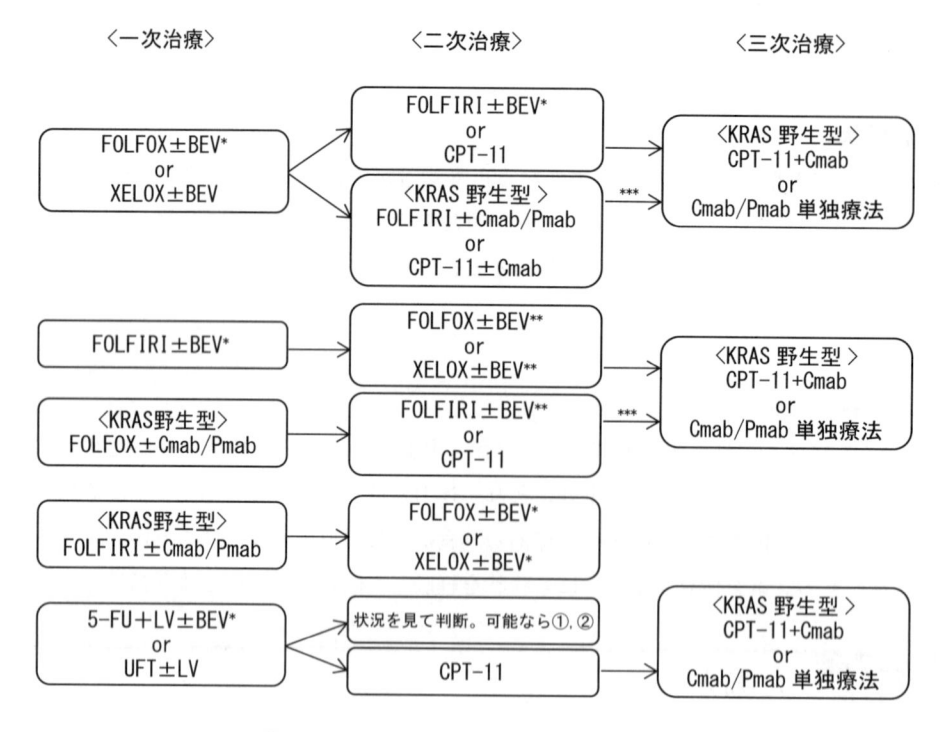

図10.20 Stage Ⅳ大腸がんの治療方針

CPT-11：イリノテカン/BEV：ベバシズマブ/Cmab：セツキシマブ/Pmab：パニツムマブ
 *：BEVの投与が推奨されるが，投与の適応でないと判断した場合はその限りではない．
 **：一時治療においてBEVを投与していない場合，および一次治療の効果が持続しているがCPT-11やL-OHPの毒性のために投与を中止した場合は，二次治療でBEVの投与が推奨される．
 ***：二次治療までに抗EGFR抗体薬を未使用の場合．

奨されている．また抗がん剤を用いた化学療法では，治癒切除が行われたStage Ⅲ大腸がんに関して，術後補助化学療法は再発抑制効果と生存期間の延長が示されている．長い間，国内では大腸がん化学療法のキードラッグは5-FUであったが，1990年代半ばに，トポイソメラーゼ阻害剤のイリノテカンや，プラチナ系抗がん剤のオキサリプラチンが大腸がんで効果を示すことが明らかとなり，これらの薬物を含むFOLFOX療法やFOLFIRI療法が現在の標準療法として位置付けられている．

a）術後補助化学療法

現在，大腸がんに対して我が国で標準的に用いられている代表的な術後補助化学療法は，注射薬で行う5-FUとレボホリナート（LV）の併用療法，それら2剤とオキサリプラチンまたはカペシタビン（ゼローダ®）を併用したFOLFOX療法，XELOX療法や，内服薬で行うテガフール・ウラシル（ユーエフティ®）とホリナート（ユーゼル®）療法あるいはカペシタビン療法である．ユーエフティ®は胃がん治療で用いるTS-1と同様に，5-FUのプロドラッグであるテガフールに，

5-FU分解酵素DPDのマイルドな阻害剤ウラシルを配合した薬である．ウラシルのテガフールに対する配合率は，ギメラシルの10倍となっている（図10.17）．ホリナートは抗がん剤ではなく，5-FUの効果を高めるバイオモジュレーターとして作用する．内服薬による治療法は，点滴で行う5-FU/LV療法と同等の効果を示すことが示されており，利便性の観点から臨床的に好まれている．いずれも，投与期間は半年で，その間，再発が認められなかった場合には無治療で経過観察となることが多い．

b）切除不能進行・再発大腸がんに対する化学療法

1990年代，アメリカやヨーロッパで，5-FU/LV療法と，イリノテカンを含むIFL療法やFOLFIRI療法との臨床試験が行われ，いずれもイリノテカンを含む併用群が，効果・生存率ともに優れていることが証明された[21)22)]．これにより，40年近く続いた5-FU単独の時代は終わり，イリノテカンを含む多剤併用療法が標準的治療になった．一方，1990年代中頃には，それまで大腸がんには無効とされていたプラチナ系新規抗がん剤のオキサリプラチンを含むFOLFOX療法が大腸がんに有効であることが示された．その後，FOLFOX療法とFOLFIRI療法の比較試験によって，2つの療法の効果や毒性が同等であることが明らかになり[23)]，我が国ではいずれもが標準治療と捉えられている．さらに2008年にはFOLFOX療法と5-FUの持続静注の代わりに経口製剤であるカペシタビンを併用したXELOX療法が効果の面で同等であることが示され[24)]，2010年大腸がん治療ガイドラインにおいてXELOX療法が標準治療として追記された．また分子標的薬剤であるベバシズマブ（2007年4月承認），セツキシマブ（2008年7月承認），パニツムマブ（2010年4月承認）が日本で大腸がんの治療薬として承認され，FOLFOX療法，XELOX療法(ベバシズマブのみ)，FOLFIRI療法との併用療法も行われている．ベバシズマブ（アバスチン®）は，血管内皮細胞増殖因子（vascular endothelial growth factor：VEGF）に特異的に結合するモノクローナル抗体で，VEGFの活性を阻害する．また，セツキシマブ（アービタックス®），パニツムマブ（ベクティビックス®）はヒト上皮細胞増殖因子受容体（epidermal growth factor receptor：EGFR）に特異的に結合し，その機能を阻害するモノクロナール抗体である．セツキシマブとパニツムマブはいずれもKRAS遺伝子変異のないEGFR陽性大腸がんに対して用いられる．

さらに，2013年5月には，マルチキナーゼ阻害薬であるレゴラフェニブ（スチバーガ®）も大腸がん治療薬として上市されている．

3 代表的処方と処方監査

a）術後補助化学療法としてのテガフール・ウラシル＋ホリナート療法

処方例
Rp. 1) ユーエフティカプセル 100 mg　1回1cap 1日3回　食間　28日分
　　2) ユーゼル錠 25 mg　　　　　　1回1錠 1日3回　食間　28日分

解説

　ユーエフティ®の投与は，1) 重篤な骨髄抑制のある患者，2) 下痢（水様便）のある患者，3) 重篤な感染症を合併している患者，4) TS-1投与中の患者及び投与中止後7日以内の患者などには投与禁忌となっている．大腸がんに対して通常，1日量として，テガフール 300〜600 mg 相当量（300 mg/m² を基準）を1日3回に分けて（約8時間ごとに），食事の前後1時間を避けて経口投与する．ホリナートの投与量は通常，成人にはホリナートとして 75 mg を，ユーエフティ®と同時に経口投与する．28日間連日経口投与し，その後7日間休薬する．これを1クールとして投与を繰り返す．このように，本療法では，禁忌項目，服用時刻，服用日数などが処方監査のポイントとなる．

b）ベバシズマブ＋FOLFOX療法及びベバシズマブ＋FOLFIRI療法のレジメン

ベバシズマブ＋FOLFOX療法

	1日目	2日目	3日目
ベバシズマブ　5 mg/kg（30分で投与）	↓		
オキサリプラチン　85 mg/m²（2時間で投与）	↓		
レボホリナート　200 mg/m²（2時間で投与）	↓		
5-FU　400 mg/m² を急速静注（5分）	↓		
5-FU　2400 mg/m² を持続点滴（46時間）	→	→	→（持続注射終了）

2週間を1クールとする．

ベバシズマブ＋FOLFIRI療法

	1日目	2日目	3日目
ベバシズマブ　5 mg/kg（30分で投与）	↓		
イリノテカン　150 mg/m²（2時間で投与）	↓		
レボホリナート　200 mg/m²（2時間で投与）	↓		
5-FU　400 mg/m² を点滴または注射（5分）	↓		
5-FU　400 mg/m² を持続点滴（46時間）	→	→	→（持続注射終了）

2週間を1クールとする．

　上記のレジメンについて，投与量，投与速度，投与間隔などが正しく処方されているかどうかをチェックする．また，これらの療法は外来・自宅で行うことが多く，5-FUの持続点滴を行うために，バルーンの収縮力を利用したディスポーザブル携帯型持続注入器（図10.21）を使用す

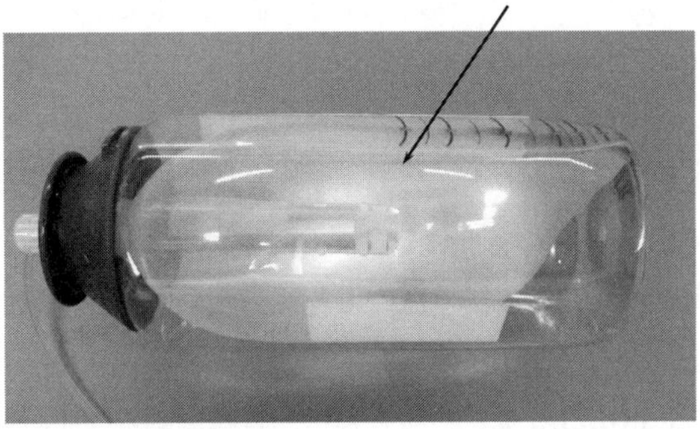

図10.21　5-FU が充填されたディスポーザブル携帯型持続注入器

る．

4　患者への説明とモニタリング

a）術後補助化学療法としてのテガフール・ウラシル + ホリナート療法

本療法も胃がんで示した TS-1 療法と同様に，用法遵守と副作用に対して患者自身が予防し，初期症状に早く気がつくよう指導することが重要である．注意すべき副作用はほぼ TS-1 と同じであるが，TS-1 よりも副作用の程度や頻度は低いといわれている．

b）ベバシズマブ + FOLFOX 療法及びベバシズマブ + FOLFIRI 療法

主な副作用として，骨髄抑制，吐き気（悪心・嘔吐），食欲不振，全身倦怠感，色素沈着などがある．FOLFOX 療法に特有な副作用としては，治療を重ねるうちに手足がピリピリしたり，喉が締めつけられるような感覚が起こってくる「末梢神経障害」がある．原因は，プラチナ系抗がん剤のオキサリプラチンによるものであり，冷たいものに触れたり，冷気にあたると特に強くなるため，治療中はこれらを避けるように指導することが大切である．一方，FOLFIRI 療法に特有の副作用としては下痢があり，この副作用は主にイリノテカンによって引き起こされる．イリノテカンは肝臓で活性代謝物の SN-38 に変換され薬効を発揮するが，SN-38 はグルクロン酸転移酵素（UGT1A1）によってグルクロン酸抱合を受け胆汁排泄される．UGT1A1 には活性の低下する遺伝子多型（*UGT1A1*6* ならびに *UGT1A1*28*）が報告されており，これらの遺伝子多型を有する患者で好中球減少や下痢のリスクが高まるとされている．2008 年 11 月より，*UGT1A1*6* ならびに *UGT1A1*28* の遺伝子多型を検査することに対して診療報酬が認められた．

さらに，ベバシズマブ併用時に注意すべき副作用としては，高血圧，鼻出血，タンパク尿などがあり，特に自覚しやすい鼻出血に関しては治療前に予め患者に伝えておくことが重要である．血圧は，治療を繰り返すうちに緩徐に上昇していく傾向にあり，降圧薬でのコントロールが必要となる場合がある．出血は，軽度なものは継続投与可能であるが，消化管出血，肺出血，脳出血

などの重度な出血が出現した場合には投与を中止する必要がある．タンパク尿については grade 2 以上（2＋または 1.0 g/日以上）の異常が見られた場合は，休薬するなど適切な処置を行う．また，ベバシズマブ投与中は創傷治癒に影響する可能性があるため，大手術後は投与開始までに約 4 週間の間隔を空ける必要がある．

また，5-FU の持続点滴を行うためのディスポーザブル携帯型持続注入器は，バルーンの収縮を利用しているため，その注入速度の精度には自ずと限界がある．さらに，患者が自由に生活しながら 46 時間の持続注入を行う在宅療法では，患者活動度や血圧・体温などの患者側要因も加わり，さらに予定通りの注入終了が難しくなる．したがって，ディスポーザブル携帯型持続注入器を用いる FOLFOX 療法や FOLFIRI 療法の場合には，持続点滴の終了時間にばらつきの生じることを十分に説明し，患者の不安解消に努めることも薬剤師の重要な役割である．

引用文献

1) 日本消化器病学会（2009）消化性潰瘍診療ガイドライン，南江堂
2) ガスター錠添付文書．2013 年 8 月改訂（第 12 版）
3) 厚生省特定疾患難治性炎症性腸管障害調査研究班（1998）潰瘍性大腸炎診断基準改定案，平成 9 年度研究報告書
4) 難治性炎症性腸管障害に関する調査研究班 プロジェクト研究グループ（2006）エビデンスとコンセンサスを統合した潰瘍性大腸炎の診療ガイドライン
5) 日本糖尿病学会糖尿病診断基準検討委員会（1999）糖尿病，**42**(5)，p.385-404
6) 日本糖尿病学会（2013）糖尿病治療ガイド 2012-2013，文光堂
7) 日本糖尿病学会（2013）科学的根拠に基づく糖尿病診療ガイドライン 2013，南江堂
8) 日本動脈硬化学会（2012）動脈硬化性疾患予防ガイドライン 2012 年版
9) 京都大学医学部附属病院移植外科・臓器移植医療部（2004）いのちの贈りもの：肝臓移植のためのガイドブック
10) M. Yasuhara, T. Hashida, M. Toraguchi, Y. Hashimoto, M. Kimura, K. Inui, R. Hori, Y. Inomata, K. Tanaka, and Y. Yamaoka（1995）*Transplant. Proc.,* **27**：1108-1110
11) 京都大学医学部附属病院移植外科・臓器移植医療部（2002）移植外科病棟マニュアル，2002 年 10 月改訂版
12) 京都大学医学部附属病院移植外科・移植免疫医学講座，退院のしおり（肝臓移植手術を受けた方へ）
13) J.G. O'Grady, A. Burrought, P. Hardy, D. Elbourne, A. Truesdale, The UK and Republic of Ireland Liver Transplant Study Group（2002）*Lancet,* **360**：1119-1125
14) 浅野 泰，小山哲夫編，高橋公太（2003）別冊・医学のあゆみ 腎疾患 2003-2005，pp.429-432，医歯薬出版
15) 五幸恵著（2001）病態生理できった内科学 Part 3 血液疾患 改訂第 2 版，p.125，図 121，医学教育出版社

16) グリベック錠添付文書, 2008年2月改訂（第5版）
17) S. Sakuramoto, M. Sasako, T. Yamaguchi, T. Kinoshita, M. Fujii, A. Nashimoto, H. Furukawa, T. Nakajima, Y. Ohashi, H. Imamura, M. Higashino, Y. Yamamura, A. Kurita, K. Arai（2007）*N. Engl. J. Med.*, **357**：1810-1820
18) M. Sasako, S. Sakuramoto, H. Katai, T. Kinoshita, H. Furukawa, T. Yamaguchi, A. Nashimoto, M. Fujii, T. Nakajima, Y. Ohashi（2011）*J. Clin. Oncol.* **29**(33)：4387-4393
19) W. Koizumi, H. Narahara, T. Hara, A. Takagane, T. Akiya, M. Takagi, K. Miyashita, T. Nishizaki, O. Kobayashi, W. Takiyama, Y. Toh, T. Nagaie, S. Takagi, Y. Yamamura, K. Yanaoka, H. Orita, M. Takeuchi（2008）*Lancet Oncol.*, **9**：215-221
20) Y. J. Bang, E. Van Cutsem, A. Feyereislova, H.C. Chung, L. Shen, A. Sawaki, F. Lordick, A. Ohtsu, Y. Omuro, T. Satoh, G. Aprile, E. Kulicov, J. Hill, M. Lehle, J. Ruschoff, Y.K. Kang（2010）*Lancet Oncol.* **16**：687-697
21) B. Leonard, M.D. Saltz, V. C. John, M.D. Charles, S. Lee, M.D. Rosen, M.D. Louis, M.D. Malcom, A. Jean, M.D. Maroun, P. Stephen, K. Paula, P. Nicoletta, L.Gary, M. Langdon（2000）*N. Engl. J. Med.*, **343**：905-914
22) J.Y. Douillard, D. Cunnimgham, A.D. Roth, M. Navarro, R.D. James, P. Karasek, P. Jandik, T. lveson, J. Carmichael, M. Alakl, G. Gruia, L. Awad, P. Rougier（2000）*Lancet*, **355**, 1041-1047
23) C. Tournigand, T. Andre, E. Achille, G. Lledo, M. Flesh, D. Mery-Mignard, E. Quinaux, C. Couteau, M. Buyse, G. Ganem, B. Landi, P. Colin, C. Louvet, A. Gramont（2004）*J. Clin. Oncol.*, **22**：229-237
24) J. Cassidy, S. Clarke, E. Diaz-Rubio, W. Scheithauer, A. Figer, R. Wong, S. Koski, M. Lichinitser, T. Yang, F. Rivera, F. Couture, F. Sizen, L. Saltz（2008）*J. Clin. Oncol.*, **26**：2006-2012

10.7 確認問題

問1 循環器疾患の薬物療法に関する次の記述について，正誤を解答しなさい．
1. β遮断薬は，心不全には禁忌である．
2. アンジオテンシンⅡ受容体拮抗薬の代表的副作用として，空咳がある．
3. ジゴキシンの有効血中濃度域は 0.5〜2 ng/mL である．
4. 経皮的冠動脈形成術（PCI）後の血栓性ステント閉塞予防目的で，ワルファリンは必須である．
5. 硝酸薬は静脈系血管を拡張し，前負荷を軽くする．

問2 消化器疾患に対する次の記述について，正誤を解答しなさい．
1. *H. pylori* 除菌治療には，ランソプラゾール，アモキシシリン，クラリスロマイシンの

392　第10章　薬物療法と処方

　　　3剤併用の2週間療法が行われる．
2. ファモチジンは肝代謝型薬剤であるため，腎機能低下時に用量調節は必要としない．
3. ミソプロストールは，妊婦には禁忌である．
4. 潰瘍性大腸炎の治療に，ステロイド剤を使用することはない．
5. サラゾスルファピリジン服用中の患者では，尿がアルカリ性の場合，黄赤色に着色する場合があるので説明しておく．

問3　糖尿病に関する次の記述について，正誤を解答しなさい．
1. 1型糖尿病は，糖尿病の大部分を占める．
2. 耐糖能正常者のHbA_{1C}基準範囲は6.3〜7.8%である．
3. 糖尿病性昏睡の原因として，ケトアシドーシスがある．
4. α-グルコシダーゼ阻害薬服用中の患者に，低血糖が認められた場合はすぐに砂糖やブドウ糖などを摂取するよう指導する．
5. ピオグリタゾンは，心不全の患者には禁忌である．

問4　悪性腫瘍の治療に関する次の記述について，正誤を解答しなさい．
1. 胃がんの危険因子として，食塩摂取があげられる．
2. TS-1は，5-FUと5-FUの分解酵素の阻害剤ギメラシルと5-FUのリン酸化酵素の阻害剤オテラシルの配合剤である．
3. FOLFOX療法時には，*UGT1A1*の遺伝子多型を検査することが望ましい．
4. ベバシズマブは上皮成長因子受容体（EGFR）に対する抗体製剤である．
5. チロシンキナーゼ阻害剤であるイマチニブは，ホジキンリンパ腫に対する分子標的薬剤である．

〈解答と解説〉

問1　解答　解説
1. 誤：交感神経系の活性化を抑制することによって，心不全の進行を抑制する．初期量は，高血圧治療剤として使用される場合の1/10程度から使用する．
2. 誤：アンジオテンシン変換酵素阻害薬の副作用である．
3. 正
4. 誤：抗血小板薬（アスピリン，クロピドグレル硫酸塩等）が必須である．
5. 正

問2　解答　解説
1. 誤：1週間療法である．

2. 誤：腎排泄型薬剤であるため，腎機能に応じた用法・用量の調節が必要である．
3. 正：子宮収縮作用があるため，禁忌である．
4. 誤：5-アミノサリチル酸製剤の効果が不十分な場合はステロイド剤を使用する．
5. 正

問3 [解答] [解説]

1. 誤：糖尿病の大部分（95％以上）は，2型糖尿病である．
2. 誤：基準値は，4.3〜5.8％である
3. 正
4. 誤：α-グルコシダーゼ阻害薬は，二糖類の分解を阻害するので，砂糖ではなくブドウ糖を摂取する必要がある．
5. 正

問4 [解答] [解説]

1. 正
2. 誤：5-FUではなく，5-FUのプロドラッグであるテガフールを含む配合剤である．
3. 誤：イリノテカンを含むFOLFIRI療法で必要である．
4. 誤：血管内皮細胞増殖因子（VEGF）に対するモノクローナル抗体である．
5. 誤：慢性骨髄性白血病，消化管間質腫瘍，フィラデルフィア染色体陽性急性リンパ性白血病に対する治療薬である．

第11章 薬物相互作用

　1993年，日本において新規に発売された抗ウイルス薬ソリブジンとフルオロウラシル系の抗がん剤の併用によって十数人の死亡者が出た，いわゆる「ソリブジン事件」が発生し，大きな社会問題となった．ほぼ同時期には，抗アレルギー薬テルフェナジンとCYP3A4阻害薬の併用による死亡例を含む心毒性が問題となり，2000年以降においてもHMG-CoA還元酵素阻害薬セリバスタチンと高脂血症薬ゲムフィブロジルとの併用による多数の死亡例が海外において報告された．その結果，ソリブジンやセリバスタチンは市場からの撤退を余儀なくされ，日本で開発中であったゲムフィブロジルは開発中止となった．またテルフェナジンも，より安全と考えられる活性代謝物のフェキソフェナジンが開発され，販売中止となった．このように，薬剤の併用によって副作用の発現や薬効の変動が生じることを薬物相互作用（drug interaction）という．薬物療法において，薬は単独で用いられるよりは複数の薬剤が処方される場合が多く，近年は高齢化社会の進行に伴って複数の疾患を併発するため，処方される薬剤数が増加している．その結果，併用薬剤数の増加に伴って薬物相互作用（副作用）の発現する確率が高くなっている．現在では新薬の開発段階において，薬物動態における代謝酵素やトランスポーターの寄与やそれらに対する阻害能を検討し，生じうる薬物相互作用を予測することが必須となっている．しかし，古くから用いられている薬物を含め，臨床においては詳細なメカニズムが未だ明らかではない相互作用も多く，また予期せぬ薬物相互作用が生じることもあり，注意が必要である．

　薬物相互作用は，薬物投与前（調剤時）に起こる薬剤学的相互作用（配合変化）と，薬物投与後に起こる相互作用に大別される．薬剤学的相互作用は複数薬剤の混合による薬物の物理的，化学的変化に起因する．薬物投与後は，生体内における反応に起因するものであり，薬物動態学的相互作用（pharmacokinetic interaction）と薬力学的相互作用（pharmacodynamic interaction）に分けることができる．これらの概念を図11.1に示す．薬物動態学的相互作用では，薬物A単独投与時に比べて，薬物Bを併用した場合に薬物Aの血中濃度の上昇あるいは低下が認められる．その結果，薬物Aの効果増強や副作用発現，あるいは薬効の減弱・消失が起こる．この時，薬

396 第11章 薬物相互作用

薬物動態学的相互作用

薬力学的相互作用

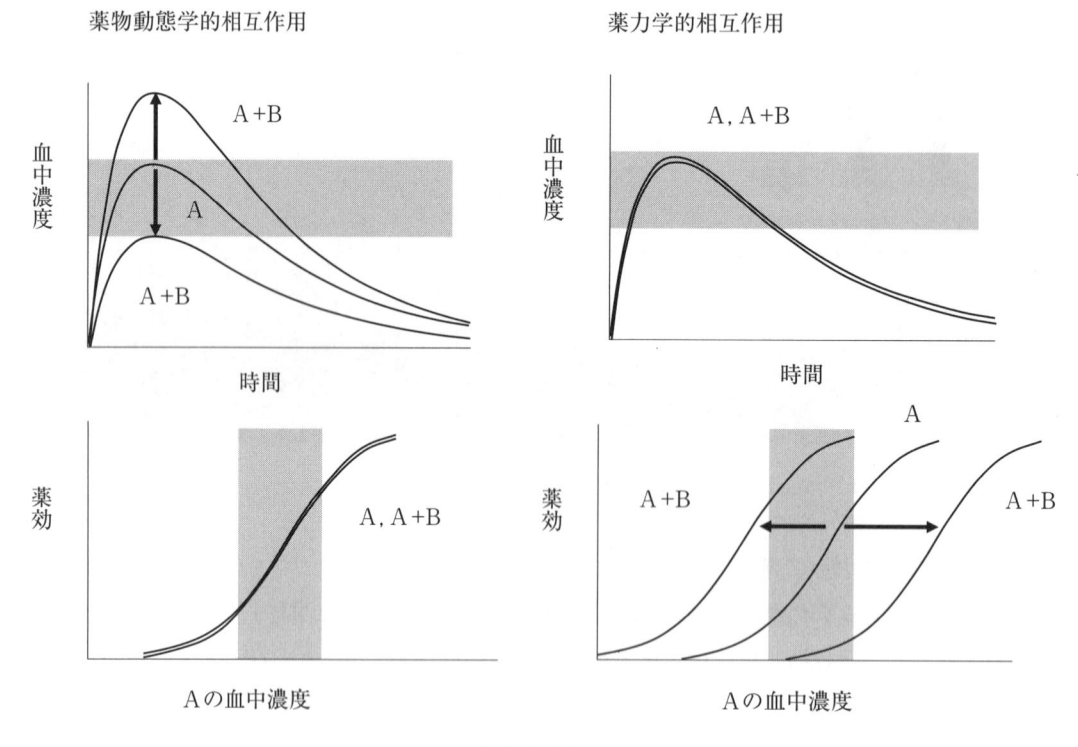

図11.1 薬物間相互作用の分類

物Aの血中濃度と薬効との関係は変わらない．一方，薬力学的相互作用では，薬物Aの血中濃度はその単独投与時と薬物Bの併用時において変化が認められない．しかし，薬物Bの併用によって薬物Aの感受性が変化し，薬物Aの血中濃度と薬効の関係が変化することによって，効果増強や副作用発現，あるいは薬効の減弱・消失が生じる．

11.1 薬剤学的相互作用

調剤時に2種類以上の薬剤を混合した場合に観察される物理的，化学的な変化を配合変化と呼び，薬効の低下や服用に不都合をきたす場合がある．その変化の種類，程度によって，配合不可，配合不適，配合注意の3段階に分類される．

11.1.1 配合不可（配合禁忌）

配合によって薬効が著しく低下したり，有害物を生じるおそれのある場合であり，調剤上の工夫の余地がないため，処方内容の変更が必要となるものである．例として，炭酸水素ナトリウム

とテトラサイクリンや含糖ペプシンの組合せがあげられるが，これらは炭酸水素ナトリウムによって分解されたり，薬効の低下をきたすものである．しかし，現在これらの処方が用いられることは少ない．一方，詳細は第6章で取り上げられているが，注射剤を混合した場合に生じる配合変化は病棟などからの問い合わせも多く，注意が必要である．

11.1.2 配合不適

配合によって湿潤が起こる場合や沈殿を生じる場合，あるいは不溶性の薬剤が液剤に配合されている場合など，そのまま調剤すると不都合が生じるものである．組合せ剤にするなど，調剤上の措置が必要となる．アスピリンと炭酸水素ナトリウム，トリメタジオンとエトスクシミド，レボドパと酸化マグネシウムなどの組合せが知られている．

11.1.3 配合注意

配合によって変色や沈殿などの物理化学的変化を生じるが，薬効には変化が認められない場合である．そのまま調剤してよいが，患者に不安を与えないよう交付時に効果には影響がないことを説明し，理解を得る必要がある．アミノフィリンと乳糖（黄変，固化），大黄と酸化マグネシウム（赤変）などの例が知られている．

11.2 薬物動態学的相互作用

生体に投与された薬物の体内動態は，吸収・分布・代謝・排泄の各過程によって規定され，投与された薬物の血中濃度が支配される．したがって，これらの各過程で薬物動態学的相互作用が生じた場合に血中濃度の変化が観察される．臨床においては，相互作用を受ける薬物の血中濃度変化の度合いが大きい場合，血中濃度の上昇または低下に伴う薬効の増強（副作用）や消失が重篤な転帰をもたらす場合，あるいは有効血中濃度域（治療域）が狭い場合に相互作用が問題となりうる．特にTDMの対象となる薬物の場合はその治療域が狭く，血中濃度の上昇によって重篤な副作用をきたすことが多いため，注意が必要である．一方で，血中濃度測定の実施によって薬物動態学的相互作用の発現をモニターしうるため，早期の発見や適切な投与設計が可能である．

図11.2に，臨床上問題となる薬物相互作用を機構別に分類した結果を示す．薬物相互作用の半数以上が薬物動態学的相互作用であり，特に代謝過程における相互作用が全体の約4割を占めている．また，代謝過程ではチトクロームP-450（CYP）が関与するものがほとんどであることがわかっている．以下，吸収・分布・代謝・排泄の各過程における相互作用について概説する．

```
                        分布
                        2 %
A          代謝        薬力学      吸収 排泄 不明
N=256     37 %        35 %       7%  7%  12%
```

その他 4 %

```
B              チトクロームP-450
N=100              96 %
```

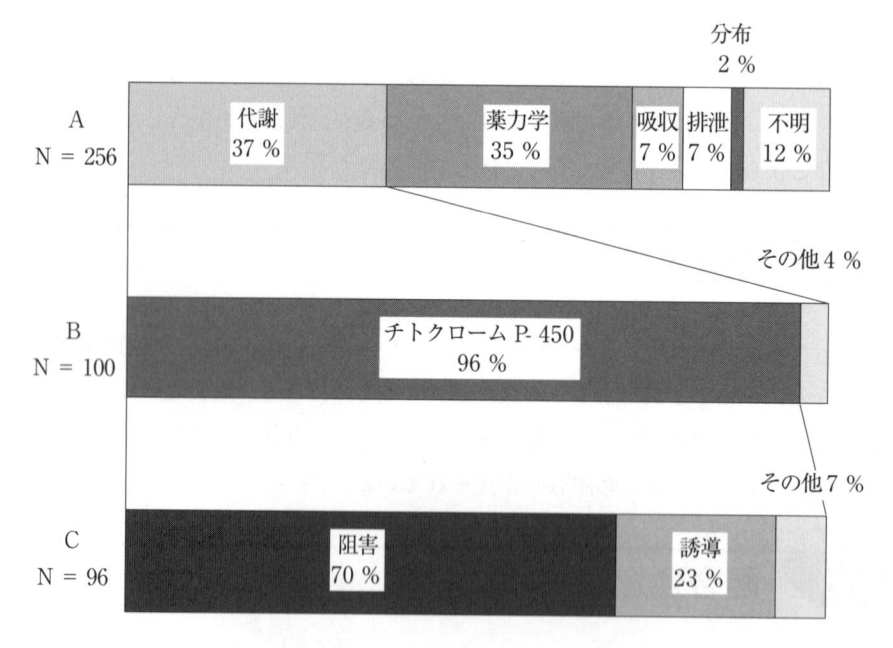

その他 7 %

```
C              阻害                誘導
N=96           70 %                23 %
```

図 11.2　臨床上問題となる薬物相互作用の機構別分類
(千葉　寛 (1995) ファルマシア，**31**，992 を改変)

なお，本章では薬物相互作用の具体例として添付文書に記載があり，現在日本において臨床で用いられている薬物を中心に取り上げている．

11.2.1　消化管吸収過程における薬物相互作用

薬物を経口投与後の消化管吸収過程においては，薬物の溶解，消化管運動（胃からの排出），消化管における膜透過，消化管上皮細胞における代謝などが重要な規定因子となる．したがって，薬物の併用によってこれらに影響を及ぼす場合に主薬の吸収動態が変動し，薬物相互作用が生じることとなる．特に，主薬と併用薬の複合体形成や吸着によって溶解性や膜透過性を低下させることが知られており，臨床上注意が必要である．

1　複合体の形成・吸着

薬物の中には，その化学構造から Fe^{2+}，Al^{3+}，Mg^{2+}，Ca^{2+} などの金属カチオンとキレートを形成しやすいものがある．その代表的なものを表 11.1 に示す．ノルフロキサシンやシプロフロキサシン，エノキサシンなどのニューキノロン系抗菌薬は，水酸化アルミニウムや水酸化マグネシウムを含有する制酸剤を併用することにより吸収が顕著に低下する．したがって，ニューキノロン系抗菌薬服用後 2 時間以上の間隔をあけて金属含有制酸剤を服用することが推奨されている．しかし，すべてのニューキノロン系抗菌薬が金属含有制酸剤と相互作用を示すのではなく，

表 11.1　複合体の生成による薬物相互作用

金属カチオン	金属カチオンとキレートを生成しやすい薬物
Fe^{2+}, Al^{3+}, Mg^{2+}, Ca^{2+}	ニューキノロン系抗菌薬（ノルフロキサシン，シプロフロキサシン，エノキサシンなど）テトラサイクリン系抗生物質
Fe^{2+}	セフジニル
Ca^{2+}	ビスホスホネート製剤

レボフロキサシンやフレロキサシンではキレート形成の影響が軽度であるとされている．また，セフェム系抗生物質セフジニルの消化管吸収は鉄剤の併用によって顕著に阻害される（約 1/10）ため，併用を避けることが望ましいとされている．やむを得ず併用する場合には，セフジニル服用後 3 時間以上後に鉄剤を服用することが指示されている．

高コレステロール血症に用いるコレスチラミンは陰イオン交換樹脂であるため，消化管内で胆汁酸，陰イオン性物質や酸性物質などと結合してその吸収を遅延・抑制する．したがって，メトトレキサート，非ステロイド性抗炎症薬，副腎皮質ホルモン製剤，チアジド系降圧利尿薬，ジギタリス強心配糖体，ワルファリン，フルバスタチンなど，多くの薬物を吸着しその吸収を低下させる．これらの薬物を併用する場合には，投与間隔を 4 時間以上あけて慎重に投与する必要がある．また，慢性腎不全患者に用いる球形吸着炭は吸着剤であるため，他の薬剤との同時服用を避けることとされている．

2　消化管内 pH の変化

錠剤やカプセル剤など，液剤以外の剤形で経口投与する場合には，消化管における薬物の溶解性が重要である．消化性潰瘍治療薬であるプロトンポンプ阻害薬や H_2 受容体拮抗薬の投与によって，胃酸分泌が抑制され消化管内 pH が上昇する．その結果，アゾール系抗真菌薬イトラコナゾールや抗悪性腫瘍薬ゲフィチニブなどでは溶解性が低下し，吸収が抑制される．

古典的には，pH 分配仮説に従い単純拡散によって吸収される弱イオン性薬物は消化管内 pH の変化によって分子型分率が変動し，その吸収が影響を受けるものとされてきた．しかし，臨床上はそのような変化が問題となることは少ないと考えられる．

3　消化管運動の変化

経口投与された薬物の胃から小腸への移動は，吸収の規定因子の一つであるため，胃内容排出速度（gastric emptying rate：GER）に影響を及ぼす薬物を併用した場合に主薬の吸収が変動する．メトクロプラミドは消化管運動を亢進させ GER を促進するため，アセトアミノフェンなどの薬物の消化管吸収を促進させる．逆にプロパンテリンなどの抗コリン薬は消化管を弛緩させるため，GER を抑制する．その結果，アセトアミノフェンの吸収が遅延し，最高血中濃度到達時間が延長する．モルヒネなどの麻薬も GER を抑制し，併用薬の吸収を遅延させる．

一般にGERを抑制する薬物は併用薬の吸収を遅延させるが，リボフラビンはトランスポーターを介して小腸上部においてのみ吸収されるため，プロパンテリンの併用によってGERを抑制した場合には徐々に小腸上部へ到達することとなり，トランスポーターの飽和が起こらず吸収が顕著に増大することが知られている．また，プロパンテリンはジゴキシンやメチルジゴキシンの吸収を高める可能性があるとされている．これは，消化管内滞留時間が延長することによって溶解性が増加するためと考えられている．一方，胃酸で分解されやすい薬物はGERの抑制によって吸収が低下するものと考えられる．

4 消化管膜透過過程

小腸上皮細胞の管腔側刷子縁膜にはP-糖タンパク質が発現し，薬物の細胞内から管腔側への排出に働いていることが知られている．したがって，P-糖タンパク質は薬物の吸収を抑制しうるため，P-糖タンパク質を介した薬物相互作用によって，吸収動態が変動する可能性がある．例えば，抗結核薬リファンピシンの前投与によって小腸のP-糖タンパク質の発現が誘導され，経口投与されたジゴキシンの吸収が低下することが報告されている．このとき，静注されたジゴキシンの血中濃度には変化が認められなかったことから，消化管吸収過程における相互作用であると結論されている．添付文書上では，リファンピシンは肝薬物代謝酵素誘導によりジゴキシンの血中濃度を低下させると記載されているが，ジゴキシンは大部分が未変化体として尿中に排泄されることから，消化管におけるP-糖タンパク質の誘導による吸収の低下が相互作用機序であると考えられる．また，マクロライド系抗生物質のエリスロマイシンやクラリスロマイシンの併用によってジゴキシンの血中濃度が上昇する薬物相互作用が知られている．従来は腸内細菌叢への影響によるジゴキシン代謝の抑制に起因するものと考えられていたが，消化管または腎臓のP-糖タンパク質を介した排泄の抑制によることも報告されている．同様に，エリスロマイシンの併用によって抗ヒスタミン薬フェキソフェナジンの血中濃度が上昇する相互作用が報告されており，P-糖タンパク質の阻害によるフェキソフェナジンのクリアランスの低下および吸収率の増加に起因するものと考えられている．

11.2.2 分布過程における薬物相互作用

薬物がその作用を発現するためには，作用部位である臓器・組織に到達する必要がある．基本的に薬物の臓器分布は速やかであり，短時間のうちに平衡に達する．血漿中でタンパク結合していない非結合型薬物のみが組織に移行しうるため，タンパク結合率が薬物分布の重要な規定因子となる．また最近では，薬物トランスポーターが臓器・組織移行に重要な役割を果たしている例が示されており，薬物トランスポーターを介した薬物相互作用の例も報告されつつある．

1 血漿タンパク結合

薬物が結合する主要な血漿タンパク質として，主に酸性薬物が結合するアルブミンと主に塩基性薬物が結合する α_1-酸性糖タンパク質があげられる．分布過程における薬物相互作用の機序として，従来は併用薬によってタンパク結合部位が競合される結果，タンパク結合の置換が起こり，非結合型（遊離型）薬物濃度が上昇するためであると説明されてきた．例えば，アルブミンへの結合力が強いフェニルブタゾン，アスピリン，インドメタシン，サルファ剤，クロフィブラートなどの併用によってトルブタミドなどのスルホニル尿素系経口血糖降下薬やワルファリンの作用が増強する薬物相互作用が古くから知られていたが，スルホニル尿素系経口血糖降下薬やワルファリンのタンパク結合率も高いためにタンパク結合の置換が主な機序であるとされてきた．しかし，このような現象は in vitro では観察されるが，生体内では結合置換により遊離した非結合型薬物が速やかに組織分布あるいは代謝・排泄されるため，血漿中非結合型濃度はほとんど変化しない．現在では，これらの薬物相互作用は代謝の阻害や薬力学的相互作用など，他の機序によるものと考えられている．

2 トランスポーターが関与する薬物相互作用

薬物の特定の組織への移行または組織からの排出に薬物トランスポーターが関与することが明らかにされてきた．薬物の排出に関しては，血液脳関門を構成する脳毛細血管内皮細胞に P-糖タンパク質が発現し，薬物の脳移行を制限している．したがって，P-糖タンパク質の阻害剤を併用した場合，脳内の薬物濃度が上昇し，中枢性副作用が発現する可能性がある．しかし，ヒトにおいて組織中薬物濃度を測定することは困難であること，薬物の組織移行が変化しても体内の総薬物量に対してわずかである場合は血中濃度の変化が観察されないことから，組織移行過程におけるトランスポーターを介した相互作用を明確に示した報告は少ない．

薬物の循環血中から血管側膜を介した肝臓への取込みや側底膜を介した腎臓への取込みに，薬物トランスポーターが重要な役割を果たしていることも示されており，トランスポーターを介した相互作用も明確にされつつある．肝臓や腎臓への取込みも薬物の組織移行（分布）と考えることができるが，これら臓器におけるトランスポーターを介した相互作用については，排泄過程における薬物相互作用の項で後述する．

11.2.3 代謝過程における薬物相互作用

前述したように，臨床上問題となる薬物相互作用において代謝過程に起因するものが最も多く，特に CYP が関与するものがほとんどである（図 11.2）．CYP の特徴として基質特異性が低いことがあげられる．そのため，同じ分子種で代謝される薬物を併用した場合，代謝の競合阻害が起こりうる．一方，多くの薬物によって CYP が誘導されることが古くから知られており，薬物代

表 11.2 ヒト CYP を阻害する代表的な薬物

CYP 分子種	阻害薬
CYP1A2	ニューキノロン系抗菌薬（ノルフロキサシン，シプロフロキサシン，エノキサシンなど），フルボキサミン，シメチジン
CYP2C9	スルファメトキサゾール，フルコナゾール，ボリコナゾール，フルバスタチン，イマチニブ
CYP2C19	オメプラゾール，フルコナゾール，ボリコナゾール，シメチジン
CYP2D6	キニジン，プロパフェノン，シメチジン，パロキセチン，テルビナフィン
CYP3A4/5	アゾール系抗真菌薬（イトラコナゾール，フルコナゾール，ボリコナゾール，ミコナゾール），マクロライド系抗生物質（エリスロマイシン，クラリスロマイシン），HIV プロテアーゼ阻害薬（リトナビル，インジナビル，サキナビルなど），シメチジン，シクロスポリン，エチニルエストラジオール，ブロモクリプチン，カルシウム拮抗薬（ジルチアゼム，ニフェジピンなど），イマチニブ

謝が亢進し作用が減弱する．代謝過程における薬物相互作用のうち，誘導によるものが約四分の一である（図11.2）．代謝過程における相互作用に関わるCYP分子種としては，CYP1A2，CYP2C9，CYP2C19，CYP2D6，CYP3A4/5 が重要である．特にCYP3A サブファミリーはCYP分子種の中で肝臓や小腸における発現量が最も高く，さらに最も多くの薬物の代謝に関与していることから，薬物がCYP3A4/5 で代謝される場合やCYP3A4/5 に対して阻害や誘導作用を示す場合には注意が必要である．また，小腸における CYP3A サブファミリーによる薬物代謝の重要性は近年明確にされており，CYP3A により代謝される薬物と阻害薬（誘導薬）がともに経口投与された場合には，肝臓のみならず小腸における相互作用も考慮する必要がある．肝臓と小腸における代謝の寄与率や相互作用が生じる度合いは，CYP3A により代謝される薬物および阻害薬（誘導薬）の投与経路（経口投与か静注か）に依存することに注意しなければならない．しかし，相互作用の機序（阻害・誘導）に関しては基本的に同じであり，肝臓と小腸を区別せず取り扱うことが多い．

1 代謝阻害による薬物相互作用

臨床で報告されている薬物相互作用において，CYP の阻害に起因する例が最も多くみられる．表 11.2 に CYP を阻害する代表的な薬物を示す．薬物相互作用の機序となる CYP の主要な阻害様式として，以下の3つがあげられる．
① 同一の分子種における競合阻害
② 代謝物がCYPと複合体を形成することによる不可逆的な阻害
③ 薬物がCYPのヘム鉄に結合することによる非特異的な阻害

同一の分子種で代謝される薬物を併用した場合には，CYP の結合部位を競合し，親和性の低い薬物の血中濃度が上昇する可能性がある．これは酵素において一般的にみられる阻害様式で，可逆的なものである．実際に薬物相互作用が生じるか否かについては，薬物のCYP に対する親

表 11.3 CYP 以外の代謝酵素が関与する薬物相互作用

酵　素	相互作用を起こす薬物	影　響
キサンチンオキシダーゼ	アロプリノール	アザチオプリンやメルカプトプリンの代謝阻害により，6-メルカプトプリンの血中濃度が上昇
ジヒドロピリミジンデヒドロゲナーゼ	ソリブジン，ギメラシル	代謝阻害により，フルオロウラシルの血中濃度が上昇
UDP-グルクロン酸転移酵素（UGT）	プロベネシド，アタザナビル	UGT による代謝を阻害
芳香族-L-アミノ酸脱炭酸酵素	ピリドキシン	レボドパの末梢での代謝が促進され，中枢移行が減少

和性と非結合型の血中濃度（厳密には，代謝部位の組織中非結合型薬物濃度）によって規定される．現在では，新薬の開発段階において代謝を受ける CYP 分子種の同定と各 CYP に対する阻害能を検討することが必須であり，薬物相互作用が生じる可能性を予測しておかなければならない．

代謝物が CYP と複合体を形成することによる不可逆的な阻害はメカニズム依存性阻害 (mechanism-based inhibition) と呼ばれる．これは薬物が CYP により代謝されて生成する中間体または代謝物自身が CYP と共有結合したり，複合体を形成して CYP を不活性化するものである．代表的な例として，エリスロマイシンやクラリスロマイシンなどのマクロライド系抗生物質による CYP3A4 の阻害があげられる．この様式では不可逆的な阻害であるため，相互作用を起こす薬物の投与を中止し，血中から消失しても阻害効果が持続するため注意が必要である．

薬物が CYP のヘム鉄部分に配位結合することによって，CYP の働きが抑制され，他の薬物の代謝が非特異的に阻害される．ヘム鉄への結合は薬物の構造によって決まり，イミダゾール骨格を有するシメチジンやアゾール系抗真菌薬，ヒドラジノ基を有するイソニアジドが代表的な例としてあげられる．ヘム鉄はすべての CYP 分子種に存在するため，これらの薬物はすべての CYP を阻害しうるが，シメチジンは CYP2D6 と CYP3A4 に対する阻害作用が強く，アゾール系抗真菌薬は CYP3A4 に対して特に強い阻害効果を示す．

CYP 以外の代謝酵素が関与する薬物相互作用の代表的な例を表 11.3 に示す．ソリブジン事件はソリブジンの代謝物である 5-ブロモビニルウラシルがフルオロウラシルの代謝酵素であるジヒドロピリミジンデヒドロゲナーゼを不可逆的に阻害するために起こったものである．また，アザチオプリンやメルカプトプリンはキサンチンオキシダーゼによって代謝されるため，その阻害薬であるアロプリノールを併用する場合には投与量を 1/3 ～ 1/4 に減量することとされている．

2　代謝誘導による薬物相互作用

薬物代謝酵素が多くの薬物によって誘導されることは古くから知られている．誘導薬の投与によって CYP の発現量が増加するため，主薬の代謝が亢進しその血中濃度の減少，薬効の減弱が生じる．CYP を誘導する代表的な薬物として，フェノバルビタール，フェニトイン，カルバマ

ゼピンなどの抗てんかん薬やリファンピシンがあげられる．臨床的にはCYP2C9，CYP2C19，CYP3A4の誘導が重要であるが，これらの薬物は他の薬物代謝酵素も誘導することが明らかにされているため，多くの薬物と併用禁忌・併用注意となっている．例えば，リファンピシンの併用によってCYP3A4で代謝される薬物（HIV感染症治療薬，ボリコナゾール，トリアゾラムなど）の血中濃度が大きく低下することが報告されている．なお，CYP2D6は酵素誘導を受けないことが知られている．薬物による誘導の機序としては，核内受容体PXR（pregnan X receptor）やCAR（constitutive androstane receptor）を介した転写活性化によることが示されている．

薬物ではないが，喫煙によってCYP1A2が誘導されることが知られている．そのため，CYP1A2で代謝されるテオフィリンやプロプラノロールでは作用が減弱する．したがって，喫煙患者にテオフィリンを用いる場合，有効血中濃度域に到達させるためにテオフィリンの投与量を増量する必要がある．しかし，テオフィリン治療中に禁煙した患者でテオフィリンの血中濃度が上昇し，致死的な中毒が発生した症例が報告されており，注意が必要である．

11.2.4 排泄過程における薬物相互作用

薬物の体内からの消失には，肝代謝とならんで腎排泄（尿中排泄）および胆汁中排泄が重要な役割を果たしている．これら排泄過程における薬物トランスポーターの関与は大きく，重要なトランスポーター分子種も明らかにされてきた．さらに，薬物トランスポーターを介した薬物相互作用も明確にされつつある．排泄過程においては，特に腎排泄過程での薬物相互作用の例が古くから知られており，機序の解明も進んでいる．

1 腎排泄過程における薬物相互作用

全身クリアランスに占める腎排泄クリアランスの割合が大きな薬物では，相互作用によって腎排泄挙動が変化した場合の血中濃度変化の度合いも大きくなる．薬物の尿中への排泄は糸球体ろ過，尿細管分泌，尿細管再吸収の三つの過程により規定される．

糸球体では非結合型薬物など低分子物質はろ過されるが，血漿タンパク質や血漿タンパク質と結合した薬物はろ過されない．一般に薬物は，高分子のタンパク性薬物を除いて低分子のものが多いが，血漿タンパク質と結合していない非結合型薬物のみが糸球体ろ過を受けることから，薬物のタンパク結合率が併用薬によって変化すれば糸球体ろ過量も変化することになる．しかし，糸球体ろ過機能が大きく変化しない限り，分布過程における薬物相互作用で述べたように血中の非結合型薬物濃度は変化しないものと考えられる．

尿細管分泌は，薬物をはじめとするさまざまな生体異物を尿中に排泄するための機構であり，上皮細胞を介した血管側から尿細管腔側への濃度勾配に逆らった能動的な経細胞輸送過程である．薬物の分泌に関わる輸送系として，有機カチオン輸送系，有機アニオン輸送系が近位尿細管に存在することが古くから知られている．これら分泌系には，血管側の側底膜，管腔側の刷子縁膜に

表11.4 尿細管分泌過程における薬物相互作用

相互作用を受ける薬物	阻害薬	機序
メトトレキサート	プロベネシド, 非ステロイド性抗炎症薬, ペニシリン（ピペラシリンなど）, サリチル酸誘導体	有機アニオントランスポーター（OAT1, OAT3）の阻害
アシクロビル*, バラシクロビル*	プロベネシド, シメチジン, ミコフェノール酸*	
ガンシクロビル, バルガンシクロビル	プロベネシド, ミコフェノール酸	
ペニシリン系, セファロスポリン系抗生物質	プロベネシド	
フロセミド	プロベネシド, サリチル酸誘導体	
アデホビル	hOAT1により排泄される薬剤	
ラミブジン	スルファメトキサゾール・トリメトプリム	
プロカインアミド	シメチジン	有機カチオントランスポーター（MATE1, OCT2）の阻害
ピルシカイニド*	セチリジン*	
プラミペキソール	シメチジン, アマンタジン	
ジゴキシン	キニジン, カルシウム拮抗薬, クラリスロマイシン, プロパフェノン	P-糖タンパク質の阻害

*両剤の血中濃度が上昇する

局在するトランスポーターが関与しており，有機カチオントランスポーター，有機アニオントランスポーターが同定されている．また，抗癌剤の多剤耐性に関与するP-糖タンパク質が近位尿細管刷子縁膜に発現し，ジゴキシンなどの薬物の腎排泄に関与していることが明らかになっている．尿細管における薬物分泌は，生体異物である薬物を体外へ排泄する最終過程であることから，併用薬によってこの過程が阻害されると薬物の血中濃度が上昇することになり，副作用を引き起こす可能性がある．しかし，代謝酵素の場合と同様に，薬物のトランスポーターに対する親和性と非結合型薬物濃度によって阻害効果が規定されるので，同じトランスポーターを介して輸送される薬物を併用しても必ず相互作用が生じるわけではないことに注意が必要である．尿細管分泌における薬物相互作用の代表的な例を表11.4に示す．プロベネシドは有機アニオントランスポーターの阻害薬として古くから知られており，メトトレキサート，インドメタシン，セファロスポリン系抗生物質，ペニシリン系抗生物質，アシクロビルなど多くのアニオン性薬物の血中濃度を上昇させる．アニオン性薬物の相互作用は，血管側側底膜に局在する有機アニオントランスポーター（OAT1またはOAT3）が関与するものと考えられている．一方，カチオン性薬物の腎排泄過程における相互作用に関する報告は少ない．シメチジンは，プロカインアミドおよびその活性代謝物の腎クリアランスを低下させ，排泄を遅延させるため併用注意とされている．シメチジンの臨床用量における血中濃度では，血管側の有機カチオントランスポーター（OCT2）を阻害しないものと考えられる．しかし，シメチジン自身も尿細管分泌を受け，また管腔側の有機カチ

オントランスポーター（MATE1）に対しては高い親和性を示すことから，シメチジンは管腔側での分泌を阻害することによって相互作用を示すことが最近明らかにされている．一方，抗不整脈薬ピルシカイニドと H_1 ブロッカーであるセチリジンは併用注意となっているが，この場合は血管側の OCT2 において両者が競合したためと報告されている．また，ジゴキシンに対するキニジンやカルシウム拮抗薬による薬物相互作用の機序として，P-糖タンパク質を介した尿細管分泌の阻害が関わっていることが明らかにされている．

尿細管再吸収は，尿細管管腔側から血管側への薬物の輸送であり，一般的に濃度勾配に従った受動的な拡散によって起こる．これは，糸球体からろ過された水の大部分が近位尿細管で再吸収されるため，糸球体ろ過および尿細管分泌を受けた薬物の管腔中での濃度が高くなるためである．受動拡散は pH 分配仮説に従うため，併用薬物によって尿 pH が変化した場合に再吸収が変化することになる．例えば，尿をアルカリ化する炭酸水素ナトリウムの投与によって，サリチル酸のような弱酸性薬物では分子型分率が低くなるため，再吸収が低下し尿中排泄が増大する．弱塩基性薬物ではその逆となる．尿を酸性化する薬物として塩化アンモニウム，アスコルビン酸，アルギニンなどが，アルカリ化する薬物として炭酸水素ナトリウム，アセタゾラミド，クエン酸ナトリウムなどがあげられる．

2 胆汁中排泄過程における薬物相互作用

胆汁中への薬物排泄もトランスポーターを介して行われるため，尿細管分泌過程と同様に競合による相互作用が起こりうる．しかし，多くの場合は肝臓で代謝を受けた代謝物が胆汁中へ排泄されるため，臨床的に意味のある相互作用の報告はほとんどない．しかし近年，薬物の肝移行に関与するトランスポーターが同定され，これらトランスポーターを介した相互作用も報告されるようになってきた．HMG-CoA 還元酵素阻害薬（スタチン）はシクロスポリンの併用によって血中濃度が上昇することが報告されていたが，スタチンなどのアニオン性薬物の肝移行に，有機アニオントランスポーターOATP1B1 や OATP1B3 が重要な役割を果たしていること，シクロスポリンがこれらトランスポーターに対し強い阻害作用を示すことが明らかにされた．スタチンのうちピタバスタチンとロスバスタチンはシクロスポリンと併用禁忌，他のスタチンは併用注意とされている．同様の機序によって，ボセンタンとシクロスポリンも併用禁忌である．

11.3 薬力学的相互作用

薬物の併用によって，体内動態に変化は認められないものの薬効が増強したり減弱する場合がある．薬力学的相互作用では，薬物動態学的相互作用のように機序が明確でないものも多いが，代表的な考え方を以下に示す．薬物が同じ作用点（受容体など）に作用する場合は，効果の増強

や持続が認められることがある．一方が受容体遮断薬の場合は作用の減弱がみられる．また，効果ではなく毒性の発現機序が同じである場合はその増強が認められることがある．これらは，その機序によって作用は相加的あるいは相乗的に増強または減弱する．作用機序が異なる場合でも，その薬効が同じ場合には相互作用が生じることがある．例えば，ワルファリンにアスピリンを併用した場合，アスピリンの抗血小板作用によって抗凝固作用が増強される．経口血糖降下薬に$β$遮断薬を併用した場合には，血糖低下作用が増強され，血糖コントロールが不良となる．表

表11.5 代表的な薬力学的相互作用の例

主薬	併用薬	相互作用
アドレナリン，ノルアドレナリン	三環系抗うつ薬	アドレナリン神経終末でのカテコールアミンの再取込みを遮断し，受容体近傍でのカテコールアミン濃度を上昇させ，作用を増強
アミノグリコシド系抗生物質	バンコマイシン，テイコプラニン，白金系抗癌薬，フロセミド	腎毒性，聴器毒性の増強
	シクロスポリン，タクロリムス，アムホテリシンB，デキストラン	腎毒性の増強
インスリン，経口血糖降下薬	副腎皮質ホルモン	副腎皮質ホルモンの血糖上昇作用により，作用減弱
	$β$遮断薬	アドレナリンによる低血糖からの回復反応を抑制し，作用増強・低血糖遷延
インターフェロン$α$	小柴胡湯	機序不明，間質性肺炎の発現
HMG-CoA還元酵素阻害薬	ベザフィブラート，クロフィブラート，シクロスポリン，ニコチン酸	横紋筋融解症が発症しやすくなる
エタンブトール	リファンピシン	視力障害の増強
筋弛緩薬（スキサメトニウム，ベクロニウムなど）	アミノグリコシド系抗生物質	両薬剤とも神経筋遮断作用を有するため，筋弛緩作用が増強
ジギタリス強心配糖体	チアジド系利尿薬，フロセミド，アセタゾラミド，アムホテリシンB	低カリウム血症の誘発により，ジギタリスの強心作用を増強
硝酸剤，NO供与剤	シルデナフィルクエン酸塩	cGMPの増大を介するNOの降圧作用増強
チクロピジン	アスピリン	出血傾向の増強
ニューキノロン系抗菌薬	フェニル酢酸系非ステロイド性抗炎症薬（ジクロフェナク），プロピオン酸系非ステロイド性抗炎症薬（ケトプロフェン，フルルビプロフェン）	ニューキノロン系抗菌薬の$GABA_A$受容体への阻害作用が誘発され，痙攣誘発
バルプロ酸ナトリウム	カルバペネム系抗生物質	バルプロ酸の血中濃度低下によるてんかん発作の誘発
ワルファリン	抗生物質，抗菌薬	ビタミンKを産生する腸内細菌が死滅し，作用増強
	ビタミンK製剤	ビタミンK依存性凝固因子の生合成促進による作用減弱
	アスピリン，抗血小板薬	出血傾向の増強

11.5 に代表的な薬力学的相互作用の例を示す．

11.4 薬物と飲食物との相互作用

　薬物間の相互作用ではないが，飲食物によって薬物の動態，作用に影響を及ぼす場合があり注意が必要である．以下にその代表的な例を示す．

　ワルファリンはビタミンK依存性血液凝固因子の生合成を抑制し作用を発揮する．したがって，腸管内で納豆菌がビタミンKを合成する納豆や，ビタミンK含有量の多いクロレラ食品や青汁，ブロッコリーなどの摂取によって作用が拮抗するため注意が必要である．

　グレープフルーツジュースにはCYP3A4を阻害する成分（フラノクマリン誘導体）が含まれており，シクロスポリンやカルシウム拮抗薬などCYP3A4で代謝される多くの薬物を経口投与後の血中濃度を上昇させる．しかし，このようなCYP3A4阻害作用は薬物を経口投与した場合にのみ認められ，静注後の血中濃度にはほとんど影響しない．したがって，肝臓ではなく小腸のCYP3A4がグレープフルーツジュース成分によって阻害されているものと考えられている．また，この阻害作用は不可逆的であり，小腸のCYP3A4含量が低下することが示されており，継続的な摂取によって阻害作用が増強するものと考えられている．このようなCYP3A4の阻害作用はグレープフルーツジュースのみで認められ，オレンジジュースでは認められていない．一方，フェキソフェナジンの消化管吸収がグレープフルーツジュース以外にオレンジジュースやリンゴジュースによっても著しく阻害されることが報告されている．フェキソフェナジンは代謝を受けないことから，吸収過程が阻害されていることが示唆された．その機序として，有機アニオントランスポータOATP（おそらくOATP2B1）の阻害によるものと考えられている．

　セイヨウオトギリソウ（セント・ジョーンズ・ワート）は健康食品として不眠症やうつ症状に用いられているが，CYP3A4の基質薬物の血中濃度を低下させることが報告された．そして，セイヨウオトギリソウによって小腸や肝臓のCYP3A4や小腸のP-糖タンパク質が誘導されることが示された．

　消化管吸収過程における相互作用の項目で述べたように，Ca^{2+}やMg^{2+}のような金属イオンはさまざまな薬物とキレートを形成し，吸収を低下させる．したがって，このような薬物はCa^{2+}含量の高い牛乳による服用を避けるべきである．例えばビスホスホネート製剤では食後に服用すると吸収が著しく低下する．したがって，多くのビスホスホネート製剤は起床後の絶食時に服用することとされている．

11.5 臨床における薬物相互作用の注意点

　最近では，処方オーダリングシステムが多くの施設で導入され，コンピューター上で薬物相互作用をチェックすることが容易になってきた．しかし，医師が相互作用の重要性を深く認識せず，警告を突破して処方される例もしばしば見受けられる．したがって，薬剤師の立場で薬物投与の必要性と相互作用の危険性を再度検討し，適宜疑義照会を行うことが重要である．一方，他院や他科処方，注射薬と内服薬間での相互作用など充分にチェックできない場合もあり，患者の薬歴管理からも相互作用に注意を払う必要がある．

　ヒトにおいて多剤による薬物療法を行っている場合，常に何らかの薬物動態学的相互作用が生じている可能性が高い．しかし，治療域の広い薬物では血中濃度の変動が問題とならない場合も多い．また，添付文書上で併用注意となっていても，必ずしも相互作用が起こるとは限らない．過去に相互作用の報告があっても，すべての患者で発現するとは限らないからである．特に，体内動態の個人差が大きい薬物の場合は，相互作用の発現にも個人差があるものと考えることができる．また，類薬で相互作用の報告があるため添付文書に同様の可能性が記載されている場合もある．さらに，*in vitro* での検討で代謝酵素や薬物トランスポーターに対する阻害作用が示されたため，ヒトでは十分な検討がなされていなくても添付文書に記載されることもある．臨床で重要なことは相互作用が起こるかではなく，相互作用の結果として副作用が発現したり薬効が消失してしまう場合である．したがって，薬物相互作用が生じうる組合せの薬物が処方された場合，有害作用が起こる可能性を認識した上で医師，患者への注意喚起，副作用発現のモニターを行う必要がある．

　薬物相互作用を起こすものとして注意が必要であるのは，代謝酵素や薬物トランスポーターに対する阻害作用または誘導作用が強い薬物である．特に阻害作用については，現在では *in vitro* 発現系を用いた解析が可能であり，親和性も算出できる．さらに，その薬物の投与量と投与後の血中濃度，作用部位での非結合型濃度が重要であり，実際に体内で阻害作用を示しうるものでは注意が必要である．一方，薬物相互作用を受けやすい薬物として注意すべきものは，まず治療域が狭く血中濃度の上昇により重篤な副作用が発現しやすい薬物である．実際，このような薬物はTDMの対象となっていることが多く，血中濃度の頻回のモニターによって，相互作用の発現を早期に発見することができる．TDMの対象ではなくてもワルファリンや経口血糖降下薬では効果に関する検査値のモニター，それ以外の薬物では副作用のモニターが重要となってくる．また，薬物が一つの酵素によってのみ代謝される場合は，その酵素が阻害されることによって容易に血中濃度が上昇することになる．経口投与後の初回通過効果が大きい薬物の場合も，代謝阻害によって血中濃度が大幅に上昇しうるので注意が必要である．

以上のような薬物側の情報をもとに，薬物相互作用の発現の可能性をある程度予測することが可能になってきた．また添付文書情報のみならず，臨床研究による薬物相互作用の報告も増えてきている．しかし，古くから用いられている薬物を含め臨床においては詳細なメカニズムが未だ明らかではない相互作用も多く，また予期せぬ薬物相互作用が生じることもありうる．例えば，筋緊張緩和薬として古くから用いられているチザニジンがCYP1A2により代謝されること，フルボキサミンの併用によりチザニジンの血中濃度が顕著に上昇することが2004年になって報告され，その後チザニジンとフルボキサミンやシプロフロキサシンは併用禁忌となっている．得られる情報を吟味した上で，薬物相互作用は常に起こりうることを念頭に置き，TDMや副作用モニターを実施することで，有効かつ安全に薬物療法を遂行することが重要であるといえよう．

11.6 確認問題

問1 薬物相互作用に関する記述のうち，正しいものの組合せはどれか．

a　インターフェロンアルファを投与中に小柴胡湯を併用すると，間質性肺炎が起こりやすくなる．

b　ワルファリンカリウム服用患者にフェノバルビタールを併用すると，出血傾向が強くなることがある．

c　メルカプトプリン服用患者にアロプリノールを併用すると，メルカプトプリンの尿中排泄が促進され，その作用が減弱されることがある．

d　ノルフロキサシンを鉄剤と同時に服用すると，吸収が低下して作用が減弱されることがある．

1 (a, b)　2 (a, c)　3 (a, d)　4 (b, c)　5 (b, d)　6 (c, d)

問2 薬物相互作用の予測に関する記述のうち，正しいものの組合せはどれか．

a　ポリスチレンスルホン酸ナトリウムなどの陽イオン交換樹脂は，ワルファリンなどの酸性薬物とイオン結合するので，両者の併用で酸性薬物の消化管吸収の低下が予測される．

b　マクロライド系抗生物質はCYP3A4を阻害するので，シクロスポリンとの相互作用が予想される．

c　ピリミジン系化合物のフルオロウラシル投与中に発症した水痘症や帯状疱疹では，プリン系化合物のアシクロビルを使用すると代謝における相互作用を起こしにくいので安全であると予想される．

d　クラリスロマイシンとアルミニウム含有制酸剤を併用した場合，不溶性キレートが形

成されるので，消化管吸収の低下が予想される．
e　リファンピシンは消化管のP-糖タンパク質を誘導するので，併用により経口投与されたジゴキシンの血中濃度は低下する．

1　(a, b, c)　　　　　2　(a, b, e)　　　　　3　(a, d, e)
4　(b, c, d)　　　　　5　(b, c, e)　　　　　6　(c, d, e)

解答と解説

問1　[解答]　3

[解説]
a　正
b　誤　フェノバルビタールはCYP誘導作用を有するため，ワルファリンの代謝が亢進され，その抗凝固作用が減弱することがある．
c　誤　アロプリノールがメルカプトプリンの代謝を抑制するため，メルカプトプリンの作用が増強される．
d　正

問2　[解答]　5

[解説]
a　誤　ワルファリンなどの酸性薬物は陽イオン交換樹脂には結合しない．陰イオン交換樹脂であるコレスチラミンとの併用により吸収が低下する．
b　正
c　正　フルオロウラシルとの相互作用が問題となったのはソリブジンである．
d　誤　アルミニウム含有制酸剤との併用により不溶性キレートを生じるのはニューキノロン系抗菌薬などであり，マクロライド系抗生物質は不溶性キレートを形成しない．
e　正　P-糖タンパク質の誘導により，ジゴキシンの吸収が低下する．

第12章 薬物血中濃度モニタリング（TDM）

12.1 概論

　薬物治療の究極の目的は，個々の患者に最も適切な薬を選択し，必要にして十分なだけの量を過不足なく，また中毒を生じないように的確に与えることにある．古来，薬物治療は医師の経験と能力に頼るところが大であり，「名医のさじ加減」として個人的能力が尊重されてきた．近年，分析機器やコンピュータの発達ならびに薬物動態学 Pharmacokinetics，薬物動力学 Pharmacodynamics の進歩により，多くの薬物について治療効果や毒性と薬物血中濃度との間に密接な関係のあることが明らかとなってきた．その結果，薬物投与後の血中濃度変化の予測が可能になり，薬物血中濃度測定を通じて薬物療法の適正化，個別化を目指す薬物血中濃度モニタリング Therapeutic Drug Monitoring（TDM）が医療の場で広く実施されている．TDM は薬物投与計画の設定や処方の改善，また服薬遵守（コンプライアンス）の徹底等，薬物治療の適正化に大きく貢献し，また科学的基盤に基づく薬剤業務としてルーチン化されてきた．この普及には，特定薬剤治療管理料の新設（1981年）による制度上，経済上の支援も寄与している．現在，薬物投与後の血中濃度と薬理作用の間に相関性が成り立ち，投与条件設定が困難な要因をもつ抗てんかん剤，ジギタリス製剤，アミノグリコシド系抗生物質，テオフィリン製剤，抗不整脈剤，免疫抑制剤等の薬物について薬物血中濃度を測定し，計画的な治療管理を実施した場合に特定薬剤治療管理料を請求することができる（表12.1）．このように，TDM は，薬物血中濃度の測定を通じて，個々の患者の合理的薬物療法を志向するところに社会的な存在意義があると考えられる．

表 12.1　特定薬剤治療管理料が適用される主な薬剤

抗てんかん剤	フェノバルビタール，フェニトイン，カルバマゼピン，エトスクシミド，プリミドン，バルプロ酸，ニトラゼパム，ジアゼパム，クロナゼパム，トリメタジオン，ゾニサミド，クロバザム，ラモトリギン，ガバペンチン，トピラマート，レベチラセタム
ジギタリス製剤	ジゴキシン，ジギトキシン
テオフィリン製剤	テオフィリン
不整脈用剤	リドカイン，ジソピラミド，プロカインアミド，N-アセチルプロカインアミド，キニジン，アプリンジン，ピルジカイニド，プロパフェノン，メキシレチン，フレカイニド，シベンゾリン，ピルメノール，アミオダロン
サリチル酸系製剤	サリチル酸
精神神経用剤	ハロペリドール，ブロムペリドール，リチウム
アミノ配糖体抗生物質	アミカシン，ゲンタマイシン，トブラマイシン，カナマイシン，ジベカシン，ストレプトマイシン，イセパマイシン，アストロマイシン，アルベカシン
グリコペプチド系抗生物質	バンコマイシン，テイコプラニン
トリアゾール系抗真菌剤	ボリコナゾール
免疫抑制剤	シクロスポリン，タクロリムス，エベロリムス，ミコフェノール酸
抗悪性腫瘍剤	メトトレキサート，イマチニブ

12.1.1　薬物血中濃度の意義

　各投与経路から生体に投与された薬物は，吸収され，血液中に入り，各組織に分布し，一部が作用部位において薬効を発揮するとともに，肝臓や腎臓により代謝・排泄される．薬物の作用発現に関与するのは標的器官中の薬物濃度と作用点での薬物感受性である．従来の「勘」と「経験」に基づく薬物療法は

〔投与量（dose）〕⟷〔臨床効果（effect）〕

の考えの上に立つものであった．すなわち，投与量が多ければ，それに伴い治療効果の強さは比例するであろうと考えられていた．しかしこの考え方は必ずしも多くの薬物で正しくないことも知られるようになった．薬物治療への科学的アプローチは

〔投与量〕⟷〔薬物血中濃度〕⟷〔臨床効果〕

の考え，すなわち新たに血中濃度を置き，常に薬物の血中濃度を各患者にとって至適な治療域内に保つという目標に向けられるようになってきた．作用部位における薬物濃度の測定は通常不可能であり，また作用部位に到達する薬物量は血中のそれと密接に相関していると考えられることから，血中の薬物濃度が科学的薬物治療の指標として用いられている．薬物血中濃度の時間的推移は，吸収・分布・代謝・排泄という薬物体内動態の諸過程に支配される．表12.2に薬物の血中濃度に影響を及ぼすであろう諸因子について示す．なお，血漿（清）中遊離型薬物濃度が薬理効果と最も相関し臨床上有用と考えられるが，技術的な問題から臨床の要請に十分対応できず，

表 12.2 薬物血中濃度に影響する因子

A. 薬剤の性質 　　物理化学的性状 　　剤形 B. 遺伝的因子 C. 生理的因子 　　年齢 　　性 　　妊娠 　　体重 　　日内変動	D. 病態的因子 　　肝疾患 　　腎疾患 　　代謝異常 　　心不全 　　胃腸疾患 E. 薬物相互作用 　　代謝促進・阻害 　　尿細管分泌阻害，再吸収促進・阻害 　　蛋白結合変化

一般には血漿（清）中薬物濃度（結合型＋遊離型）あるいは全血中薬物濃度（タクロリムス，シクロスポリン）を測定して薬物血中濃度としている．

12.1.2　TDM が必要とされる背景

どのような臨床的背景が存在する場合に，薬物血中濃度測定が意味をもち，かつ有益な適応になるかという問題は cost-effectiveness とも関係しており，十分に考慮する必要がある．薬物血中濃度の測定は，必ずしもすべての薬物に対して必要とするわけではない．薬効の判定が困難で，

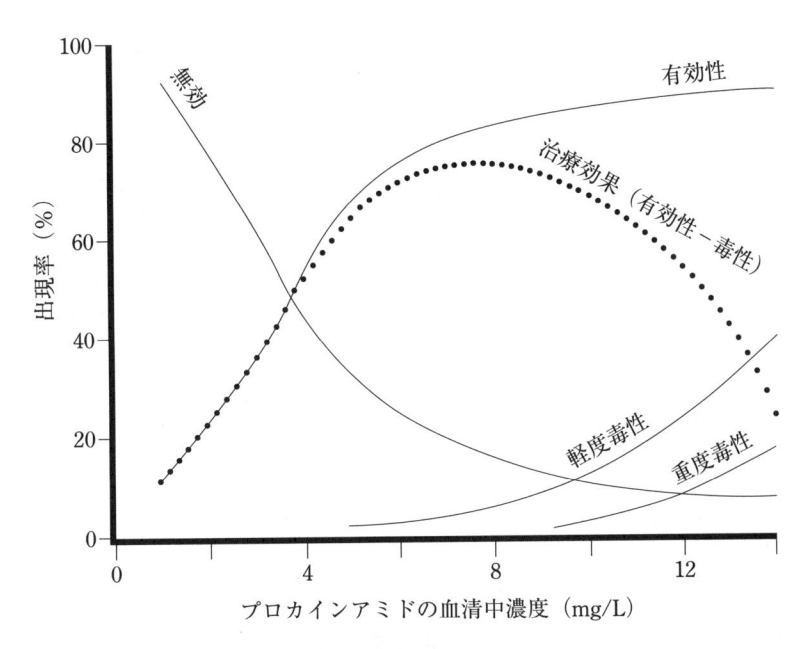

図 12.1　プロカインアミドの血清中濃度と有効性・毒性の出現頻度

（Rowland, M. & Tozer, T. N. (1995) Clinical Pharmacokinetics ; Concepts and Applications, third edition, p.57, Williams & Wilkins, Philadelphia）

有効血中濃度域が比較的狭い薬物に限られる．例えば，ジゴキシンの有効血中濃度域は 0.5 〜 2 ng/mL とされている．テオフィリンは 5 〜 20 μg/mL の濃度範囲で喘息に対する治療効果がみられ，20 μg/mL 以上では嘔吐，頭痛などの軽度の中毒症状が出現し，さらに高濃度では不整脈などの重篤な副作用が起こるとされている．図 12.1 は，プロカインアミドの血清中濃度と抗不整脈効果・毒性との関係を示したものである．プロカインアミドの有効血中濃度域は 4 〜 8 μg/mL とされている．この濃度域は 50 〜 80％以上の患者で有効と評価されているが，無効も 20

表 12.3 臨床上繁用される薬物の有効血中濃度域

薬物名	有効血中濃度域
抗てんかん剤	
フェニトイン	10 〜 20 μg/mL
カルバマゼピン	4 〜 12 μg/mL
バルプロ酸	50 〜 100 μg/mL
フェノバルビタール	10 〜 30 μg/mL
ゾニサミド	10 〜 30 μg/mL
ジギタリス製剤	
ジゴキシン	0.5 〜 2 ng/mL
テオフィリン製剤	
テオフィリン	5 〜 20 μg/mL
不整脈用剤	
リドカイン	1.2 〜 5 μg/mL
ジソピラミド	2 〜 5 μg/mL
プロカインアミド	4 〜 8 μg/mL
（N-アセチルプロカインアミド）	（6 〜 20 μg/mL）
精神神経用剤	
リチウム	0.4 〜 1.2 mEq/L
ハロペリドール	3 〜 17 ng/mL
アミノ配糖体抗生物質	
ゲンタマイシン	ピーク[a]　5 〜 10 μg/mL　（16 〜 24 μg/mL）[b]
	トラフ　＜ 2 μg/mL　（＜ 1 μg/mL）[b]
トブラマイシン	ピーク[a]　5 〜 10 μg/mL　（16 〜 24 μg/mL）[b]
	トラフ　＜ 2 μg/mL　（＜ 1 μg/mL）[b]
アミカシン	ピーク[a]　20 〜 30 μg/mL　（35 〜 50 μg/mL）[b]
	トラフ　＜ 4 〜 8 μg/mL　（＜ 1 μg/mL）[b]
グリコペプチド系抗生物質	
バンコマイシン	トラフ 5 〜 15 μg/mL
テイコプラニン	トラフ 10 〜 20 μg/mL
トリアゾール系抗真菌剤	
ボリコナゾール	2 〜 4.5 μg/mL
免疫抑制剤	
シクロスポリン	トラフ　50 〜 300 ng/mL
タクロリムス	トラフ　5 〜 20 ng/mL
抗悪性腫瘍剤	
メトトレキサート	24 hr 後　＜ 10^{-5} mol/L
	48 hr 後　＜ 10^{-6} mol/L
	72 hr 後　＜ 10^{-7} mol/L

[a] 点滴静注後の 30 分値
[b] （　）内は，1 日 1 回投与法の場合

表 12.4 薬物血中濃度の測定が必要とされる臨床状態

A. 薬物投与量・投与間隔の適切性を確認するとき
B. 中毒症状が疑われるとき
C. 十分な投与量であるのに効果がないとき
D. ノンコンプライアンスが疑われるとき
E. 投与量と効果との間に関係がみられないとき
F. 薬物体内動態に変化が予想されるとき
G. 薬物相互作用が予想されるとき
H. 投与剤形，投与法を変更したとき

%近くある．5 μg/mL を越えると毒性発現の確率が増す．このように有効血中濃度域とは，その範囲内において薬物の望ましい効果が期待される確率が相対的に高く，毒性発現の確率が低い血中濃度域と考えられる．表 12.3 に，臨床上繁用される主要薬物についてその有効血中濃度域を示す．

このような薬物では，表 12.4 のような臨床状態において，血中濃度の測定が意味を持ち，有益な適応になると考えられる．すなわち，中毒症状が疑われる場合や期待される治療効果が得られない場合である．喘息発作に対するテオフィリン，てんかん発作に対するフェニトインなど発作性疾患の予防的な薬物治療の場合，発作が起こる前に適切な投与計画を立てることができる．有効血中濃度域の狭い薬物が投与される場合，その有効域に至っていることを確認し，投与量・投与間隔の適切性を判断することができる．特に個々の患者で薬物動態が大きく異なり，投与量と血中濃度の関係が線型でないフェニトインのような薬物では，個々の患者に最適な投与計画を立てるためには血中濃度測定が必須である．さらに薬物相互作用や疾患によって，薬物動態パラメータが変化していると考えられる時などにも必要である．患者の治療に何らかの問題が生じたような場合，その原因を明らかにする過程で薬物血中濃度の測定は有益な情報であり，それに基づいて投与計画の変更もできる．

12.1.3 薬物血中濃度測定法

薬物血中濃度を測定するための生体試料としては，通常血漿または血清が用いられるが，シクロスポリンなど一部の薬物は赤血球内に高濃度に分布するため，全血中の濃度測定を必要とする場合もある．血中の薬物は低濃度である場合が多いため，高感度で特異性の高い分析法が要求される．現在 TDM で用いられている薬物濃度測定法は表 12.5 に示すように免疫学的測定法，分離分析法に大別されるが，簡便性，迅速性の点から前者が繁用されている．

免疫学的測定法は，放射性免疫測定法（RIA）と非放射性免疫測定法に分類される．RIA 法は特定の施設を必要とするため，臨床現場では使用しにくい．非放射性免疫測定法については種々の薬物血中濃度測定キットが市販されており，操作も簡便で多数の検体を迅速に処理できるため現在広く用いられている．免疫学的測定法においては，代謝物，併用薬物，内因性物質に対して

表 12.5　薬物血中濃度測定法

A. 免疫学的測定法
　1. 放射性免疫測定法 Radioimmunoassay（RIA）
　2. 非放射性免疫測定法
　　　　蛍光偏光免疫測定法 Fluorescence Polarization Immunoassay（FPIA）
　　　　酵素免疫測定法 Enzyme Immunoassay（EIA）
　　　　競合的酵素免疫分析法 Enzyme Multiplied Immunoassay Technique（EMIT）
　　　　Antibody-conjugated Magnetic Immunoassay（ACMIA）
　　　　化学発光免疫測定法 Chemiluminescent Immunoassay（CLIA）
　　　　ラテックス免疫凝集阻害法 Particle Enhanced Turbidimetric Inhibition Immunoassay（PENTINIA）
B. 分離分析法
　1. 高速液体クロマトグラフィー High Performance Liquid Chromatography（HPLC）
　2. ガスクロマトグラフィー Gas Chromatography（GC）
　3. 液体クロマトグラフィー・タンデム質量分析法 Liquid Chromatography-Tandem Mass Spectrometry（LC/MS/MS）

抗体が交叉反応を示す可能性があるため，薬物に対する選択性，特異性について注意を払う必要がある．

　分離分析法は，簡便性と迅速性の点ではやや劣るが，精度と特異性が高く，複数の薬物や活性代謝物の測定を必要とする場合には威力を発揮する．しかし，一般にクロマトグラフィーでは生体ブランク物質を除去するため抽出操作などの前処理を必要とするため，多量の検体を扱うルーチン業務には必ずしも適していない．現在，操作の簡便性，応用性などの点から高速液体クロマトグラフィー（HPLC）がガスクロマトグラフィー（GC）よりも広く用いられている．

12.1.4　薬物血中濃度の解釈

　薬物血中濃度は生体と薬物の相互作用の結果として定まるものであり，投与量と時間の関数として表すことができる．したがって測定結果の解釈にあたっては，採血時間と薬物の投与条件，すなわち投与量，投与時間，投与期間，投与経路，剤形，併用薬物などを知る必要がある．同時に生体側の条件として，薬物の吸収，分布，代謝，排泄に影響する可能性のある患者の病態，年齢，妊娠などの生理的条件に十分注意しなければならない．得られた薬物血中濃度をどのように解釈するかは，薬物の種類，投与量，投与環境，病態の進行度によって異なるが，基本的には次の点が基準となる．

① 血中濃度が極端に低い場合：ノンコンプライアンスの可能性が強い．
② 血中濃度が通常の有効濃度より低い場合：薬効が十分得られている場合には治療をこのまま続行するが，薬効が不十分であれば通常の有効濃度になるよう投与量を増す．
③ 血中濃度が通常の有効血中濃度域にある場合：薬効が十分認められるならば治療を続行するが，不十分であれば薬物選択を再考する．

④ 血中濃度が通常の有効濃度より高い場合：副作用の有無につき確認し，必要ならば通常の有効濃度域になるよう投与を中止または減量する．

しかし薬物血中濃度は薬物治療効果判定の一指標であり，これを正しく解釈して合理的な投与設計を行うためには，表12.6に示すような各要因が十分考慮されなければならない．

この20年余りの間，我が国におけるTDMの進歩，普及はめざましいものがあり，薬物治療の適正化，患者治療の個別化に大きく貢献してきた．しかし，血液中の非結合型薬物の定量など測定技術の改良，薬物血中濃度と薬効・毒性の相関解析，病態による薬物体内動態の変動，薬物速度論解析の方法論などに関して種々の課題が残されており，基礎的研究も含めて，今後さらに検討を重ねていくことが重要である．

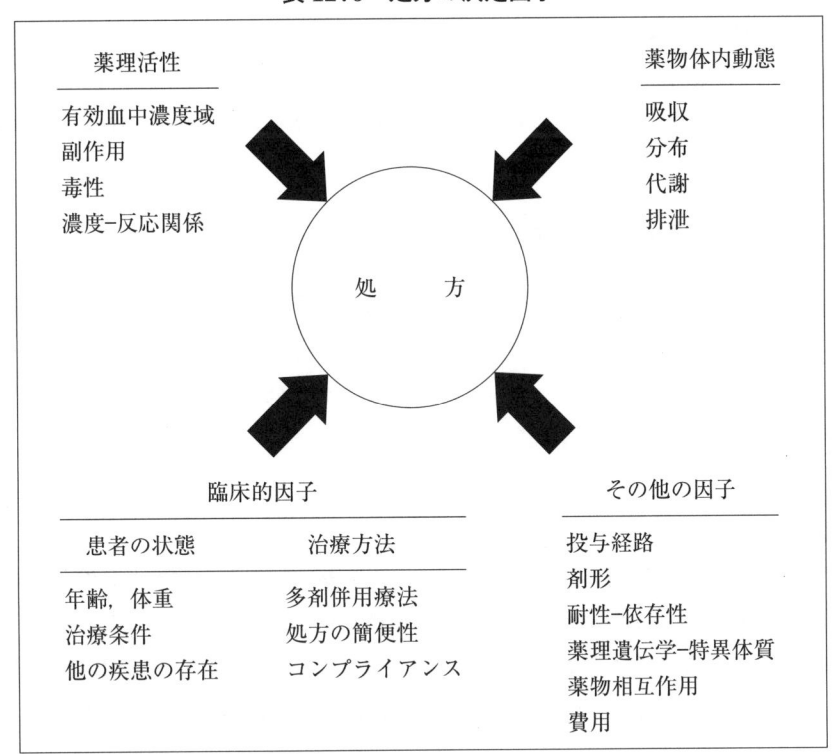

表12.6 処方の決定因子

薬理活性	薬物体内動態
有効血中濃度域	吸収
副作用	分布
毒性	代謝
濃度-反応関係	排泄

処　方

臨床的因子		その他の因子
患者の状態	治療方法	投与経路
年齢，体重	多剤併用療法	剤形
治療条件	処方の簡便性	耐性-依存性
他の疾患の存在	コンプライアンス	薬理遺伝学-特異体質
		薬物相互作用
		費用

(Rowland, M. & Tozer, T. N. (1995) Clinical Pharmacokinetics ; Concepts and Applications, third edition, p.54, Williams & Wilkins, Philadelphia)

12.2 基礎理論

12.2.1 投与設計に必要な薬物速度論の基礎

　TDM では，通例少数の薬物血中濃度モニター値から薬物療法の適否を判断し，投与計画の立案，変更を行わねばならない．しかし，それらのモニター値は薬物投与からの経過時間の関数として複雑に変化している血中濃度曲線上の一点を測定したにすぎない．したがって，その値に基づき現在や将来の血中濃度推移を予測するためには，薬物血中濃度を投与量・時間の関数として動的に取り扱う薬物速度論 pharmacokinetics の理論を用いる必要がある．このため，TDM に従事する薬剤師にとって，薬物速度論の知識は必須となる．薬物速度論の応用性は広範囲に及ぶが，本項では日常の TDM 業務に最低必要と思われる点に内容をしぼる．

1　基本的な薬物動態パラメータ

　投与設計に必要な臨床薬物動態パラメータは，全身クリアランス，分布容積，半減期，バイオアベイラビリティの4種が基本となる．

a）全身クリアランス（total body clearance, CL_{tot}）

$$CL_{tot} = \frac{全身からの薬物消失速度^{ss}}{血中薬物濃度^{ss}} \quad \cdots\cdots(1)$$

　全身クリアランスは，定常状態における全身からの薬物消失速度とそのときの血中濃度の比として定義される．持続投与下の定常状態では消失速度と投与速度が等しいことから，持続点滴速度を k_0，定常状態血中濃度を C^{ss} とすると，$CL_{tot} = k_0/C^{ss}$ で与えられる．また，静脈内瞬時投与の場合は，$CL_{tot} = D_{IV}/AUC_{IV}$ として求められる．ただし，D_{IV} は静注投与量，AUC_{IV} は血中濃度曲線下面積である．

　CL_{tot} は，身体全体の薬物処理能力を示し，主として肝クリアランスと腎排泄クリアランスの和からなる．流速（例えば L/h）と同じ次元を有し，薬物の血中濃度をある目標レベルに維持するのに要する投与量（維持投与量）を算出するために用いられる．すなわち，

$$維持投与速度 = 目標血中濃度 \times CL_{tot} \quad \cdots\cdots(2)$$

b）分布容積 (volume of distribution, V_d)

$$V_d = \frac{体内薬物量}{血中薬物濃度} \quad \cdots\cdots(3)$$

分布容積とは，体内薬物量と血中濃度を結びつける薬物動態パラメータであり容積（例えばL）の単位を持つ．薬物血中濃度を速やかに目標濃度に到達させるのに必要な投与量（初回負荷量）を求めるために用いられる．すなわち，

$$初回負荷量 = 目標血中濃度 \times V_d \quad \cdots\cdots(4)$$

c）半減期 (half-time, $t_{1/2}$)

薬物血中濃度が半減するのに要する時間であり，一次消失速度定数 k_{el} とは以下の関係がある．

$$t_{1/2} = \frac{0.693}{k_{el}} \quad \cdots\cdots(5)$$

薬物を繰り返し投与する際の投与間隔は，半減期（または消失速度定数）に基づいて決定される．すなわち，等用量等間隔反復投与時における投与間隔 τ は以下の条件を満たすように選択される．

$$e^{-k_{el}\cdot\tau} = \frac{治療濃度の下限}{治療濃度の上限} \quad \cdots\cdots(6)$$

これらのパラメータ間には，次式のような相互関係があり，2つのパラメータがわかれば他の1つは計算で求めることができる．

$$CL_{tot} = 0.693 \cdot V_d / t_{1/2} \quad \cdots\cdots(7)$$

d）バイオアベイラビリティ (bioavailability, F)

経口投与，筋注，皮下注など血管外に投与された薬物のうち，活性体として体循環血中に現れる割合を示し，生物学的利用率とも呼ばれる．(2) および (4) 式で表される投与量は，血管外投与の場合，バイオアベイラビリティを考慮して，

$$\begin{aligned}維持投与速度 &= 目標血中濃度 \times CL_{tot}/F \\ 初回負荷量 &= 目標血中濃度 \times V_d/F\end{aligned} \quad \cdots\cdots(8)$$

となる．

2 コンパートメント・モデル

基本的な投与設計は上述の簡単な式で行うことができるが，血中濃度の時間推移を記述するためにはコンパートメント・モデルが必要になる．これは，体内を複数のコンパートメント (compartment) に区画し，それらのコンパートメント間を薬物がある速度定数に従って移行するとしたモデルである．このモデルでは各コンパートメント内で薬物濃度は均一であるか，またはコンパートメント内の各部分に常に速い拡散平衡が成立しているとする．一般に，薬物に関し

体内を血漿とそれにすばやく平衡化する臓器の集合としてみる1-コンパートメントモデルと，血漿に代表される中心コンパートメント（central compartment）と，これに接続する比較的分布平衡の遅い末梢コンパートメント（peripheral compartment）から成るとする2-コンパートメントモデルが用いられる．この分類で注意すべき点は吸収部位，排泄部位あるいは血中代謝物コンパートメントなどは体内にあってもコンパートメント数とみなさないことである．

通常の線形コンパートメントモデルでは，各コンパートメント間の薬物移行はすべて一次速度式に従うとしている．

a）1-コンパートメントモデル

① 静脈内瞬時注射（intravenous bolus injection）

薬物は投与量Dで瞬間的に体内コンパートメントに投与される（図12.2）．体内からの薬物消失（elimination）は代謝と排泄の和として表されるので，それらの速度定数の和を消失速度定数 k_{el} とする．ある時間 t のときの体内薬物量を X とすると消失速度 $-dX/dt$ は X に比例する（一次速度式）．

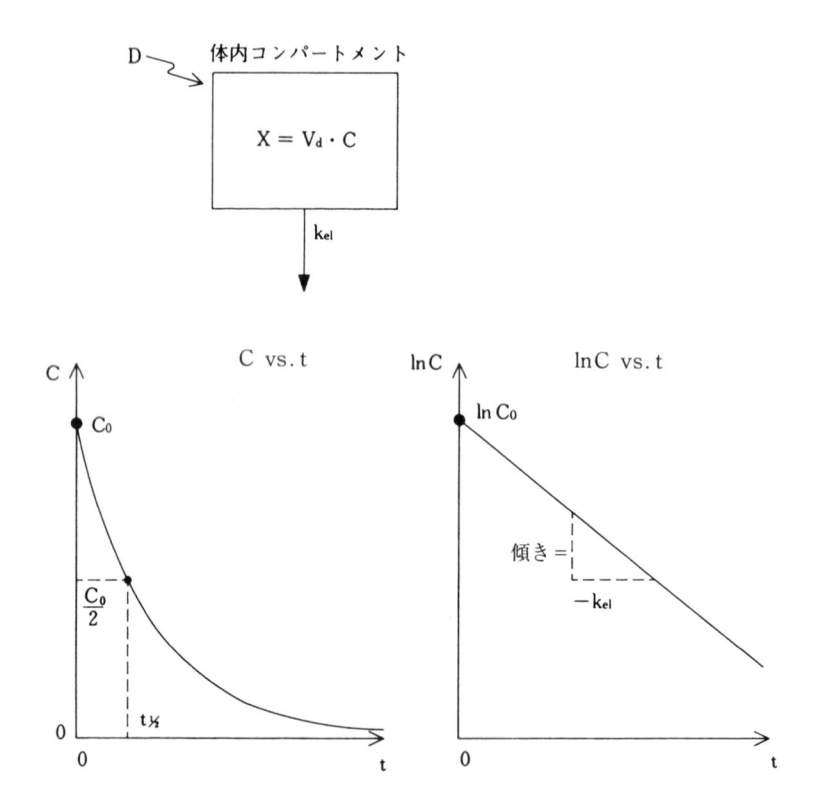

図12.2　静脈内瞬時投与時の血中薬物濃度推移（1-コンパートメントモデル）
D：投与量，X：時間tにおける体内薬物量，C：時間tにおける血中薬物濃度
V_d：分布容積，k_{el}：一次消失速度定数

$$-\frac{dX}{dt} = k_{el} \cdot X \qquad \cdots\cdots(9)$$

(9) 式を t = 0 のとき X = D として解き，(3) 式の関係を用い血中濃度 C を表すと (10) 式となる．

$$C = C_0 \exp(-k_{el} \cdot t) \quad または，\ln C = -k_{el} \cdot t + \ln C_0 \qquad \cdots\cdots(10)$$

ただし $C_0 = D/V_d$

このモデルにおける薬物動態パラメータ，V_d および k_{el} は図 12.2 の ln C vs. t のグラフの切片 $\ln C_0$ と傾き $-k_{el}$（時間$^{-1}$ の次元を持つ）から求められる．$t_{1/2}$ および CL_{tot} は (5)，(7) 式より計算する．

② **静脈内定速注入**（constant-rate intravenous infusion）

持続点滴静注のように一定速度 k_0 で薬物を体内コンパートメントに注入するモデル（図 12.3）である．投与速度 k_0 は 0 次の注入速度（量/時間の次元を持つ）である．持続注入中の血中薬物濃度推移は (11) 式で示される．注入を続けるとやがて注入速度と消失速度が等しくなり，血中濃度が一定となる．この状態を定常状態（steady state）と呼びその血中濃度 C^{ss} は，t →∞ として (12) 式で与えられる．

$$C = \frac{k_0}{V_d \cdot k_{el}} [1 - \exp(-k_{el} \cdot t)] \qquad \cdots\cdots(11)$$

$$C^{ss} = \frac{k_0}{V_d \cdot k_{el}} = \frac{k_0}{CL_{tot}} \qquad \cdots\cdots(12)$$

注入を開始した後，$t_{1/2}$ の 4〜5 倍の経過時間でほぼ定常状態に達すると見なせる．

t = T で注入を終了した後の血中薬物濃度の減衰は以下の式で表される．

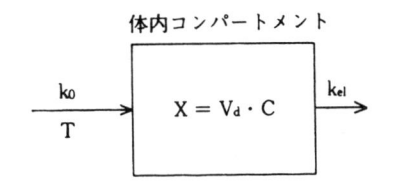

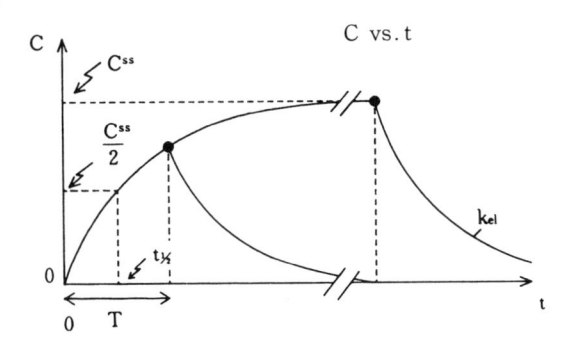

図 12.3 静脈内定速注入時の血中薬物濃度推移（1-コンパートメントモデル）

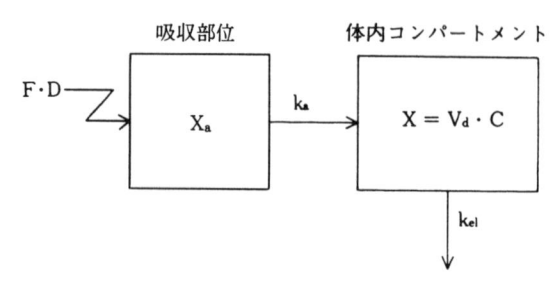

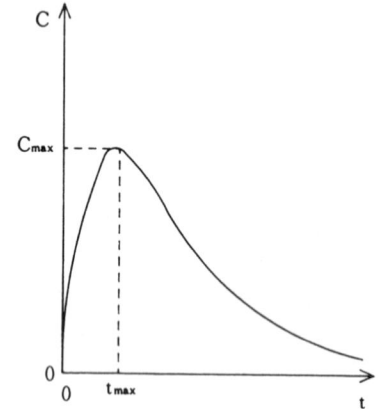

図の説明:
- 吸収部位 X_a → 体内コンパートメント $X = V_d \cdot C$
- F·D が吸収部位へ、k_a で体内へ、k_{el} で消失

D：投与量，F：生物学的利用率，
X_a：吸収部位における薬物量，
X：体内薬物量，C：血中薬物濃度，
V_d：分布容積，k_a：一次吸収速度定数，
k_{el}：一次消失速度定数

図12.4 一次吸収過程を含む1-コンパートメントモデルにおける血中薬物濃度推移

$$C = \frac{k_0}{CL_{tot}}[1 - \exp(-k_{el} \cdot T)]\exp\{-k_{el}(t-T)\} \quad \cdots\cdots(13)$$

(11)，(13) 式は徐放性製剤の経口投与（0次吸収過程として）にも応用することができる．

③ 一次吸収過程のある投与ルート (first-order absorption)

一般に，薬物の溶解性などに問題のない場合には，投与部位（消化管，直腸内，筋肉内など）から一次速度過程で吸収されるとみなされることが多い（図12.4）．一次吸収速度定数k_a，生物学的利用率Fとすると，血中濃度の時間推移は (14) 式のような2つの指数項の和として示される．最高血中濃度C_{max}は (15) 式より計算されるt_{max}を (14) 式に代入して求める．

$$C = \frac{k_a \cdot F \cdot D}{V_d(k_a - k_{el})}[\exp(-k_{el} \cdot t) - \exp(-k_a \cdot t)] \quad \cdots\cdots(14)$$

$$t_{max} = \frac{\ln(k_a/k_{el})}{k_a - k_{el}} \quad \cdots\cdots(15)$$

吸収遅れ時間t_{lag}を考慮する場合には (14) 式中のtを $(t - t_{lag})$ に置換する．

(14) 式は2つの指数項に対応する部分に分割することができる．これを利用してパラメータk_a，k_{el}およびV_d/Fを推定する方法を分割法 (peeling off method) という．この際注意が必要なのは，数式的に二直線の傾きがk_a，k_{el}のどちらに対応するかを決められないことである．一般に$k_a > k_{el}$として処理するが，難吸収性の薬物の場合には$k_a < k_{el}$となり，消失相の傾きが実は

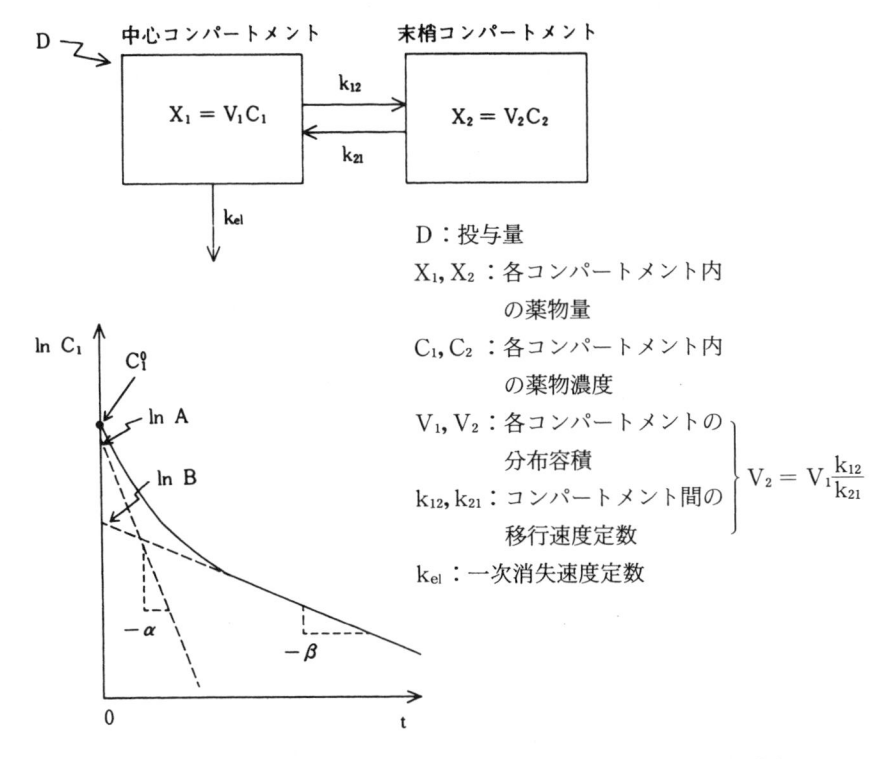

図 12.5 静脈内瞬時投与時の各コンパートメント内の薬物濃度推移（2-コンパートメントモデル）

k_a を反映することになる（flip-flop 現象）．

b）2-コンパートメントモデル

図 12.5 に示すように，中心コンパートメントに薬物を瞬時に投与したときの血中濃度 C_1 の推移は（16）式で表される．

$$C_1 = A \cdot \exp(-\alpha \cdot t) + B \cdot \exp(-\beta \cdot t) \quad \cdots\cdots (16)$$

$$\text{ただし，} A = \frac{D(k_{21} - \alpha)}{V_1(\beta - \alpha)}, \quad B = \frac{D(k_{21} - \beta)}{V_1(\alpha - \beta)}$$

中心コンパートメントにおける薬物濃度 C_1 は初期に急速に減衰する相（α 相または分布相）と，その後のゆっくりと減衰する相（β 相または消失相）に分けられる．TDM を行う上で重要なことは，どちらの相が薬効・毒性と相関するかという点である．例えば，ジゴキシンは組織分布平衡に達した後の血中濃度が薬効・毒性と相関することから，消失相における血中濃度が重要であり，分布相で一時的に治療域を超える濃度になっても問題はない．薬効・毒性と相関する相のみに注目し，見かけ上 1-コンパートメントモデルとして取り扱うほうが，TDM を目的とする場合には現実的である．

2-コンパートメントモデルにおける全身クリアランスおよび分布容積は以下の式で与えられる．

$$CL_{tot} = D/(A/\alpha + B/\beta) \quad \cdots\cdots(17)$$

$$V_1 = D/(A + B) = D/C_1^0 \quad \cdots\cdots(18)$$

$$V_{dss} = \frac{D[(A/\alpha^2 + B/\beta^2)]}{[(A/\alpha + B/\beta)]^2} = V_1 + V_2 \quad \cdots\cdots(19)$$

V_1（中心コンパートメントの分布容積）は，急速静注後の初期血中濃度を知る上で重要である．V_{dss}（定常状態分布容積）は定常状態における体内薬物量と血中濃度を関連づける薬物動態パラメータとして定義され，$V_1 + V_2$ と等しいので，total volume of distribution とも呼ばれる．

c）非線形コンパートメントモデル

ある種の薬物では，体内移行あるいは消失過程において飽和現象を示し，一次速度式を仮定しえないことが認められる．このような場合，血中濃度は投与量に比例せず，投与設計が難しくなる．この非線形性の生じる原因として，薬物吸収，薬物代謝，尿細管分泌あるいは蛋白結合などの飽和現象があるが，ここでは臨床的に問題となることの多い代謝過程に飽和のあるケースについて述べる．

瞬時に投与された薬物がミカエリス-メンテン（Michaelis-Menten）式に従って消失すると仮定すると，体内薬物量の減少は（20）式で示される．ここで，もし血中濃度が高く $K_m \ll C$ となる場合には（21）式のように0次速度過程となり，血中濃度が低く $K_m \gg C$ となると（22）式のように一次速度過程で近似できる．

$$-\frac{dX}{dt} = \frac{V_{max} \cdot C}{K_m + C} \quad \cdots\cdots(20)$$

（ただし，K_m はミカエリス定数，V_{max} は最大代謝速度）

$$-\frac{dX}{dt} = V_{max} \quad : C \gg K_m \quad \cdots\cdots(21)$$

$$-\frac{dX}{dt} = \frac{V_{max}}{K_m} \cdot C \quad : C \ll K_m \quad \cdots\cdots(22)$$

一般に（20）式のような非線形の微分方程式を含むモデルの場合には，Cに関して解析的に解けないことが多い．したがって，血中濃度の経時推移よりも，反復投与量と定常状態平均血中濃度との関係を論じる．定常状態では投与速度と消失速度が等しくなるので，

$$\frac{F \cdot D}{\tau} = \frac{V_{max} \cdot C_{AV}^{ss}}{K_m + C_{AV}^{ss}} \quad \cdots\cdots(23)$$

と表される．抗てんかん薬フェニトインのTDMは（23）式に基づいて行われる．

3 投与計画法

実際の薬物療法では，単回投与は少なく，ほとんどの場合，有効治療濃度をめざし，あるいはこれを維持するために繰り返し投与，持続投与などが行われる．

a) 繰り返し投与の速度論
① 重ね合せの原理

薬物動態パラメータが既知であれば，投与量や投与間隔あるいは投与ルートが異なっていても，各投与ごとの投与条件と時間経過に従い血中薬物濃度の計算結果を累積していけば，血中濃度推移をシミュレーションできる．最近はコンピュータが普及し，シミュレーションは比較的簡単に行える．しかしながら，それらは基礎にある原理を理解した上で行うべきである．

② 一次吸収過程を含む 1-コンパートメントモデル

このモデルにおいて，投与量 D_M，投与間隔 τ で n 回の投与を繰り返すとすると，n 回目投与後の経過時間 t' のときの血中濃度 C_n は次式となる．

$$C_n = A\left\{\left[\frac{1-\exp(-n \cdot k_{el} \cdot \tau)}{1-\exp(-k_{el} \cdot \tau)}\right] \cdot \exp(-k_{el} \cdot t') - \left[\frac{1-\exp(-n \cdot k_a \cdot \tau)}{1-\exp(-k_a \cdot \tau)}\right] \cdot \exp(-k_a \cdot t')\right\} \quad \cdots\cdots(24)$$

ただし，$0 \leqq t' \leqq \tau$，$A = \dfrac{k_a \cdot F \cdot D_M}{V_d(k_a - k_{el})}$

繰り返し投与時の定常状態では $n \to \infty$ として (25) 式となる．この時の最高血中濃度 (peak level, C^{ss}_{max}) は，(26) 式から計算される t_{max} を (25) 式の t' に代入して得られる．最低血中濃度 (trough level, C^{ss}_{min}) は，(25) 式で $t' = \tau$ を代入して得られる．

$$C^{ss} = A\left\{\left[\frac{1}{1-\exp(-k_{el} \cdot \tau)}\right] \cdot \exp(-k_{el} \cdot t') - \left[\frac{1}{1-\exp(-k_a \cdot \tau)}\right] \cdot \exp(-k_a \cdot t')\right\} \quad \cdots\cdots(25)$$

$$t_{max} = \ln\left[\frac{k_a(1-\exp(-k_{el} \cdot \tau))}{k_{el}(1-\exp(-k_a \cdot \tau))}\right]/(k_a - k_{el}) \quad \cdots\cdots(26)$$

定常状態での平均血中濃度 C^{ss}_{AV} は (25) 式の積分より (27) 式のように与えられる．(27) 式を変形すれば (8) 式が得られる．

$$C^{ss}_{AV} = \frac{F \cdot D}{V_d \cdot k_{el} \cdot \tau} = \frac{F \cdot D}{CL_{tot} \cdot \tau} \quad \cdots\cdots(27)$$

瞬間静注の場合には上記の F を 1 とし，k_a の項を $k_a = \infty$ として導けばよい．

b) 薬物投与計画法

TDM 対象薬物に関しては，一般に有効濃度範囲，毒性域の他に，薬物動態パラメータ値と患者の病態生理による変動に関する情報が必要である．また治療過程での血中濃度のモニタリング値が既にあるか，将来利用しうる条件にある．このような状況下での投与計画法につき述べる．

① C^{ss}_{AV} を目標値とする場合

点滴静注時の k_0 や繰り返し投与時の $F \cdot D/\tau$ は，(27) 式において，患者の予想 CL_{tot} と目標とする C^{ss}_{AV} から簡単に推定できる．もし初回負荷量 D_L が必要なとき，点滴静注時には $D_L = V_d \cdot C^{ss}$，繰り返し投与時には (8) 式で計算できる．もし血中濃度モニタリング値が有効濃度範囲からはずれていた場合は，投与速度を C^{ss}_{AV} の目標値/血中濃度モニタリング値の比に合わせて変更すれば良い．ただし，この方法は日内変動 ($C^{ss}_{max} - C^{ss}_{min}$) の大きい場合には使用できない．

② C^{ss}_{max} と C^{ss}_{min} をある範囲内とする場合

アミノ配糖体系抗生剤，テオフィリンあるいはバルプロ酸など比較的 $t_{1/2}$ の短い薬物の場合，有効域と中毒域を考慮して peak と trough level をある範囲におさまるように維持投与量 D_M と τ を決めることがある．通例は (25)，(26) 式を用いて，患者の予想パラメータ値を代入し，適当な D_M と τ の組合せで C^{ss}_{max} と C^{ss}_{min} を繰り返し計算して当てはまる組合せをみつける．この際，τ は (6) 式を満たすように選択する．定常状態あるいは定常状態に達する以前の過程で血中濃度のモニタリング値がある場合には，(25) 式あるいは (24) 式を用いて血中濃度の計算値と実測値ができるだけ一致するようにパラメータを推定し，それに基づき投与計画を考えることができる．

③ C^{ss}_{min} を目標値とする場合

ジゴキシンやタクロリムス等では C^{ss}_{min} がある値以上あるいはある値以下となるように投与量の設定がなされる．この場合には実際の体内動態がどうあれ最も簡単な 1-コンパートメント静注モデルが適用される．手順は②と同じである．

④ 点滴静注時の投与計画

急性喘息発作時にテオフィリンを静脈内点滴投与する場合，それに先立ち速やかに有効血中濃度へ到達させるために負荷投与を行う．1-コンパートメントモデルで表される薬物の場合，維持量と負荷量は (2)，(4) 式で与えられる．一方，2-コンパートメントモデルに従う薬物の場合は複雑であり，Mitenko らはテオフィリンにおいて初期血中濃度が上がりすぎないように $D_L = k_0/\beta$ なる条件で負荷投与を行うことを提案している．

⑤ 非線形性を示す薬物の投与計画

フェニトイン，サリチル酸あるいはテオフィリンなど常用量の範囲で代謝飽和が起こる可能性のある場合，繰り返し投与速度 R_0 ($= F \cdot D_M/\tau$) と定常状態の C^{ss}_{AV} の間に (23) 式の関係を適用する．図 12.6 に示すように，D_M の少量の増加が C^{ss}_{AV} の著しい上昇をまねき，場合によっては危険な状況になりかねないことがわかる．したがって用量設定において TDM は特に重要となる．一方，代謝消失に関するミカエリス－メンテン式 (20) 中の V_{max} や K_m は患者間で大きな個体差があることが知られているので，平均値に基づく投与設計は推奨できない．もし，試験投与が可能であればパラメータの推定が可能であり，これを用い (23) 式より望ましい C^{ss}_{AV} に対する R_0 を計算できる．一般的には最小量の R_0 (1) で治療を開始し，その C^{ss}_{AV} (1) を求め，次いで適当なノモグラムなどを用い R_0 (2) を推定する．これによる C^{ss}_{AV} (2) が有効域に達していない場合には (23) 式にこれら二組の数値を代入し，連立方程式の解としてパラメータを計算し，

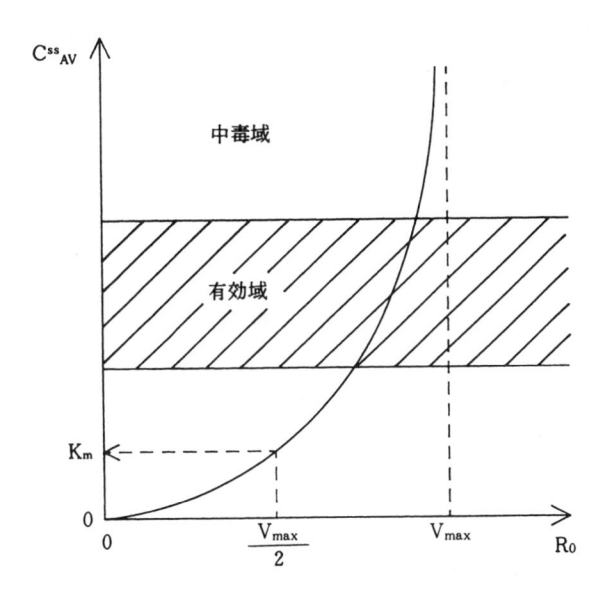

図 12.6 代謝飽和を起こす薬物の投与速度（R_0）と定常状態の血中濃度（C^{ss}_{AV}）の関係

これに基づき新たな R_0 を推定するという手順をとる．

12.2.2 ポピュレーション・ファーマコキネティクス

1 母集団パラメータ

臨床におけるファーマコキネティクス理論の必要性は次の二つの目的に大別される．第一に，投与量や投与方法と血中薬物濃度および作用部位における薬物濃度との法則性を知り，薬効や副作用との関連性を明らかにすること，さらにそれらに影響を及ぼす病態生理・薬剤学的要因を解明すること．第二に，得られた薬物動態の法則性を利用して個々の患者にとって最適となるように投与量・投与間隔を設定することである．後者は投与設計の個別化であり，後述のベイジアン法を利用することにより数少ない測定点からでもファーマコキネティクス理論に基づく個別投与設計を実施できるようになった．これに対して，前者は患者母集団（population）における薬物体内動態の一般法則を調べることを目的としており，ポピュレーション・ファーマコキネティクス（population pharmacokinetics）あるいは母集団薬物動態と呼ばれる．集団における薬物動態の特性を記述するには次の3種類の情報が必要である．

① 薬物動態パラメータの集団平均値
② 薬物動態パラメータの個体差
③ 測定値の持つ残差誤差ならびに個体内変動

これらは集団の特徴を表す情報であることから，母集団パラメータ（population pharmacokinetics

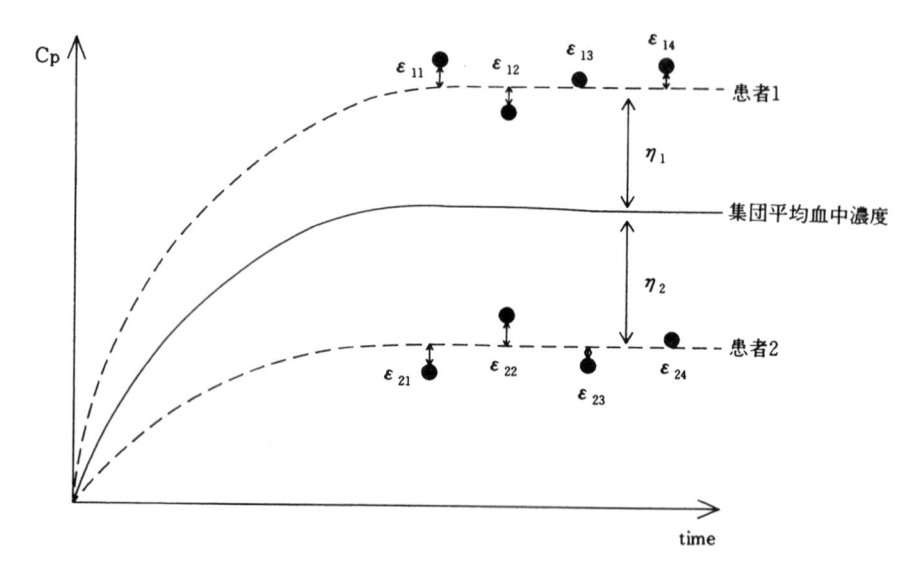

図12.7 ポピュレーション・ファーマコキネティクスの考え方

parameters) と呼ばれる.

2 ポピュレーション・ファーマコキネティック・モデル

　薬物を一定の投与速度Rで連続投与したときの定常状態平均血中濃度Cp_{ss}はR/CLで与えられる．ポピュレーション・ファーマコキネティクスを理解するために，この最も簡単な薬物動態モデル式を用いた解析例をあげる．図12.7は，うっ血性心不全患者におけるジゴキシン連続投与下での平均血中濃度推移を模式的に示したものとする．中央の実線は集団平均血中濃度推移を表し，ごく標準的な患者の場合，このような推移になる確率が最も高い．

$$\overline{Cp_{ss}} = R/\overline{CL} \quad \cdots\cdots(28)$$

ここで$\overline{CL}$は集団平均クリアランスを表す．患者1は平均より血中濃度が高くなる傾向にある患者であり，これはこの患者のクリアランスが集団平均クリアランスよりη_1だけ小さいためである．また，患者2は平均よりη_2だけ大きなクリアランス値を有する．このような個体差のモデル化は，

$$CL_j = \overline{CL} + \eta_j \quad \cdots\cdots(29)$$

として表現する．ここで，CL_jは患者jのクリアランス値を表す．さらに，患者1から複数回採血した場合，すでに定常状態に達しているならば，理論的にはR/CL_jで予想される血中濃度になるはずであるが，測定誤差などのため，毎回同じ値を示すとは限らない．すなわち，測定誤差や個体内変動のため測定値は理論値の周りをランダムに分布する（ε_{11}, ε_{12}, ε_{13}, ……）．この残差変動を (29) 式と同様に確率変数を用いて表すと，

$$Cp_{ij} = \tilde{C}p_{ij} + \varepsilon_{ij} \quad \cdots\cdots(30)$$

となる．ここで$\tilde{C}p_{ij}$は患者jの時間t_{ij}における推定血中濃度，Cp_{ij}は測定された血中濃度である．

このように集団の特性を記述するには平均，個体間変動，残差変動という3種類の母集団パラメータが必要となる．

ここで，CLの個体差を生じる要因として体重のみを考えた場合，

$$CL_j = \theta_2 \cdot WT_j^{\theta_1} + \eta_j \quad \cdots\cdots(31)$$

体重以外の要因に基づく個体差（すなわち，η_j の分散）は80％と大きな値を示したとする．次に，説明変数として体重と血清クレアチニン値を組み込み，以下のモデル式にて計算したところ，

$$CL_j = \frac{\theta_2 \cdot WT_j^{\theta_1}}{\theta_3 + Scr_j} + \eta_j \quad \cdots\cdots(32)$$

個体差は43％に激減した．この結果より（31）式で変量効果 η_j とした個体差のうち，かなりの部分は腎機能の個人差に由来するものであったことがわかる．さらに，血清クレアチニンの代わりにクレアチニンクリアランスを用いると，

$$CL_j = \theta_2 \cdot WT_j^{\theta_1}(1 + \theta_3 \cdot Ccr_j) + \eta_j \quad \cdots\cdots(33)$$

個体差は35％とさらに減少した．この知見は腎機能の個人差を補正する上でScrよりCcrのほうが精度が良いことを示唆しており，体重とCcrによって個別化すれば，それ以外の要因に基づく個体差（すなわち，予測値からの偏り）は35％に過ぎないことを示している．このように，個体差を生じさせる要因のうち，既知のものと未知のものとの寄与を同時に定量的に評価することにより，臨床薬物動態における個体差要因を見い出すことがポピュレーション解析の主たる目的である（図12.8）．

ポピュレーション・ファーマコキネティクスは，薬物療法では不可避な個体差を既知の要因（固定効果）と未知の要因（変量効果）に基づくものに分け，それぞれの影響を定量的に評価する方法論である．その目的は薬物の有効性や安全性に関わる法則性を患者のデータから見いだし，個々の患者に対する投与設計に反映させることである．ポピュレーション・ファーマコキネティクスを解析する数学的な手法の一つとしてNONMEM法が提唱され，本法は断片的なモニタリングデータの解析が可能なことから，実際に治療を受けている患者の血中薬物濃度データを検討する上で有力な方法である．ポピュレーション・ファーマコキネティクスは，日常臨床におけるTDMのみならず，新薬の臨床試験においてもその重要性が認められている．

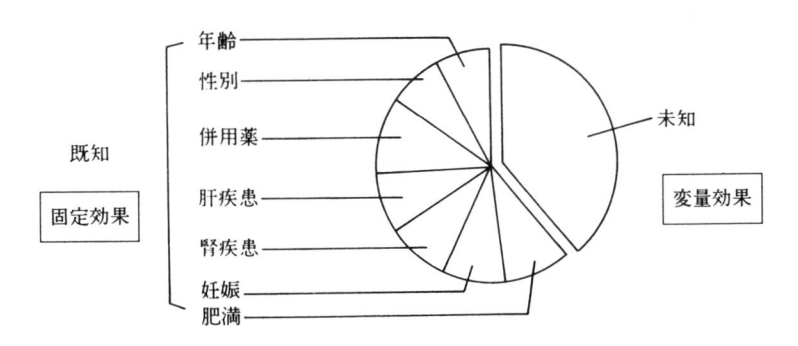

図12.8 薬物動態/薬効における個人差を生じる要因

3 ベイジアン法による薬物投与設計

　個々の患者の投与設計を行う場合，集団平均パラメータ値で投与量・投与間隔を設定しても必ずしもうまくいくとは限らない．薬物動態には個人差があるため，本来その患者固有の動態パラメータに基づいて投与設計するべきであり，TDM もこの個人差を克服するために必要とされている．従来，各患者の薬物動態パラメータを推定するには，一人の患者から複数点の採血を必要とした．しかしながら，患者の負担，倫理的問題のみならず医療機関側での時間的・費用的な負担が問題となっていた．このような問題点を克服し，患者固有の薬物動態パラメータに基づく投与設計を現実のものとする手法としてベイジアン法が注目されている．ベイジアン法はたとえ測

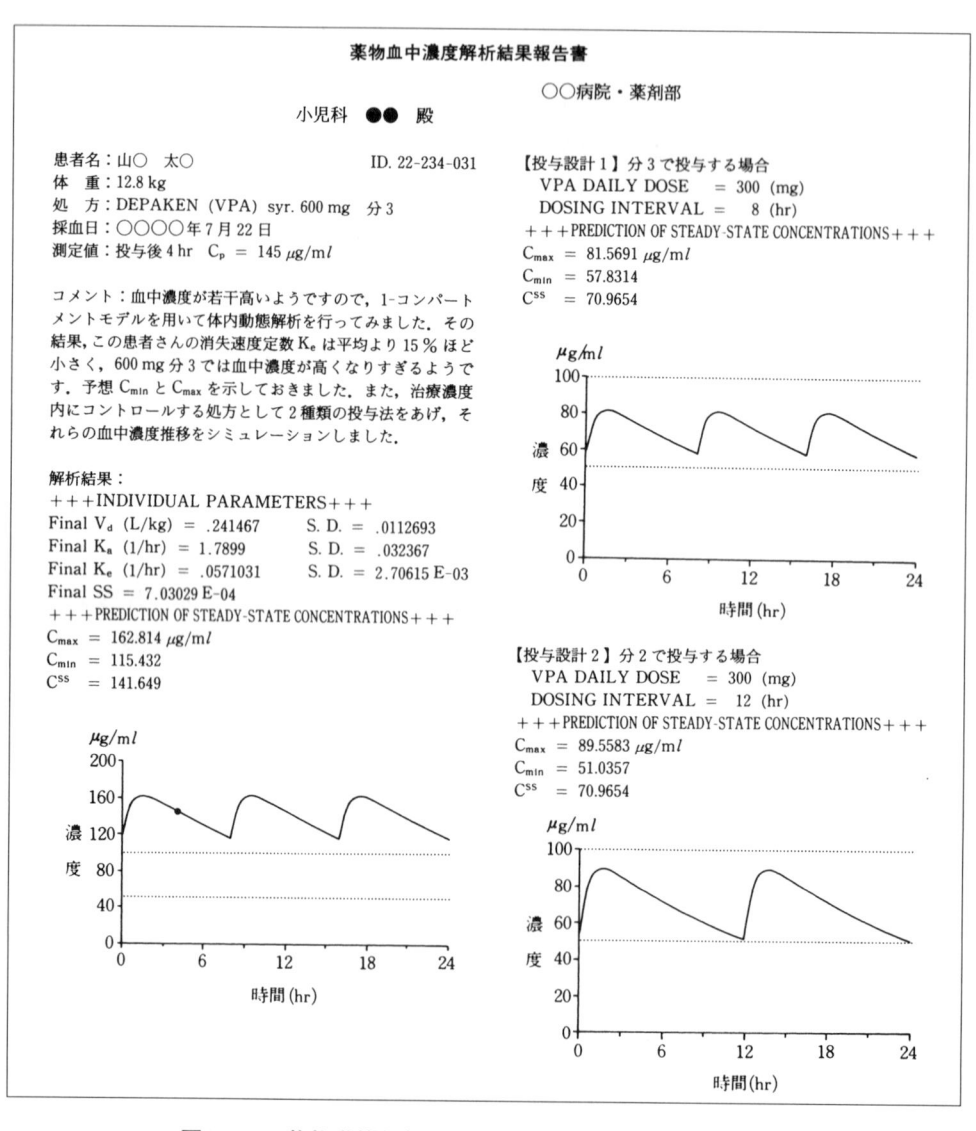

図12.9　薬物動態解析に基づく医師へのコメントの一例

定値が1点でも，母集団パラメータがわかっていれば，その患者固有の体内動態パラメータ（半減期，クリアランス等）を推定できる方法論であり，薬物動態理論に基づく個別投与設計を臨床の場で実用化しうるものである．

ベイジアン法の原理を数学的に表すと次のようになる．

$$\text{目的関数} = \sum \frac{(C_i - \tilde{C}_i)^2}{\sigma_i^2} + \sum \frac{(P_k - \overline{P}_k)^2}{\omega_k^2} \quad \cdots\cdots(34)$$

ここで，C_i は実測された血中濃度，$\tilde{C}_i$ は予測血中濃度，σ_i^2 は残差変動 ε の分散値，$\overline{P}_k$ は母集団平均パラメータ，ω_k^2 はその個体間変動 η の分散値，P_k は求めるべき個人の薬物動態パラメータである．通常の最小二乗法では血中濃度の測定値と計算値の差の二乗和が最小となるようにパラメータを推定するのであるが，ベイジアン法ではこれに加え，求めようとする個人のパラメータと母集団平均パラメータとの差の二乗和（34式の第2項）も最小となるようにパラメータを推定する．ベイジアン・アルゴリズムを組み込んだ非線形最小二乗法プログラムはすでにいくつか公開されており，実際の計算に際してはそれらをコンピュータ上で利用することができる．

図12.9にTDMにおけるベイジアン法の活用例を示す．この図は薬剤師による医師へのコメントの一例である．薬物はバルプロ酸で，測定された1点の血中濃度を用いてこの患者の体内動態パラメータ，さらに連続投与時における最低血中濃度（C_{min}），最高血中濃度（C_{max}）をベイジアン法により推定した．その結果，予想血中濃度推移が治療域を超えていたので，ちょうど有効域内に収まるような投与計画を，1日3回投与の場合と1日2回投与の場合の2種類をシミュレーションして医師にコメントし，良好な治療結果を得ることができた．

12.3 疾患時における薬物体内動態

処方設計とは，患者に必要な薬物を選択し，患者の条件に適した用法・用量を定めることである．同じ薬剤を投与しても，患者によって引き起こされる治療効果や副作用は異なることがある．このような個体差の問題に対処し，患者一人一人に対して適正な処方設計を行うこと，すなわち処方の個別化を果たすことがオーダーメイド医療を実践することである．そのためには，患者の年齢，体重，病歴など，患者固有の諸条件が薬物投与後の薬効発現に至る過程に及ぼす影響を理解する必要がある．

薬効発現までの過程は薬物体内動態 pharmacokinetics と薬物濃度と効果の関係 pharmacodynamics に大別されるが，個々の患者が有する疾患はこれらの過程に様々な影響を及ぼすことにより，個体差の原因となりうる．1970年代以降の clinical pharmacokinetics の発展普及に伴い，疾患時の薬物体内動態についてはかなりの知見が蓄積されてきた．一方，病態時の pharmacodynamics については，臨床における薬効評価の困難さもあり，体系的な検討はなお不十分である．

表 12.7 病態に伴う薬物作用の変動例

疾　患	薬　物	病態の主な影響[a] Pharmaco-kinetics	病態の主な影響[a] Pharmaco-dynamics	変動内容と臨床的対応
腎不全	Gentamicin	＋	－	腎クリアランスの低下と毒性増強：副作用防止のために投与量減量
尿毒症	Thiopental	－	＋	中枢神経系の薬物感受性増大：麻酔導入及び維持に必要な薬物量の減少
肝硬変	Theophylline	＋	－	クリアランスの低下による血中濃度上昇：副作用防止のために投与量減量
急性ウイルス性肝炎	Warfarin	－	＋	過剰な抗凝固反応：出血の危険防止のため投与量減量
うっ血性心不全	Lidocaine	＋	－	クリアランスと分布容積の低下による血中濃度上昇：投与量の減量
うっ血性心不全	Furosemide	－	＋	腎の感受性低下による利尿効果の減少
肺炎	Theophylline	＋	－	クリアランスの低下による血中濃度上昇：副作用防止のために投与量減量
甲状腺機能亢進症	Digoxin	－	＋	心筋の感受性低下：甲状腺活性に応じて投与量を調節

[a] ＋：病態により変動することが知られている．
－：病態により大きく変動するとの報告はない．
(Rowland, M. & Tozer, T. N. (1995) Clinical Pharmacokinetics : Concepts and Application, third edition., p.249 Williams & Wilkins, Philadelphia より一部改変)

表 12.7 には，患者の病態による薬物作用の変動例をあげたが，様々な病態が薬物体内動態のみならず薬物感受性に対しても多様な影響を及ぼすことがわかる．本節では，腎疾患，肝疾患などの代表的な病態時における薬物体内動態と生体の薬物感受性について述べるとともに，pharmaco-kinetics の手法によるこれら病態時の薬物投与設計について解説する．また，患者の遺伝的要因の影響についても触れる．

12.3.1　腎疾患時の薬物療法

　腎臓は，尿の生成と排泄を通じて，体液の量と組成の調節に直接的な役割を果たすとともに，血圧調節，エリスロポエチン産生などの内分泌機能を営んでおり，腎機能が停止したり著しく低下した場合には，生体の内部環境の恒常性は乱れ，種々の異常変化が現れる．したがって，腎疾患時においては，尿中排泄を受ける薬物の体内動態が直接影響を受けるとともに，元来，尿中排泄の少ない薬物についても体内動態や薬物感受性の変動を来すことがある．
　腎疾患は病因や病変部位により様々な病態を呈するが，薬物動態に顕著な影響を及ぼすのは，腎機能の中でも排泄機能の低下で特徴づけられる腎不全 (renal failure) であろう．腎不全は，急激に発症し回復の可能性のある急性腎不全と不可逆性の慢性腎不全とに分けられる．慢性腎疾患の病態推移は4段階に分類され，第1期では腎予備力の低下を認めるのみで，体液の恒常性は

保持されている．血漿尿素窒素やクレアチニン濃度が正常域を越えて上昇するのは，通常，腎機能の50％以上が失われた場合にみられる．第2期は腎機能不全（renal insufficiency）であり，軽度の高窒素血症，尿濃縮能の低下，夜間尿症，軽度の貧血などがみられる．日常生活に支障はないが，飲水量の不足や嘔吐，下痢等による細胞外液量の低下，感染，手術などの腎臓に対するストレスにより代償不全に陥る．第3期がいわゆる腎不全と呼ばれるもので，高窒素血症，低カルシウム血症，高リン血症，代謝性アシドーシス，等張尿，夜間尿症等を伴う．腎機能は正常の25％以下に低下する．最終段階の第4期が尿毒症（uremia）である．上述した腎不全の症状に加えて消化器系，循環器系，中枢神経，皮膚および造血機能の異常がみられ，放置すれば死に至る．このように慢性腎不全は不可逆的な過程をたどるが，患者の管理と増悪因子の有無により進行経過は大きく異なることから，尿毒症に至る前の患者に対する的確な薬物療法がとりわけ重要となる．

1 腎疾患時の薬物体内動態

a) 吸 収

腎疾患時の薬物吸収については未だ十分な検討がなされておらず，不明の点が多い．腎不全に伴う消化管障害，例えば嘔吐，下痢，胃内pHの変化，消化管浮腫等により，薬物の吸収が変動する可能性が考えられる．実際にfurosemide，D-xylose，pindololのバイオアベイラビリティが腎不全患者で低下することが報告されている．

また，初回通過効果を受ける薬物では，腎不全に伴い肝臓や消化管の代謝活性が変化し，結果的にバイオアベイラビリティが増減することも考慮する必要がある．Propranololやpropoxypheneのバイオアベイラビリティが腎不全や尿毒症患者で増加することが知られている．

b) 分 布

腎疾患時には，酸性薬物の多くで血漿蛋白結合が低下し，塩基性薬物では正常時と同じか，まれに結合率が低下する．表12.8に，代表的な酸性ならびに塩基性薬物の腎不全時における血漿蛋白結合率を，正常時と比較して示した．酸性薬物の蛋白結合率低下の原因として，腎疾患に伴う，①血漿中の主要な結合蛋白であるアルブミン濃度の低下（低アルブミン血症），②蛋白結合部位に対する阻害物質，競合物質の蓄積，③アルブミンの構造変化による結合部位数や親和性の変化，があげられる．

このような腎疾患時の血漿蛋白結合率の減少は，薬物のクリアランスと分布容積を増大させる方向に作用する．表12.8によれば，phenytoinの血漿蛋白結合率は，正常時の88％から腎不全時には74％に低下する．このことは，血漿中非結合型薬物分率が12％から26％へと2倍以上に増加することを意味し，実際に腎不全患者におけるphenytoinの分布容積は健常人の約2.2倍と大きくなる．また，phenytoinの全身クリアランス（CL_t）も健常人の28～41 mL/hr/kgから

尿毒症患者では 64〜225 mL/hr/kg へと増大する．したがって，腎疾患の患者に腎機能の正常な場合と同じ投与量の phenytoin を与えると血漿中薬物濃度は低値となる．しかしながら，血漿蛋白結合率が低下しているので，血漿中遊離薬物濃度に関しては腎機能正常者と同じになる．通常 phenytoin の有効治療濃度は，血漿濃度にして 10〜20 μg/mL とされている．腎機能正常時の蛋

表 12.8 薬物の血漿蛋白結合に及ぼす腎疾患の影響

酸性薬物	蛋白結合率(%) 正常	蛋白結合率(%) 腎不全	変動[a]	塩基性薬物	蛋白結合率(%) 正常	蛋白結合率(%) 腎不全	変動[a]
Cefazolin	85	69	↓	Carbamazepine	82	78	±
Cloxacillin	95	80	↓	Chlorpromazine	98	98	±
Diflunisal	88	56	↓	Desipramine	90	88	±
Furosemide	96	94	↓	Diazepam	98	92	↓
Pentobarbital	66	59	↓	Morphine	35	29	↓
Phenytoin	88	74	↓	Prazosin	93	91	±
Salicylate	87	74	↓	Propranolol	89	89	±
Valproic acid	92	77	↓	Quinidine	85-97	77-97	±
Thiopental	89	84	↓	Trimethoprim	67	66	±
Warfarin	99	98	↓	Verapamil	89	88	±

[a] ↓：腎不全による血漿蛋白結合率の有意な低下．
　±：腎不全による有意な変動は認められない．
（Benet, L. Z. Massoud N. and Gambertoglio, J. G. (1984) Pharmacokinetic Basis for Drug Treatment, Raven Press より一部改変）

表 12.9 腎クリアランスの寄与率による薬物分類

第 1 群（主に腎クリアランスを受ける薬物）[a]			
Acyclovir	Cefazolin	Flucytosine	Netilmicin
Amantadine	Ceftazidime	Ganciclovir	Ofloxacin
Amikacin	Ceftizoxime	Gentamicin	Penicillin G
Ampicillin	Cefuroxime	Lithium	Ticarcillin
Atenolol	Cephalexin	Moxalactam	Tobramycin
Bretylium	Ethambutol	N-acetylprocainamide	Vancomycin
第 2 群（主に腎外クリアランスを受ける薬物）			
Acetaminophen	Codeine	Ibuprofen	Pravastatin
Adriamycin	Cyclophosphamide	Isoniazid	Propranolol
Amiodarone	Cyclosporine	Ketoconazole	Tacrolimus
Amphotericin B	Cytosine Arabinoside	Morphine	Theophylline
Azathioprine	Diazepam	Naloxone	Valproic acid
Chloramphenicol	5-Fluorouracil	Nifedipine	Verapamil
Clindamycin	Hydralazine	Phenytoin	Warfarin
第 3 群（腎，腎外クリアランス共に受ける薬物）			
Allopurinol	Cimetidine	Imipenem	Procainamide
Aztreonam	Ciprofloxacin	Methotrexate	Ranitidine
Bumetanide	Cisplatin	Norfloxacin	Sulfisoxazole
Captopril	Digoxin	Phenobarbital	Triamterene
Cefoperazone	Disopyramide	Pindolol	Trimethoprim
Ceftriaxone	Famotidine	Piperacillin	Zidovudine

[a] 未変化体の尿中排泄率が投与量の 75 ％以上を占める薬物を挙げた．

白非結合型分率を10%とすれば，遊離（非結合型）薬物でみた有効治療濃度は1～2 μg/mLとなる．腎不全患者のphenytoin非結合型分率が25%に上昇すると，同じ有効治療域の遊離薬物濃度を達成するのに必要な血漿濃度は4～8 μg/mLにまで低下する．このように，血漿中総薬物濃度でみると，phenytoinの有効治療濃度は腎機能の低下とともに減少することになる．通常，腎疾患患者に対するphenytoinの投与量は腎機能正常者と同じであるが，phenytoinの薬効や毒性は血漿中総薬物濃度でみるとより低濃度で発現すると考えられる．

c) 代謝・排泄

薬物の全身クリアランス（CL_t）は腎クリアランス（CL_r）と腎外クリアランス（CL_{nr}）の和として表される．

$$CL_t = CL_r + CL_{nr} \qquad \cdots\cdots(35)$$

CL_tに占めるCL_rとCL_{nr}のバランスにより，薬物を3群に分けることができる（表12.9）．第1群は主としてCL_rにより体内から消失するもの，第2群は主としてCL_{nr}により体内から消失するもの，第3群はCL_rとCL_{nr}の両者の寄与が認められるものである．図12.10は，セファロス

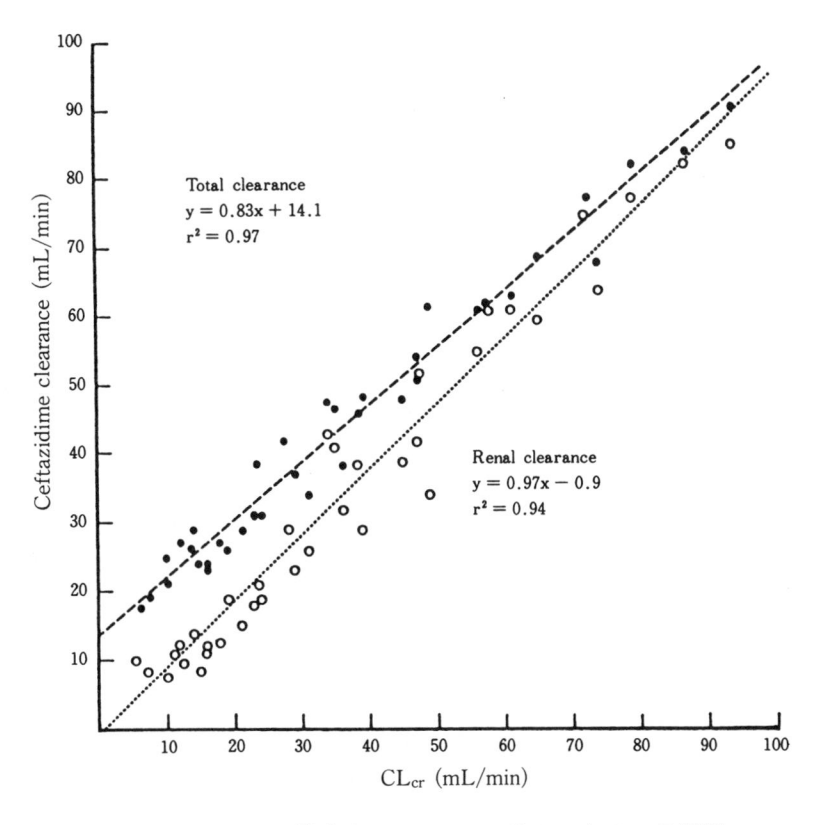

図12.10 CL_{cr}に対するceftazidimeのCL_tとCL_rの相関

●……● CeftazidimeのCL_t
○……○ CeftazidimeのCL_r

(Walstad, R. A. *et al.* (1988) *Eur. J. Clin. Pharmacol.* **35**, 273)

ポリン系抗生物質であるceftazidimeを様々な腎機能を有する37人の患者に投与して求めた．ceftazidimeのCL_tとCL_rを各人の腎機能の指標となるクレアチニンクリアランス（creatinine clearance：CL_{cr}）に対してプロットしたものである．CeftazidimeのCL_rとCL_{cr}の間には原点を通る直線関係が認められ，またceftazidimeのCL_tとCL_{cr}の間にも良好な対応が認められ，ceftazidimeのような薬物のCL_tがCL_{cr}の関数として（36）式で表されることがわかる．

$$CL_t = a \cdot CL_{cr} + CL_{nr} \qquad \cdots\cdots(36)$$

ここでaは比例定数を表し，腎機能の変動がCL_{nr}には影響しないことを仮定している．

このように，CL_rが主要な役割を果たす第1群および第3群の薬物では，腎機能の低下が薬物の体内からの消失に直接影響し，排泄の遅延，蓄積につながることから，腎機能に応じた適切な投与計画の変更が必要となる．一方，未変化体の尿中排泄はほとんど問題にならない第2群の薬物についても，代謝物の蓄積の可能性や腎疾患の進行に伴う2次的な肝機能異常等によるCL_{nr}の変動に注意する必要がある．例えば，腎不全患者にmorphineを静注した場合，代謝物であるmorphine 6-glucuronideのAUCが腎機能の正常な患者の約5倍に増加し，過剰な麻酔効果や呼吸抑制といった副作用の原因になることが示されている．

2　腎疾患時の薬物感受性

腎疾患時には，薬物の作用増強や副作用の発現頻度の増加がよく知られている．しかし，その原因が薬物の体内動態レベルの変化にあるのか，薬物作用部位における濃度と効果の関係にあるのかといった問題にまで掘り下げて行くと，不明の点が多く残されている．

1954年に麻酔科の医師Dundeeと薬理学者Richardsは，外科手術時の麻酔導入と維持に必要なthiopentalの量が尿毒症患者で著しく少量であることを報告し，腎不全時にバルビツール酸類に対する中枢の感受性が増大することを示唆したが，その後の動物実験によりphenobarbitalやthiopentalに対する中枢神経系の感受性が腎疾患により増加することが確認されている．また，theophyllineの副作用であるけいれん発作についても，腎疾患時に中枢のtheophyllineに対する感受性が増加することが知られている．その結果，より低い血中濃度で発作が起こることから，theophylline中毒の患者で腎疾患を伴う場合には，血液透析などの積極的な血中濃度の軽減処置が必要となる．また，通常のtheophylline有効治療濃度といわれている10〜20 μg/mLの濃度範囲内においても，腎疾患時には副作用の発現を見ることがあり，注意を要する．

3　腎疾患時の投与計画

目標とする薬物の平均血中濃度をC_{av}とし，速やかにC_{av}に到達するために，初回負荷量D_lを投与し，維持量D_mを投与間隔τ時間ごとに投与する場合を考える．患者の体重をBW kgとするとD_lは（37）式で与えられる．

$$D_l = C_{av} \cdot V_d \cdot BW \qquad \cdots\cdots(37)$$

ここで，薬物の分布容積V_dはL/kgの単位である．したがって，腎疾患によりV_dに変化がなけ

ればD_lを変更する必要はない．次にD_mについては，定常状態において体内に入る薬物量（D_m/τ）と体内から消失する薬物量（$C_{av} \cdot CL_t$）は等しくなるから，(38)式が成り立つ．

$$D_m = C_{av} \cdot CL_t \cdot \tau \qquad \cdots\cdots(38)$$

薬物を経口投与するとし，そのバイオアベイラビリティをFとすると，(37), (38)式はそれぞれ次式で表される．

$$F \cdot D_l = C_{av} \cdot V_d \cdot BW$$

$$F \cdot D_m = C_{av} \cdot CL_t \cdot \tau$$

したがって，患者のF, V_d および CL_t がわかれば，目的とする薬物血中濃度を得るための投与計画が可能となる．

腎疾患によるFの変化はないとして，まず投与量を一定に保ち，投与間隔を調節する場合，新しい投与間隔 τ' は

$$\tau' = \tau(CL_t/CL_{t'}) \qquad \cdots\cdots(39)$$

で与えられる．ここで $CL_{t'}$ は腎疾患患者の全身クリアランスを表す．一方，投与間隔を一定に保ちたい場合，新しい投与量 $D_{m'}$ は

$$D_{m'} = D_m(CL_{t'}/CL_t) \qquad \cdots\cdots(40)$$

で与えられる．

(39)式を用いて投与量を一定にして投与間隔のみを調節すると，定常状態における最高血中濃度，最低血中濃度および C_{av} を正常時と同じに保つことができるが，$CL_{t'}$ が低下して τ' を延長するほど有効治療域以下の血中濃度の時間も長くなる可能性がある．また，求めた τ' が患者の服薬ミスを招きやすい半端な時間になることもある．例えば腎疾患により半減期が1日を超えるような薬物の場合，投与間隔は1日1回として調節は投与量の変更で行うのが現実的である．一方，(40)式を用いて投与間隔を一定に保ち $CL_{t'}$ の低下に応じて $D_{m'}$ を減量すると，C_{av} は正常時と同じだが，最高血中濃度は正常時より低く，最低血中濃度は正常時よりも高い値となることに注意する必要がある．また，求めた $D_{m'}$ が調剤上不都合な量となることもある．したがって実際には，投与量と投与間隔の両者を変更して最適な投与設計を行う必要がある．

次に，(39), (40)式で必要となる正常人と腎疾患患者の CL_t の比につき，腎機能の指標である CL_{cr} を利用して推定することを考える．ここで薬物の CL_t に占める CL_r の比を f_e で表す．

$$f_e = CL_r/CL_t \qquad \cdots\cdots(41)$$

実際には，薬物を静注後の投与量に対する未変化体の尿中排泄率により f_e を求めることができる．(36)式より

$$CL_t = a \cdot CL_{cr} + (1 - f_e)CL_t \qquad \cdots\cdots(42)$$

CL_t につき整理すると

$$CL_t = a \cdot CL_{cr}/f_e \qquad \cdots\cdots(43)$$

となる．腎疾患時においても CL_{nr} が変わらないと仮定して，腎疾患時の $CL_{t'}$ と正常時の CL_t の比を求めると

$$\frac{CL_{t'}}{CL_t} = \frac{a \cdot CL_{cr'} + (1 - f_e)CL_t}{CL_t}$$

$$= a \cdot CL_{cr'}/CL_t + 1 - f_e \quad \cdots\cdots(44)$$

ここで $CL_{cr'}$ は腎疾患時のクレアチニンクリアランスを表す．(43) 式の関係を代入して整理すると

$$\frac{CL_{t'}}{CL_t} = 1 - f_e\left(1 - \frac{CL_{cr'}}{CL_{cr}}\right) \quad \cdots\cdots(45)$$

(45) 式より，薬物の大半が尿中排泄を受ける場合（$f_e = 1$）には CL_t の比の代わりに CL_{cr} の比をそのまま利用できることがわかる．また患者の CL_t が不明の場合でも，薬物の f_e と患者の $CL_{cr'}$ がわかれば (45) 式より正常時とのクリアランス比が推定でき，投与設計が可能となる．

CL_{cr} を正確に知るためには，尿と血液中のクレアチニン濃度の測定が必要となる．しかしながら，採尿に時間がかかることや不完全なサンプリングに伴う CL_{cr} 過小評価の危険性から，臨床的にはクレアチニンの血漿濃度（C_{scr}, mg/dL）のみを用いて CL_{cr} を推定することが多い．現在までに，患者の年齢，体重，性別などを考慮して，血漿クレアチニン濃度から CL_{cr} を推定するためのノモグラムや数式が数多く報告されている．Cockcroft と Gault の式では，患者の年齢（AGE, 歳）と体重（BW, kg）を用いて (46) 式により CL_{cr}（mL/min）を求める．

$$CL_{cr} = \frac{(140 - AGE) \cdot BW}{72 \cdot C_{scr}} \quad \cdots\cdots(46)$$

なお女性の場合にはクレアチニンの生成速度が男性よりも小さいので，(46) 式で求めた値の 85％とする．本法は C_{scr} が定常状態にあることを前提にしており，また小児には適用できない．

Traub と Johnson は，年齢 1〜18 歳の小児における C_{scr} と CL_{cr} の間に (47) 式のような関係を認めた．

$$CL_{cr} = \frac{0.48 \cdot H}{C_{scr}} \quad \cdots\cdots(47)$$

ここで H は身長（cm）を表し，CL_{cr} は体表面積で補正した mL/min/1.73 m^2 の単位となる．従って 1 歳以上の小児については，(47) 式を用いて患児の C_{scr} と身長から CL_{cr} を求めることができる．

12.3.2　肝疾患時の薬物療法

重症の肝炎（hepatitis）や肝硬変（hepatic cirrhosis）などの肝疾患時においては，血流速度の低下，側副血行路の形成，肝細胞機能不全，血清蛋白質組成や含量の変動，胆汁流速の変化などの異常がみられる．薬物代謝の中心と考えられる肝臓の疾患は，肝代謝により体内から消失する薬物の動態に直接影響する．図 12.11 は，ビンカアルカロイド系の抗腫瘍薬 vinorelbine を進行した乳癌患者に静脈内投与した時の全身クリアランスを示す．Vinorelbine は主として肝臓で代

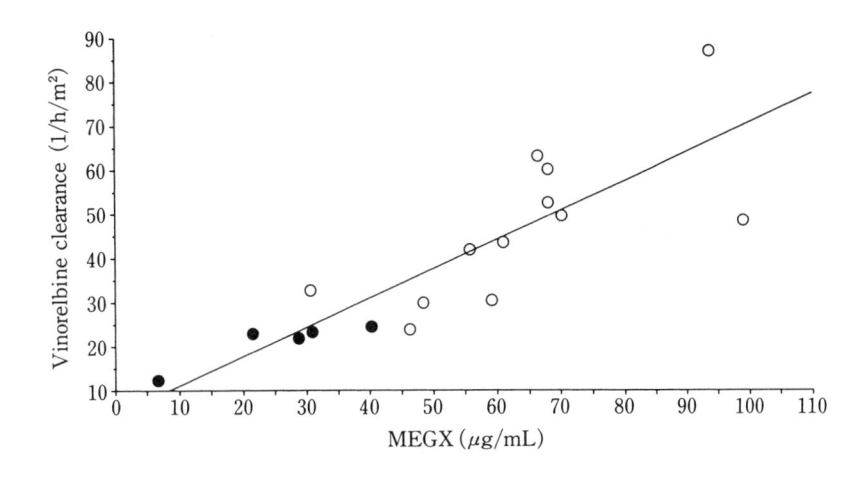

図 12.11 肝転移を伴う乳癌患者における vinorelbine の全身クリアランスと MEGX 試験値の相関
○ 肝臓中の腫瘍体積が 25〜75 % の患者
● 肝臓中の腫瘍体積が 75 % 以上の患者
MEGX 試験値：lidocaine（1 mg/kg）静注 45 分後における血漿中の代謝物 MEGX 濃度を表す．
(I. Robieux, *et al.* (1996) *Clin. Pharmacol. Ther.* **59**, 32)

謝されて体内から消失する薬物であるが，患者の肝機能の指標として lidocaine（1 mg/kg）を静注して 45 分後に代謝物である monoethylglycinexylidide（MEGX）の血漿中濃度を測定する MEGX 試験の値と vinorelbine のクリアランスには良好な相関が認められ，乳癌の転移により肝臓の 3/4 以上が腫瘍細胞で占められた患者では肝機能が低下し，vinorelbine のクリアランスも低値となっている．

また，肝疾患に伴う胆汁のうっ滞は胆汁排泄性薬物の蓄積を促し，腹水の貯留は薬物の分布容積を増加させ，低アルブミン血症や黄疸による高ビリルビン血症は薬物の血漿蛋白結合率や組織分布を変動させる．このように肝疾患は，肝臓における薬物代謝や胆汁排泄，さらには全身レベルでの薬物動態に対して種々の影響を及ぼすと考えられる．図 12.11 の MEGX 試験のような新たな肝機能検査が試みられているものの，肝疾患の多様性や薬物動態と関連づけるべき適当な肝機能指標が十分に整備されていないこともあって，肝疾患時の薬物動態を正確に予測することはなお困難な状況にある．

その中にあって，肝疾患の影響を体系的に捉えるためには，生理的な条件を考慮した肝クリアランスモデルによるアプローチが有効である．(48) 式で示すように，薬物の肝クリアランス（CL_h）は肝血流速度（Q_h）と肝抽出比（E）の積として表される．

$$CL_h = Q_h \cdot E \quad \cdots\cdots(48)$$

したがって，肝疾患による肝血流の低下は肝クリアランスの減少方向に作用する．表 12.10 には，投与量の 30 % 以上が肝臓から消失する薬物を E により 3 群に分類して示した．ここで E > 0.7

表 12.10　肝抽出比（E）に基づく薬物分類[a]

E＜0.3	0.3＜E＜0.7	E＞0.7
Carbamazepine	Aspirin	Alprenolol
Diazepam	Quinidine	Desipramine
Digitoxin	Codeine	Isoproterenol
Indomethacin	Nortriptyline	Lidocaine
Phenobarbital		Meperidine
Phenytoin		Morphine
Procainamide		Nitroglycerin
Theophylline		Pentazocine
Tolbutamide		Propoxyphene
Valproic acid		Propranolol
Warfarin		Verapamil

[a] 表にあげた薬物はいずれも肝臓からの消失が全身クリアランスの30％以上を占めることが知られている．
(Rowland, M. & Tozer, T. N. (1995) Clinical Pharmacokinetics : Concepts and Application, third edition., Williams & Wilkins, Philadelplia より一部改変)

に属するような肝抽出比の大きな薬物では，肝クリアランスはほぼ血流律速と考えられ，肝硬変等による肝血流速度の低下はそのまま肝クリアランスの減少に結びつく．一方，E＜0.3のような肝抽出比の小さな薬物では，血流の低下により肝抽出比がむしろ上昇するため，結果的に肝クリアランスに大きな変化は認められない．

　経口投与時に肝初回通過効果を受ける薬物のバイオアベイラビリティ（F）は，消化管吸収が完全であるとすると（49）式で表される．

$$F = 1 - E \qquad \cdots\cdots(49)$$

肝機能の低下により，ある薬物のEが0.95から0.90に減少した時，薬物静注時の肝クリアランスは（48）式から明らかなように臨床的には問題にならない程度の変化であるのに対し，Fは5％から10％へと2倍に増加する．このように，薬物の投与経路により肝疾患の影響が異なる場合のあることは投与設計上留意すべき点である．

　さらに，肝疾患は生体の薬物感受性に対しても様々な影響を及ぼす可能性がある．例えば，重篤な肝疾患では肝性昏睡と呼ばれる意識障害を主とする精神神経症状がみられる．この原因として，脳の機能維持に必要な物質の肝での生成不全や，門脈側副血行路形成や肝機能不全のために本来ならば肝で除去される中毒物質が脳に作用する可能性が考えられている．実際に肝疾患患者では鎮静効果に必要なdiazepamの量が有意に低下することが知られており，薬物体内動態のみならず中枢神経系の薬物感受性の変化が示唆される．また，肝移植患者では他の臓器移植に比べて免疫抑制剤のciclosporineによる中枢毒性の発現頻度が高いとの報告もある．さらに，warfarinの抗凝固作用がおそらくは肝疾患による一部の凝固因子の欠乏により著しく亢進したり，肝硬変に伴う2次性高アルドステロン血症によると考えられるfurosemide抵抗性など，種々の薬物反応性が肝疾患時に変化しうる．

さらに，肝疾患においては薬物体内動態や感受性変化の個体差が大きいことも特徴的である．したがって，画一的な薬物療法は危険であり，体内動態と感受性の両者がともに変動しうることを念頭において，個々の患者の反応を慎重に観察しながら薬物療法を進めていくのが基本であり，薬物血中濃度モニタリングが役立つ場合も多くなる．

12.3.3 心不全時の薬物療法

心不全とは，心臓が生体の臓器器官の需要に応じた十分量の血液を拍出できない状態を表し，その結果，静脈系の循環に異常なうっ滞をきたした場合をうっ血性心不全（congestive heart failure）と呼ぶ．心臓のポンプ能の低下による血流の減少と低酸素血症は，薬物の吸収，分布，代謝，排泄の各過程に影響を与える．

消化管に対する血流の低下や腸管粘膜浮腫は，薬物の吸収不良や吸収遅延をきたすことがある．本来バイオアベイラビリティが良好とはいえない digoxin が心不全の極期には主として静注により使用されるのは，このような病態に伴う吸収不良を避ける意味からも合理的と考えられる．また，生体内の各臓器に対する血流の低下は薬物の臓器分布過程にも影響し，薬物分布容積は小さくなる傾向にあることから，薬物の初回負荷量については減量を考慮する必要がある．ただし，うっ血性心不全時においても脳と心臓に対する血流は維持されるので，これら2つの臓器への薬物分布は，特に静注直後の初期において，正常時よりも増大する．したがって，中枢作用性の薬物や強心薬の静脈内投与に際しては，副作用発現を防止するために投与速度を減じるよう注意すべきである．

心拍出量の低下による肝血流速度の減少は，特に肝抽出比の高い薬物の肝クリアランスに直接影響する．肝血流測定に用いる indocyanine green のクリアランスとやはり肝抽出比の大きな lidocaine のクリアランスとを心不全の重篤度の異なる患者間で比較するとよい相関が認められ，肝血流速度の低下を反映して肝クリアランスが減少することがわかる．

また，うっ血性心不全においては腎血流速度も減少し，digoxin, procainamide 等の腎クリアランスが低下することが知られている．この場合，クレアチニンクリアランスを利用した投与量の補正が望ましい．

過剰な水分やナトリウムの貯留が関与している心不全症状の改善には，furosemide 等のループ利尿薬が用いられる．Furosemide は腎臓の近位尿細管で分泌され，Henle 係蹄の管腔側から利尿効果を発揮する．うっ血性心不全時においては腎血流速度が低下し，furosemide の尿中排泄が減少するために，furosemide のナトリウム利尿効果も低下する．この場合，hydralazine や dopamine の併用による腎血流量の改善が有効である．

12.3.4 高齢者の薬物療法

　一般に加齢は薬物反応の変動因子の一つと考えられ，高齢者においては60歳以下の成人に比べて薬物の副作用発現率が高いことが知られている．例えば，ベンゾジアゼピン系催眠薬である triazolam は高齢者に対しより強力な鎮静作用を示し，若年者の半分の投与量でほぼ同等の効果が得られる．このような加齢に伴う薬物作用の変動原因は，薬物体内動態の変化と薬物感受性の変化に大別される．

　まず，薬物動態については加齢に伴う生理機能の低下と密接に関連して考えることができる．高齢者では心拍出量，腎血流量，糸球体濾過速度がいずれも若年者の値の40～70％に低下することから，薬物の腎クリアランスも同様に減少することが予想できる．また，肝臓重量についても加齢による減少が知られ，antipyrine, lidocaine, propranolol 等いくつかの薬物の肝クリアランスと年齢の間に負の相関が認められている．さらに，高齢者では血漿中のアルブミン濃度が若年者に比べて低値となることから，薬物蛋白結合率が低下することがある．また，加齢により体内の水分量は低下し，脂肪組織の割合が増加する．このような生体構成成分の変化は薬物の分布容積にも影響し，thiopental や diazepam のような脂溶性薬物では加齢とともに分布容積が増大することが知られている．

　次に，高齢者の薬物感受性についても若年者と異なることを示唆する知見がいくつかある．Benzodiazepine 系の抗不安薬，催眠薬では，血漿中薬物濃度が同じであっても，高齢者は若年者よりも高度の中枢抑制がみられる．麻酔用鎮痛薬である fentanyl と alfentanil 静注後の脳波変化と血漿中薬物濃度の解析から，これらの麻薬性鎮痛薬に対する中枢感受性が加齢とともに増加し，高齢者では作用発現に必要な麻薬性鎮痛薬の投与量が少なくなることが明らかにされている．また高齢者では，heparin, warfarin 等の抗凝固剤に対する反応も若年者より敏感であるとされている．さらに，β-アドレナリン刺激薬 isoproterenol に対する反応性が加齢とともに低下することが知られ，その機構として加齢による β-アドレナリンレセプターの親和性の低下が示唆されている．

　このように高齢者においては，多くの薬物の体内動態や感受性が若年者とは異なる場合が考えられ，注意を要する．さらに，加齢に伴う生体機能変化の程度は個体差が極めて大きく，薬物血中濃度モニタリングに基づく患者個別の投与設計が望まれる．

12.3.5 妊娠・授乳時の薬物療法

　妊娠中の薬物療法では，母体のみならず胎児に及ぼす影響に十分な注意を払う必要がある．薬物の胎児への影響は，胎児への直接作用の他，胎盤機能を変化させて母児間の酸素や栄養の交換が低下したり，子宮を収縮させ間接的に胎児を傷害することがある．母体に投与された薬物は通

常胎盤を介して胎児へと移行する．胎盤は薬物移行のバリアーとして機能しており，薬物の分子量，脂溶性，血漿蛋白結合率，胎盤にある薬物トランスポーターや薬物代謝酵素への親和性などにより胎児への薬物移行性は異なる．移行性の程度は妊婦へ投与する薬物の選択に重要な情報となる．

薬物の胎児への影響は胎齢によっても異なり，妊娠4〜8週までの胎芽期は中枢神経系や心臓，四肢などの重要な臓器が発生分化する器官形成期にあたり，最も催奇形性のリスクが高い時期である．催眠剤サリドマイドでは，服用時期が器官形成期であった場合に，四肢奇形や心血管の奇形が発生している．妊娠初期に投与して胎児に先天異常を起こすリスクのある医薬品として，抗悪性腫瘍薬，黄体ホルモン，男性ホルモン，ビタミンA含有製剤，エトレチナート，トリメタジオン，バルプロ酸，フェニトイン，リチウム，ワルファリンなどがある．

授乳時の母親に薬物を投与すると，母乳を介して乳児に影響を及ぼす可能性があることから，薬物の母乳への移行性を考慮して投与の可否を判断する必要がある．血中から母乳中への薬物の移行を支配する薬物側の要因としては，薬物の解離度，脂溶性，蛋白結合率，分子量などがある．授乳婦への投与を避けるべき医薬品として，抗悪性腫瘍薬，エルゴタミン，リチウム，メトトレキサートなどがある．また，母親が授乳を望む場合，ブロモクリプチンは乳汁分泌抑制作用があるので投与不可である．

12.3.6 小児・新生児の薬物療法

一般に，乳児は1歳に満たない子，新生児は出生後28日未満の乳児，小児は1歳から思春期以前（15歳，中学生までが目安）とされている．小児における薬物動態に関する情報は乏しく，小児を対象とした治験も限られていることから，小児科医は成人の情報を参考に患児に対して慎重に薬物を使用せざるを得ない現状である．

新生児の胃内pHは出生時にはほぼ中性であるが，出生後数時間で急速に酸性になるなど急激に変化し，生後3か月で成人の値となる．また，新生児では胃内容排出時間が長く，薬物の消化管からの吸収速度は遅くなる．

肝臓の薬物代謝酵素活性は出生時には低く，例えば，新生児の高ビリルビン血症やクロラムフェニコールによるグレー症候群は，新生児のグルクロン酸抱合能が未熟であることが主因である．また，薬物の代謝経路が成人とは異なることがあり，成人ではほとんど認められないテオフィリンからカフェインへの変換が未熟児では起こる．出生後の薬物代謝酵素活性の発達パターンは代謝酵素の種類により異なる．カフェインをモデル基質としたCYP1A2の発育に伴う変化を図12.12に示す．体重当たりの薬物代謝能は，新生児期は未熟で低いが，乳児期に急激に成熟し，成人を上回るようになる．その後，思春期では次第に減少し成人のレベルに落ち着く．小児期において体重当たりの薬物代謝能が成人を上回る原因の一つは，体重当たりの肝重量が成人に比し大きいことにある．一方，薬物の腎排泄については，体表面積当たりの腎血流や糸球体ろ過率が

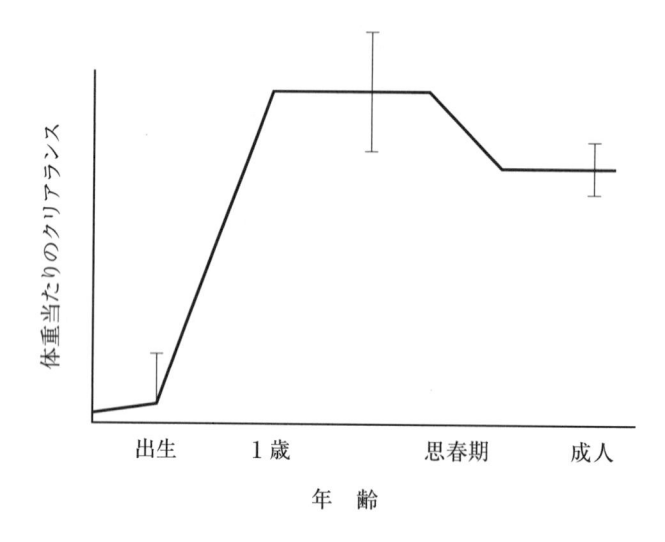

図 12.12　カフェインをモデル基質とした CYP1A2 の発育に伴う変化
(Lambert, C. H. *et al.* (1986) *Dev. Pharmacol. Ther.* **9** : 375)

新生児では低く，成人の 20〜40% である．生後 6 か月から 1 年の間に，体表面積当たりの腎排泄能は成人の値に近づく．

以上の肝や腎における薬物クリアランス過程は発育に伴い大きく変化し，個々の患児の発達の程度により個人差も大きい．したがって，個々の患児に対して個別の投与量を設定する必要がある．小児薬用量を設定するために，患児の年齢，体重，体表面積を利用した薬用量の算出法が考案されている．

Young 式：　小児薬用量 ＝ 成人量 × 年齢/(12 ＋ 年齢)
Augsberger-II 式：　小児薬用量 ＝ 成人量 ×（年齢 × 4 ＋ 20）/100
Crawford 式：　小児薬用量 ＝ 成人量 × 体表面積(m^2)/1.73

現在では，体表面積に基づく方法が実際的とされる．Augsberger-II 式は体表面積ともよく一致する簡便な方法として汎用されているが，未熟児や新生児にはそのまま適用せず，それぞれの体表面積から算出する必要がある．いずれにしても，これらの算出法で与えられる数値はおよその目安であり，個々の患児の病態や薬物に対する反応性を確認しつつ用量を調節しなければならない．

12.3.7　遺伝的要因

約 29 億塩基対からなるヒトゲノムが解析され，薬物治療の個体差の一部が薬物代謝酵素や薬物レセプターの遺伝子多型で説明可能となると，患者の遺伝情報に基づいて個々の患者に最適な薬物療法を行う，いわゆるオーダーメイド医療（もしくはテーラーメイド医療）が現実のものと

薬物動態や薬物感受性に関わる遺伝子変異（遺伝子多型）が存在する場合，野生型の対立遺伝子を wt（wild type），変異型を m（mutant）とすると，その組合せにより三つの遺伝子型（wt/wt, wt/m, m/m）に分類される．患者の遺伝的要因は，薬物トランスポーター，薬物代謝酵素，薬物レセプターなど薬物の活性発現に関わる遺伝子多型の総和として，治療効果の個体差に反映される．

　遺伝子型による分類を genotype と称するのに対し，表現型に基づく分類を phenotype と称する．実際には，内因性物質の血中濃度を調べたり，プローブとなる薬物を投与して薬物血中濃度や尿中排泄を調べることなどにより，extensive metabolizer, poor metabolizer といった表現型を定めることができる．患者の遺伝情報に基づきオーダーメイド医療が可能であるためには，genotype と phenotype が相関していることが前提となる．薬物代謝酵素のチトクローム P450（CYP）には多くの遺伝子多型が知られている．プロトンポンプ阻害薬のオメプラゾールはCYP2C19 により代謝されるが，CYP2C19 の poor metabolizer では薬物血中濃度が extensive metabolizer に比し高くなり，胃内 pH が高く保たれ，オメプラゾールと抗菌薬の併用による *Helicobacter pylori* の除菌成功率が高くなる．

　血栓の予防に汎用される経口抗凝固薬ワルファリンは，適正な抗凝固作用を発揮するのに必要な投与量が 1 日当たり 2 mg 以下から 10 mg 以上まで患者によって大きく異なる．ワルファリンの代謝に関わる CYP2C9 には遺伝子多型があり，野生型のほうが変異型よりもワルファリンのクリアランスが大きい．また，ワルファリンの作用点であるビタミン K エポキシド還元酵素をコードする遺伝子（VKORC1）にも多型が認められ，多型によって酵素の発現量が異なる．患者の年齢と，CYP2C9 と VKORC1 の多型に関する情報を知ることで，ワルファリンの投与量の個体差の 50％以上を説明できる．

　今後，各薬物について pharmacokinetics と pharmacodynamics の関係が総合的に解析され，薬物治療の個体差に関わる要因が明らかになるとともに，患者個別の遺伝情報に基づく薬物治療が臨床の場で活用されるものと考えられる．

12.4　TDM 対象薬物の投与計画の実際

　前項までの解説で，TDM の基礎理論および疾患時の薬物動態について述べてきた．実際に投与計画を行う際には薬物動態理論に基づいた解析を行い，患者個々の薬物動態パラメータを算出することになる．そのためには各パラメータの意味をよく理解し，数式を自由に使いこなせると便利である．また，ポピュレーションパラメータで表されている内容を理解できることも必要である．さらに，実際の TDM ではコンピュータプログラムを用いた計算が行われるが，その操作

の流れについて理解しておかなければならない．基本的な薬物動態パラメータやコンパートメントモデル，さらにはポピュレーション解析やベイジアン法といった解析手法については既に基礎理論で詳しく述べられているので，ここではより具体的にいくつかの薬剤について投与計画の例をあげながら，薬物動態理論がどのように活用されているかについて解説する．まず，初回投与時など血中濃度データが利用できない場合に有効なノモグラムの利用について解説する．さらにベイジアン法による個人パラメータ推定法について，抗MRSA薬であるバンコマイシンおよび抗てんかん薬フェニトインのTDMデータ解析を例に解説する．また，TDMの対象となる薬剤について基本的な薬物動態パラメータを整理し，実際の投与計画への利用法を説明する．

12.4.1 ノモグラムに基づいた初回投与計画

薬物治療においては，血中薬物濃度を有効かつ安全な範囲にコントロールすることが必要であるが，表12.3にも示されているように有効血中濃度範囲が薬物によって決まっている．TDMは，有効血中濃度範囲の狭い薬物，あるいは薬物動態の個体差が大きいために投与量の個別化が必要となる薬物について特に有用となる．例えば，抗MASA薬であるバンコマイシンの添付文書を参照してみると，「血中濃度モニタリング」の項に目標濃度域として「点滴終了1〜2時間後の血中濃度は25〜40 μg/mL，最低血中濃度（トラフ値・次回投与直前値）は10 μg/mLを超えないことが望ましい」と記載されている．TDMでは，こういった目標濃度域の目安を満たすように患者ごとに投与量・投与間隔を調節していくことが重要となる．

新規患者に対してはまず初回投与時の投与量を決定しなければならないが，血中濃度データが得られていないので平均的な薬物動態を示す患者を想定して投与量を決定する．このとき，対象とする薬物の動態特性を考慮した投与量算出表が使われることがあり，こういった表をノモグラムという．バンコマイシンを例にすると，バンコマイシンは腎排泄型の薬物であり，クリアランスは腎機能に依存するため，腎機能が低下している患者に対しては投与量を減量する，あるいは投与間隔を延長するなどの工夫が必要であり，いくつかのノモグラムが用いられている[1〜3]．

Moellering ら[1]は定常状態での目標濃度をあらかじめ設定しておき，バンコマイシンのクリアランスとクレアチニンクリアランス（CL_{cr}）との関係から，1日投与量（mg）を $15.4 \times CL_{cr}$（mL/min）で算出することを提案している．例えば，CL_{cr} が30 mL/minの患者であれば1日投与量は462 mgと計算され，現実的には1バイアルが500 mgであることを考慮して500 mgを1日1回投与することが考えられる．最終的には，シミュレーション等により血中濃度推移を確認しながら投与量・投与間隔を決定することが望ましい．この方法では目標とする定常状態での平均濃度を設定して投与量を算出するが，バンコマイシンについては先に示した目標濃度域の目安にあるように，ピーク濃度およびトラフ濃度を調節することが有用である．Yasuhara ら[3]は，成人患者において目標ピーク（この場合は，点滴終了直後の濃度である），トラフ濃度を定めて点滴速度および投与間隔を算出する式を提案している．図12.13に定常状態での目標濃度として

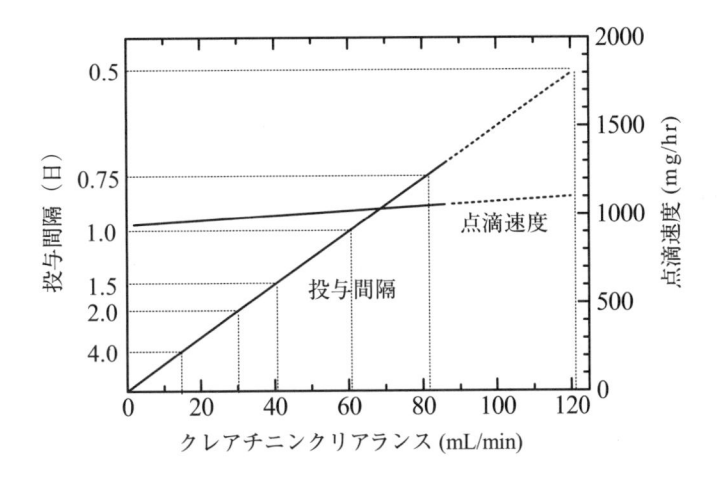

図 12.13　バンコマイシンの投与量（点滴速度），投与間隔を決定するためのノモグラム
定常状態での目標濃度：ピーク 50 μg/mL，トラフ 7.5 μg/mL，1 時間点滴を想定．
文献 3）より引用改変．点線はポピュレーションパラメータにおいてバンコマイシンクリアランスと CL_{cr} との比例関係を外挿して得られた部分を示す．患者の CL_{cr} の値をもとに，右軸から点滴速度（mg/hr）を読み取る．また，左軸より投与間隔を読み取る．左軸は上ほど投与間隔が短くなっており，また目盛りは等間隔でないことに注意する．

ピーク濃度 50 μg/mL，トラフ濃度 7.5 μg/mL と設定し，1 時間点滴を想定した場合のノモグラムを示す．

例えば，CL_{cr} が 60 mL/min の患者では約 1 g を 1 日 1 回 1 時間かけて点滴投与すればよく，また CL_{cr} が 30 mL/min の患者であれば約 1 g を 2 日に 1 回 1 時間かけて投与すればよいと読み取れる．臨床現場でわかりやすくするために，区切りのよい投与間隔を提案するように心がける．このノモグラムはバンコマイシンのポピュレーションパラメータをもとに作成されたものであり，ある CL_{cr} 値をもつ平均的な患者における投与量，投与間隔を求めたことになる．実際には，同じ CL_{cr} を示す患者であっても個体差によるばらつきがあるため，TDM による血中濃度の確認とベイジアン法による解析を行うことがより適切な投与計画につながる．前項にも解説されているように，CL_{cr} は血清クレアチニンを用いて Cockcroft-Gault 式などの経験式[4]により算出した値を用いることが多いが，血清クレアチニン測定値が小さい場合の補正や測定法の違いによる補正なども検討されており，実測値ではなく推定値を用いる場合には注意が必要である．

12.4.2　ベイジアン法によるパラメータ推定

患者からの血中濃度測定ポイントが少ない場合には，ポピュレーションパラメータと組み合わせたベイジアン法が有効である．基礎理論の項でもベイジアン法の理論および活用事例が示されているが，ここではベイジアン法を用いる際の注意点，および具体的な解析の進め方について解説する．ベイジアン法による解析を行う際にはまず，適切なポピュレーションパラメータを得る

必要がある．最近では多くの薬物についてポピュレーションパラメータが報告されており，文献検索により比較的容易に得られるが，特に外国人を対象とした試験で得られたポピュレーションパラメータを用いる際には，薬物動態に人種差がないかどうかを確認する必要がある．可能な限り日本人でのポピュレーションパラメータを用いるべきであろう．ベイジアン法を用いれば1ポイントの測定値から患者個人のパラメータが得られることになるが，それはあくまで推定値であって真の値ではなく，推定値には常に誤差が含まれることも理解しておく必要がある．大切なのはコンピュータにより計算された結果を過信しないことである．以下，バンコマイシンおよびフェニトインのTDMデータ解析を例に，ベイジアン法による投与計画の手順について解説する．また，血中濃度をコントロールするための方法としてテイコプラニンの初回負荷用量について，および薬物動態/薬効理論に基づいたアミノ配糖体の1日1回投与法についても触れる．

12.4.3　ベイジアン法による投与設計の実際 ― バンコマイシン

　日本人患者を対象とした全国的な調査によって，日本人成人患者におけるバンコマイシンのポピュレーションパラメータが報告されている[3]．バンコマイシンの薬物動態は一般に点滴時の2-コンパートメントモデルを用いて説明され，ポピュレーションパラメータは表12.11に示すように腎機能低下患者でクリアランスがCL_{cr}に比例する関係がある．表12.11においてk_{12}, k_{21}は2-コンパートメントモデルにおけるコンパートメント間の薬物の移行速度定数，V_{dss}は定常状態分布容積と呼ばれ，2つのコンパートメントの分布容積の和に対応するパラメータである（詳しくは基礎理論の項を参照）．個体間変動および残差変動は変動係数（CV値；Coefficient of Variation）として表されている．次の症例について解析の手順を説明する．

> **（症例1）** 年齢73歳，体重55 kg，血清クレアチニン濃度が1.2 mg/dLの男性患者にバンコマイシン治療を実施する．1回投与量は500 mgを1時間点滴とし，1日2回12時間ごと（朝，夕）の投与を開始した．4日目の朝投与の直前（トラフ値）に血中濃度を測定したところ18.5 μg/mLが得られた．ベイジアン法により患者パラメータを推定し，この後の投与計画を立てたい．

　ベイジアン法による解析を行うにあたっては，まず対象とする患者においてポピュレーションパラメータに含まれる影響要因の値を知っておく必要がある．表12.11の場合ではCL_{cr}の値が必要となるが，Cockcroft-Gault式を用いてCL_{cr}を算出する場合には，年齢，体重，血清クレアチニンの数値があれば算出できる．この例では，Cockcroft-Gault式で算出したCL_{cr}は42.7 mL/minとなり，やや腎機能が低下した患者であると判断できる．次に，投与履歴および血中濃度測定値を整理する．実際のベイジアン法の計算は複雑であるためコンピュータソフトウェアが用いられ，専用の解析ソフトウェアが公表されている薬剤もある（章末の参考文献5に一覧表が掲載されている）．症例1のデータについて，バンコマイシン用のソフトウェアを用いて表12.11の

表 12.11　日本人成人患者におけるバンコマイシンのポピュレーションパラメータ

母集団平均	個体間変動（CV 値）
$CL(\text{L/hr}) = 0.0478 \times \text{CL}_{cr}(\text{CL}_{cr}:\text{mL/min})$ $(\text{CL}_{cr} \leq 85\ \text{mL/min}\ の場合)$	38.5 %
$CL(\text{L/hr}) = 3.51(\text{CL}_{cr} > 85\ \text{mL/min}\ の場合)$	
$k_{12}(\text{hr}^{-1}) = 0.525$	50.0 % *
$k_{21}(\text{hr}^{-1}) = 0.213$	28.6 %
$V_{dss}(\text{Liter}) = 60.7$	25.4 %
残差変動（CV 値）	23.7 %

CL_{cr}：Cockcroft-Gault 式により算出されたクレアチニンクリアランス
＊ ポピュレーション解析時には推定できなかったが，ベイジアン法における柔軟性を考慮して設定された値．文献 3）より引用改変．

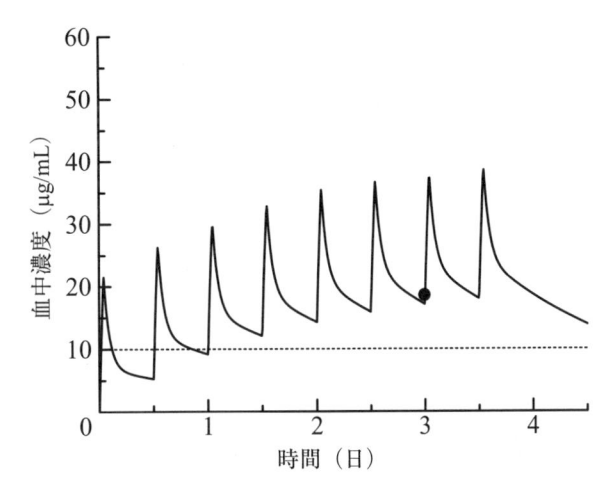

図 12.14　症例 1 におけるベイジアン解析の結果得られた血中濃度予測推移
　プロットは実測値を，点線はトラフ値の目安（ここでは 10 µg/mL）を示す．

ポピュレーションパラメータと組み合わせて解析した結果を図 12.14 に示す．各パラメータの推定値は，CL = 1.61（L/hr），k_{12} = 0.521（/hr），k_{21} = 0.216（/hr），V_{dss} = 60.1（L）であり，消失相半減期は約 28 時間と推定された．

図 12.14 においてはトラフ濃度が 10 µg/mL を超えており，また点滴終了直後のピーク濃度がやや低い．しかし，トラフ値を下げることを目的に投与量を下げるだけでは点滴終了直後のピーク濃度も低くなると予想されるため，投与間隔を調整することでトラフ値が適切な値になるように工夫することが必要と考えられる．専用ソフトウェアを用いれば，いろいろな投与量・投与間隔における予想血中濃度推移を試行錯誤でシミュレートすることができる．この例の場合，500 mg を 1 時間点滴で 1 日 2 回投与していたが，例えば 1 g を 1 時間点滴で 2 日に 1 回（48 時間間隔）で投与することを考えてみると，シミュレーションの結果は図 12.15 のようにピーク

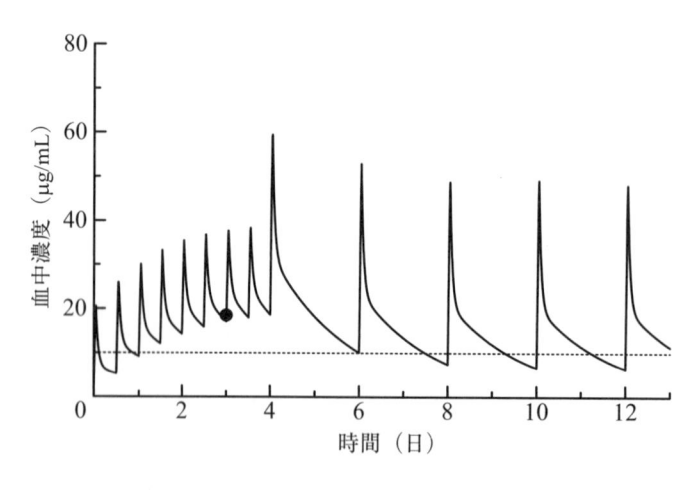

図 12.15　例 1 における投与計画変更の例
図 12.14 に投与方法変更（1 g を 1 時間点滴，48 時間ごとの投与に変更）後の血中濃度予測推移（4 日目以降）を加えた．

濃度があがり，トラフ濃度は 10 μg/mL 以下となることが予想され，推奨投与方法の候補となる．TDM では血中濃度の測定やデータ解析を行っている間でも患者の治療は続けられているため，投与計画の変更にあたっては迅速かつ的確な判断が要求さる．また，予測には誤差が伴うので，シミュレーションの結果に基づいて投与量や投与間隔を変更した場合には，適切なタイミングで確認のための採血，血中濃度測定が必要である．

12.4.4　初回負荷を考慮した投与設計 — テイコプラニン

　抗 MRSA 薬であるテイコプラニンは，バンコマイシンと同様に腎排泄型薬物であるため，腎機能に応じた投与量・投与間隔の調節が必要である．テイコプラニンの消失半減期は健康成人で 50 時間前後，腎機能低下患者ではさらに半減期が長くなり，薬物動態の個体差が大きいため，血中濃度を確認することが望ましいとされている．また半減期が長いため，定常状態に達するまでに長時間を要することから，図 12.16 に示すように初回投与時には負荷投与が行われる．この場合，負荷投与量は分布容積によって決まるため腎機能に関係なく同じように投与し，定常状態においては，腎機能に応じて投与量あるいは投与間隔を調節する．添付文書には「通常，成人にはテイコプラニンとして初日 400 mg（力価）または 800 mg（力価）を 2 回に分け，以後 1 日 1 回 200 mg（力価）または 400 mg（力価）を 30 分以上かけて点滴静注する」と記載されている．また，目標血中濃度としては「トラフレベルの血中濃度は 5〜10 μg/mL を保つことが投与の目安となるが，敗血症などの重症感染症においては確実な臨床効果を得るために 10 μg/mL 以上を保つこと」とある．図 12.16 に示されるように，負荷投与のない場合にはトラフ濃度の上がり方が遅く，目標濃度を維持できるまでに時間を要する．

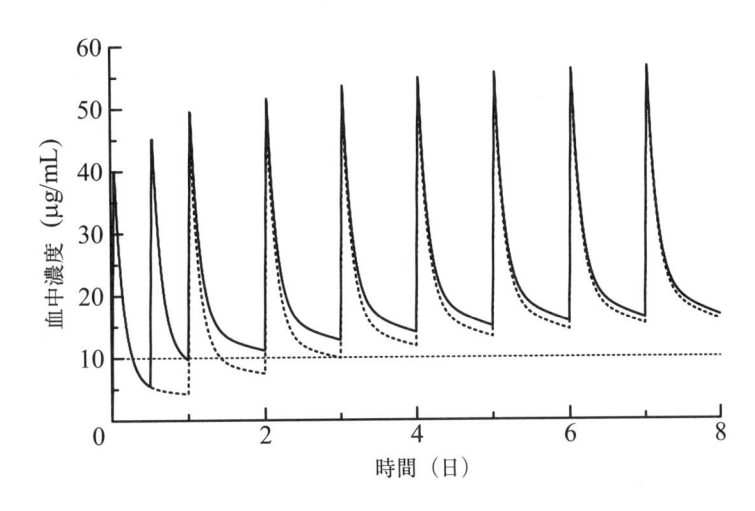

図 12.16 テイコプラニンの血中濃度のシミュレーション

腎機能正常成人患者を想定し，初日に 400 mg を 12 時間ごとに 2 回，その後 1 日 1 回 400 mg を反復投与した場合のシミュレーション（実線）．点線は初回負荷を行わず 1 日 1 回 400 mg を反復投与した場合で，負荷投与がない場合にはトラフ濃度の上がり方が遅い．

12.4.5 アミノ配糖体の 1 日 1 回投与について — アルベカシン

　抗菌薬は，その作用様式によって薬物濃度依存型と薬物濃度非依存型（時間依存型ともいわれる）に分類される（表 12.12）．アミノ配糖体薬物は濃度依存型に分類され，薬物濃度が高いほど効果も強いと考えられている．一方，時間依存型の抗菌薬では，ある値以上の薬物濃度を維持することで持続的な効果が期待できる．アルベカシンは抗 MRSA 薬として用いられるアミノ配糖体であり，消失半減期は腎機能正常患者で 2.1〜3.5 時間，腎機能低下患者では半減期が延長することが報告されている．添付文書には血中濃度モニタリングの項に「最低血中濃度 2 μg/mL 以上が繰り返されると第 8 脳神経障害や腎障害発生の危険性が大きくなる可能性がある．また，最高血中濃度は薬効と関係しており，本剤ではその標準的な目安は 9〜20 μg/mL と考えら

表 12.12　抗菌作用様式による抗菌薬の分類

作用様式	PK/PD 指標	抗菌薬の例
濃度依存型	AUC/MIC, C_{max}/MIC	キノロン系抗菌薬，アミノ配糖体系抗生物質，など
時間依存型	Time above MIC AUC/MIC(*)	ペニシリン系，セフェム系，カルバペネム系抗生物質，グリコペプチド系抗生物質（バンコマイシン，テイコプラニン），など

PK/PD 指標：抗菌薬の効果を予測する上での目安となる薬物動態パラメータ
AUC：血中濃度－時間曲線下面積，C_{max}：最高血中濃度，MIC：最小発育阻止濃度
Time above MIC：薬物濃度が MIC を上回っている時間（T > MIC とも記載することもある）
＊：バンコマイシン等グリコペプチド系抗生物質では AUC/MIC が PK/PD 指標として用いられることもある．

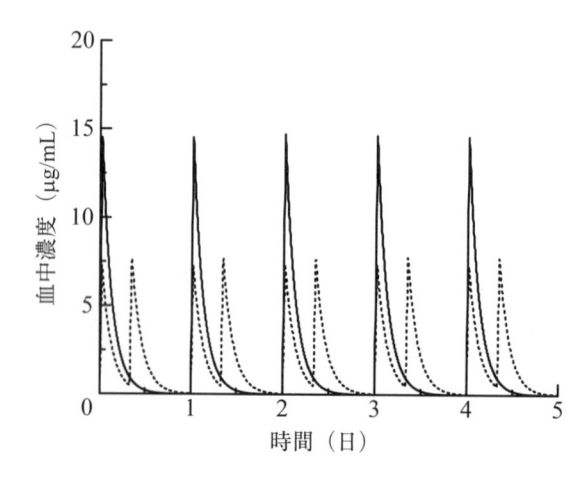

図 12.17 アルベカシンの血中濃度のシミュレーション

腎機能正常成人患者を想定し，200 mg を 1 日 1 回 30 分点滴した場合（実線）と，1 回 100 mg を 1 日 2 回で 30 分点滴した場合（点線）のシミュレーション

れている」とある．市販当初は，成人では 1 日 150〜200 mg を 2 回に分けて投与とされていたが，アミノ配糖体の抗菌作用が濃度依存的であることからピーク濃度を上げるために 1 日 1 回 150〜200 mg 投与が望ましいとされ現在に至っている．図 12.17 に血中濃度推移のシミュレーションを示すように，1 日投与量は同じであっても 1 日 1 回投与することによって最高血中濃度は 1 日 2 回投与と比べて高くなることから，より高い臨床効果が期待できる．

なお，前述のバンコマイシンは時間依存型薬物であり，理論的には一定値以上の薬物濃度が維持できる投与方法を考えればよいが，薬物の標的組織への移行量を高めるにはある程度の血中濃度が確保できるように投与量を設定することも必要であり，一方で，長時間高濃度の薬物に曝露されると腎障害等の副作用が起こるため，いったんトラフ濃度を下げるといった工夫も必要とされている．

12.4.6 非線形消失がある場合の投与設計 — フェニトイン

基礎理論の項の例にもあるように，抗てんかん薬フェニトインは，消失過程で非線形動態を示し，投与量を増やすと血中濃度が投与量の比以上に増加するために注意が必要な薬剤のひとつである．フェニトインの目標血中濃度域は 10〜20 μg/mL とされており，また日本人患者でのポピュレーションパラメータは表 12.13 のように報告されている[6]．フェニトインのように非線形消失過程を表す薬物動態モデルの場合，反復投与時の血中濃度推移を示す式は煩雑となるため，定常状態におけるミカエリス・メンテン型の関係式に基づいた解析が行われる．また，実際には経口投与時のデータを解析しているが，ここではモデルを簡略化するため吸収速度は十分大きいものとして近似し，静注モデルを用いている．

表12.13　日本人患者におけるフェニトインのポピュレーションパラメータ[6]

母集団平均	個体間変動（CV値）
SIZE $= 42 \times (\text{WT}/42)^{0.463}$	--------
V_{max} (mg/day) $= 9.80 \times \text{SIZE}$	15.1 %
K_m (μg/mL) $= 9.19$	31.3 %
ゾニサミド併用時は1.16倍する	
V_d (L) $= 1.23 \times \text{SIZE}$	45.4 %
残差変動（CV値）	18.2 %

WT：体重（kg），SIZE：身体サイズの目安となるパラメータ（kg）
V_{max}, K_m：ミカエリス・メンテン式のパラメータ，V_d：分布容積

次の症例を例に解析手順について説明する．

> **（症例2）** 体重68 kgの患者にフェニトイン150 mgを12時間ごとに反復投与し，定常状態において次の2ポイントの血中濃度データが得られた．投与後4時間目：32.5 μg/mL，投与11.9時間後（トラフ値）：31.3 μg/mL．この患者はゾニサミドを併用している．ベイジアン法により患者パラメータを推定し，投与計画を立てたい．

ここでは，実際に解析ソフトウェアの画面を示しながら解説する．図12.18はExcelのマクロ機能を活用して作成されたフェニトイン専用のベイジアン解析用ソフトウェアの画面である．

まず1回投与量，投与間隔を入力する．解析に必要なデータとして，体重およびゾニサミド併用の有無（ここでは併用時で1）を入力し，さらに投与後，採血時間と血中濃度測定値を入力する．計算を実行するとベイジアン計算で得られた結果（V_d = 65.0 L，V_{max} = 453.5 mg/day，K_m = 15.9 μg/mL）が表示され，また図12.19のようなグラフが得られる．

この症例の場合，予測曲線は実測値とよく一致しているので解析結果を投与計画に用いて問題ないと判断し，実測値および予測曲線が目標濃度域を上回っていることから血中濃度を下げるために一旦休薬し，その後，適切な血中濃度を維持するために投与計画を見直すことが必要と考えられる．例えば，96時間（4日間）の休薬の後，1日2回（12時間ごと）に100 mgの投与を繰り返す設定とした場合（解析的に休薬期間や適切な1日投与量を計算できるが，複雑になるためここでは詳細を割愛する）には図12.20のような予測推移が得られ，定常状態において目標濃度域内の血中濃度を維持できると考えられる．

以上述べたように，ポピュレーションパラメータを用いたベイジアン法は，TDMにおいて患者ごとの血中濃度のシミュレーションを可能にする強力なツールである．しかしながら，その結果はあくまで確率的に最も可能性の高いパラメータ値を示しているだけであり，真のパラメータ値が得られているわけではないことに留意する必要がある．解析結果やシミュレーションで得られる予測曲線を過信せず，実際にはその推移は誤差幅をもったものとして理解するべきである．

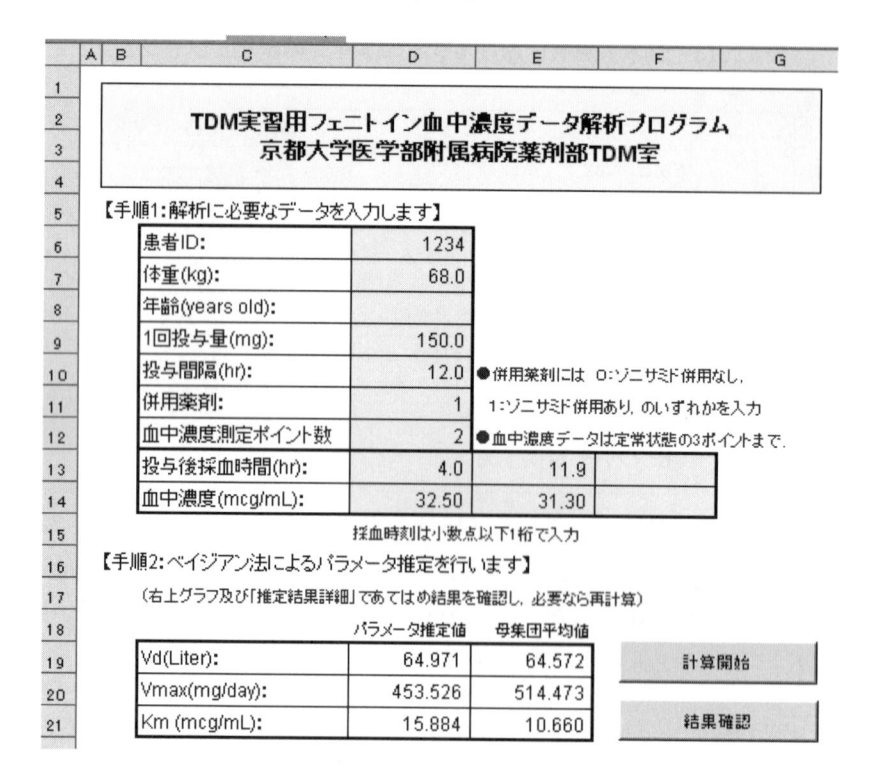

図12.18 フェニトイン専用ベイジアン解析プログラムの画面

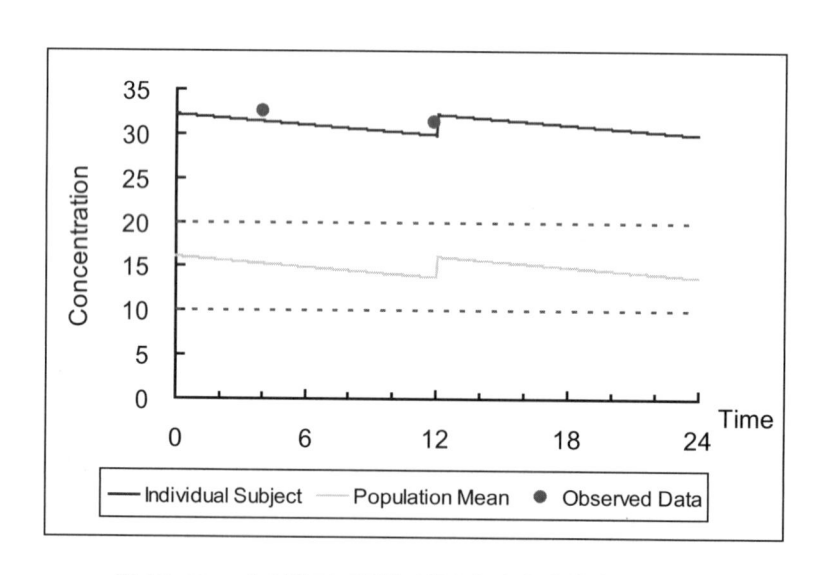

図12.19 ベイジアン解析で得られた血中濃度予測推移

プロットは実測値を，点線は目標濃度域の目安を，灰色線は母集団平均パラメータによる予測曲線を示す．この患者での血中濃度は，母集団平均と比べて高く推移することがわかる．

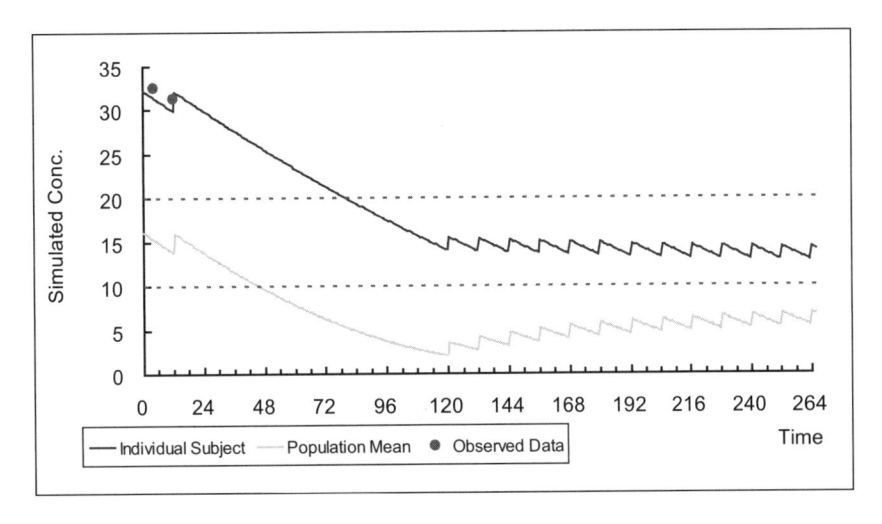

図 12.20　症例 2 における投与計画後の血中濃度のシミュレーション
灰色線は母集団平均パラメータによる予測曲線.

12.4.7　その他の簡便な投与計画法

表 12.14 にいくつかの薬物の薬物動態パラメータを示す．これらのデータは"Goodman & Gilman, The Pharmaceutical Basis of Therapeutics, 11th Edition"より引用改変して整理した．すべて外国人成人におけるパラメータであり，代表的な報告値のみを示し，年齢や病態による変動については示していない．薬物動態には，年齢（小児，高齢者），体重，腎・肝機能障害，肥満，喫煙，併用薬などさまざまな要因が影響する可能性があるため，薬物動態の解析にあたっては対象とする患者の特徴を反映したパラメータ値を用いるべきである．また，同じ薬剤でも報告によって値が異なることがあり，この表に示した値は参考値である．

これらのパラメータを用いて比較的簡便な投与設計が行えるので，以下にいくつかの例を示す．

TDM においては，これまでに示したようにノモグラムやベイジアン法による解析と，その結果に基づいた投与設計が行われることが多いが，近似により計算を簡便に行って投与計画を立てることがある．バンコマイシンの薬物動態は，通常 2-コンパートメントモデルで説明されるが，みかけ上 1-コンパートメントモデルに基づいた解析も可能である．次の症例を例にする．

(症例 3) バンコマイシンの投与を開始する．体重 60 kg の男性患者の CL_{cr} を測定したところ 55 mL/min と得られた．バンコマイシンの 1-コンパートメントモデルのパラメータとして，$V_d = 0.65$ L/kg, $CL(L/hr) = 0.75 \times CL_{cr}(CL_{cr}:L/hr)$ という関係を用い，定常状態での平均血中濃度 ($C_{ss, av}$) が 20 μg/mL となるような投与方法を計算により求めたい．

ここで用いるパラメータ値は，表 12.14 に記載したものとは異なる報告値を引用し，かつ簡

表12.14 TDMが必要とされる主な薬物の薬物動態パラメータ

薬剤名	F (%)	fe (%)	fb (%)	CL (mL/min/kg)	V_d (L/kg)	$t_{1/2}$ (hr)	T_{max} (hr)
フェニトイン	90 ± 3	2 ± 8	89 ± 23	非線形*	0.64 ± 0.04	6〜24	3〜12
				*V_{max} = 5.9 ± 1.2 mg/kg/day, K_m = 5.7 ± 2.9 μg/mL			
カルバマゼピン	> 70	< 1	74 ± 3	1.3 ± 0.5	1.4 ± 0.4	15 ± 5	4〜8
バルプロ酸	100 ± 10	1.8 ± 2.4	93 ± 1	0.11 ± 0.02	0.22 ± 0.07	14 ± 3	1〜4
フェノバルビタール	100 ± 11	24 ± 5	51 ± 3	0.062 ± 0.013	0.54 ± 0.03	99 ± 18	2〜4
ゾニサミド	NA	29〜48	38〜40	0.13	1.2〜1.8	63 ± 14	1.8 ± 0.4
ジゴキシン	70 ± 13	60 ± 11	25 ± 5	0.88 CL_{cr} + 0.33 CL_{cr} (mL/min/kg)	3.12 CL_{cr} + 3.84 CL_{cr} (mL/min/kg)	39 ± 13	1〜3
テオフィリン	96 ± 8	18 ± 3	56 ± 4	0.65 ± 0.20	0.50 ± 0.16	9.0 ± 2.1	~1.5
リドカイン	35 ± 11	2 ± 1	70 ± 5	9.2 ± 2.4	1.1 ± 0.4	1.8 ± 0.4	NA
プロカインアミド	83 ± 16	67 ± 8	16 ± 5	2.7 CL_{cr} + 4.9 CL_{cr} (mL/min/kg)	1.9 ± 0.3	3.0 ± 0.6	3.6, 3.8
リチウム	100	95 ± 15	0	0.35 ± 0.11	0.66 ± 0.16	22 ± 8	---
ハロペリドール	60 ± 18	1	92 ± 2	11.8 ± 2.9	18 ± 7	18 ± 5	1.7 ± 3.2
ゲンタマイシン	---	> 90	< 10	0.82 CL_{cr} + 0.11 CL_{cr} (mL/min/kg)	0.31 ± 0.10	2〜3	---
バンコマイシン	---	79 ± 11	30 ± 11	0.79 CL_{cr} + 0.22 CL_{cr} (mL/min/kg)	0.39 ± 0.06	5.6 ± 1.8	---
シクロスポリン	28 ± 18	< 1	93 ± 2	5.7	4.5	10.7	4.0 ± 1.8
	製剤によりF, T_{max}が異なる．数値はサンディミュンの場合を示した．ネオーラルの場合Fはやや高く（125〜150%），T_{max}は1.5〜2 (hr) とされている．						
タクロリムス	25 ± 10	< 1	75〜99	0.90 ± 0.29	0.91 ± 0.29	12 ± 5	1.4 ± 0.5
メトトレキセート	70 ± 27	81 ± 9	46 ± 11	2.1 ± 0.8	0.55 ± 0.19	7.2 ± 2.1	---

"Goodman & Gilman, The Pharmaceutical Basis of Therapeutics, 11th Edition"より引用改変した．代表的な報告値のみを示し，年齢や病態などの要因による変動については示していない．詳細は原論文を参照のこと．
F：バイオアベイラビリティ，fe：未変化体尿中排泄率，fb：血漿タンパク結合率，$t_{1/2}$：消失半減期，T_{max}：最高血中濃度到達時間．NA：記載なし．
尿中排泄率の値から，腎排泄型か肝排泄型かの判断ができる．

略化したものである．この患者のCL_{cr}は55 mL/min = 3.3 L/hrなので，CLは0.75 × 3.3 = 2.475 L/hrとなる．基礎理論の項でも示されているように，静脈内点滴の場合には定常状態での平均血中濃度とクリアランスとの間には次の関係が成立する．

$$C_{ss,av} = \frac{\text{Rate} \cdot T_{inf}}{CL \cdot \tau} \tag{2}$$

ここで，Rateは点滴速度 (mg/hr)，T_{inf}は点滴時間 (hr)，τは投与間隔 (hr) であり，Rate × T_{inf}が投与量となる．1日1回（24時間ごと）に1時間点滴する場合を考えると，Rate = 20 × 2.475 × 24/1 = 1188 (mg/hr) と得られ，1gを1日1回投与する方法が候補として考えられる．実はこの方法は，前述したMoelleringらのノモグラムと同じ考え方に基づく方法である．

次に分布容積を求めると $V_d = 0.65 \times 60 = 39$ (L) となり，消失速度定数として $k_e = CL/V_d$ より $k_e = 2.475/39 = 0.063$ (hr) が得られ，消失半減期は 11 (hr) となり1日1回投与でよいと考えられる．すなわち，目標ピーク値（点滴終了後1～2時間後の濃度）が例えば 40 μg/mL であれば，トラフ値となる 24 時間（＝ほぼ半減期の2倍）後で血中濃度は $40/2^2 = 10$ μg/mL となることが予想できるからである．このように，数式をうまく使いこなすことによって薬物動態理論に基づいた投与計画を立てることができる．なお，薬物動態が線形である場合，定常状態での血中濃度は投与量に比例すると考えてよい．したがって，TDM により定常状態での血中濃度を測定して有効濃度域に満たない場合には，比例換算に投与量を設定しなおすことができる．しかしながら，投与間隔と血中濃度とは単純な比例関係にはない．また，非線形動態を示す薬物ではこの方法は適用できない．

12.4.8　おわりに

　TDM においては，投与期間中に患者の容態の変動などによって体内動態が変動する可能性もあるため，患者の容態も確認しながら適切なタイミングで血中濃度を測定しデータ解析を行うというふうに，TDM が治療計画全体の一部として有効活用されなければならない．また，本節では解析に関する部分だけを強調して解説したが，実際の TDM では患者の病状や疾患の程度などを考慮して，総合的な判断のもとで投与設計を行わなければならないことはいうまでもない．

参考文献

1) Moellering, R.C. Jr, Krogstad, D.J., Greenblatt, D.J. (1981) Vancomycin therapy in patients with impaired renal function: a nomogram for dosage. *Ann. Intern. Med.* **94**(3):343-346

2) Matzke, G.R., Zhanel, G.G., Guay, D.R. (1986) Clinical pharmacokinetics of vancomycin. *Clin. Pharmacokinet.* **11**(4):257-282

3) Yasuhara, M., Iga, T., Zenda, H., Okumura, K., Oguma, T., Yano, Y., Hori, R. (1998) Population pharmacokinetics of vancomycin in Japanese adult patients. *Ther. Drug Monit.* **20**(2):139-148

4) Cockcroft, D.W., Gault, M.H. (1976), Prediction of creatinine clearance from serum creatinine. *Nephron* **16**(1):31-41

5) 伊賀立二，乾賢一編（2004）　薬剤師・薬学生のための実践 TDM マニュアル，じほう

6) Odani, A., Hashimoto, Y., Takayanagi, K., Otsuki, Y., Koue, T., Takano, M., Yasuhara, M., Hattori, H., Furusho, K., Inui, K. (1996) Population pharmacokinetics of phenytoin in Japanese patients with epilepsy: analysis with a dose-dependent clearance model. *Biol. Pharm. Bull.* **19**(3):444-448

12.5 確認問題

問 1 図 12.13 に示したノモグラムを利用して，CL_{cr} が 50 mL/min の患者での投与計画を立てなさい．

問 2 ベイジアン法により得られた薬物動態パラメータを用いるときの注意点について述べなさい．

問 3 負荷用量の意義，目的について述べなさい．

問 4 吸収過程に飽和がある場合，投与量と血中濃度とはどのような関係にあるか．

問 5 喘息治療薬テオフィリンの薬物動態パラメータとして表 12.14 に示す値が報告されている．体重 50 kg の患者に対して，定常状態平均濃度を 8 μg/mL としたいとき，投与量はどのようにすればよいか．

〈解答と解説〉

問 1 [解答] 図 12.13 より CL_{cr} が 50 mL/min の場合には投与間隔は約 1.2 日，点滴速度は 1000 mg/hr と読み取れる．簡便さを考慮すると，1 日 1 回，1000 mg が適切と考えられる．この場合，投与間隔がやや短くなるためトラフ値が高くなることに注意する必要があるが，別途シミュレーションを行えば，この場合のトラフ値は約 10 μg/mL と予想され，大きな問題はないとわかる．このようにノモグラムとシミュレーションを組み合わせて投与計画を立案することも有用である．

問 2 [解答] 薬物動態に人種差がある場合には，外国人のポピュレーションパラメータをそのまま用いてはいけない，予測結果は誤差を含むものであり，真の血中濃度に一致するとは限らない，など．

問 3 [解答] 半減期の長い薬物では定常状態に達するまでに時間が必要であるため，速やかに定常状態濃度を維持させることを目的として負荷用量が用いられる．こうすることで投与初期から目標血中濃度を保つことが可能となる．

問 4 [解答] 投与量に対し，血中濃度は比例性を下回る（投与量比以下の比となる）関係がある．

問 5 [解答] CL は $0.65 \times 50 = 32.5$ mL/min $= 1.95$ L/hr．1 日量を考えると，Dose $= 8 \times 1.95 \times 24 / 0.96 = 390$（mg）となり，半減期 9 時間なので，1 日 400 mg を分 2 投与が候補となる．

日本語索引

ア

アイトロール錠　325
アウトカム　234
アウトブレイク　197
アガルシダーゼアルファ　125
アガルシダーゼアルファ（遺伝子組換え）　89
アガルシダーゼベータ　125
アガルシダーゼベータ（遺伝子組換え）　89
アカルディカプセル　318
アカルボース　353
アクシデント　186
悪性腫瘍の薬物療法　372
悪性症候群　198
悪性新生物　313
悪性リンパ腫　287
アクトス錠　352
アクリロニトリルメタリルスルホン酸ナトリウム膜　332
アザチオプリン　279, 331, 344, 347
アシクロビル　151, 290, 405
アジスロマイシン水和物細粒　293
アシドーシス　164
アスコルビン酸　74
L-アスパラギナーゼ　379
アスピリン　299, 325, 329
アスピリン喘息　329
アスピリン末　74
アセタゾラミドナトリウム　151
アセチル CoA　171
アセトアミノフェン　376, 379
アゼルニジピン　288
アゾセミド　332
アゾール系抗真菌薬　288
アダラート　189, 328
アダラートカプセル　96
アダラート CR　189, 328
アダラート CR 錠　325, 326, 333

アダラート L　190
アダラート L 錠　96
アダリムマブ　124
アーチスト錠　318, 319
アデホビル　405
アテレック　190
アテローム性動脈硬化　299
アドヒアランス　260
アトピー性皮膚炎　306
アドリアマイシン　152
アトルバスタチン　299
アドレナリン　407
アナフラニール　189
アニオンギャップ　173
アバスチン　387
アービタックス　387
アフェレーシス　320, 332
アマリール　188, 190
アミオダロン　319, 321
アミノグリコシド系抗生物質　407
アミノサリチル酸　344
5-アミノサリチル酸　345
アミノサリチル酸製剤　346
アミノ酸輸液　160, 172, 268
アミノ酸輸液製剤　174
アミノフィリン　151
アミノフィリン末　74
アミノレバン　174, 176
アミパレン　174, 176
アムロジピン　328
アムロジピンベシル酸塩　301
アムロジン　328
アムロジン錠　300
アモキシシリン　340
アモバルビタール　112
アルカローシス　164
アルグルコシダーゼアルファ　126
アルケラン　188, 189
アルサルミン　188, 189
アルダクトン A　321
アルダクトン A 錠　318, 319
アルデヒド脱水素酵素　262

アルテプラーゼ　125
アルドステロン拮抗薬　318
アルプロスタジル　351
アルベカシン　198, 453
アルマール　188, 190
アレビアチン　153
アレルギー治療薬　283
アレルギー歴　262
アレロック　190
アロチノロール塩酸塩　188
アロチーム　189
アロテック　190
アロプリノール　279, 347
アンカロン錠　319
アンジオテンシンⅡ受容体拮抗薬　300, 307, 318, 320, 331, 332, 336
アンジオテンシン変換酵素阻害薬　273, 318, 320, 332, 336
安静時狭心症　325
安全キャビネット　157
安全性　29
安全性情報　44
安全性定期報告制度　44
安息香酸ナトリウムカフェイン　74
安定狭心症　323
安定労作狭心症　324
アンプル　148, 154
アンプルカット　155
アンペック坐薬　140
α-グルコシダーゼ阻害薬　277, 287, 353, 354
α 遮断薬　300
Augsberger-Ⅱ式　57, 446
ICH トピック　33
ITT 解析　238

イ

胃潰瘍の薬物療法　337
胃がん治療ガイドライン　380, 382
胃がんの薬物療法　378

イソジンガーグル　333, 372
イソニアジド末　74
イソフェンインスリン　352
イソプロパノール　178
1型糖尿病　351
一次吸収過程　424, 427
一次資料　205, 235
一次性ネフローゼ症候群　330
一回量包装調剤　69
イットリウム（⁹⁰Y）イブリツモマブチウキセタン静注用　129
一般名　52
一般用医薬品　19, 262
一包化調剤　69
イデュルスルファーゼ　126
イデュルスルファーゼ（遺伝子組換え）　89
遺伝子組換え製剤　125
遺伝性高脂血症　358
遺伝的要因　446
イトラコナゾール　262, 321
胃内容排出速度　399
イノバン注　317
イブリツモマブチウキセタン　124
イベルメクチン　290
イホスファミド　291
イマチニブ　375, 376, 377
イミグルセラーゼ　126
イムラン錠　346
医薬品　15, 30
医薬品安全対策情報　213
医薬品医療機器総合機構　31
医薬品・医療用具等安全性情報報告制度　44
医薬品インタビューフォーム　214
医薬品情報　205, 216, 239, 246
医薬品情報の解析・評価　224
医薬品添付文書　207
医薬品の開発　29
医薬品の管理　81
医薬品の供給　81
医薬品の製造　136
医薬品の適正使用　24, 253
医薬品の流通経路　83, 94
医薬品副作用モニター制度　44

医薬品用保冷庫　95
医薬品リスク管理計画　43
医薬分業　18
イリノテカン　386, 387
医療　7
医療機関　83
医療事故　185
医療事故の防止　192
医療チーム　20
医療統計学　224
医療の安全対策　185
医療法　15, 258
医療薬学　1
医療用医薬品製品情報概要　213
医療用医薬品品質情報集　45
イレウス　170
陰イオン交換樹脂製剤　358, 359
院外処方せん　50
院外処方せん監査　24
院外処方率　18
インクレチン　287
インシデント　186
インシデント報告　185
飲酒　262
インスリン　187, 408
インスリンアスパルト　352
インスリングラルギン　352
インスリングルリジン　352
インスリン製剤　354
インスリン抵抗性改善薬　287, 354
インスリンデグルデク　352
インスリンデテミル　352
インスリン非依存性糖尿病　287, 301
インスリンリスプロ　352
インターネット　206
インタビューフォーム　213
インターフェロンアルファ　123
インターフェロンアルファ-2b　123
インターフェロンガンマ-1a　123
インターフェロンガンマ-n1　123
インターフェロン製剤　123, 126

インターフェロンベータ　123
インターフェロンベータ-1a　123
インターフェロンベータ-1b　123
インターフェロンα　290, 407
インターフェロン-α療法　375, 376
インドメタシン　280
院内感染　194
院内感染対策組織　195
院内製剤　135
院内製剤加算　138
インビトロ診断用放射性医薬品　128
インビボ診断用放射性医薬品　128
インビボ治療用放射性医薬品　129
インフェクションコントロールドクター　195
インフォームド・コンセント　9, 40, 258
インフリキシマブ　124
インフルエンザ　218
インフルエンザHAワクチン　122
インペアードパフォーマンス　283
EBMの5つのステップ　249
EBMの実践　249
EBウイルス　365

ウ

ウイルス感染症　289
うっ血性心不全　287, 434, 443
うつ状態　198
ウラシル　382
ウルソ錠　365
ウルソデオキシコール酸　367
ウルトラファインランセット　351
wearing-off現象　281

エ

栄養サポートチーム　20, 266

日本語索引 **463**

栄養療法　168
液剤　75
液剤の保存　98, 99
エースコール錠　332
エタネルセプト　124
エタノール　178
エタンブトール　407
エチゾラム　188
エチレン・酢酸ビニル重合体（EVA）　148
エトキシスクレロール注　140
エパルレスタット　302, 353
エビデンスのタイプ分類　236
エプタコグアルファ（活性型）　125
エプタコグアルファ（活性型）（遺伝子組換え）　89
エポエチンアルファ　125
エポエチンベータ　125
エリキシル剤　75
エリスパン　189
エリスロシン　189
エリスロマイシン　288, 379
エルゴタミン酒石酸塩　288
エルロチニブ塩酸塩　89
塩化カリウム注射薬　192
塩化ストロンチウム（^{89}Sr）注射液　129
塩化ベンザルコニウム　178
塩化ベンゼトニウム　178
嚥下障害　297
ACE 阻害薬　317, 320
ATP 感受性カリウムチャネル開口薬　324, 325, 326
HAART 療法　290
HDL コレステロール　356, 358, 360
HIV プロテアーゼ阻害薬　290
HMG-CoA 還元酵素　282
HMG-CoA 還元酵素阻害薬　237, 300, 358, 359, 395, 407
H$_2$ 受容体拮抗薬　339, 341
H$_2$ ブロッカー　340
LDL アフェレーシス　332
LDL コレステロール　325
LDL-コレステロール値　237
LPE パック　98
SOAP 方式　308
ST 合剤　367

SU 薬　354

オ

オイグルコン錠　301
横紋筋融解症　199, 282, 300
オキサリプラチン　268, 386
オキシコドン錠　292
おくすり説明書　62
お薬手帳　24, 59, 265
オクトコグアルファ　125
オクトレオチド酢酸塩　89
オーダーメイド医療　446
オーダリングシステム　186
オッズ比　231
オテラシル　382
オートクレーブ滅菌　143
オピオイド製剤　282
オーファンドラッグ　43
オブソ内服液　304
オメプラゾール　268, 286, 339, 341
オメプラール錠　339
オリベス　153
オルダミン注　140
オレンジブック　45
卸企業　96
オンダンセトロン塩酸塩水和物　151
温度管理　95
on-off 現象　281
OTC 薬　19

カ

介護保険法　18
開始液　167
疥癬　290
解糖系　172
カイトリル注　158
外用剤　63
潰瘍性大腸炎　302
潰瘍性大腸炎の重症度による分類　343
潰瘍性大腸炎の薬物療法　342
化学受容器引き金帯　266
覚せい剤　113
覚せい剤原料　113
重ね合せの原理　427

ガスクロマトグラフィー　418
ガスター錠　340
家族型高脂血症　358
家族性高コレステロール血症　356, 358
家族性Ⅲ型高脂血症　356
家族性複合型高脂血症　356
可塑剤　269
偏り　232
学校薬剤師　20
家庭麻薬　105
カナマイシンシロップ　362
カフェイン　445
カプセル剤　63, 69
カプセル剤の安定性　101
カプセル剤の保存　98, 99
カプトプリル錠　101
ガベキサートメシル酸塩　268
カペシタビン療法　386
カベルゴリン錠　277
カリウム保持性利尿薬　273, 282
カルシウム拮抗薬　281, 300, 324, 325, 326, 328, 331, 408
カルシニューリン阻害剤　363, 370
ガルスルファーゼ　126
カルチコール　153
カルテ　264
カルバマゼピン　379, 458
カルベジロール　318, 319
カルボプラチン　272
肝炎　440
肝炎ウイルス　289
眼科用薬　292
肝機能検査　270, 271, 378
肝クリアランス　270
肝硬変　434, 440
看護記録　265
ガンシクロビル　365, 405
肝疾患時の薬物療法　440
間質性肺炎　199, 301
患者情報　260
患者接遇　259
患者の基本的権利　255
患者へのインタビュー　263
患者用説明書　61
がん性疼痛　304
がん性疼痛緩和　304

がん性疼痛コントロール 266,
　282
間接ビリルビン 270
感染管理専門看護師 195
感染経路別予防策 196,197
感染症予防対策委員会 195
感染制御専門薬剤師 195
感染制御チーム 20,266
感染性腸炎 342
感染対策チーム 195
乾燥抗破傷風人免疫グロブリン
　119
乾燥抗HBs人免疫グロブリン
　119
乾燥弱毒生麻しん風しん混合ワ
　クチン 122
乾燥弱毒生麻しんワクチン
　122
乾燥スルホ化人免疫グロブリン
　119
乾燥濃縮人アンチトロンビンⅢ
　119
乾燥濃縮人活性化プロテインC
　89
乾燥濃縮人血液凝固因子 119
乾燥人フィブリノゲン 119
乾燥ボツリヌスウマ抗毒素
　89
乾燥BCG 89
乾燥BCGワクチン 122
肝抽出比 442
カンデサルタンシレキセチル
　301
冠動脈バイパス術 323,329
感度分析 245
肝内胆汁うっ滞症 361
乾熱滅菌 143
カンファレンス 266
肝不全用アミノ酸 173
顔面紅潮 281
カンレノ酸カリウム 151
冠攣縮性狭心症 324
緩和医療 292
緩和医療チーム 20
緩和ケアチーム 266
Kaplan-Meier法 234

キ

偽アルドステロン症 199
気管支喘息 284,298
疑義照会 64
寄生虫・原虫用薬 290
喫煙 262
キドミン 174,176,177
キニジン 288,290
キニーネ塩酸塩水和物 290
キネダック錠 301,353
キプレス錠 298
偽膜性大腸炎 199
帰無仮説 224
ギメラシル 382,384,387
救急カート 93
95%信頼区間 242
急性ウイルス性肝炎 434
急性冠症候群 323
急性拒絶反応 371
急性心筋梗塞 323
急性心不全 316
供給管理 87
狂犬病ワクチン 122
狭心症 299,323
狭心症治療薬 281
強心配糖体 281
強心薬 281,317,318,321
寄与リスク 230
虚血性心臓突然死 323
拒絶反応 371
禁忌 59,211
緊急安全性情報 213
緊急使用医薬品 93
筋弛緩薬 407
禁注射 187

ク

空気清浄度 142
偶然誤差 232
組合せ水剤 76
クラリシッド錠 339
クラリスロマイシン 339,379
グリクラジド 353
グリチロン 189
クリティカルパス 23
クリニカルパス 23
クリニカルファーマシー 2

グリベック錠 376
グリベンクラミド 301,352
グリミクロン 189,353
クリーム剤の保存 98
グリメピリド 188,353
クリーンベンチ 142,152,157
クリーンルーム 142
グルクロン酸転移酵素 389
グルコバイ錠 352
グルタミル酸脱炭酸酵素 347
グルタラール 178
グルテストセンサー 351
クレアチニンクリアランス
　332,342,438
グレープフルーツジュース
　282,328,366,376,408
クロピドグレル 325
クロピドグレル硫酸塩 328
クロール性アシドーシス 166
クロール・トリメトン注 158
クロルヘキシジングルコン酸塩
　178
クロロキン 290
クローン病 342
Crawford式 57,446

ケ

経過表 265
経口血糖降下薬 407
経口糖尿病治療薬 354
経口生ポリオワクチン 122
蛍光偏光免疫測定法 418
経口ASA製剤 344
警告 59,211
経静脈栄養法 170
計数調剤 4,67
経腸栄養剤 168,169
ケイツーN注 96
経皮経管冠動脈形成術 329
経皮的冠動脈形成術 323
契約価格 84
契約業務 84
計量調剤 4,71
劇症肝炎 199
劇症肝不全 361
劇物 103
劇薬 102
ケース・コントロール研究

230, 231
血液学的検査　271, 272
血液検査　378
血液製剤　114, 121
血液成分製剤　114, 121
血液透析　332
血液法　114
結核　313
血管拡張薬　317
血管内皮細胞増殖因子　387
血漿増量剤　160, 167
血漿タンパク結合　400, 436
血漿タンパク結合率　436
血小板凝集抑制薬　351
血小板減少症　199
血漿分画製剤　114, 115, 118, 121
血清アルブミン　333
血清クレアチニン　272, 449
血清クレアチニン値　333
血清総コレステロール値　237, 333
血清総蛋白　333
血中濃度曲線下面積　272
血糖コントロール目標　351
血糖自己測定　349
ケトプロフェン貼付薬　278
ケトン体　173
ゲフィチニブ　89
ゲムシタビン塩酸塩　152
ゲムツズマブオゾガマイシン　124
ゲムフィブロジル　395
ケラチナミン軟膏　140
健康増進法　18
健康日本21　18
検収・納品業務　85
検証的試験　36
懸濁剤　75
ゲンタマイシン　458
検定　224
限定採用医薬品　83
原発性硬化性胆管炎　361
原発性高脂血症　356
原発性胆汁性肝硬変　361

コ

コアリング　155

抗悪性腫瘍剤　156
高圧蒸気滅菌　143
降圧薬　324
抗アレルギー薬　283
抗ウイルス薬　289
抗炎症薬　284
高額薬価医薬品　89
高カリウム血症　273, 321
高カロリー輸液　160
抗がん剤　291
抗菌薬サーベイランス　198
抗菌薬の分類　453
抗けいれん薬　384
高血圧　313, 369
高血圧症　300
抗結核薬　313
抗血小板薬　325, 332, 335
膠原病　287
高コレステロール血症　282, 330, 358
高コレステロール血症治療薬　324, 325
好酸球性肺炎　199
高脂血症の表現型による分類　355
高脂血症の薬物療法　355
高脂血症薬　395
鉱質コルチコイド　287
甲状腺機能亢進症　434
抗真菌薬　288
高浸透圧高血糖症候群　350
合成血　120
向精神薬　104, 111
抗生物質, 抗菌薬　288
光線管理　95
光線力学療法　22
高速液体クロマトグラフィー　418
酵素免疫測定法　418
酵素誘導　404
抗てんかん薬　280
抗毒素製剤　121
高トリグリセライド血症　358
購入管理　83
効能・効果　211, 275
後発医薬品　52
高比重リポ蛋白　355
紅皮症　199
抗ヒスタミン薬　283

抗ヒト胸腺細胞ウサギ免疫グロブリン　119
抗不整脈薬　282
抗マラリア薬　290
交絡　232
抗利尿ホルモン（ADH）　160
抗利尿ホルモン不適合分泌症候群　199
高齢者　293
高齢者の薬物療法　444
高LDLコレステロール血症　358
抗MRSA薬　198, 448, 452
国際協調　32
国民医療費　26
国民皆保険制度　18
骨髄抑制　199
骨粗鬆症　199, 288
骨粗鬆症・骨代謝改善薬　288
コニール　328
5%ブドウ糖液　151, 160, 162
コホート研究　231
コメリアン　336
コメリアン錠　332
コルヒチン　280
コレスチミド　359
コレスチラミン　359
コレステロール　355
コレステロールエステル転送蛋白　356
コレバインミニ　359
コレラワクチン　122
コンクライトK　153
混合操作　71
混合調製方式　92
コンコーダンス　260
コンパートメント　421
コンパートメントモデル　421
コンプライアンス　25, 260, 263, 413
Cockcroft-Gault式　449

サ

在庫管理　85
在庫量　85
再審査　42, 43
サイズバリアー　329
最大代謝速度　426

在宅医療　23
在宅患者訪問薬剤管理指導料　23
サイトテック錠　341
サイトメガロウイルス　289
再評価　42, 43
サイファー　328
細胞性拒絶反応　371
採用医薬品　83
ザイロリック　190
酢酸リンゲル液　166
サクシゾン　187
サクシン　186, 187
坐剤の保存　98
サテライトファーマシー　2
サプリメント　262
サーベイランス　197
サラゾスルファピリジン　344, 345, 346
サラゾピリン錠　345
サリドマイド　44
サルポグレラート塩酸塩　351
サワシリンカプセル　339
酸-塩基平衡　163
酸化防止　95
酸化マグネシウム　74
散剤　63, 71, 74
散剤調剤監査システム　72
散剤の保存　98, 99
三次資料　205, 207, 208, 235
ザンタック　190
ザンタック注射液　158

シ

次亜塩素酸ナトリウム　178
ジアゼパム　150
ジェネリック医薬品　45, 52
ジェムザール　152
ジギタリス強心配糖体　407
ジギタリス製剤　282, 321
ジギタリス中毒　200, 273, 281
糸球体腎炎　332
糸球体ろ過値推算値　272
糸球体ろ過量　272
シグマート錠　325, 326
シクロスポリン　263, 291, 331, 335, 363, 369, 379, 408, 457
シクロスポリン静注　344

ジクロフェナク　341
ジクロフェナクナトリウム　297
シクロホスファミド　291, 331
持効型インスリンアナログ　352
嗜好品　262
自己肝温存同所性部分肝移植　362
ジゴキシン　187, 281, 321, 405, 416, 458
ジゴキシン中毒　281, 282
自己決定の権利　257
ジゴシン錠　318
脂質異常症　281, 331
脂質異常症治療薬　282
脂質異常症の診断基準　357
脂質異常症の薬物療法　355
シスプラチン　152, 268, 291
シックデイ　354
湿度管理　95
自動記録温度計　95
自動散剤分割包装材　73
自動体外式除細動器　282
自動注射剤払出装置　91
自動発注管理　84
自動分割包装機　72
市販後調査　32, 42
市販直後調査　43
ジヒドロエルゴタミンメシル酸塩　288
ジヒドロピリジン系カルシウム拮抗剤　379
ジヒドロピリミジンデヒドロゲナーゼ　382
ジピリダモール　335, 367
シプロキサン　154
シプロフロキサシン　410
シベノール　153
脂肪乳剤　160, 173
死亡率の年次推移　313
弱毒生ワクチン　122
重症筋無力症　287
重炭酸-炭酸緩衝系　163
集団発生　198
集中治療部人工呼吸器関連肺炎サーベイランス　198
重量対容量%濃度　163
手術部位感染サーベイランス　198

酒精剤　75
術後回復液　167
授乳時の薬物療法　444
授乳婦　297
守秘義務　13, 258
主要死因別死亡率　313
腫瘍マーカー　274
循環器疾患　314
消化器疾患の薬物療法　337
消化性潰瘍　200
消化性潰瘍診療ガイドライン　337
消化性潰瘍治療薬　286
錠剤　63, 69
錠剤の安定性　101
錠剤の保存　98, 99
錠剤粉砕器　68
硝酸イソソルビド　269
硝酸薬　324, 327
使用上の注意　211
常水　75
照度　95
消毒薬　177
消毒用エタノール　178
小児　296
小児の薬物療法　445
小児薬用量　57
承認　31, 42
承認条件　212
商品名　52
情報の共有化　266
静脈内瞬時注射　422
静脈内定速注入　423
初回投与計画　448
初回負荷　452
褥瘡チーム　20
ショック　200
処方オーダリングシステム　65
処方せん　49, 50
処方せん監査　57
処方せん記載事項　51
ジラゼプ塩酸塩　336
視力障害・視覚異常　200
シリンジ　155
ジルチアゼム　328
シルデナフィルクエン酸塩　281

シ

シロスタゾール　325, 351
シロップ剤　75, 76
腎移植の薬物療法　370
新規採用医薬品　97
腎機能検査　271, 272
心機能分類　316
心筋梗塞　323
腎クリアランス　436
シングルフォトン放出核種　128
神経毒性　369
浸剤　75
心疾患　313
腎疾患時の薬物感受性　438
腎疾患時の薬物体内動態　435
腎疾患時の薬物療法　434
申請　31
新生児の薬物療法　445
新鮮凍結人血漿　120
腎臓疾患の薬物療法　329
心臓突然死　324
心臓リモデリング　315
身体活動能力質問票　315
シンチグラフィー　128
浸透圧　163
浸透圧性利尿剤　160
腎毒性　369
シンバスタチン　288, 379
心不全　314
腎不全　434
心不全時の薬物療法　443
心不全の重症度評価　315
腎不全用アミノ酸　173
新薬承認情報集　213
信頼区間　226, 231
診療ガイドライン　314
診療録　264
C 型肝硬変　361
C 型慢性肝炎　290
Cr クリアランス　272

ス

水剤　63
随時契約方式　84
スイッチ OTC　262
推定　224
水痘・帯状疱疹ウイルス　290
睡眠導入薬　280
スキサメトニウム　407
スキサメトニウム塩化物水和物　104
スクラルファート　188
スクリーニング　30
スタチン　406
スタチン系高コレステロール血症治療薬　325, 326
スタチン系薬剤　282
スティーブンス・ジョンソン症候群　200, 276
ステロイド　344
ステロイド剤の説明書　334
ステロイドパルス療法　364
ステロネマ　302
スニチニブリンゴ酸塩　89
スピロノラクトン　318, 319, 321
スリーバッグ　177
スリーバッグ製剤　176
スルピリド　247
スルファピリジン　345
スルホニルウレア剤　301
SPECT 用核種　128
Swan-Ganz カテーテルガイド　316

セ

生活習慣病　313
生活の質　19
製剤総則　75, 147
生食注　158
精製水　75
製造物責任法　140, 212
生存率　234
生体肝移植　360, 361
生体臓器移植　360
生物学的製剤　121
生物学的製剤基準　121
生物学的同等性　226
生物学的同等性試験　45
生物由来製品　115
生命倫理　7
セイヨウオトギリソウ　376, 379, 409
生理食塩液　151, 160, 162, 166, 268
セカンドオピニオン　9
セコバルビタールナトリウム　112
セツキシマブ　124, 388
セット交換方式　92
セパゾン　189
セファロスポリン系抗生物質　405, 437
セフゾン　189
セリバスタチン　395
セルセプトカプセル　372
セロクエル　189
セロクラール　189
セロケン錠　325
ゼローダ　386
全血製剤　114, 121
煎剤　75
センサリング　234
全身クリアランス　420
全身性エリテマトーデス　287
喘息治療薬　284
喘息発作　200
選択的ムスカリン受容体拮抗薬　339
善玉コレステロール　360
セント・ジョーンズ・ワート　379, 408
セントジョーンズワート　262, 292
先発医薬品　45

ソ

総価入札方式　84
臓器移植時の薬物療法　360
臓器抽出医薬品　115
相互作用　59, 215
相対リスク　230
ゾニサミド　458
ゾビラックス　154
ソブゾキサン　89
ソフトバッグ　148
ソマトロピン　125
ソラフェニブトシル酸塩　89
ソリタ T_3　150, 158
ソリブジン　29, 38, 395
ソリブジン事件　395
ソル・コーテフ　154
ソル・メドロール　154
ソルメドロール注　331

タ

ダイアップ坐薬　140
第Ⅰ相臨床試験　35
ダイオウ末　74
第Ⅲ相臨床試験　36
胎児への危険度分類基準　294
代謝系疾患の薬物療法　347
代謝阻害　402
代謝誘導　403
大腸がんの薬物療法　385
耐糖能異常　369
第Ⅱ相臨床試験　36
対立仮説　224
ダオニール錠　352
タキソテール　154
タキソテール注　187
タキソール　154
タキソール注　187
タキソール注射液　158
タクロリムス　291, 363, 364, 365, 369, 458
タクロリムス軟膏　306
タクロリムス免疫抑制療法　364, 371
ターゲットAUC　272
タケプロン　248
タケプロンカプセル　340
タケプロンOD錠　333
ダサチニブ　375
タダラフィル　281
脱水補給液　167
棚卸し　85
ダブルバッグ　149
ダブルバッグ製剤　176
タラポルフィンナトリウム　89
ダルベポエチンアルファ　125
単価入札方式　84
単剤処方　74
探索的試験　36
炭酸水素ナトリウム　74, 151
単純ヘルペスウイルス　290

チ

チアジド系利尿薬　321
地域医療支援病院　17
チオトロピウム臭化物水和物吸入剤　285
チクロピジン　325, 407
治験　30, 32, 34
治験依頼者　40
治験コーディネーター　37, 39
治験施設支援機関　41
治験実施医療機関　38
治験実施計画書　42
治験審査委員会　38
治験責任医師　39
治験標準業務手順書　41
チザニジン　410
チーム医療　20
チャージバリアー　329
中間比重リポ蛋白　355
注射剤　63, 147
注射剤供給方式　90
注射剤の供給　88
注射剤の混合調製　92, 101
注射剤の保存　98, 99
注射薬　67
注射薬処方せん監査　152
注射薬の混合調製　152
注射薬の配合変化　268
注射用水　151
中心コンパートメント　422
中心静脈栄養法　170, 171
中心静脈カテーテル関連血流感染サーベイランス　198
中性脂肪　360
中毒性巨大結腸　342
中毒性表皮壊死症　200, 261, 276
腸型ベーチェット病　342
腸結核　342
調剤　49, 50, 56
調剤過誤　193
調剤過誤防止対策　193
調剤済み処方せん　64
調剤薬の供給　87
超速効性インスリンアナログ　352
超低比重リポ蛋白　355
重複処方　59
腸閉塞　170
直接ビリルビン　270
直接服薬確認療法　288
チンキ剤　75
沈降ジフテリア破傷風混合トキソイド　122
沈降破傷風トキソイド　122
沈降B型肝炎ワクチン　122
鎮痛補助薬　282

ツ

追跡研究　259
追跡率　238
ツインパル　150
痛風・高尿酸血症治療薬　279
2-コンパートメントモデル　425

テ

ティーエスワン　192
ティーエスワンカプセル　261, 383
低カリウム血症　273, 282
定期自動発注システム　84
低血糖　200, 350
低血糖性昏睡　350
テイコプラニン　198, 450, 452
定数配置方式　92
ディスペンサー　75
ディスポーザブル携帯型持続注入器　389
低張性電解質液　166, 167
低比重リポ蛋白　355
定量噴霧式吸入薬　286
テオドール　190
テオフィリン　262, 279, 298, 416, 458
テオロング　298
テオロング錠　298
デカドロン注射液　158
テガフール　382
テガフール・ウラシル　386
テガフール・ウラシル＋ホリナート療法　388
適格基準　245
デキサメタゾン　379
デキストラン硫酸セルロース　332
滴瓶　75
テグレトール　190
データ尺度　226
データベース類　216

日本語索引 **469**

テトラサイクリン系抗生物質　286
テノーミン錠　325
デパス　188
デフェラシロクス　89
手分割自動包装機　73
手分割包装機　72
テモゾロミド　89
デュロテップパッチ　304
テーラーメイド医療　446
テルミサルタン　307
電解質　160
電解質検査　271, 273
電解質輸液　166
点眼剤の保存　98, 99
電子カルテ　264
点滴静注時の投与計画　428
点滴速度　153
添付文書　56, 207
TCAサイクル　171
TC療法　158
TPN用キット製剤　176

ト

同意　258
統計的仮説検定　224
統計的推定　224
統合オッズ比　242
統合失調症　275
糖質コルチコイド　287
糖質の中心静脈栄養法　171
同種造血幹細胞移植　375
等張性電解質液　166
糖尿病　173, 301, 313
糖尿病性ケトアシドーシス　173, 350
糖尿病性昏睡　350
糖尿病性神経障害　353
糖尿病性腎症　350
糖尿病性網膜症　350
糖尿病治療薬　67
糖尿病の薬物療法　347
糖尿病用薬　287
動脈血ガス　163
投与計画法　426, 457
投与設計　420
投与日数　56
トキソイド　122

毒素類　121
特定機能病院　17
特定生物由来製品　115
特定薬剤治療管理料　414
毒物　103
毒物及び劇物取締法　102
毒薬　102
トシリズマブ　124
ドセタキセル水和物　187
ドナー　360
ドパミン塩酸塩　151
ドパミンD_2受容体遮断薬　266
ドブタミン塩酸塩　151
ドブトレックス注　317
トフラニール　189
トポイソメラーゼ阻害剤　386
トポテシン　154
ドライシロップ剤　74
ドライパウダー式吸入薬　286
トラスツズマブ　124
トラセミド　333
ドラッグ・ラグ　32, 34
トラフェルミン　89
トランコロン　189
トランサミン　189
トリアゾラム　288, 379
トリグリセリド　355
トログリタゾン　354
トロンビン　187
トロンボモデュリンアルファ　126

ナ

内用液剤　75, 77
ナファレリン酢酸塩　89
ナルトグラスチム　125
軟膏剤の保存　98

ニ

2型糖尿病　348, 352
ニカルジピン塩酸塩　151
ニコランジル　324
二次資料　205
二次性ネフローゼ症候群　330
二重盲検試験　37
ニソルジピン　288
ニトプロ　140

ニトログリセリン製剤　282, 300
ニトログリセリン舌下錠　281, 300
ニトログリセリン貼付薬　282, 300
ニトロダームTTS　299, 325
ニトロペン舌下錠　299, 326
ニトロール　189
ニトロール注　268, 317, 326
ニトロールR　189
ニフェジピン徐放錠　328
日本脳炎ワクチン　122
日本標準商品分類　209
日本標準商品分類番号　210
日本薬局方　15, 30, 75
入院調剤技術基本料　2
乳剤　75
乳酸アシドーシス　166, 175, 200, 350
乳酸加リンゲル液　160
乳酸リンゲル液　166
ニューキノロン系抗菌薬　278, 286, 407
ニューロタン錠　332
尿素経路　173
尿素窒素　173
尿蛋白　333
尿毒症　434
ニロチニブ　375, 379
妊娠時の薬物療法　444
妊婦　297
妊婦・授乳婦への薬物投与　215

ヌ

ヌクレオシド系逆転写酵素阻害薬　289

ネ

ネオパレン　177
ネオフィリン　153
ネオフィリン末　74
ネオーラル　331, 363
ネオーラルカプセル　331
熱帯熱マラリア　290
ネフローゼ　287

ネフローゼ症候群　200, 273, 307, 329, 330

ノ

脳血管疾患　313
納品業務　85
ノモグラム　448
ノルアドレナリン　151, 153, 407
ノルバスク　189, 328
ノルバスク錠　326
ノルバデックス　189
ノンコンプライアンス　277
ノンパラメトリック検定　225

ハ

バイアス　37, 232, 244
バイアスピリン錠　299, 326
バイアル　148
バイアルゴム栓　155
肺炎　434
バイオアベイラビリティ　421
バイオ後続品　121
バイオシミラー　121
ハイカリック　176
配合禁忌　396
配合注意　74, 397
配合不可　73, 396
配合不適　73, 74, 397
配合変化　73, 76, 149, 267
肺サーファクタント　89
バイタルサイン　266
ハイリスク医薬品　191
パイルパッカー　68, 72
ハインリッヒの法則　185, 186
パーキンソン病治療薬　280
バクトラミン錠　365
パクリタキセル　151, 152, 187, 291
バーコードシステム　86
箱渡し方式　92
バシリキシマブ　124, 370
バシリキシマブ（遺伝子組換え）　89
バッグ　148
白血球減少　301
白血病　287

発生率差　230
発生率比　230
発注計画　84, 85
発売　31
バファリン錠　326
パミドロン酸二ナトリウム　268
ハーモナイゼーション　32
バラシクロビル　365, 367, 405
パラプラチン　154
パラプラチン注射液　158
パラメータ推定　449
パラメトリック検定　225
パリエット錠　341, 365, 372
バリデーション　142
パリビズマブ　124
バルガンシクロビル　405
パルス投与　307
パルス療法　331
バルデナフィル塩酸塩水和物　281
バルトレックス錠　365
バルプロ酸　458
バルプロ酸ナトリウム　407
ハロファントリン　290
ハロペリドール　458
ハングオーバー現象　280
パンクロニウム臭化物　104
汎血球減少症　200
半減期　421
バンコマイシン　154, 194, 448, 450, 458
バンコマイシン塩酸塩　151
半錠器　68
ハンプ注　317
Harris-Benedict 式　170, 171
Per-Protocol 解析　238

ヒ

ピーエヌツイン　177
ピオグリタゾン　287, 353
ビオフェルミン　189
ビオフェルミン散　346
ビオフェルミンR　189
ビグアナイド薬　354
ビ・シフロール錠　281
ヒスタミン H_2 受容体　340
ヒスタミン H_2 受容体遮断薬　286

非ステロイド系抗炎症薬　279, 337
ビスフォスフォネート剤　288
非線形コンパートメントモデル　426
非線形動態　454
ヒゼンダニ　290
ビソプロロール　318
ビタミン　175
ビタミン B_1　175
ビタミン K　319, 322, 408
非蛋白熱量　172
人血小板濃厚液　200
人血清アルブミン　119
人赤血球濃厚液　200
人全血液　200
ヒト白血球抗原　348
人免疫グロブリン　119
ヒト免疫不全ウイルス　289
ヒドロキシカルバミド　376
ヒドロキシジン塩酸塩　151
非ヌクレオシド系逆転写酵素阻害薬　289
被曝防止対策　157
皮膚粘膜眼症候群　200
非放射性免疫測定法　417, 418
ピモジド　288, 379
百日せきジフテリア破傷風混合ワクチン　122
ヒヤリ・ハット　186
ヒヤリ・ハット報告　185
ヒューマリン N 注キット　351
ヒューマリン R 注キット　351
病院薬剤師　2, 24
病院薬局　24
評価指標　237
標準業務手順書　38
標準滴瓶　75
病棟担当薬剤師　66
病棟薬局　2
秤量確認シート　72
秤量操作　71
微量元素　173
非臨床試験　30
ピルシカイニド　405
ピルビン酸デヒドロゲナーゼ　175
ビンカアルカロイド　291

品質確認　100
品質確保　99
品質管理　93, 101
品質保証　94
ピンホール　96
BZM 軟膏　145
B 型肝硬変　361
PIE 症候群　199
PL 法　140, 212
PTP 包装　67

フ

ファモチジン　262, 342
ファルモルビシン　152
ファンガード　189
ファンギゾン　154, 189
ファンコニー症候群　200
不安定狭心症　323, 326
フィブラート系薬　360
フィブリノゲン　89
フィブリノゲン加血液凝固第 XIII 因子　89
フィブリノゲン加第 XIII 因子　119
フィブリノゲン配合剤　119
フィルグラスチム　125
フィルター　144
フェキソフェナジン　408
フェニトイン　248, 260, 280, 379, 384, 448, 454, 458
フェニトイン専用ベイジアン解析プログラム　456
フェニトインナトリウム　151
フェノバルビタール　74, 319, 379, 458
フェロチーム　189
フェンタニル　89
フェンタニルパッチ　292, 304, 305
フォリトロピンベータ　125
不活化ワクチン　122
複合体の生成　399
副作用　198, 215, 276
副作用の重症度分類　202
副作用歴　262
副腎皮質ステロイド外用薬　306
副腎皮質ホルモン製剤　287

副腎皮質ホルモン薬　331, 333
服薬コンプライアンス　263
服薬指導　2, 63, 253, 278
服薬指導記録の記載方法　308
服薬指導の情報源　215
服薬遵守　413
服用タイミング　58
賦形剤　72
ブセレリン酢酸塩　89
フタラール　178
フッ化ピリミジン系薬剤　383
ブドウ糖経口負荷テスト　270
プラセボ　36
プラゾシン塩酸塩　301
フラッシング　281
フラノクマリン誘導体　408
プラバスタチン　358
プラビックス錠　326
プラミペキソール　405
プラミペキソール塩酸塩水和物　281
フランドルテープ　325
ブリスター包装　98
ブリッジング試験　32
プリンペラン　150
フルオロウラシル　29, 151, 384
5-フルオロウラシル　395
フルコナゾール　367
フルシトシン　262
プルゼニド　190
フルタイド 200 ディスカス　298
フルチカゾンプロピオン酸エステル吸入薬　298
フルチカゾンプロピオン酸エステル吸入用エアゾール剤　284
フルニトラゼパム　112, 113
フルボキサミン　410
プレアミン P　176
ブレオマイシン　152, 291
プレドニゾロン　287, 344, 347, 366
プレドニゾロンコハク酸エステルナトリウム　151
プレドニン　190
プレドニン錠　331, 333, 346, 365, 372
プレフィールドシリンジ　149

プロカインアミド　282, 405, 415, 458
プロカテロール塩酸塩水和物　299
プログラフ　363
プログラフカプセル　365, 372
プロスタグランジン製剤　342
プロスタグランジン E_1　341
フロセミド　151, 318, 319, 332, 367, 405
ブロッコリー　408
プロトピック軟膏　306
プロトロンビン時間　319, 364
プロトンポンプ阻害薬　286, 339, 341, 367
プロプラノロール　275
プロプラノロール塩酸塩　151
ブロプレス錠　300, 318
プロブレムリスト　308
ブロムヘキシン塩酸塩　151
分割投与　68
分割包装　72
分岐鎖アミノ酸　173
文献検索　218
粉砕　68
分子標的薬　375
分布容積　421
分包　72
分包機　72
分量　55
FOLFIRI 療法　387, 388, 389
FOLFOX 療法　387, 388, 389
Forrester の血行動態分類　316
Philadelphia 染色体　374
von Harnack の表　57

ヘ

ベイジアン解析　456
ベイジアン法　432, 449, 450
ベイスン OD 錠　301
ペグインターフェロンアルファ-2a　123
ペグインターフェロンアルファ-2b　123
ベクロニウム　407
ベクロニウム臭化物　104
ベザトール SR 錠　358
ベザフィブラート　359

ベタメタゾンリン酸エステルナ
　トリウム注腸剤　302
ベニジピン塩酸塩　328
ベバシズマブ　124, 387
ヘパフラッシュ　140
ヘパリン注　326
ヘパリンナトリウム　268
ペプレオマイシン　152
ベラパミル　321, 328
ベラパミル塩酸塩　151
ベラプロストナトリウム　351
ヘリコバクター・ピロリ　337
ヘリコバクター・ピロリ菌の除
　菌　341
ペルサンチンLカプセル　332,
　365
ペルジピン　189
ペルジピンLA　101, 189
ヘルシンキ宣言　9, 31, 37
ヘルペスウイルス　365
ヘルベッサー　189
ヘルベッサーR　189
ヘルベッサーRカプセル　325,
　326
ベンズブロマロン　280
ペンタサ錠　302, 346
ペンタゾシン　112, 113
ペンタゾシン塩酸塩　112
変動　232
ペントバルビタールカルシウム
　112
変量効果モデル　240
ヘンレ係蹄　333, 443
β遮断薬　281, 318, 320, 324,
　327
Henderson-Hasselbalch式　163
Peto法　241
PET用核種　128

ホ

芳香水剤　75
芳香族アミノ酸　173
放射性医薬品　127
放射性免疫測定法　417, 418
放射線照射性大腸炎　342
保管管理　87
ボグリボース　353
保険処方せん　50, 53

保険薬局　24
保険薬局薬剤師　23
ポジトロン放出核種　128
母集団パラメータ　429
母数効果モデル　240
ホスホマイシンナトリウム注射
　薬　273
ボセンタン水和物　89
保存方法　276
ポビドンヨード　178
ポピュレーション・ファーマコ
　キネティクス　429
ポピュレーション・ファーマコ
　キネティック・モデル　430
ポリエチレン（PE）　148
ポリ塩化ビニル　268
ポリ塩化ビニル（PVC）　148
ホリトロピンアルファ　125
ホリナート療法　386
ポリプロピレン（PP）　148
ボルタレン錠　341
保冷庫　95

マ

マイクロファインプラス　351
マイスタン　189
マイスリー　189
マイトマイシン　291
前向き研究　259
末梢コンパートメント　422
末梢静脈栄養法　170
麻薬　52, 104, 292
麻薬及び向精神薬取締法　104
麻薬卸売業者　106
麻薬管理者　105, 106
麻薬金庫　107
麻薬小売業者　105
麻薬譲渡証　106
麻薬処方せん　51, 107, 108
麻薬診療施設　106
麻薬施用者　52, 105, 107
麻薬注射剤　108
麻薬取扱者　105
麻薬保管設備　107
麻薬免許　105
マラリア　290
慢性関節リウマチ　287
慢性拒絶反応　371

慢性骨髄性白血病の薬物療法
　373
慢性心不全　317, 319

ミ

ミオコールスプレー　326
ミカエリス定数　426
ミカエリス-メンテン式　428
ミカルディス錠　333
ミキシング　101
ミキシング方式　88
ミグリトール　353
ミコナゾールゲル　362
ミコナゾール硝酸塩腟錠　288
ミコフェノール酸　368
ミコフェノール酸モフェチル
　368, 370, 372
ミソプロストール　279, 341
ミゾリビン　331
ミダゾラム　151
三日熱マラリア　290
見積り合わせ方式　84
ミニ移植　375
ミニプレス錠　300
ミネラリン注　140
ミネラルウォーター　288
ミリスロール注　317, 326
ミリグラム当量　163
ミルリーラ注　317

ム

無顆粒球症　201, 301
無菌混合調製　147
ムコソルバン　189, 190
ムコソルバンL　189
ムコダイン　190
無作為化比較試験　231
無作為割り付け　37
無水エタノール注　140

メ

メイラード反応　149, 176
メインテート錠　325
メキシチールカプセル　304,
　353
メキシレチン　282

日本語索引　*473*

メキシレチン塩酸塩　304, 353
メサラジン　302, 344, 346
メサラジン注腸　344
メスシリンダー　75
メタアナリシス　240, 244
メタボリックシンドローム　358
メチシリン耐性黄色ブドウ球菌　20
メチルフェニデート塩酸塩　112
メチルプレドニゾロン　330, 363
メチルプレドニゾロンナトリウム　151
メチルプレドニゾロンパルス療法　331
滅菌　143
メディケーションエラー　185, 186, 187
メディケーションエラーの誘因　189
メートグラス　75, 76
メトグルコ錠　352
メトクロプラミド　150
メトクロプラミド塩酸塩　151
メトトレキサート　151, 405, 458
メトプロロール　318
メトホルミン　353
メトロニダゾール　262, 339
メナテトレノン　319
メバロチン錠　358
メプチンクリックヘラー　298
メプチン錠　101
メフロキン　290
メルカプトプリン　279
6-メルカプトプリン　344, 347
メルファラン　188
免疫学的測定法　417, 418
免疫抑制剤　291, 344, 347
免疫抑制薬　331, 335

モ

モザバプタン塩酸塩　89
モノアミンオキシダーゼ-B阻害薬　280
モノクローナル抗体　387

モノクローナル抗体製剤　124, 126, 291
モル濃度　163
モルヒネ塩酸塩　304
モルヒネ塩酸塩坐薬　266
問題志向型システム　308
問題志向型診療記録　308
モンテプラーゼ　125
モンテルカストナトリウム　298

ヤ

薬学教育モデル・コアカリキュラム　314
薬剤疫学　229
薬剤学的相互作用　395, 396
薬剤監査　61
薬剤管理指導業務　66
薬剤管理指導料　2, 314
薬剤交付　63
薬剤師　7
薬剤師数　18
薬剤師法　14, 60
薬剤情報　60
薬剤情報提供文書　264
薬剤情報提供文書作成　59
薬剤師倫理規定　8, 259
薬剤性大腸炎　342
薬剤耐性菌サーベイランス　198
薬剤調製　61
薬剤放出性ステント　326, 328
薬事・食品衛生審議会　31
薬事法　15
薬袋　59, 60
薬品管理バーコードシステム　86
薬物血中濃度測定法　417, 418
薬物血中濃度の意義　414
薬物血中濃度モニタリング（TDM）　73, 413
薬物相互作用　395
　消化管吸収過程　398
　腎排泄過程　404
　代謝過程　401
　胆汁中排泄過程　406
　注意点　409
　尿細管分泌過程　405

　排泄過程　404
　分布過程　400
薬物速度論　420
薬物体内動態　433
薬物治療　314
薬物と飲食物との相互作用　408
薬物動態　212
薬物動態解析　432
薬物動態学　413
薬物動態学的相互作用　395, 397
薬物動態パラメータ　420, 458
薬物投与計画　427
薬物投与設計　432
薬物動力学　413
薬物療法　314
薬名　52, 57
薬薬連携　24
薬力学的相互作用　395, 406
薬歴　57, 265
薬歴管理　2
薬価基準収載医薬品　83
薬局開設者　64
薬局製剤　145, 146
薬局方　15, 30
薬効群別臨床評価　36
薬効分類名　209
薬効薬理　212
Young式　57, 446

ユ

有害事象の初期症状　267
有効血中濃度域　416
有効性　29
輸液　150, 160
輸液外包装　97
輸液セット　269
輸液組成　168
輸液投与量　167
輸液用ボトル　148
ユーエフティ　189, 386
ユーエフティカプセル　388
ユーエフティE　189
輸血後移植片対宿主病　121
輸血用血液製剤　114, 119
ユーゼル　386
ユーゼル錠　388

ユーパスタ軟膏　140

ヨ

ヨウ化ナトリウム（$_{131}$I）カプセル　129
溶血性尿毒症症候群　201, 369
要注意医薬品　191
用法　56
用法・用量　211, 276
用量　56
四日熱マラリア　290

ラ

ライ症候群　201
ラクツロース　362
ラシックス錠　318, 319, 333
ラシックス注　317, 333
ラベプラゾール　339, 341, 367
ラベル　59
ラミブジン　405
ラロニダーゼ　126
卵形マラリア　290
ランソプラゾール　248, 286, 339, 341
ランダ　154

リ

リスク区分別脂質管理目標値　357
リスクの評価指標　230
リスク評価法　231
リスクマネジメント　185
リスクマネージャー　193
リスボン宣言　255
リスモダンP　153
リセドロン酸ナトリウム　288
リセドロン酸ナトリウム水和物錠　289
リゾチーム塩酸塩　262
リチウム　458
リツキシマブ　124
リドカイン　458
利尿薬　282, 317, 318, 332
リネゾリド　89
リバビリン　290
リピトール錠　299, 326, 333, 359
リファンピシン　319, 379
リポ蛋白リパーゼ　355
リモナーデ剤　75
両性界面活性剤　178
緑内障　201
リレンザ　219
リンゲル液　160
臨床開発　32
臨床研究コーディネーター　39
臨床検査値の解釈　269
臨床試験　30, 34
臨床試験の倫理性　37
臨床成績　212
臨床薬理試験　35

ル

累積発生率差　230
累積発生率比　230
ループ利尿薬　282, 318, 321, 331, 332
ルリオクトコグアルファ　125

レ

冷凍庫　95
レシピエント　361
レトロウイルス　290
レニベース錠　317
レノグラスチム　125
レボドパ　281
レボホリナート　386

ロ

労作性狭心症　325
ろ過滅菌　145
ロキソニン錠　304
ロキソプロフェンナトリウム　304
ロジスティック回帰　234
ロピニロール塩酸塩　281
ロンゲス錠　317

ワ

ワクチン　122
ワーファリン　322
ワーファリン錠　96, 319, 333
ワルファリン　319, 321, 322, 379, 384, 407, 408, 409
ワルファリン錠　319
1-コンパートメントモデル　422, 427
ワンバッグ製剤　176

外国語索引

A

AAA 173
acarbose 352
ACE 332, 336
acute coronary syndrome 323
acute rejection 371
ADH 160
adherence 260
AED 282
AFP 274
AFP-L3 274
AHRQ 235, 236, 240
AJHP 206
Alb 271
ALP 270, 271
ALT 270, 271
amino salicylic acid 344
amiodarone hydrochloride 319
amlodipine besilate 326
amoxicillin 339
AN69 332
Annals of Internal Medicine 206
APOLT 362
ARB 318, 320, 332, 336
aromatic amino acid 173
ASA 344
5-ASA 345
ASPEN 168
aspirin 326
assessment 308
AST 270, 271
atenolol 325
atorvastatin 333, 359
atorvastatin calcium hydrate 326
attributable risk 230
AUC 272
azathioprine 346

B

BALL-1 123
BCAA 173
BCICPS 195
bezafibrate 358
γ-BHC 290
bias 232
bioavailability 421
Bioethics 7
bisoprolol fumarate 318, 325
blister package 98
blood urea nitrogen 173
board certified infection control pharmacy specialist 195
branched-chain amino acid 173
British Medical Journal 206
BUN 173, 271

C

CA125 274
CA15-3 274
CA19-9 274
CABG 329
candesartan cilexetil 318, 319
CAR 404
carperitide 317
carvedilol 318, 319
CEA 274
ceftazidime 438
cellular rejection 371
central compartment 422
CETP 356
charge barrier 329
chemoreceptor trigger zone 266
cholesterol ester transfer protein 356
cholestimide 359
chronic myelogenous leukemia 373
chronic rejection 371
CI 226, 231
ciclosporin 331, 363
clarithromycin 339
CL_{Cr} 271
clinical guideline 314
clinical path 23
Clinical Research Coordinator 39
clopidogrel sulfate 326
CL_{tot} 420
CML 373
compartment 421
compliance 260
concordance 260
confidence interaval 231
confidence interval 226
confidentiality 13
confounding 232
congestive heart failure 443
constant-rate intravenous infusion 423
constitutive androstane receptor 404
Contract Research Organization 41
cost-effectiveness 415
Cr 271
CRBSI 198
CRC 37, 39
creatinine clearance 438
critical path 23
CRO 41
C^{ss}_{AV} 427
C^{ss}_{min} 428
CTZ 266
CYFRA 274
CYP 401
CYP1A2 446
CYP3A4 360, 368, 378, 408
CYP2C19 341, 368, 447
CYP2C9 360, 378
CYP2D6 378, 404

D

D-Bil 271
DEHP 151
DerSimonian-Laird method

240
DES 326
diclofenac sodium 341
digoxin 318, 443
dilazep hydrochloride 332
diltiazem hydrochloride 325, 326
dipyridamole 332, 365
dobutamine hydrochloride 317
dopamine 443
dopamine hydrochloride 317
DOTS 288
DPD 382
DPI 286
drug interaction 395
drug lag 32
dry powder inhaler 286
DSU 213

E

EBM 23, 239, 314
effect size 245
eGFR 271, 272
EIA 418
EM 341
EMBASE 207
enalapril maleate 317
enzyme immunoassay 418
epalrestat 353
EVA 148
evidence-based medicine 23, 239, 314
extensive metabolizer 341, 447

F

F 421
famotidine 340
first-order absorption 424
fixed-effects model 240
fluorescence polarization immuno-assay 418
FPIA 418
5-FU 150, 382, 386
funnel plot 245
furosemide 317, 318, 319, 333, 443

G

GAD 347
gas chromatography 418
gastric emptying rate 399
GC 418
GCP 13, 31, 37
GDP 93
general variance-based method 240
GER 399
glibenclamide 352
gliclazide 353
glutamic acid decarboxylase 347
GMP 93
Good Clinical Practice 13, 37
Good Dispensing Practice 93
Good Manufacturing Practice 93
Good Quality Practice 93
Good Vigilance Practice 43
GPMSP 43
GPSP 43
GQP 93
γ-GTP 270, 271
GVP 43

H

HAART 290
half-time 421
HDL 355
Helicobacter pylori 337, 447
hemolytic uremic syndrome 369
heparin sodium 326
hepatic cirrhosis 440
hepatitis 440
high density lipoprotein 355
highly active antiretroviral therapy 290
high performance liquid chromatography 418
HIV 289
HLA 348
HPLC 418
human immunodeficiency virus 289

human leukocyte antigen 348
HUS 369
hydralazine 443

I

IABP 316
I-Bil 271
IC 9
ICA 347
ICC 195
ICD 195
ICH 32
ICN 195
ICT 20, 195, 266
IDL 355
imatinib mesilate 376
indocyanine green 443
Infection Control Committee 195
infection control nurse 195
Infection Control Team 20, 195, 266
influenza 219
informed consent 9
Institutional Review Board 38
insulin injection 351
intention to treat analysis 238
intermediate density lipoprotein 355
intra-aortic balloon pumping 316
intravenous bolus injection 422
IRB 38
islet cell antibody 347
isophane insulin injection 351
isosorbide dinitrate 317, 325, 326
isosorbide mononitrate 325

J

JAMA 206
Japan Good Supplying Practice 97
JAPIC 213
JGSP 97
JIMEDPlus 207

L

lansoprazole 333, 340
LDH 270, 271
LDL 355
lidocaine 444
light protect easy open package 98
lipoprotein lipase 355
lisinopril 317
losartan potassium 332
low density lipoprotein 355
LPL 355

M

Mantel-Haenszel method 240
maturity-onset diabetes of the young 348
MDI 286
medical accident 185
medication error 185
MEDLINE 207
MEGX 441
mesalazine 346
metered dose inhaler 286
metformin hydrochloride 352
methicillin-resistant *Staphylococcus aureus* 21
methylprednisolone 331
metoprolol tartrate 325
mexiletine hydrochloride 353
milk-alkali syndrome 286
milrinone 317
misoprostol 341
MMF 368
MODY 348
monoethylglycinexylidide 441
morphine 438
MPA 368
MRSA 21
mycophenolate mofetil 372

N

NAMALWA 123
NASA 142
New England Journal of Medicine 206
nicorandil 325, 326
nifedipine 325, 326, 333
nitroglycerin 317, 326
NNT 239
NONMEM 431
non-protein calorie 172
non-steroidal anti-inflammatory drugs 337
NPC 172
NSAIDs 279, 284, 304, 337
NSE 274
NST 20, 266
numbers needed to treat 239
nutrition support team 20, 266
NYHA 316

O

objective 308
odds ratio 231
ODP 69
OGTT 270, 348
omeprazole 339
one dose package 69
open question 260
oral glucose tolerance test 270, 348
ORPT 382

P

PBC 361
PCI 323, 329
PDT 23
PE 148
Periodic Safety Update Report 44
peripheral compartment 422
peripheral parenteral nutrition 170
Peto method 240
pharmacodynamic 433
pharmacodynamic interaction 395
pharmacodynamics 413, 447
pharmacokinetic interaction 395
pharmacokinetics 413, 433, 447
phenotype 447
phenytoin 435
photodynamic therapy 23
pimobendan 318
pioglitazone hydrochloride 352
PIVKA-II 274
plan 308
PLT 271
PM 341
PMDA 31
PMS 42
POMR 308
poor metabolizer 341, 447
population 429
population pharmacokinetics 429
population pharmacokinetics parameters 429
POS 308
Post-Marketing Surveillance 42
post transfusion-graft versus host disease 121
povidone-iodine 333, 372
PP 148
PPI 339
PPN 170
pravastatin sodium 358
prednisolone 331, 333, 346, 365, 372
pregnan X receptor 404
press through package 98
primary biliary cirrhosis 361
primary sclerosis cholangitis 361
problem oriented medical record 308
problem oriented system 308
procainamide 443
Product Liability 140
ProGRP 274
propoxyphene 435
propranolol 435
prospective study 259
PSA 274
PSC 361
PSUR 44
PT-GVHD 121
PTP 98
PVC 148

PXR 404

Q

QOL 19, 280
quality of life 19, 280

R

radioimmunoassay 418
random-effects model 240
RBC 271
relative risk 230
renal failure 434
retrospective study 259
RIA 417, 418
Rilenza 219
risk management plan 43
Ro123 248
RMP 43

S

salazosulfapyridine 345
SAS 315
SCC 274
second opinion 9
self-monitoring of blood glucose 349
SIADH 199
Site Management Organization 41
size barrier 329
SLX 274
SMBG 349
SMO 41
SOAP 309
sodium rabeprazole 341, 365, 372
SOP 39
SP 98
spironolactone 318, 319
ST439 274
Standard Operating Procedure 39
strip package 98
subjective 308
sulfamethoxazole・trimethoprim 365, 367

T

$t_{1/2}$ 421
tacrolimus 363, 365, 372
T-Bil 271
TDM 2, 73, 397, 413
telmisartan 333
temocapril hydrochloride 332
TEN 200
The Lancet 206
therapeutic drug monitoring 413
total body clearance 420
total parenteral nutrition 170
TOXILINE 207
TPN 170, 171
TS-1 382

U

UGT1A1 389
uremia 435
ursodeoxycholic acid 365

V

valaciclovir hydrochloride 365
VAP 198
vascular endothelial growth factor 387
V_d 421
VEGF 387
very low density lipoprotein 355
vinorelbine 440
visual analogue scale 306
VLDL 355
volume of distribution 421

W

warfarin 319, 333
WBC 271
Wong-Baker fase scale 306